普通高等医学院校护理学类专业第二轮教材

医学微生物学与寄生虫学

（第2版）

（供护理学类专业用）

主　　编　陈　廷　杜娈英
副 主 编　李秀真　包丽丽　程红兵　周兰英
编　　者　（以姓氏笔画为序）
　　　　　马志红（河北中医学院）
　　　　　王　微（齐鲁医药学院）
　　　　　王小敏（遵义医科大学）
　　　　　包丽丽（内蒙古医科大学）
　　　　　宁　毅（湖南中医药大学）
　　　　　庄东明［山东第一医科大学（山东省医学科学院）］
　　　　　杜娈英（承德医学院）
　　　　　杨海霞（济宁医学院）
　　　　　李秀真（济宁医学院）
　　　　　陈　廷（济宁医学院）
　　　　　陈　萍（新乡医学院）
　　　　　周兰英（湖南医药学院）
　　　　　季晓飞（滨州医学院）
　　　　　赵　蕾（承德医学院）
　　　　　钱　钧（哈尔滨医科大学）
　　　　　程红兵（长治医学院）
　　　　　舒莉萍（贵州医科大学）
编写秘书　杨海霞

U0286254

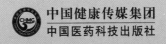
中国健康传媒集团
中国医药科技出版社

内 容 提 要

本教材为"普通高等医学院校护理学类专业第二轮教材"之一，系根据本套教材编写总体原则、规范要求和本课程教学大纲的基本要求及课程特点编写而成，全书分医学微生物学和人体寄生虫学两部分。主要介绍各类微生物的生物学特性、致病性和免疫性、实验室检查和防治原则。医学微生物学部分主要包括医学微生物学总论、细菌学总论及各论、病毒学总论和各论及真菌学。人体寄生虫学部分包括总论和各论。本教材为书网融合教材，即纸质教材有机融合电子教材、教学配套资源（PPT、微课、视频、图片等）、题库系统、数字化教学服务（在线教学、在线作业、在线考试），使教学资源更加多样化、立体化。

本教材主要供全国普通高等医学院校护理学类专业师生教学使用，也可供其他相关专业和临床护士参考使用。

图书在版编目（CIP）数据

医学微生物学与寄生虫学/陈廷，杜娈英主编．—2 版．—北京：中国医药科技出版社，2022.7

普通高等医学院校护理学类专业第二轮教材

ISBN 978 – 7 – 5214 – 3218 – 3

Ⅰ. ①医… Ⅱ. ①陈… ②杜… Ⅲ. ①医学微生物学 – 医学院校 – 教材 ②医学 – 寄生虫学 – 医学院校 – 教材 Ⅳ. ①R37 ②R38

中国版本图书馆 CIP 数据核字（2022）第 081566 号

美术编辑 陈君杞
版式设计 张 璐

出版 **中国健康传媒集团** | 中国医药科技出版社

地址 北京市海淀区文慧园北路甲 22 号

邮编 100082

电话 发行：010 – 62227427 邮购：010 – 62236938

网址 www.cmstp.com

规格 889×1194mm ¹⁄₁₆

印张 19 ³⁄₄

彩插 2

字数 551 千字

初版 2016 年 8 月第 1 版

版次 2022 年 7 月第 2 版

印次 2022 年 7 月第 1 次印刷

印刷 三河市万龙印装有限公司

经销 全国各地新华书店

书号 ISBN 978 – 7 – 5214 – 3218 – 3

定价 **59.00** 元

获取新书信息、投稿、为图书纠错，请扫码联系我们。

出版说明

为了贯彻《中共中央、国务院中国教育现代化2035》"加强创新型、应用型、技能型人才培养规模"的战略任务要求，落实《国务院办公厅关于加快医学教育创新发展的指导意见》，紧密对接新医科建设对医学教育改革的新要求，满足新时代医疗卫生事业对人才培养的新需求，中国医药科技出版社在教育部、国家药品监督管理局的领导下，通过走访主要院校对2016年出版的全国普通高等医学院校护理学类专业"十三五"规划教材进行了广泛征求意见，有针对性地制定了第2版教材的出版方案，旨在赋予再版教材以下特点。

1.立德树人，融入课程思政

把立德树人贯穿、落实到教材建设全过程的各方面、各环节。课程思政建设应体现在知识技能传授中厚植爱国主义情怀，加强品德修养、增长知识见识、培养奋斗精神灌输，不断提高学生思想水平、政治觉悟、道德品质、文化素养等。医学教材着重体现加强救死扶伤的道术、心中有爱的仁术、知识扎实的学术、本领过硬的技术、方法科学的艺术的教育，培养医德高尚、医术精湛的人民健康守护者。

2.精准定位，培养应用人才

体现《国务院办公厅关于加快医学教育创新发展的指导意见》"立足基本国情，以服务需求为导向，以新医科建设为抓手，着力创新体制机制，分类培养研究型、复合型和应用型人才"的医学教育目标，结合医学教育发展"大国计、大民生、大学科、大专业"的新定位，注重人才培养应从疾病诊疗提升拓展为预防、诊疗和康养，以健康促进为中心，服务生命全周期、健康全过程的转变，精准定位教材内容和体系。教材编写应体现以医疗卫生事业需求为导向，以岗位胜任力为核心，以培养医工、医理、医文学科交叉融合的高素质、强能力、精专业、重实践的本科护理人才培养目标。

3.适应发展，优化教材内容

教材内容必须符合行业发展要求：体现医疗机构对护理人才在临床实践能力、沟通交流能力、服务意识和敬业精神等方面的要求；体现临床程序贯穿于教学的全过程，培养学生的整体临床意识；体现国家相关执业资格考试的有关新精神、新动向和新要求；注重吸收行业发展的新知识、新技术、新方法，体现学科发展前沿，并适当拓展知识面，为学生后续发展奠定必要的基础；满足以学生为中心而开展的各种教学方法的需要，充分发挥学生的主观能动性。

4.遵循规律，注重"三基""五性"

教材内容应注重"三基"（基本知识、基础理论、基本技能）、"五性"（思想性、科学性、先进性、启发性、适用性）；"内容成熟、术语规范、文字精炼、逻辑清晰、图文并茂、易教易学"；注意"适用性"，即以普通高等学校医学教育实际和学生接受能力为基准编写教材，满足多数院校的教学需要。

5.创新模式，提升学生能力

在不影响教材主体内容的基础上要保留"案例引导""学习目标""知识链接""目标检测"模块，去掉"知识拓展"模块。进一步优化各模块的内容，培养学生理论联系实践的实际操作能力、创新思维能力和综合分析能力；增强教材的可读性和实用性，培养学生学习的自觉性和主动性。

6.丰富资源，优化增值服务内容

搭建与教材配套的中国医药科技出版社在线学习平台"医药大学堂"（数字教材、教学课件、图片、视频、动画及练习题等），实现教学信息发布、师生答疑交流、学生在线测试、教学资源拓展等功能，促进学生自主学习。

本套教材凝聚了省属院校高等教育工作者的集体智慧，体现了凝心聚力、精益求精的工作作风，谨此向有关单位和个人致以衷心的感谢！

尽管所有参与者尽心竭力、字斟句酌，教材仍然有进一步提升的空间，敬请广大师生提出宝贵意见，以便不断修订完善！

普通高等医学院校护理学类专业第二轮教材

建设指导委员会

李惠萍（安徽医科大学）　　　　　杨　渊（湖南医药学院）

肖洪玲（天津中医药大学）　　　　宋维芳（山西医科大学汾阳学院）

张　瑛（长治医学院）　　　　　　张凤英（承德医学院）

张春玲（贵州中医药大学）　　　　张银华（湖南中医药大学）

陈　廷（济宁医学院）　　　　　　武志兵（长治医学院）

罗　玲（重庆医科大学）　　　　　金荣疆（成都中医药大学）

周谊霞（贵州中医药大学）　　　　单伟颖（承德护理职业学院）

房民琴（三峡大学第一临床医学院）孟宪国（山东第一医科大学）

赵　娟（承德医学院）　　　　　　赵秀芳（四川大学华西第二医院）

赵春玲（西南医科大学）　　　　　柳韦华（山东第一医科大学）

钟志兵（江西中医药大学）　　　　钟清玲（南昌大学）

洪静芳（安徽医科大学）　　　　　徐　刚（江西中医药大学）

徐旭东（济宁医学院）　　　　　　徐富翠（西南医科大学）

郭先菊（长治医学院）　　　　　　黄文杰（湖南医药学院）

龚明玉（承德医学院）　　　　　　章新琼（安徽医科大学）

梁　莉（承德医学院）　　　　　　彭德忠（成都中医药大学）

董志恒（北华大学基础医学院）　　蒋谷芬（湖南中医药大学）

雷芬芳（邵阳学院）　　　　　　　潘晓彦（湖南中医药大学）

魏秀红（潍坊医学院）

数字化教材编委会

主　　编　陈　廷　杜奕英

副 主 编　李秀真　包丽丽　程红兵　周兰英

编　　者　（以姓氏笔画为序）

马志红（河北中医学院）

王　微（齐鲁医药学院）

王小敏（遵义医科大学）

包丽丽（内蒙古医科大学）

宁　毅（湖南中医药大学）

庄东明［山东第一医科大学（山东省医学科学院）］

杜奕英（承德医学院）

杨海霞（济宁医学院）

李　丹（承德医学院）

李　恋（内蒙古医科大学）

李秀真（济宁医学院）

陈　廷（济宁医学院）

陈　萍（新乡医学院）

周兰英（湖南医药学院）

季晓飞（滨州医学院）

赵　蕾（承德医学院）

钱　钧（哈尔滨医科大学）

程红兵（长治医学院）

舒莉萍（贵州医科大学）

富红丹（内蒙古医科大学）

编写秘书　杨海霞

医学微生物学与寄生虫学是高等教育护理学类专业的基础课程，分为医学微生物学与人体寄生虫学两部分，主要是研究了与医学有关的病原生物的生物学性状，致病性和免疫性，病原学的诊断方法和防治原则。与后续课程联系密切，为学习其他相关医学课程及从事医学实践工作、科研工作打下坚实基础。

本教材突出"三基"（基本理论、基本知识、基本技能）、"五性"（思想性、科学性、先进性、启发性和适用性），并进一步与护理类本科的培养目标、护士职业资格考试等相结合，构建教材内容框架，同时把课程思政建设体现在知识技能传授中。

本教材继续沿用上版教材的框架结构，分医学微生物学和人体寄生虫学两部分。医学微生物学部分主要包括医学微生物学总论、细菌学总论及各论、病毒学总论和各论及真菌学。主要介绍各类微生物的生物学特性、致病性和免疫性、实验室检查和防治原则。人体寄生虫学部分包括总论和各论两部分，主要介绍寄生虫形态结构、生长发育、繁殖规律、寄生虫与宿主和环境因素的相互关系，寄生虫病发生、发展规律和发病机制。同时为着力提高学生分析问题和解决问题的能力，在每章设有"学习目标""案例引导""知识链接""目标检测"模块。同时本教材配套了教学资源（PPT、微课、视频、图片等）、题库系统、数字化教学服务（在线教学、在线作业、在线考试），使教学资源更加多样化、立体化，方便学生课前预习、课后复习，可以帮助其更好消化、吸收所学内容，提高学习的效果，增强自学能力。

本教材由陈廷、杜娈英担任主编，具体编写分工如下：第一章、第十六章由陈廷编写，第二章、第三章由李秀真编写，第四章、第七章由庄东明编写，第五章、第二十三章由王小敏编写，第六章、第十七章由陈萍编写，第八章、第十二章由季晓飞编写，第九章、第十章由宁毅编写，第十一章、第十五章由包丽丽编写，第十三章、第十八章由程红兵编写，第十四章、第二十二章由杨海霞编写，第十九章、第二十章由舒莉萍编写，第二十一章、第二十四章由钱钧编写，第二十五章、第二十六章、第二十八章由杜娈英、赵蕾编写，第二十七章由周兰英编写，第二十九章由马志红编写，第三十章、第三十一章由王微编写。

本教材的修订得到了全体编者及其所在单位的大力支持，更离不开病原生物学界同行们的热心指导和帮助，在此致以衷心的感谢。限于编者学术水平和经验，本教材难免存在不足与疏漏之处，敬请广大师生和专家们批评指正，以利于本教材的不断修订完善。

编 者
2022 年 5 月

目　录 CONTENTS

第一篇　医学微生物学

2　第一章　医学微生物学总论
2　第一节　微生物
2　一、微生物的种类与分布
2　二、微生物与人类的关系
3　第二节　医学微生物学及其发展简史
3　一、微生物学的经验时期
3　二、实验微生物学时期
4　三、现代微生物学时期

7　第二章　细菌的形态与结构
7　第一节　细菌的大小与形态
7　一、细菌的大小
7　二、细菌的形态
8　第二节　细菌的结构
8　一、细菌的基本结构
12　二、细菌的特殊结构
14　第三节　细菌的形态与结构检查
14　一、常用染色方法
14　二、显微镜放大法

17　第三章　细菌的生长繁殖与代谢
17　第一节　细菌的生长繁殖
17　一、细菌生长繁殖的条件
18　二、细菌的繁殖方式、速度与规律
19　第二节　细菌的人工培养
20　一、培养基
20　二、细菌在培养基中的生长现象
21　三、人工培养细菌的意义
21　第三节　细菌的代谢产物及意义
21　一、细菌的能量代谢
22　二、细菌的分解代谢产物和生化反应
22　三、细菌的合成代谢产物

26　第四章　细菌的分布与消毒灭菌
26　第一节　细菌的分布
26　一、细菌在自然界的分布
27　二、细菌在正常人体的分布
28　第二节　消毒与灭菌
29　一、基本概念
29　二、物理消毒灭菌法
32　三、化学消毒灭菌法

36　第五章　细菌的遗传与变异
36　第一节　细菌的变异现象
36　一、形态与结构的变异
37　二、菌落变异
37　三、耐药性变异
37　四、毒力的变异
37　五、抗原性的变异
37　六、酶活性的变异
38　第二节　细菌遗传变异的物质基础
38　一、细菌染色体
38　二、质粒
38　三、噬菌体
40　四、转位因子
40　五、整合子
40　第三节　细菌变异的机制
40　一、基因突变
41　二、基因转移与重组
44　第四节　细菌遗传变异在医学上的实际意义
44　一、在诊断疾病方面的意义
44　二、在治疗疾病方面的意义
44　三、在预防疾病方面的意义
44　四、在检查致癌物方面的意义
45　五、在基因工程方面的意义

45	第五节　细菌的耐药性与防治		75	三、实验室检查
45	一、抗菌药物的种类		75	四、防治原则
45	二、细菌的耐药机制		75	第三节　肠球菌属
46	三、细菌耐药性的防治原则		75	一、生物学性状
			76	二、致病性
49	**第六章　细菌的致病性与感染免疫**		76	三、实验室检查
49	第一节　细菌的致病性		76	四、防治原则
49	一、细菌的毒力		77	第四节　奈瑟菌属
52	二、细菌侵入的数量		77	一、脑膜炎奈瑟菌
52	三、细菌侵入的途径		78	二、淋病奈瑟菌
53	第二节　感染的来源与类型			
53	一、感染的来源		82	**第九章　肠杆菌科**
54	二、感染的传播方式和途径		82	第一节　埃希菌属
54	三、感染的类型		82	一、生物学性状
55	第三节　抗细菌感染免疫		83	二、致病性与免疫性
55	一、固有免疫		84	三、实验室检查
57	二、适应性免疫		85	四、防治原则
58	三、抗细菌免疫		85	第二节　志贺菌属
			85	一、生物学性状
60	**第七章　医院感染与生物安全**		86	二、致病性与免疫性
60	第一节　医院感染		86	三、实验室检查
60	一、医院感染的概述		87	四、防治原则
61	二、医院感染常见病原体、特点及传播途径		87	第三节　沙门菌属
62	三、常见的医院感染及诱发因素		87	一、生物学性状
63	四、医院感染的预防和控制		88	二、致病性与免疫性
64	第二节　生物安全		89	三、实验室检查
64	一、病原微生物的分类		90	四、防治原则
65	二、病原微生物实验室分级		90	第四节　其他菌属
65	三、医疗感染性废弃物的处理		90	一、变形杆菌属
65	四、生物安全与工作行为和安全防护		91	二、克雷伯菌属
65	五、医护人员职业暴露防护与处理		91	三、肠杆菌属
66	六、生物安全的监督和法律责任		91	四、沙雷菌属
			91	五、枸橼酸杆菌属
68	**第八章　球菌**		92	六、多源菌属
68	第一节　葡萄球菌属			
68	一、生物学性状		94	**第十章　厌氧性细菌**
70	二、致病性		94	第一节　厌氧芽孢梭菌
71	三、实验室检查		94	一、破伤风梭菌
72	四、防治原则		96	二、产气荚膜梭菌
72	第二节　链球菌属		97	三、肉毒梭菌
73	一、生物学性状		98	四、艰难梭菌
74	二、致病性			

99　第二节　无芽孢厌氧菌
99　一、生物学性状
100　二、致病性
100　三、微生物学检查法
100　四、防治原则

102　第十一章　分枝杆菌属
102　第一节　结核分枝杆菌
102　一、生物学性状
103　二、致病性
104　三、免疫性
104　四、结核菌素试验
105　五、实验室检查
105　六、防治原则
105　第二节　非结核分枝杆菌
106　第三节　麻风分枝杆菌
106　一、生物学性状
106　二、致病性与免疫性
106　三、实验室检查
106　四、防治原则

108　第十二章　动物源性及其他病原性细菌
108　第一节　动物源性细菌
108　一、布鲁菌属
109　二、鼠疫耶尔森菌
110　三、炭疽芽孢杆菌
112　第二节　其他革兰阳性杆菌
112　一、生物学性状
113　二、致病性与免疫性
113　三、实验室检查
114　四、防治原则
114　第三节　其他革兰阴性杆菌
114　一、铜绿假单胞菌
114　二、流感嗜血杆菌
115　第四节　弧菌属和弯曲菌属
115　一、弧菌属
116　二、弯曲菌属

118　第十三章　其他原核细胞型微生物
118　第一节　放线菌
118　一、放线菌属
118　二、诺卡菌属

119　第二节　支原体
119　一、生物学性状
119　二、致病性与免疫性
120　三、常见的致病性支原体
120　四、实验室检查
120　五、防治原则
120　第三节　立克次体
120　一、生物学性状
121　二、致病性与免疫性
121　三、常见的致病性立克次体
121　四、实验室检查
121　五、防治原则
121　第四节　衣原体
122　一、生物学性状
122　二、致病性与免疫性
122　三、常见的致病性衣原体
123　四、实验室检查
123　五、防制原则
123　第五节　螺旋体
123　一、钩端螺旋体
124　二、梅毒螺旋体
126　三、伯氏疏螺旋体

128　第十四章　真菌
128　第一节　概述
128　一、生物学性状
131　二、致病性与免疫性
133　第二节　浅部感染真菌
133　一、皮肤癣菌
134　二、角层癣菌
134　第三节　深部感染真菌
134　一、白假丝酵母菌
135　二、新生隐球菌
137　三、肺孢子菌
138　四、曲霉和毛霉

141　第十五章　病毒的基本性状
141　第一节　病毒的大小与形态
141　一、病毒的大小
141　二、病毒的形态
142　第二节　病毒的结构与化学组成

142 一、病毒的结构
143 二、病毒的化学组成
144 第三节 病毒的增殖
144 一、病毒的复制周期
145 二、病毒的异常增殖
145 第四节 病毒的干扰现象
146 第五节 理化因素对病毒的影响
146 一、物理因素
146 二、化学因素
146 第六节 病毒的变异
146 一、基因突变
147 二、基因重组与重配
147 三、病毒基因组与宿主细胞基因组的整合
147 四、病毒基因产物的相互作用
147 五、病毒遗传变异的医学意义

149 第十六章 病毒的感染与免疫
149 第一节 病毒感染的途径与类型
149 一、病毒感染的途径
149 二、病毒感染的传播方式
149 三、病毒在体内的播散
150 四、病毒感染类型
151 第二节 病毒的致病机制
151 一、病毒对宿主细胞的致病作用
151 二、病毒感染的免疫病理作用
152 三、病毒的免疫逃逸
152 第三节 抗病毒免疫
152 一、固有免疫
153 二、适应性免疫
153 三、抗病毒免疫持续时间

155 第十七章 病毒感染的检查方法与防治原则
155 第一节 病毒感染的检查方法
155 一、标本的采集与送检
155 二、病毒的分离培养与鉴定
157 第二节 病毒感染的防治原则
157 一、病毒感染的预防
157 二、病毒感染的治疗

160 第十八章 呼吸道病毒
160 第一节 正黏病毒
160 一、生物学性状

161 二、致病性与免疫性
162 三、实验室检查
162 四、防治原则
162 第二节 副黏病毒
162 一、麻疹病毒
163 二、腮腺炎病毒
164 三、冠状病毒
164 四、风疹病毒

166 第十九章 肠道病毒
166 第一节 脊髓灰质炎病毒
166 一、生物学性状
166 二、致病性与免疫性
166 三、实验室检查
167 四、防治原则
167 第二节 轮状病毒
167 一、生物学性状
167 二、致病性与免疫性
167 三、实验室检查
168 四、防治原则
168 第三节 柯萨奇病毒与埃可病毒

170 第二十章 肝炎病毒
170 第一节 甲型肝炎病毒
170 一、生物学性状
171 二、致病性与免疫性
171 三、实验室检查
171 四、防治原则
172 第二节 乙型肝炎病毒
172 一、生物学性状
174 二、致病性与免疫性
175 三、实验室检查
176 四、防治原则
176 第三节 丙型肝炎病毒
177 一、生物学性状
177 二、致病性与免疫性
178 三、实验室检查
178 四、防治原则
178 第四节 其他肝炎病毒
178 一、丁型肝炎病毒
178 二、戊型肝炎病毒

179　三、庚型肝炎病毒

179　四、细环病毒

181　第二十一章　虫媒病毒

181　第一节　流行性乙型脑炎病毒

181　一、生物学性状

182　二、致病性与免疫性

182　三、实验室检查

182　四、防治原则

182　第二节　登革病毒和森林脑炎病毒

185　第二十二章　疱疹病毒

185　第一节　单纯疱疹病毒

185　一、生物学性状

186　二、致病性与免疫性

186　三、实验室检查

186　四、防治原则

186　第二节　水痘 – 带状疱疹病毒

186　一、生物学性状

186　二、致病性与免疫性

187　三、实验室检查

187　四、防治原则

187　第三节　EB 病毒

187　一、生物学性状

187　二、致病性与免疫性

187　三、实验室检查

188　四、防治原则

188　第四节　人巨细胞病毒

188　一、生物学性状

188　二、致病性与免疫性

188　三、实验室检查

188　四、防治原则

191　第二十三章　逆转录病毒

191　第一节　人类免疫缺陷病毒

191　一、生物学性状

192　二、致病性与免疫性

193　三、实验室检查

193　四、防治原则

194　第二节　人类嗜 T 细胞病毒

196　第二十四章　其他病毒及朊粒

196　第一节　出血热病毒

197　一、汉坦病毒

198　二、克里米亚 – 刚果出血热病毒

198　第二节　狂犬病病毒

198　一、生物学性状

198　二、致病性与免疫性

198　三、实验室检查

199　四、防治原则

199　第三节　人乳头瘤病毒

199　一、生物学性状

199　二、致病性与免疫性

200　三、实验室检查

200　四、防治原则

200　第四节　朊粒

200　一、生物学性状

200　二、致病性

200　三、实验室检查

201　四、防治原则

第二篇　人体寄生虫学

204　第二十五章　人体寄生虫学总论

204　第一节　寄生现象、寄生虫、宿主及生活史

204　一、寄生现象

205　二、寄生虫的类型

205　三、宿主的类型

206　四、寄生虫生活史

206　第二节　寄生虫与宿主的相互关系及寄生虫
　　　　　　感染的特点

206　一、寄生虫与宿主的相互关系

207　二、寄生虫感染的特点

207　第三节　寄生虫病的流行与防治原则

208　一、寄生虫病流行的基本环节

208　二、影响寄生虫病流行的因素

209　三、寄生虫病流行的特点

209　四、寄生虫病的防治原则

210　第四节　我国寄生虫病防治成就和现状

210 一、寄生虫对人类的危害
210 二、我国寄生虫病防治成就和现状

213 **第二十六章 线虫**
213 第一节 似蚓蛔线虫
213 一、形态
214 二、生活史
214 三、致病性
215 四、实验室检查
215 五、流行与防治
215 第二节 十二指肠钩口线虫和美洲板口线虫
216 一、形态
218 二、生活史
218 三、致病性
219 四、实验室检查
219 五、流行与防治
219 第三节 蠕形住肠线虫
219 一、形态
220 二、生活史
220 三、致病性
220 四、实验室检查
221 五、流行与防治
221 第四节 毛首鞭形线虫
221 一、形态
222 二、生活史
222 三、致病性
222 四、实验室检查
222 五、流行与防治
222 第五节 班氏吴策线虫和马来布鲁线虫
222 一、形态
223 二、生活史
224 三、致病性
225 四、实验室检查
225 五、流行与防治
226 第六节 旋毛形线虫
226 一、形态
226 二、生活史
227 三、致病性
228 四、实验室检查
228 五、流行与防治
229 第七节 广州管圆线虫

229 一、形态
230 二、生活史
230 三、致病性
230 四、实验室检查
230 五、流行与防治

233 **第二十七章 吸虫**
233 第一节 华支睾吸虫
233 一、形态
234 二、生活史
234 三、致病性
235 四、实验室检查
235 五、流行与防治
236 第二节 布氏姜片吸虫
236 一、形态
237 二、生活史
237 三、致病性
238 四、实验室检查
238 五、流行与防治
238 第三节 卫氏并殖吸虫
239 一、形态
239 二、生活史
240 三、致病性
241 四、实验室检查
241 五、流行与防治
241 第四节 斯氏狸殖吸虫
241 一、形态
242 二、生活史
242 三、致病性
243 四、实验室检查
243 五、流行与防治
243 第五节 日本血吸虫
243 一、形态
245 二、生活史
246 三、致病性
246 四、实验室检查
247 五、流行与防治

249 **第二十八章 绦虫**
249 第一节 链状带绦虫
250 一、形态

250 二、生活史
251 三、致病性
252 四、实验室检查
253 五、流行与防治

253 第二节 肥胖带绦虫
253 一、形态
254 二、生活史
255 三、致病性
255 四、实验室检查
255 五、流行与防治

255 第三节 细粒棘球绦虫
256 一、形态
257 二、生活史
258 三、致病性
259 四、实验室检查
259 五、流行与防治

261 第二十九章 原虫
261 第一节 溶组织内阿米巴
261 一、形态
262 二、生活史
263 三、致病性
264 四、实验室检查
264 五、流行与防治

265 第二节 蓝氏贾第鞭毛虫
265 一、形态
265 二、生活史
266 三、致病性
266 四、实验室检查
266 五、流行与防治

267 第三节 阴道毛滴虫
267 一、形态和生活史
268 二、致病性
268 三、实验室检查
268 四、流行与防治

269 第四节 疟原虫
269 一、形态
271 二、生活史
272 三、致病性
273 四、实验室检查

274 五、流行与防治

274 第五节 杜氏利什曼原虫
275 一、形态
275 二、生活史
276 三、致病性
276 四、实验室检查
277 五、流行与防治

279 第三十章 常见机会致病性寄生虫
279 第一节 刚地弓形虫
279 一、形态
281 二、生活史
281 三、致病性
282 四、实验室检查
282 五、流行与防治

282 第二节 隐孢子虫
283 一、形态
283 二、生活史
284 三、致病性
284 四、实验室检查
284 五、流行与防治

285 第三节 粪类圆线虫
285 一、形态
286 二、生活史
287 三、致病性
287 四、实验室检查
287 五、流行与防治

289 第三十一章 医学节肢动物
289 第一节 概述
289 一、医学节肢动物的特征和分类
289 二、医学节肢动物的发育与变态
289 三、医学节肢动物对人类的危害
290 第二节 常见医学节肢动物
291 一、蚊
292 二、蝇
293 三、虱
294 四、人疥螨
296 五、蠕形螨

299 参考文献

第一篇
医学微生物学

第一章　医学微生物学总论

📖 学习目标

    知识目标　能够分清微生物、病原微生物、医学微生物学的概念；明确微生物的分类；了解医学微生物学发展简史。

    能力目标　通过分析病原体的基本特征将其分类。

    素质目标　学会用辩证的观点看待微生物与人类的关系，培养严谨的科学态度，树立正确的价值观。

第一节　微生物

PPT

微生物（microoganism）是存在于自然界的一大群个体微小、结构简单、肉眼不能直接看见，必须借助光学显微镜或电子显微镜放大数百倍、数千倍，甚至数万倍才能观察到的微小生物。

一、微生物的种类与分布

1. 微生物的种类　微生物种类繁多，按其大小、有无细胞基本结构、分化程度、化学组成等特点，可分为三大类。

（1）原核细胞型微生物　仅有原始核，呈环状裸 DNA 团块，无核膜、核仁。细胞壁由肽聚糖构成，细胞器只有核糖体，很不完善，核酸类型为 DNA 和 RNA 同时存在。大多数微生物属此类，如细菌、支原体、衣原体、立克次体、螺旋体和放线菌等。后五类结构和成分与细菌相似，从分类学角度上，将它们统列入广义的细菌范畴。

（2）非细胞型微生物　为最小的一类微生物。无典型的细胞结构，无产生能量的酶系统，必须在活细胞内生长增殖。核酸类型为 DNA 或 RNA，两者不同时存在。病毒属此类微生物。

（3）真核细胞型微生物　细胞核分化程度高，有核膜和核仁。细胞器完整。真菌属此类。

2. 微生物的分布及特点　微生物广泛分布在土壤、空气、江河、湖泊、矿层、动物与人的体表及其与外界相通的腔道等部位。

微生物除体积微小、结构简单、种类繁多外，还有新陈代谢能力旺盛、生长繁殖速度快、适应能力强、易变异、种类多、分布广及数量大等特点。

二、微生物与人类的关系

1. 微生物的代谢与人类的关系　大多数微生物对人类和动、植物是有益的，有些微生物还是必需的。自然界中氮、碳、硫等元素的循环要靠有关微生物的代谢活动来进行。如土壤中的微生物能将死亡动、植物的有机氮化合物转化为含氮的无机化合物，供植物生长需要，而植物又为人类和动物所食用。空气中的大量游离氮，也只有依靠固氮菌等作用后才能被植物吸收。又如植物通过光合作用把空气中的 CO_2 和 H_2O 变成复杂的有机物，特别是形成大量的人和动物不能分解利用的纤维素和木素。如果没有细菌等微生物转化纤维素、木素为碳素的巨大力量以及时补充空气中消耗掉的 CO_2，只需 50~60 年，空气中的 CO_2 将无法维持生物界旺盛发展的需要。因此，没有微生物，植物、人类和动物也将难以生存。

2. 微生物的开发应用与人类的关系　微生物已被广泛应用于人类生活中的各个领域。在农业方面，利用微生物生产细菌肥料、植物生长激素或生物农药杀虫剂，如采用苏云金杆菌或基因工程杆状病毒杀虫剂喷洒在田间、农作物或茶树上，可感染害虫并导致其中毒死亡，为农业防制病害、增产开辟了新途径。在工业方面，微生物日益广泛应用于食品发酵、石油、勘探、纺织、冶金、化工、制革、垃圾无害化处理、污水处理和创新能源等领域。特别是在医药工业方面，可利用微生物生产抗生素、维生素和辅酶等。近年来，随着分子生物学的发展，在基因工程技术中，已用微生物作为基因载体生产需要的生物制品如胰岛素、干扰素等。

3. 正常菌群与人类的关系　人类和动物的腔道（口、鼻、咽部、肠道等）存在着微生物，在正常情况下是无害的，甚至是有益的，称为正常菌群。寄居在肠道的大肠埃希菌除能合成维生素 B_{12}、维生素 K 和氨基酸等供机体利用外，还能抑制肠道内病原菌和真菌的过度增殖，有利于肠道内微生态平衡。如果机体的免疫功能降低时（如肿瘤、疲劳）或正常微生物群中的微生物进入非正常寄居部位时（如手术后），或由于某种原因（如抗感染药物的应用）正常微生物群的组成发生改变时，它们就会引起疾病，这些微生物称为条件致病微生物（机会致病性微生物）。仅有少数微生物能引起人和动、植物的病害，这些具有致病性的微生物称为病原微生物（pathogenic microorganism）。

第二节　医学微生物学及其发展简史

微生物学（microbiology）是生命科学中的一门重要学科，主要研究微生物的基本形态与结构，生长繁殖与代谢，遗传与变异及其与人类、动植物、自然界的相互关系。医学微生物学（medical microbiology）作为微生物学的一个重要分支，主要研究与医学相关的病原微生物的生物学特性、致病与免疫机制、检测方法以及与其相关的感染性疾病的防治措施，以达到控制感染性疾病以及与之相关的免疫性疾病，保障人类健康之目的。医学微生物学是一门与基础护理、感染性疾病、超敏反应性疾病及免疫学预防诊断等有着密切联系的医学基础课，学好医学微生物学的基础理论、基本知识和基本技能，必然为后续病理学、药物学、基础护理学、临床护理学等课程的学习奠定坚实的基础。

一、微生物学的经验时期

早在远古时期，人类已将微生物知识应用于农业生产和疾病防治中。公元前两千多年的夏禹时代，就有曲蘖酿酒的记载，如仪狄作酒。北魏贾思勰的《齐民要术》中详细记载了制醋方法。北宋末年就有肺痨由虫引起之说。在预防医学方面，我国自古就有水煮沸后饮用的习惯。古代人早已认识到天花是一种烈性传染病，只要与病人接触，就能被传染，病死率极高，但已康复者去护理天花病人，则不会再得天花，在这个现象的启发下，我们的祖先开启了用人痘接种预防天花的方法。

二、实验微生物学时期

1676 年，荷兰人列文虎克用自制的显微镜（放大约 266 倍）从雨水、牙垢等标本中，首次观察到"微生物"，并用文字和图画加以记载，为证明微生物的存在提供了科学依据。

19 世纪 60 年代，法国科学家巴斯德（1822—1895）通过著名的"S 型曲颈瓶"实验证实了有机物质的发酵是因酵母菌的作用，而酒类变质是因其污染了除酵母菌以外的其他杂菌的结果。为了防止酒类变质，巴斯德将待发酵的基质液预先经巴氏消毒法（pasteurization）加热至62℃处理30分钟后，再加入酵母菌，成功解决了杂菌污染的难题，从而推翻了当时盛行的"自然发生说"。巴斯德还证明鸡霍乱、炭疽病和狂犬病等都是由相应的微生物所致，并研制了炭疽病、狂犬病疫苗。由于他的研究开创了微生物生理学的时代。1867年英国外科医生李斯德奠定了抗菌技术的基本原则，被公认为抗菌外科创始人。至此，微生物学亦成为一门独立的学科。

德国学者郭霍（1843—1910）是微生物学奠基人之一。他创造了固体培养基、细菌染色方法和实验动物感染方法，使分离培养细菌和鉴定病原菌成为可能。他发现了引起结核病的病原体结核分枝杆菌，并由此提出了著名的郭霍法则：①特殊的病原菌应在同一疾病中发现，在健康人中不存在；②该特殊病原菌能被分离培养并得到纯种；③该纯培养物接种至易感动物，能产生同样病症；④自人工感染的实验动物体内能重新分离得到该病原菌。

俄国学者伊万诺夫斯基（1864—1920）于1892年发现了第一个病毒——烟草花叶病毒。

20世纪30年代后，电子显微镜的发明、鸡胚接种以及组织细胞培养技术的建立，推动了病毒的研究。

随着医学微生物学的快速发展，微生物感染的防治也很快得到发展。1796年英国医生琴纳（1749—1832）创用牛痘预防天花，成为近代抗感染免疫的开端。此后，巴斯德成功研制炭疽病疫苗、狂犬病疫苗和鸡霍乱疫苗，为自动免疫法在预防医学中的应用开辟了更加广阔的前景。德国学者贝林格于1891年用含白喉抗毒素的动物免疫血清成功地治疗了白喉患儿，随后又有许多疫苗及抗血清被发现和使用。最早合成的化学制剂是治疗梅毒的砷凡纳明"606"，由德国化学家艾立希（Ehrlich）在1910年经过605次失败后才研制成功，后又合成了新砷凡纳明，从而开创了化学制剂治疗微生物传染性疾病的新时期。1929年英国细菌学家弗莱明（Fleming）意外发现污染的青霉菌在固体培养基上可有效地抑制金黄色葡萄球菌生长的现象。1940年青霉菌G正式用于临床，随后链霉素、氯霉素、四环素、头孢霉素、红霉素、庆大霉素等抗生素相继被发现并广泛应用于临床，给感染性疾病的治疗带来了希望。

三、现代微生物学时期

近50年来，随着物理学、生物化学、遗传学、化学、细胞生物学、免疫学和分子生物学等学科的不断发展，以及电子显微镜技术、免疫标记、色谱分析、分子生物学技术、电子计算机技术等新技术的创建和应用，医学微生物学得到了快速发展。细菌和病毒结构及功能的研究，已从细胞水平深入到分子水平，使人们对微生物的活动规律有了更深入的认识，一些新的病原微生物不断被发现。自1973年以来，新发现的病原微生物已有40多种，其中主要的有军团菌，幽门螺杆菌，霍乱弧菌O139血清群，大肠埃希菌O157:H7血清型，肺炎嗜衣原体，伯道疏螺旋体，人类免疫缺陷病毒，人类疱疹病毒6、7、8型，丙、丁、戊、己、庚型肝炎病毒，汉坦病毒，轮状病毒，西尼罗病毒，尼派病毒，SARS冠状病毒及近年来流行的埃博拉病毒、中东呼吸综合征病毒等。

1995年流感嗜血杆菌的全基因组DNA测序完成。目前已有200多种细菌完成测序，包括幽门螺杆菌、结核分枝杆菌、大肠埃希菌、肺炎支原体等。已发现的病毒基本上完成了基因测序。病原微生物基因组测序意义重大，除有助于了解其致病机制和与宿主的相互关系外，还可探究更灵敏、特异的致病分子标记作为诊断、分型等依据。

知识链接

我国微生物学研究成就

　　我国在微生物学研究方面也作出了重大贡献，如发现旱獭为鼠疫耶尔森菌的宿主，较早地消灭了天花，有效地控制了鼠疫、霍乱等烈性传染病，白喉、麻疹、脊髓灰质炎、破伤风、流行性脑膜炎等发病率已明显下降。20世纪30年代，黄祯祥发现并首创了病毒体外细胞培养技术，为现代病毒学奠定了基础；1934年谢少文首先用鸡胚培养、分离立克次体。在微生物病原学研究方面，1955年，我国学者汤飞凡首先成功地分离出沙眼衣原体；1959年分离出麻疹病毒并制成减毒活疫苗；20世纪70年代分离出流行性出血热的病原体，80年代又相继分离出军团菌、空肠弯曲菌等。

　　在医学微生物学和传染病防控领域虽然取得了巨大的成就，但距离控制和消灭传染病的最终目标仍存在很大的差距，新现和再现的微生物感染不断发生。迄今仍有一些感染性疾病的病原体还未发现，某些病原体的致病和免疫机制尚不清楚，不少疾病还缺乏有效的防治措施，病毒性疾病尚缺乏有效的治疗药物，临床上抗生素不合理使用，导致多重耐药菌及泛耐药菌产生，某些微生物变异给疫苗设计制备和治疗造成诸多障碍。因此，医学微生物工作者任重道远，为此，我们要加强对新现与再现病原微生物的病原学、致病性、耐药机制及防治方法的研究，研制更安全、更有效、更多的疫苗；充分运用免疫学技术和分子生物学技术等灵敏度高、特异性强、检测快速的方法，积极研制和开发抗感染药物。医务工作者须倍加努力学习，为尽早控制感染性疾病，保护人类的健康作出应有贡献。

目标检测

答案解析

1. 以下不属于原核细胞型微生物的是
　　A. 病毒　　　　B. 衣原体　　　　C. 支原体　　　　D. 立克次体　　　　E. 细菌
2. 以下不属于微生物共同特征的是
　　A. 个体微小　　　　　　　B. 分布广泛　　　　　　　C. 种类繁多
　　D. 结构简单　　　　　　　E. 只能在活细胞内生长繁殖
3. 原核细胞型微生物与真核细胞型微生物的根本区别是
　　A. 单细胞　　　　　　　　B. 二分裂方式繁殖　　　　C. 对抗生素敏感
　　D. 有细胞壁　　　　　　　E. 前者仅有原始核结构，无核膜和核仁等
4. 属于非细胞型微生物的是
　　A. 真菌　　　　B. 病毒　　　　C. 支原体　　　　D. 立克次体　　　　E. 衣原体
5. 用自制的显微镜第一次观察到微生物的是
　　A. 爱德华·琴纳　　　　　B. 路易·巴斯德　　　　　C. 罗泊特·科赫
　　D. 瓦尔特·里德　　　　　E. 安东尼·列文虎克
6. 有完整细胞核的微生物是
　　A. 真菌　　　　B. 放线菌　　　　C. 衣原体　　　　D. 立克次体　　　　E. 细菌

7. 首先创用了无菌操作技术的是
　　A. 郭霍　　　　B. 琴纳　　　　C. 李斯特　　　　D. 列文虎克　　　E. 巴斯特

8. 发现青霉素的科学家是
　　A. 郭霍　　　　B. 弗莱明　　　C. 巴斯德　　　　D. 李斯特　　　　E. 汤飞凡

9. 首先分离培养出结核分枝杆菌的是
　　A. 伊凡诺夫斯基　　　　　B. 琴纳　　　　　　　　　C. 巴斯德
　　D. 郭霍　　　　　　　　　E. 艾立希

10. 首先使用牛痘苗预防天花的是
　　A. 艾立希　　　　　　　　B. 伊凡诺夫斯基　　　　　C. 巴斯德
　　D. 琴纳　　　　　　　　　E. 弗莱明

书网融合……

本章小结　　　　题库

第二章　细菌的形态与结构

📖 学习目标

知识目标　明确区分革兰阳性菌与革兰阴性菌细胞壁结构的差异，并正确理解革兰染色的临床意义；准确阐述细菌基本结构与特殊结构的主要功能，并解释其在医学上的意义。

能力目标　正确构建细菌结构与细菌致病性之间的对应关系。

素质目标　树立科学认识观。

细菌（bacterium）是一类具有细胞壁和核质的原核单细胞型微生物。细菌体积微小，结构简单，繁殖迅速。研究和掌握细菌的形态结构，对了解细菌的致病性、细菌的鉴定和细菌性感染疾病的诊断及防治等具有重要的意义。

第一节　细菌的大小与形态

PPT

细菌种类繁多，其大小、形态、因种类不同而异。

一、细菌的大小

细菌形体微小，通常以微米（μm）为测量单位。观察细菌采用光学显微镜放大几百倍或上千倍才能看到。不同种类的细菌大小与形态都有所不同，同一种细菌的大小也会因为生长环境等各种因素的影响有所差异。

二、细菌的形态

细菌按外形特征可以分为三大类：球菌（图2-1）、杆菌、螺形菌。

（一）球菌

细菌外形呈球形或者近似球形，平均直径1μm左右。球菌根据繁殖时细胞分裂的层面不同和分裂后黏附程度及排列方式不同，可分为以下几类。

1. 双球菌（diplococcus）　细菌在一个平面上分裂后两个新菌体成对排列，例如肺炎链球菌、脑膜炎奈瑟菌等。

2. 链球菌（streptococcus）　细菌在一个平面上分裂后新菌体粘连排成链状，例如乙型溶血性链球菌等。

3. 葡萄球菌（staphylococcus）　细菌在多个不规则的平面上分裂后菌体黏附在一起堆积成葡萄串状，例如金黄色葡萄球菌等。

4. 四联球菌（tetrads）　细菌在两个互相垂直的平面上分裂后四个菌体排列在一起，例如四联加夫基菌。

5. 八叠球菌（sarcina）　细菌在三个垂直平面上分裂成八个细菌排列在一起，例如藤黄八叠球菌。

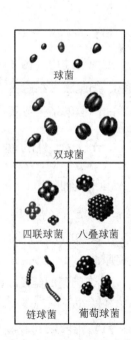

图2-1　不同类型的球菌

（二）杆菌

杆菌（bacillus）呈杆状。各种杆菌的大小、长短、弯度和粗细差异较大。大的杆菌如炭疽芽孢杆菌，长 3 ~ 10μm，宽 1.0 ~ 1.3μm；中等大小的杆菌如肠道杆菌，长 2 ~ 3μm，宽0.3 ~ 1.0μm；小的杆菌如布鲁菌，长仅 0.6 ~ 1.5μm，宽 0.5 ~ 0.7μm。根据杆菌的形态，将杆菌分为以下三类。

1. 球杆菌（coccobacillus） 菌体很短呈近似椭圆形。

2. 棒状杆菌（coryneform） 菌体末端膨大呈棒状。

3. 分枝杆菌（mycobacterium） 菌体呈分枝生长趋势。

（三）螺形菌

螺形菌（spiral bacterium）菌体有一个或者多个弯曲，可分为两大类。

1. 弧菌（vibrio） 菌体较短，2 ~ 3μm，只有一个弯曲，呈弧形或逗点状，如霍乱弧菌。

2. 螺菌（spirillum） 菌体稍长，3 ~ 6μm，有多个弯曲，菌体呈螺旋状，如鼠咬热螺菌、幽门螺杆菌。

细菌的形态易受到温度、pH、培养基、培养时间等各种因素的影响而出现变化。仅在合适的生长条件下，培养 8 ~ 18 小时的细菌形态较为典型；若环境中有不利于细菌生长的物质，或者细菌衰老或在陈旧培养物中，细菌常常出现不规则的多形性。

第二节 细菌的结构 微课

PPT

⇒ **案例引导**

案例 王某，男，40 岁，购买一只不明来源山羊，剥皮食用一周后出现发热、右掌心红肿，渐形成水疱，破溃后结黑痂。从患者病灶取样直接涂片革兰染色镜检，可见革兰阳性短链状排列的大杆菌，有明显荚膜，菌体中央有卵圆形芽孢，初步诊断为炭疽芽孢杆菌引起的皮肤炭疽。

讨论 1. 微生物学检查结果对于疾病诊断有何意义？镜检发现荚膜、芽孢的结构特征对细菌鉴定有何价值？

2. 在护理患者过程中，如何做好个人防护？

细菌的结构（图 2-2）包括基本结构和特殊结构。基本结构有细胞壁、细胞膜、细胞质、核质等；特殊结构有荚膜、鞭毛、菌毛、芽孢等。细菌的结构与其致病性、免疫性以及抵抗力等有关。

一、细菌的基本结构

（一）细胞壁

细胞壁（cell wall）位于细菌的外层，紧贴细胞膜，具有弹性和韧性。主要功能为维持细菌的基本形态，带有多种抗原决定簇，决定其免疫原性。

1. 细胞壁的组成成分 革兰染色法可将细菌分为革兰阳性菌和革兰阴性菌两大类。

（1）细胞壁共有成分 肽聚糖（peptidoglycan）又称黏肽、糖肽或胞壁质，是革兰阳性菌和革兰阴性菌细胞壁共有的成分。肽聚糖的

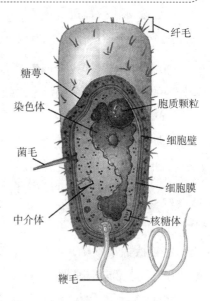

图 2-2 细菌细胞结构示意图

存在决定了细胞壁的坚韧度。革兰阳性菌的肽聚糖由聚糖骨架、四肽侧链和五肽交联桥组成。各种细菌细胞壁的聚糖骨架基本相同，由 N – 乙酰葡糖胺和 N – 乙酰胞壁酸通过 β – 1,4 糖苷键连接成多糖支架。在 N – 乙酰胞壁酸分子上连接四肽侧链，四肽侧链的氨基酸依次为：L – 丙氨酸、D – 谷氨酸、L – 赖氨酸和 D – 丙氨酸。相邻的四肽侧链之间再由五肽交联桥联系起来。五肽交联桥是一条含有 5 个甘氨酸的肽链，交联时一端与四肽侧链的第三位赖氨酸连接，另一端在转肽酶的作用下，与相邻四肽侧链的第四位 D – 丙氨酸连接，形成十分坚韧的三维立体框架结构。革兰阴性菌的肽聚糖由聚糖骨架及四肽侧链组成。四肽侧链中第三位的氨基酸由二氨基庚二酸（DAP）所取代，其四肽侧链直接与相邻四肽侧链中的 D – 丙氨酸相连，且交联率低，因缺乏五肽交联桥，只形成二维平面较疏松的结构，凡能破坏肽聚糖结构或抑制其合成的物质，都能损伤细菌细胞壁而使细菌变形或死亡。除肽聚糖这一基本成分外，革兰阳性菌和革兰阴性菌的细胞壁还各自有特殊成分。

（2）革兰阳性菌细胞壁特有成分　磷壁酸和特殊的表面蛋白等（图 2 – 3）。

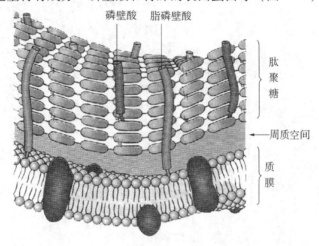

图 2 – 3　革兰阳性菌细胞壁结构图

磷壁酸（teichoic acid）是革兰阳性菌细胞壁的特有成分，由核糖醇或甘油残基经磷酸二酯键互相连接而成的多聚物。分为壁磷壁酸和膜磷壁酸。壁磷壁酸（wall teichoic acid）一端与细胞壁中肽聚糖的胞壁酸结合，另一端游离于细胞壁外；膜磷壁酸（membrane teichoic acid）又称脂磷壁酸（lipoteichoic acid，LTA），一端与细胞膜外层糖脂结合，另一端向外穿透肽聚糖层也游离于细胞壁外。主要功能：革兰阳性菌的重要表面抗原，与血清型分类有关；维持菌体离子平衡，磷壁酸带有较多负电荷，能与 Mg^{2+} 等二价离子结合，起调节离子通过肽聚糖层的作用；可能与某些酶的活性有关；介导黏附，与细菌致病性有关。如 A 群链球菌的膜磷壁酸介导细菌与宿主多种细胞的黏附，人类口腔黏膜细胞、皮肤细胞上均有 LTA 结合点。

此外，某些革兰阳性菌细胞壁表面还有一些特殊的表面蛋白，如 A 群链球菌的 M 蛋白，金黄色葡萄球菌的 A 蛋白等与其致病性和抗原性相关，且有抗吞噬功能，并参与超敏反应。

（3）革兰阴性菌细胞壁特有成分　外膜（outer membrane）位于细胞壁肽聚糖层外侧，包括脂蛋白、脂质双层和脂多糖三部分（图 2 – 4），占细胞壁干重 80% 以上。

1）脂蛋白　一端以蛋白质部分连接于肽聚糖的四肽侧链上，另一端以脂质部分连接于外膜的磷酸上，功能是稳定外膜并将其固定于肽聚糖层。

2）脂质双层　结构类似细胞膜，中间镶嵌有一些特殊蛋白质，允许水溶性分子通过，参与特殊物质的扩散过程，有的作为噬菌体、性菌毛或细菌素的受体。

3）脂多糖　脂质双层的外侧是脂多糖，为细菌内毒素的主要成分，由脂质 A、核心多糖和特异多糖三部分组成。①脂质A：内毒素的毒性部分，无种属特异性，不同种属细菌的脂质A骨架基本一致，因此由不同细菌产生的内毒素引起的毒性作用相似。②核心多糖：位于脂质A外侧，具有属特异性。③特异多糖：在脂多糖最外层，由若干个寡糖重复单位构成的多糖链，为革兰阴性菌的菌体抗原（O抗原），具有种特异性。外膜赋予革兰阴性菌很多重要的特性，保护细菌胞壁组分肽聚糖，使其免受溶菌酶水解，外膜通透性降低可以阻止抗生素进入从而使细菌具有耐药性。内毒素可以进入血流，严重时可引起内毒素休克。

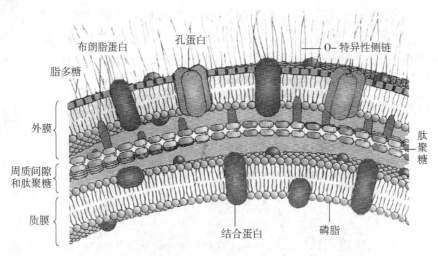

图2-4　革兰阴性细胞壁结构图

　　革兰阳性菌和革兰阴性菌的细胞壁结构显著不同，导致这两类细菌在染色性、免疫原性、毒性和对某些药物的敏感性等方面有很大差异。细胞壁的主要功能：①维持细菌形态和保护细菌抵抗低渗环境；②屏障作用；③物质交换作用；④免疫原性；⑤致病作用。

　　当细菌细胞壁受到某些理化因素或药物作用时，其细胞壁受损，在高渗环境下细菌并不死亡而成为细胞壁缺陷的细菌，称为L型细菌（图2-5）。L型细菌常在使用作用于细胞壁的抗菌药物（如青霉素、头孢菌素等）治疗过程中形成，L型细菌可引起组织的间质性炎症。在临床上常引起慢性尿路感染、骨髓炎和心内膜炎等疾病。L型细菌在一定条件下可恢复为原细菌型，称为返祖现象。变异后的细菌，形态和培养特性均发生了改变，临床遇有症状明显而标本常规细菌培养阴性者，应考虑L型细菌感染的可能性，宜做L型细菌的分离培养。

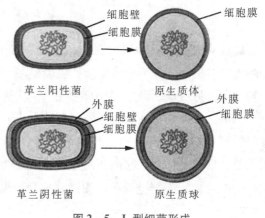

图2-5　L型细菌形成

🌐 知识链接

L型细菌

　　L型细菌在1935年由英国Lister研究所首次报道。L型细菌可发生于慢性感染病程中，临床标本如脓、血、骨髓、脑脊液、关节滑液、肾盂肾炎患者的尿、肺结核患者的痰、肝病患者的腹水及扁桃体内等都证明有L型细菌存在。L型细菌的致病特征为间质性炎症，与病毒、支原体等无壁微生物引起的感染相似。

（二）细胞膜

细胞膜（cell membrane）紧贴着细胞壁，包裹着细胞质。厚度 5～10nm，占细菌干重的 10%～30%。其基本结构是脂质双层中间镶嵌有多种蛋白质，这些蛋白质多为具有特殊作用的酶和载体，与真核细胞的区别是细菌细胞膜不含胆固醇。细胞膜的功能如下。

（1）选择性渗透和物质转运作用　与细胞壁共同完成菌体内外的物质交换。

（2）生物合成作用　细胞膜上有多种物质合成酶，参与生物合成，如肽聚糖、磷壁酸、磷脂、脂多糖等均在细胞膜上合成。

（3）呼吸作用　细胞膜上有多种呼吸酶，可进行转运电子及氧化磷酸化作用，参与细胞的呼吸过程，与能量产生、储存和利用有关。

（4）形成中介体　细胞膜向细胞质内陷折叠成囊状物，称为中介体（mesosome），其功能类似真核细胞的线粒体。中介体参与细胞呼吸，生物合成及分裂繁殖，多见于革兰阳性菌。常位于菌体侧面或靠近中央横隔处，分别称侧中介体和横隔中介体。

（三）细胞质

细胞质（cytoplasm）是细胞膜包裹的无色透明胶状物，基本成分是水、蛋白质、脂类、核酸及少量糖和无机盐。核酸主要是 RNA，易被碱性染料着色。内含多种酶，故为新陈代谢的主要场所。细胞质中尚有质粒、核糖体、胞质颗粒等超微结构。

1. 质粒（plasmid）　为细菌染色体外的遗传物质，为闭合环状双股 DNA，质粒并非细菌生长所必需，但质粒可携带某些遗传信息，控制细菌的某些遗传性状，如性菌毛、细菌素、毒素和耐药性的产生等。质粒具有自我复制、传给子代、丢失及在细菌之间转移等特性，与细菌的遗传变异有关，质粒种类很多，存在相容和不相容现象。

2. 核糖体（ribosome）　胞质中有大量直径 10～20nm 的颗粒，即核糖体，其沉降系数为 70S。其化学组成 70% 为 RNA，30% 为蛋白质。每个细胞内都有数万个核糖体，是合成蛋白质的场所。细菌的 70S 核糖体由 50S 和 30S 两个亚基组成。链霉素能与细菌核糖体的 30S 亚基结合，红霉素能与 50S 亚基结合，从而干扰细菌蛋白质合成而导致细菌死亡；真核细胞核糖体为 80S，由 60S 和 40S 两个亚基组成，因此这些药物对人核糖体无影响。

3. 胞质颗粒（cytoplasmic granules）　多数是细菌储存的营养物质，包括多糖、脂类和磷酸盐等。胞质颗粒并非细菌的恒定结构，常随菌种、菌龄及环境而变化。由 RNA 和多偏磷酸盐为主要成分的胞质颗粒，嗜碱性强，用亚甲蓝染色时着色较深呈紫色，用特殊染色法可染成与菌体颜色不同的颗粒，称为异染颗粒。常见于白喉棒状杆菌，可作为细菌鉴别的依据。脂质的含量根据培养的情况而有所不同，如在杆菌属，提示这种物质可能起储备能量的作用，称为脂质颗粒。多糖颗粒，在特定细菌的胞质中，当用碘染色时，多糖颗粒的糖原颗粒呈红棕色，淀粉颗粒呈蓝色。许多其他种类的细菌，如大肠埃希菌，光镜下多糖颗粒不易看见，只有在电镜下才可见。

（四）核质

核质（nuclear material）是细菌生命活动所必需的遗传物质。又称拟核或核区，集中在细菌胞质的某一区域，多在菌体中部。没有核膜、核仁和有丝分裂器。细菌的核质是由双股 DNA 组成的单一的一根环状染色体反复回旋卷曲盘绕而成，细菌的染色体是裸露的 DNA。每个菌体中有 1～2 个核质结构，呈球形、棒形或哑铃形。核质具有细胞核的功能，控制细菌的各种遗传性状。

二、细菌的特殊结构

细菌的特殊结构包括荚膜、鞭毛、菌毛和芽孢。

（一）荚膜

细菌荚膜（capsule）是细胞壁外围绕的一层黏液性的物质，当厚度≥0.2μm，边界明显，普通光学显微镜下可见时称为荚膜（图2-6，彩图1）。当厚度<0.2μm，光学显微镜下不可见，必须以电镜观察或免疫学方法证实其存在，称为微荚膜（microcapsule）。黏液疏松附着在菌体表面，边界不明显且易洗脱者称黏液层（slime layer）。

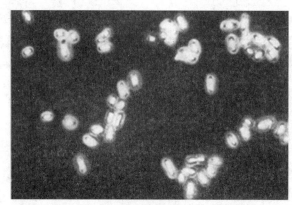

图2-6　肺炎克雷伯菌荚膜镜下形态

大多数细菌的荚膜由多糖组成。少数细菌的荚膜为多肽。个别细菌的荚膜为透明质酸。荚膜的成分随菌种甚至菌株而异，荚膜的形成与细菌所在的环境条件有关，一般在动物体内或营养丰富的（含有血清或糖）培养基中容易形成，在普通培养基上则易消失。有荚膜的细菌在固体培养基上形成光滑型（S型）或黏液型（M型）菌落，失去荚膜后菌落变为粗糙型（R型）。荚膜通常是有免疫原性的，当细菌的菌落出现S-R变异，则免疫原性也随之发生改变。荚膜对碱性染料亲和力低，用普通染色法不易着色，显微镜下仅能看到在菌体周围有未着色的透明圈，若用特殊染色法或用墨汁做负染色，可清楚看到与周围界限分明的荚膜。

荚膜和微荚膜的功能如下。①抗吞噬：保护细菌免遭吞噬细胞的吞噬和消化作用，因此增加了细菌的毒性。②抗有害物质损伤：对其他抗菌物质（溶菌酶、补体、抗体和抗菌药物等）的侵害有一定的抵抗力。③抗干燥：能储存水分使细菌抵抗干燥的影响。

荚膜是构成细菌致病力的重要因素之一，荚膜具有免疫原性，对细菌的鉴别和分型有重要的作用。

（二）鞭毛

某些细菌菌体上附着细长呈波状弯曲的丝状物称为鞭毛（flagellum）。长度超过菌体若干倍，可达5~20μm，很细，直径只有10~20nm，需要用电子显微镜观察，或鞭毛染色后用光学显微镜观察。

根据鞭毛的数目、位置和排列不同，可分为以下几类。①单毛菌（monotrichate）：菌体一端有一根鞭毛，如霍乱弧菌。②双毛菌（amphitrichate）：菌体双端各有一根鞭毛，如空肠弯曲菌。③丛毛菌（lophotrichate）：菌体一端或两端有一丛鞭毛，如铜绿假单胞菌。④周毛菌（peritrichate）：菌体周身遍布许多鞭毛，如变形杆菌。

1. 鞭毛的结构　鞭毛游离于细胞外，由基础小体、钩状体和丝状体三个部分组成（图2-7）。

2. 鞭毛的化学成分　主要是蛋白质，抗原性强，通常称为H抗原，对某些细菌的鉴定、分型及分类具有重要意义。如果细菌发生H—O变异，则免疫原性也随之发生改变。鞭毛是细菌的运动器官，根据细菌有无鞭毛，可作为鉴定细菌的依据。有些细菌（如霍乱弧菌、空肠弯曲菌）的鞭毛有助于细菌穿过靶细胞表面的黏液层而定植在细胞表面，与细菌致病性有关。

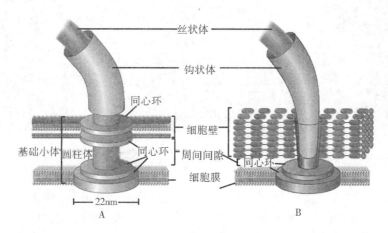

图 2 - 7　鞭毛结构示意图

（三）菌毛

菌毛（pilus）是许多革兰阴性菌及少数革兰阳性菌菌体表面的比鞭毛更加细、短、直、硬和多的丝状物，其化学组成是菌毛蛋白，根据功能不同分为以下两种。

1. 普通菌毛（common pilus）　数目多，遍布细菌的表面。具有黏附性和附着于各种细胞表面的能力。无菌毛的细菌则易随纤毛运动，肠蠕动或尿液冲洗而被排出体外。因此，普通菌毛与细菌致病力有关，丧失菌毛，致病力亦随之减弱或消失。

2. 性菌毛（sex pilus）　仅少部分革兰阴性菌具有性菌毛，比普通菌毛少，只有 1 ~ 4 根，比普通菌毛长且粗，中空管状。性菌毛由一种称为致育因子的质粒（F 质粒）编码，故又称 F 菌毛。有性菌毛的细菌称为 F^+ 菌或雄性菌，无性菌毛的细菌称为 F^- 菌或雌性菌。F^+ 菌可与 F^- 菌特异的菌毛受体结合，F^+ 菌菌体内的质粒或核质片段多能通过性菌毛的中空管道进入 F^- 菌体内，此过程称接合（conjugation）。细菌的耐药性质粒、毒力质粒等均可通过此种方式传递。

（四）芽孢

芽孢（spore）在一定环境条件下，细胞质脱水浓缩，在菌体内形成一个折光性很强不易着色的多层膜状结构的圆形或椭圆形小体，称为芽孢（图 2 - 8，彩图 2）。芽孢壁厚，通透性低，含水量少（约 40%），蛋白质受热不易变性，有保护作用，能阻止化学药品的渗入。一般在人或动物体外形成，并均为革兰阳性菌。芽孢形成时带有完整的核质与酶系统，这些酶较细菌繁殖体中的酶具有更强的耐热性。芽孢形成后，菌体成为空壳，芽孢脱落游离出来，如遇适宜环境，芽孢发育成新的菌体。一般认为芽孢是细菌的休眠形式，代谢过程减慢，对营养物质需求降低，分裂停止。芽孢的直径和在菌体内的位置随菌种而不同，有助于细菌的鉴别（图 2 - 9，彩图 3）。例如，炭疽芽孢杆菌的芽孢为卵圆形，比菌体小，位于菌体中央；破伤风梭菌的芽孢呈正圆形，比菌体大，位于菌体的顶端。

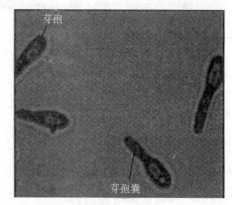

图 2 - 8　芽孢

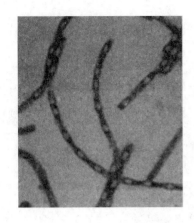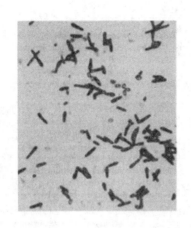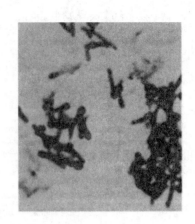

图 2-9   不同菌种芽孢形态

芽孢的抵抗力强，对热、干燥、辐射和化学消毒剂均有强大的抵抗力。有的芽孢在自然界中可以存活几年甚至几十年，可耐 100℃ 沸水煮沸数小时。这是因为芽孢中含有吡啶二羧酸（dipicilinic acid，DPA），DPA 与钙结合生成的盐能显著提高芽孢中各种酶的热稳定性。细菌芽孢不直接引起疾病，条件适宜复苏成繁殖体后，大量繁殖才导致疾病。因此要严防芽孢污染伤口和医疗器具。杀灭芽孢最可靠的方法是高压蒸汽灭菌法。常以芽孢是否被杀死作为判断灭菌效果的指标。

第三节　细菌的形态与结构检查

PPT

细菌形态学是鉴别细菌的重要手段之一，主要包括染色法和显微镜放大法等。

一、常用染色方法

（一）单染法

只用一种染料染色，如亚甲蓝，单染法简便易行，但不易鉴别细菌。

（二）复染法

用两种以上的染料染色，可将细菌染成不同颜色，除可观察细菌的形态外，还能鉴别细菌，也称鉴别染色法。常用的复染方法有以下三种。

1. 革兰染色法　是细菌学传统经典的染色方法，至今仍在广泛应用。革兰染色结果紫色为阳性菌，红色为阴性菌。革兰染色法在细菌鉴别、抗菌药物的选择、细菌致病性研究等方面具有重要意义。

2. 抗酸染色法　染色结果红色为阳性菌，蓝色为阴性菌。常用于分枝杆菌的检测如结核分枝杆菌的检查。

3. 特殊染色法　包括荚膜特殊染色、鞭毛特殊染色、芽孢特殊染色等。

二、显微镜放大法

显微镜分为普通光学显微镜、相差显微镜、电子显微镜等类型。

1. 普通光学显微镜　最大分辨率为 0.2μm，最大放大倍数 1000 倍。常用来观察细菌的大小、形态及细菌的特殊结构，如荚膜、芽孢和鞭毛等。

2. 暗视野显微镜　常用来观察不染色活菌体的运动。

3. 相差显微镜　利用相差板的作用，使光线在穿入标本中密度不同的部位时，引起位相差异，显示出光强度的明暗对比。用来观察活菌和细微结构。

4. 荧光显微镜　以紫外线为光源，将细菌用荧光剂着色，在荧光显微镜下能看到发射荧光的菌体。

5. 电子显微镜　放大倍数高，可达百万倍，分辨率为纳米级。透射式电子显微镜，常用于观察细菌、病毒及其他物体内部的精细结构。扫描式电子显微镜，主要用于观察样品的表面结构，如观察菌毛。

目标检测

答案解析

1. 细菌细胞壁的主要功能是
   A. 生物合成　　　　　　　B. 维持细菌的外形　　　C. 参与物质交换
   D. 呼吸作用　　　　　　　E. 能量产生

2. 关于 L 型细菌，错误的说法是
   A. 主要是由肽聚糖结构的缺陷引起
   B. 可在体外试验中形成
   C. 呈多形态性
   D. 需在高渗透压培养基中分离培养
   E. 失去产生毒素的能力

3. 具有抗吞噬作用的细菌结构是
   A. 细胞壁　　　B. 荚膜　　　　C. 芽孢　　　　　D. 鞭毛　　　　E. 菌毛

4. 细菌的芽孢
   A. 是细菌的繁殖形式　　　　　B. 是细菌的有性遗传物质
   C. 仅在肠杆菌科出现　　　　　D. 通常是在缺氧条件下形成
   E. 是细菌在不利环境条件下形成有抗性的休眠体

5. 与内毒素有关的细菌结构是
   A. 外膜　　　　　B. 核膜　　　　C. 线粒体膜　　　D. 荚膜　　　　E. 细胞膜

6. 能使细菌自主运动的细菌结构是
   A. 细胞壁　　　B. 荚膜　　　　C. 芽孢　　　　　D. 鞭毛　　　　E. 菌毛

7. 下列对革兰染色法描述不正确的是
   A. 是复染色法　　　　　　B. 有分类学意义
   C. 对临床用药有一定指导价值　　D. 是细菌的常规染色法
   E. 对肺结核有一定诊断价值

8. 不属于细菌基本结构的是
   A. 鞭毛　　　　B. 细胞质　　　C. 细胞膜　　　D. 核质（拟核）　E. 细胞壁

9. 对性菌毛的描述错误的是
   A. 遍布细菌周身的丝状物　　　B. 有中空管道的丝状物
   C. 需要电镜观察　　　　　　　D. 由 F 质粒编码
   E. 通过性菌毛可以传递遗传物质

10. 普通菌毛的主要功能是
   A. 形成生物被膜 　　　　B. 抗吞噬 　　　　C. 黏附定居
   D. 运动功能 　　　　　　E. 传递遗传物质

书网融合……

本章小结 　　　　　　微课 　　　　　　题库

第三章　细菌的生长繁殖与代谢

📖 **学习目标**

知识目标　准确叙述细菌生长繁殖必要的条件与规律；正确分析分解代谢产物或合成代谢产物对于细菌鉴定、细菌致病性等方面的重要价值。

能力目标　掌握人工培养细菌的基本知识和技能。

素质目标　培养认识规律、尊重规律、按规律办事的科学态度。

细菌的生长繁殖易受环境条件的影响，在环境条件适宜时，细菌不断地从外界吸取各种营养物质，通过分解代谢和合成代谢，获得原料和能量，并合成菌体自身成分，使细菌生长繁殖。当环境条件不利于细菌生长时，则细菌代谢低下或死亡。了解细菌生长繁殖的条件和规律，有助于细菌的人工培养和分离鉴定，对细菌性感染疾病的诊治、预防和选择有效的抗生素都具有重要的意义。

第一节　细菌的生长繁殖

PPT

一、细菌生长繁殖的条件

细菌种类繁多，各种细菌具有不同的酶系统，新陈代谢的能力有差异，所需要的繁殖条件也有不同，但适宜的营养物质和生存环境是细菌生长繁殖的必备条件。

（一）营养物质

细菌从环境中吸收的为代谢活动所必须的有机和无机化合物称为营养物质。营养物质的主要作用是用于组成细菌菌体的各种成分，提供细菌新陈代谢中所需的能量。

1. 水　是菌体的主要成分之一，又是良好的溶媒，在细菌代谢活动中具有重要作用。参与细菌营养物质的吸收、运输、分泌和排泄等各种代谢活动。

2. 碳源　是指含碳元素的营养物质。碳源是合成菌体所必需的原料，也是细菌代谢的主要能量来源。病原菌利用糖类作为碳源，己糖是组成细菌内多糖的基本成分，戊糖参与细菌核酸组成。

3. 氮源　氮是用以合成菌体蛋白成分的主要原料，多数病原菌利用氨基酸或蛋白胨等有机氮作为氮源，少数细菌利用铵盐或硝酸盐等无机氮为氮源，主要用于合成细菌细胞物质及其他结构成分。

4. 无机盐　细菌在代谢过程中需要的无机盐成分主要有钾、钠、钙、镁、硫、铁、锰及锌等。各类无机盐的主要作用：构成菌体成分；调节菌体内外渗透压；作为酶的组成部分及维持酶活性；某些元素与细菌生长繁殖及致病作用有关。

5. 生长因子　某些细菌生长所必须但自身不能合成的一些物质，称为生长因子。必须从外界得以补充，主要为 B 族维生素、某些氨基酸、脂类、嘌呤和嘧啶等。有少数细菌需要特殊的生长因子，如流感嗜血杆菌需要血液中的 V、X 因子才能生长。

（二）合适的酸碱度

多数病原菌的最适 pH 为 7.2～7.6，为弱碱性。在这种环境中细菌的酶活性最强。人类的血液、组织液为 pH 为 7.4，细菌极易生存。胃液偏酸，绝大多数细菌可被杀死。个别细菌如结核分枝杆菌在 pH

为 6.5～6.8 的偏酸环境中生长良好；而霍乱弧菌在 pH 为 8.5～9.0 的碱性环境中生长最好。

（三）适宜的温度

不同细菌对温度要求不同，据此分为嗜冷菌、嗜温菌和嗜热菌。多数病原菌在长期进化过程中适应人体环境，均为嗜温菌，最适生长温度为 37℃。

（四）气体

细菌生长繁殖需要的气体为氧气和二氧化碳。根据细菌对分子氧的需要不同，将细菌分为四类。

1. 专性需氧菌　具有完善的呼吸酶系统，以分子氧作为受氢体，只能在有氧环境中生长繁殖，如结核分枝杆菌、铜绿假单胞菌等。

2. 微需氧菌　在 5%～6% 的低氧压环境中生长最好，氧浓度超过 10% 对细菌有抑制作用，如空肠弯曲菌、幽门螺杆菌等。

3. 兼性厌氧菌　兼有需氧呼吸和无氧发酵两种功能，在有氧和无氧环境中均能生长繁殖，但在有氧时生长较好。大多数病原菌属于此类，如葡萄球菌、伤寒沙门菌等。

4. 专性厌氧菌　缺乏完善的呼吸酶系统，分子氧不利于细菌的生长，只能在无氧环境进行发酵。如破伤风梭菌、脆弱类杆菌等。大多数细菌在代谢过程中产生的二氧化碳即可满足自身需要。少数细菌如脑膜炎奈瑟菌、淋病奈瑟菌在初次分离培养时需人工供给 5%～10% 的 CO_2，促进细菌迅速生长繁殖。

（五）一定的渗透压

一般培养基的盐浓度和渗透压对大多数细菌是适合的，少数细菌如嗜盐菌需要在高盐（3% NaCl）环境中才生长良好，如金黄色葡萄球菌。

二、细菌的繁殖方式、速度与规律

（一）细菌的繁殖方式

细菌以简单的二分裂法进行无性繁殖（图 3-1），个别细菌如结核分枝杆菌偶有分枝繁殖的方式。球菌从不同平面分裂，分裂后形成多种方式的排列，杆菌沿横轴分裂。

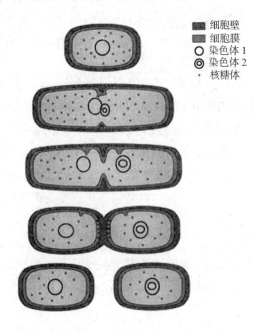

　　■ 细胞壁
　　■ 细胞膜
　　○ 染色体 1
　　◎ 染色体 2
　　· 核糖体

图 3-1　细菌的二分裂示意图

（二）细菌的繁殖速度

细菌分裂数量倍增所需要的时间称为代时。细菌在适宜条件下，代时一般为 20～30 分钟。个别细菌繁殖速度较慢，如结核分枝杆菌的代时为 18～20 小时，钩端螺旋体代时为 8 小时。

（三）细菌的繁殖规律

多数细菌繁殖速度极快，由于细菌繁殖中的营养物质的消耗，有害代谢产物的积累，细菌不可能无限的高速度繁殖。经过一定时间后，细菌增殖速度减慢，细菌死亡数逐渐增加，活菌增长率随之下降，代谢活动趋于停滞。如将一定数量的细菌接种于液体培养基中，连续定时取样计数每毫升液体中的细菌数，以培养时间为横坐标，以活菌数的对数值为纵坐标，绘制出的曲线即为生长曲线（growth curve）。细菌的牛长曲线表示细菌牛长繁殖有一定规律性。

根据生长曲线，细菌的生长繁殖分为 4 期。

（1）迟缓期（lag phase）　是指细菌接种于培养基后，对新环境的短暂适应阶段，为培养最初的 1～4 小时。该期细菌体积增大，代谢活跃，主要为细菌的分裂增殖合成和储备充足的酶、能量和中间代谢产物。此期曲线平坦稳定。

（2）对数期（log phase）　此期细菌生长迅速，细菌数目以几何级数增加，生长曲线上活菌数直线上升，一般细菌对数期在培养后的 8～18 小时。对数期细菌的形态、染色性、生理特性均较典型。因此，研究细菌性状、药物的敏感性、保存菌种等常选用该期的细菌。

（3）稳定期（stationary phase）　由于培养基中的营养物质消耗、毒性代谢产物的堆积和 pH 的下降等，使细菌的繁殖速度减慢，细菌的繁殖数与死亡数逐渐趋于平衡，细菌的形态、染色、生理特性出现改变，并产生外毒素、氨基酸、抗生素等代谢产物。

（4）衰亡期（decline phase）　由于有害代谢产物的大量堆积，细菌繁殖越来越慢甚至停止，死亡菌数明显增加，生长曲线显著下降。细菌形态改变，如出现细菌肿胀、细菌变长或畸形衰变，甚至菌体自溶，生理代谢活动趋于停滞，难以进行鉴别。

细菌的生长曲线反映了细菌在培养基中生长繁殖的动态变化，因此，掌握细菌的生长规律，可有目的地研究控制病原菌的生长，发现和培养对人类有用的细菌。在输液制剂生产中，在细菌对数生长期之前完成灭菌，以保证输液质量和减少细菌热原质的污染。

PPT

第二节　细菌的人工培养

⇒ 案例引导

案例　大学生，男，19 岁，右手背有疖，1.0cm×1.5cm，无菌操作取疖中脓液接种血琼脂培养基，37℃培养 24 小时，在血琼脂培养基中形成中等大小、金黄色菌落，菌落周围有透明溶血环，取菌落涂片染色，镜下可见革兰阳性葡萄串状排列球菌。初步细菌学鉴定为金黄色葡萄球菌。

讨论　1. 细菌培养对于细菌学的鉴定价值是什么？金黄色葡萄球菌鉴定依据有哪些？

2. 作为护理人员采集皮肤脓液标本时，需要注意哪些事项？

细菌的人工培养是指根据细菌生长繁殖的条件及其规律，提供细菌必需的营养物质和适宜的生长环境在体外培养细菌。细菌的人工培养对细菌的鉴定和生物学性状的研究、传染病的诊断和治疗、生物制品的制备具有重要的意义。

一、培养基

培养基（culture medium）是由人工方法配制的适合细菌生长繁殖的营养基质。培养基的种类较多，根据培养基的物理状态不同分为液体培养基、固体培养基和半固体培养基三大类。按其营养组成和用途不同，分为以下几类。

1. 基础培养基 含有多数细菌生长繁殖所需的基本营养成分。常用的有肉汤培养基和普通琼脂培养基。成分主要有牛肉膏、蛋白胨、氯化钠和水等，若加入一定比例的琼脂即为琼脂培养基。基础培养基除可用于培养一般营养要求不高的细菌外，也是配制某些特殊培养基的基础。在基础培养基中加入适量血清、血液、葡萄糖、酵母浸膏、生长因子等，用于营养要求较高细菌生长的培养基称为营养培养基，如常用的血琼脂平板。

2. 增菌培养基 能够给微生物的繁殖提供特定的生长环境的培养基为增菌培养基，大多为液体培养基。根据培养目标分选择性增菌培养基和非选择性增菌培养基。选择性增菌培养基是指能够保证特定的微生物在其中繁殖，而部分或全部抑制其他微生物生长的培养基，如用于霍乱弧菌增菌培养的碱性蛋白胨水；非选择性增菌培养基是能够保证大多数微生物生长（如营养肉汤）的培养基。

3. 鉴别培养基 用于培养和区分不同细菌种类的培养基为鉴别培养基。根据各种细菌对糖和蛋白质的分解能力及其代谢产物的不同，在基础培养基中加入特定的作用底物和指示剂，一般不加抑菌剂，观察细菌在其中生长后对底物的分解能力，从而鉴别细菌。常用的有各种单糖发酵管等。

4. 选择性培养基 根据细菌对化学物质的敏感性不同，在培养基中加入一定的化学物质，抑制某些细菌的生长，而有利于另一些细菌生长，从而将目标细菌从混杂的标本中分离出来，这种培养基称为选择性培养基。例如分离肠道致病菌的 SS 琼脂培养基中含有的胆盐可抑制革兰阳性菌，枸橼酸钠和煌绿能抑制大肠埃希菌，而对沙门菌和志贺菌的生长没有影响，常用于肠道致病菌的分离与培养。

5. 厌氧培养基 专供厌氧菌的分离培养和鉴别用的培养基称为厌氧培养基。在培养基中加入具有还原剂作用的生物或化学物质，以降低培养基中的氧化还原电势。常加入亚甲蓝作为氧化还原指示剂。常用的有庖肉培养基和硫乙醇酸盐肉汤培养基等。

二、细菌在培养基中的生长现象

不同的细菌在各种培养基中的生长现象各异。

1. 在液体培养基中的生长现象 细菌在液体培养基中主要有三种生长现象。①混浊生长：大多数细菌在液体培养基中生长后呈均匀混浊状态，如葡萄球菌。②沉淀生长：少数呈链状排列的细菌如链球菌沉淀于试管的底部。③表面生长：专性需氧菌如结核分枝杆菌、枯草芽孢杆菌对氧气要求较高，生长时浮在液体表面，常形成菌膜。

2. 在半固体培养基中的生长现象 半固体培养基中琼脂含量少，硬度低，采用穿刺接种法培养，出现两种生长现象。①扩散生长：有鞭毛的细菌沿穿刺线生长，并向四周扩散，使培养基呈羽毛状或云雾状混浊，穿刺线模糊不清。②线状生长：无鞭毛的细菌不能运动，只能沿穿刺线生长，周围的培养基澄清透明。半固体培养基可用于观察细菌的动力和鉴别细菌。

3. 在固体培养基上的生长现象 将细菌通过分离划线法接种在固体培养基表面，培养一定时间后，在培养基的表面出现由单个细菌繁殖形成的肉眼可见的细菌集团，称为菌落（colony）。一个菌落是由一个细菌生长繁殖而来，挑取一个菌落，移种到另一培养基中，生长出来的细菌均为纯种，称为纯培养（pure culture）。这是从临床标本中检查鉴定细菌很重要的第一步。多个菌落融合成一片称为菌苔（mossy）。菌落大小、形状、颜色、边缘、溶血情况等不同因种类而异。根据菌落的特征可以初步识别和鉴定细菌。此外，取一定量的液体标本或培养液均匀接种于琼脂平板上，可计数菌落，测算标本中的活菌数。这种菌落计数法常用于卫生学检测中自来水、饮料、污水和临床标本的活菌含量。

细菌的菌落一般分为三型。

（1）光滑型菌落（smooth colony，S型菌落）　新分离的细菌大多呈光滑型菌落，表面光滑、湿润、边缘整齐。一般而言，S型菌的致病性强，故从标本中分离致病菌时应挑取S型菌落做纯培养。

（2）粗糙型菌落（rough colony，R型菌落）　菌落表面粗糙、干燥，呈皱纹或颗粒状，边缘大多不整齐。R型细菌多由S型细菌变异失去菌体表面多糖或蛋白质形成。R型细菌抗原不完整，毒力和抗吞噬能力都比S型菌弱。但也有少数细菌新分离的毒力株为R型，如炭疽芽孢杆菌、结核分枝杆菌等。

（3）黏液型菌落（mucoid colony，M型菌落）　黏稠、有光泽，似水珠样。多见于有厚荚膜或丰富黏液层的细菌，如肺炎克雷伯菌等。

三、人工培养细菌的意义

1. 在医学上的应用

（1）传染病的病原学诊断　细菌感染性疾病的诊断需要取患者标本，分离培养和鉴定，作出初步诊断；并进行药物敏感试验，指导临床合理使用抗生素。

（2）制备生物制品　用于传染病的诊断、制备疫苗、类毒素等；制备的疫苗或类毒素注入动物，获取免疫血清或抗毒素，用于传染病的治疗或紧急预防。

（3）细菌特性的研究　有关细菌的生理、遗传与变异、致病性、免疫性和耐药性等的研究都需要人工培养细菌。

（4）细菌毒力分析及细菌学指标的检测　人工培养细菌后，通过免疫学方法检测细菌的毒力因子，结合动物实验鉴定细菌的侵袭力和毒力。

2. 在工农业生产中的应用　细菌在培养和发酵过程中，产生许多代谢产物，经过加工处理可为人类利用，如酒、酱油、味精、维生素、氨基酸及抗生素等产品。用细菌培养物进行废水和垃圾的无害化处理、制造细菌肥料及农药杀虫剂等。

3. 在基因工程方面的应用　由于细菌容易培养、繁殖迅速、操作方便、便于保存、基因表达产物易于纯化等特点，所以在基因工程的试验和生产中，首先在细菌中进行。如将带有外源性基因的重组DNA转化给受体菌，使其在菌体内得到表达，从而获得大量基因表达产物。

第三节　细菌的代谢产物及意义

PPT

细菌的新陈代谢是指细菌细胞内分解代谢与合成代谢的过程，显著特点是代谢旺盛和代谢类型的多样化。细菌的代谢过程以胞外酶水解外环境中的大分子营养物质为小分子（单糖、短肽、脂肪酸）物质开始，经主动或被动转运机制进入胞质内。这些小分子在一系列酶的催化作用下，产生能量或合成新的糖类、氨基酸、脂类和核酸。在此过程中，底物分解和转化为能量的过程称为分解代谢；所产生的能量和分解产物用于合成细胞组分称为合成代谢。在分解代谢和合成代谢过程中细菌可产生在医学上有重要意义的多种代谢产物。

一、细菌的能量代谢

细菌合成细胞组分和获得能量的基质主要为糖类，通过需氧呼吸、厌氧呼吸和发酵作用获得，并以高能磷酸键的形式储存能量。以分子氧为受氢体的称为需氧呼吸；以其他无机物（硝酸盐、硫酸盐等）

为受氢体的是厌氧呼吸；以有机物为受氢体的称为发酵。需氧呼吸在有氧条件下进行，厌氧呼吸和发酵必须在无氧条件下进行。

二、细菌的分解代谢产物和生化反应 @微课

各种细菌所具有的酶不完全相同，对营养物质的分解能力亦不一致，代谢产物各异。利用生物化学方法检测细菌的代谢产物，以鉴别不同细菌的试验称为细菌的生化反应。

1. 糖发酵试验 细菌分解糖类的能力和代谢产物因种不同而异。例如大肠埃希菌能发酵葡萄糖和乳糖；而伤寒沙门菌发酵葡萄糖，但不能发酵乳糖。在实验室中常用糖发酵实验观察产酸产气现象，作为鉴别细菌的依据之一。

2. Voges – Proskauer（VP）试验 大肠埃希菌和产气杆菌均能发酵葡萄糖，产酸产气，两者不能区别。有些细菌（如产气肠杆菌）含有丙酮酸脱羧酶，可将细菌分解葡萄糖产生的丙酮酸脱羧生成中性的乙酰甲基甲醇，后者在碱性溶液中被氧化生成二乙酰，二乙酰与含胍基化合物反应生成红色化合物，VP 试验为阳性。大肠埃希菌无丙酮酸脱羧酶不能生成乙酰甲基甲醇，故 VP 试验阴性。

3. 甲基红（methyl red）试验 有的细菌（如大肠埃希菌）不含有丙酮酸脱羧酶，则不能将酸性的丙酮酸转变为中性的乙酰甲基甲醇，培养基的 pH 呈酸性（pH ≤4.5），加入的甲基红指示剂呈红色，则为甲基红试验阳性。有的细菌（如产气肠杆菌）含有丙酮酸脱羧酶，能将分解葡萄糖产生的丙酮酸经脱羧后生成中性的乙酰甲基甲醇，培养基的 pH > 5.4，甲基红指示剂呈橘黄色，即为甲基红试验阴性。

4. 枸橼酸盐利用（citrate utilization）试验 当某些细菌（如产气肠杆菌）利用铵盐作为唯一氮源，并利用枸橼酸盐作为唯一碳源时，可在枸橼酸盐培养基上生长，分解枸橼酸盐生成碳酸盐，并分解铵盐生成氨，使培养基变为碱性，指示剂溴麝香草酚蓝（BTB）由淡绿转为深蓝，为试验阳性。大肠埃希菌不能利用枸橼酸盐为唯一碳源，故在该培养基上不能生长，即为枸橼酸盐试验阴性。

5. 吲哚（indole）试验 有些细菌如大肠埃希菌、变形杆菌、霍乱弧菌等能分解培养基中的色氨酸生成吲哚（靛基质），经与试剂中的对二甲基氨基苯甲醛作用，生成玫瑰吲哚而呈红色，为吲哚试验阳性。

6. 硫化氢试验 有些细菌如沙门菌、变形杆菌等能分解培养基中的含硫氨基酸（如胱氨酸、甲硫氨酸）生成硫化氢，硫化氢遇铅或铁离子生成黑色的硫化物，为硫化氢试验阳性。

7. 尿素酶试验 有些细菌如变形杆菌、幽门螺杆菌等含有尿素酶，能分解培养基中的尿素产生氨，使培养基变碱，酚红指示剂为红色，为尿素酶试验阳性。

细菌的生化反应常用于鉴别细菌，尤其对形态、革兰染色反应和培养特性相同或相似的细菌更为重要。吲哚（I）、甲基红（M）、VP（V）、枸橼酸盐利用（C）四种试验常用于鉴定肠道杆菌，合称为IMViC 试验。例如，大肠埃希菌对这四种试验的结果是"＋＋－－"，产气肠杆菌则为"－－＋＋"。

现代临床细菌学已普遍采用微量、快速的生化鉴定方法。根据鉴定的细菌不同，选择系列生化指标。依反应的阳性或阴性选取数值，组成鉴定码，形成以细菌生化反应为基础的各种数值编码鉴定系统。同时，也可用细菌鉴定软件分析细菌的生化反应谱。

三、细菌的合成代谢产物

细菌利用分解代谢中的产物和能量不断合成菌体自身成分，如细胞壁、多糖、蛋白质、脂肪酸及核酸等，同时还合成一些在医学上具有重要意义的代谢产物。

1. 热原质（pyrogen） 或称致热原。热原质是细菌合成的一种注入人体或动物体内能引起发热反

应的物质。产生热原质的细菌大多是革兰阴性菌，热原质即其细胞壁的脂多糖。有些革兰阳性菌也可产生致热原，如枯草芽孢杆菌等。热原质耐高热，高压蒸汽灭菌［103.4kPa（1.05kg/cm^2），121.3℃，20分钟］不能使其破坏，加热（180℃，4小时；250℃，45分钟；650℃，1分钟）才使热原质失去作用。热原质可通过一般细菌滤器，但没有挥发性。药液、水等被细菌污染后，即使高压灭菌或经滤过除菌仍可有热原质存在，输注机体后可引起严重发热反应。生物制品或注射液被细菌污染后除去热原质比较困难，所以，必须使用无热原质水制备，并且在制备和使用注射药品过程中应严格遵守无菌操作，防止细菌污染。

2. 毒素与侵袭性酶 细菌产生外毒素和内毒素，在细菌致病作用中甚为重要。外毒素（exotoxin）是多数革兰阳性菌和少数革兰阴性菌在生长代谢过程中释放到菌体外的蛋白质。内毒素（endotoxin）是革兰阴性菌细胞壁的脂多糖，当菌体死亡崩解后游离出来，其毒性成分为类脂A。外毒素毒性强于内毒素。某些细菌可产生侵袭性酶，能损伤机体组织，促进细菌的侵袭、扩散，是细菌重要的致病因素之一，如链球菌的透明质酸酶等。

3. 色素（pigment） 某些细菌能产生不同颜色的色素，有助于鉴别细菌。细菌的色素有两类，一类为水溶性，能弥散到培养基或周围组织，如铜绿假单胞菌产生的色素使培养基或病灶的脓汁呈绿色。另一类为脂溶性，不溶于水，只存在于菌体，使菌落显色而培养基颜色不变，如金黄色葡萄球菌的色素。细菌色素产生需要一定的条件，如营养丰富、氧气充足、温度适宜。

4. 抗生素（antibiotic） 某些微生物代谢过程中产生的一类能抑制或杀死某些其他微生物或肿瘤细胞的物质，称为抗生素。抗生素大多由放线菌和真菌产生，少数细菌也可产生，如多黏菌素（polymyxin）、杆菌肽（bacitracin）等。

5. 细菌素（bacteriocin） 是某些菌株产生的一类具有抗菌作用的蛋白质。细菌素与抗生素不同的是作用范围狭窄，仅对与产生菌有亲缘关系的细菌有杀伤作用。例如大肠埃希菌产生的细菌素称大肠菌素（colicin），其编码基因位于Col质粒上。由于细菌素的作用具有种和型特异性，可用于细菌分型和流行病学调查。

6. 维生素（vitamin） 细菌能合成某些维生素，除供自身需要外，还能分泌至周围环境中。例如人体肠道内的大肠埃希菌，合成的B族维生素和维生素K也可被人体吸收利用。

⊕ **知识链接**

细菌素的提出及其作用

细菌素最早是1953年由Jacob提出，后由Konisly再次证实。细菌素对于与产生菌亲缘关系相近的菌株具有特异性，而且几乎所有的细菌都能产生一种或一种以上的细菌素。细菌素是小抗菌肽（AMPs），与抗生素不同的是，细菌素由核糖体合成，需经翻译后修饰被活化并且通过专门的转运系统运输到胞外方可发挥其作用，它通过作用于靶细胞膜来抑制靶细胞的生长，但合成细菌素的细胞对其合成的细菌素具有免疫性。

细菌素的作用模式一般分两类，一类为能量依赖性，另一类为非能量依赖性。乳酸链球菌素（nisin）是第一类细菌素的代表，此类细菌素可吸附于敏感菌细胞膜，同时在膜内形成通透孔道，导致K$^+$、H$^+$外流、细胞膜去极化及ATP泄漏，细胞因自溶而死亡。膜电位的存在是这种作用的前提条件。非能量依赖性细菌素与能量依赖性细菌素的作用方式不同，它与膜电位无关，是受体蛋白位于敏感菌细胞膜上并形成亲水通道，主要是通过破坏膜的完整性最终导致细胞死亡。

答案解析

目标检测

1. 下列物质中不是细菌合成代谢产物的是
   A. 色素　　　　　　　　B. 细菌素　　　　　　　C. 热原质
   D. 抗毒素　　　　　　　E. 抗生素

2. 研究细菌性状应选用的细菌群体生长繁殖期是
   A. 稳定期的晚期　　　　B. 迟缓期　　　　　　　C. 稳定期
   D. 对数期　　　　　　　E. 衰亡期

3. 关于热原质，错误的叙述是
   A. 大多数由革兰阴性细菌产生
   B. 是革兰阴性细菌细胞壁中的脂多糖
   C. 注入人体或动物体内能引起发热反应
   D. 可被高压蒸汽灭菌法破坏
   E. 吸附剂及特殊石棉滤板可除去液体中大部分热原质

4. 去除热原质的最好的方法是
   A. 蒸馏法　　　　　　　B. 高压蒸汽灭菌法　　　C. 滤过法
   D. 巴氏消毒法　　　　　E. 干烤法

5. 检测靛基质的试验又称
   A. 甲基红试验　　　　　B. 尿素酶试验　　　　　C. 糖发酵试验
   D. 枸橼酸盐试验　　　　E. 吲哚试验

6. 以下不属于生化反应的是
   A. 硫化氢试验　　　　　B. 靛基质试验　　　　　C. 乳糖发酵试验
   D. 尿素酶试验　　　　　E. 药敏试验

7. 细菌生长繁殖的方式是
   A. 二分裂　　　　　　　B. 有丝分裂　　　　　　C. 孢子生殖
   D. 复制　　　　　　　　E. 出芽

8. "菌落"是指
   A. 不同种的细菌在培养基上生长繁殖而形成肉眼可见的细菌集团
   B. 细菌在培养基上生长繁殖而形成肉眼可见的细菌集团
   C. 单个细菌在固体培养基上生长繁殖而形成肉眼可见的细菌集团
   D. 多个细菌在固体培养基上生长繁殖而形成肉眼可见的细菌集团
   E. 从培养基上脱落的细菌

9. 下列细菌中繁殖速度最慢的是
   A. 大肠埃希菌　　　　　B. 链球菌　　　　　　　C. 脑膜炎球菌
   D. 结核分枝杆菌　　　　E. 变形杆菌

10. 关于细菌素不正确的描述为
    A. 一类具有抗菌作用的蛋白质
    B. 抗菌范围广谱

C. 仅对与产生菌有亲缘关系的细菌有抗菌作用

D. 可以用于细菌分型

E. 可以用于流行病学调查

书网融合……

　　本章小结　　　　　　微课　　　　　　题库

第四章　细菌的分布与消毒灭菌

📖 学习目标

　　知识目标　能够认识细菌的分布、正常菌群的生理意义；理解条件致病菌形成的条件，消毒灭菌、防腐、无菌和清洁的概念；能够区分物理和化学消毒灭菌的方法。

　　能力目标　能够运用所学知识在临床护理工作中进行正确和有效的消毒灭菌，降低病原菌对环境和人员带来的危害。

　　素质目标　能够严格按照操作规程进行操作，培养谨慎负责工作的态度。

　　细菌在自然界的分布非常广泛，其生命活动与环境因素密切相关，极易受到外界因素的影响。环境适宜时，细菌能够快速生长繁殖；若环境发生变化，细菌可能发生变异，以适应新环境；若环境不适宜或发生剧烈变化，细菌可发生代谢障碍，其生长受到抑制甚至死亡。在医学实践中，消毒灭菌即是利用物理、化学方法抑制或杀死外界环境及机体表面微生物的方法，以达到防止病原微生物污染和传播，控制感染性疾病的目的。

⇒ 案例引导

　　案例　某偏远农村，一产妇在家中生产时由其村中接生员接生。接生员将家用剪刀用开水冲洗备用，当婴儿出生时直接用剪刀将脐带剪断并结扎。结果婴儿在产后第 6 天出现面部僵硬、苦笑面容等症状；第 7 天，出现呼吸困难、四肢僵硬、角弓反张；出生第 8 天婴儿死亡。

　　讨论　1. 该婴儿可能感染什么疾病？发病的原因是什么？

　　　　　　2. 作为一名护理人员，在护理工作中采用哪些方法消毒灭菌可以杜绝此类感染？

PPT

第一节　细菌的分布

　　细菌广泛分布于自然环境中，土壤、空气、水和各种物体表面及其与外界相通的腔道中均有不同种类的细菌存在。

一、细菌在自然界的分布

（一）分布于土壤中的细菌

　　土壤能够为细菌生长繁殖提供良好条件，土壤中的细菌数量众多，尤其是距地面 10～20cm 的土壤中，细菌数量最多。1 克土壤中的细菌数量可达数亿到数十亿个。土壤中细菌大多数为非病原菌，也有来自人和动物的排泄物以及死于传染病的人和动物尸体的病原菌，但大多数容易死亡，只有部分能形成芽孢的病原菌如破伤风梭菌、产气荚膜梭菌、肉毒梭菌、炭疽芽孢杆菌等，在土壤中可存活几年甚至几十年，可通过伤口引起感染。因此，在处理和治疗被泥土污染的伤口时，应及时采取必要的措施，防止破伤风梭菌、产气荚膜梭菌等的感染。

（二）分布于空气中的细菌

空气中缺少细菌生长繁殖所需的营养物质和水分，且受日光照射，因此细菌不能独立生存。但由于人和动物通过呼吸道不断向空气中排出细菌，土壤中的细菌也可随飞尘扩散到空气中，因此，空气中可存在不同种类和一定数量的细菌。

人群聚集处的空气中，如公共场所或医院空气中细菌的数量显著增多。空气中常见的病原菌有金黄色葡萄球菌、化脓性链球菌、结核分枝杆菌、脑膜炎奈瑟菌、白喉棒状杆菌、百日咳杆菌等，可引起伤口或呼吸道的感染。此外，空气中的非病原菌常造成医药制剂、生物制品及培养基的污染。因此，做好对手术室、病房、制剂室、微生物实验室等环境中空气的消毒和灭菌，对于预防手术后伤口的感染和呼吸道传染病的发生以及确保药物制剂质量等有着重要意义。

（三）分布于水中的细菌

水也是细菌存在的天然环境，水中的细菌主要来自土壤以及人和动物的排泄物。细菌在水中的数量和种类随水源不同而异，离居民区较近或不流动的水体，通常含有较多数量的细菌。水中常见的病原菌有痢疾志贺菌、伤寒沙门菌、致病性大肠埃希菌、钩端螺旋体、霍乱弧菌等，可引起多种消化道传染病的流行。因此，加强粪便的管理，保护水源，是预防和控制消化道传染病的重要措施。

（四）分布于物体表面和与外界相通腔道中的细菌

人体和动物能为细菌的生长繁殖提供条件，其皮肤黏膜表面、与外界相通的腔道中都广泛存在着数量庞大的各种细菌及其他微生物，通过个体活动，可以把细菌散布到外界环境中，也可以在人群和动物群体间进行病原菌的传播。各种无生命物体和器械内外表面，由于跟外界环境相互接触，也存在来源于自然界以及人或动物的各种病原菌或非病原菌。在医疗实践中，要对医护人员手、皮肤相关部位及手术器械、静脉导管、尿道插管、呼吸机、胃镜等医疗器械进行严格消毒灭菌操作，防止病原菌的污染和避免医院感染的发生有着重要的意义。

二、细菌在正常人体的分布 ⓔ微课

（一）正常菌群

人类与自然环境密切接触，因而在人的体表及与外界相通的腔道中都存在着不同种类和数量的细菌及其他微生物群。在人体免疫功能正常时，它们对人体无害甚至有益通称为正常菌群（normal flora）。人体各部位常见的正常菌群见表4-1。

表4-1　人体常见的正常菌群

部位	主要微生物
皮肤	葡萄球菌、类白喉棒状杆菌、铜绿假单胞菌、丙酸杆菌、白假丝酵母菌、非致病性分枝杆菌
口腔	葡萄球菌、甲型和丙型链球菌、肺炎链球菌、非致病性奈瑟菌、乳杆菌、类白喉棒状杆菌、放线菌、螺旋体、白假丝酵母菌
肠道	大肠埃希菌、产气肠杆菌、变形杆菌、铜绿假单胞菌、葡萄球菌、肠球菌、类杆菌、产气荚膜梭菌、破伤风梭菌、双歧杆菌、乳杆菌、白假丝酵母菌
鼻咽腔	葡萄球菌、甲型和丙型链球菌、肺炎链球菌、非致病性奈瑟菌、类杆菌
眼结膜	葡萄球菌、干燥棒状杆菌、非致病性奈瑟菌
外耳道	葡萄球菌、类白喉棒状杆菌、铜绿假单胞菌、非致病性分枝杆菌
尿道	葡萄球菌、类白喉棒状杆菌、非致病性分枝杆菌
阴道	乳杆菌、大肠埃希菌、类白喉棒状杆菌、白假丝酵母菌

（二）正常菌群的生理意义

1. 生物拮抗作用　病原菌侵入宿主机体，首先要突破皮肤和黏膜等生理屏障，而寄居在这些部位的正常菌群可以通过受体竞争、营养竞争、产生有害代谢产物等方式拮抗病原菌的入侵。如口腔中的唾液链球菌产生过氧化氢，能够对白喉棒状杆菌和脑膜炎奈瑟菌的入侵和生长进行抑制和杀伤，大肠埃希菌产生的大肠菌素能抑制痢疾志贺菌的生长。

2. 营养作用　一些正常菌群参与宿主的物质代谢、营养转化和合成。如肠道内大肠埃希菌和脆弱类杆菌能合成 B 族维生素、维生素 K 等，除细菌自身利用外，还可供人体吸收利用。

3. 免疫作用　正常菌群作为抗原既能促进机体免疫器官的发育和成熟，又能刺激免疫系统发生免疫应答，产生的免疫效应物质对具有交叉抗原的致病菌有抑制和杀灭作用。如双歧杆菌诱导产生 sIgA，与含有共同抗原成分的大肠埃希菌发生反应，阻断这些肠道菌对肠道黏膜细胞的黏附和穿透作用。

4. 抗衰老作用　肠道正常菌群中的双歧杆菌、乳杆菌还具有抗衰老作用。研究表明，儿童及青少年时期肠道中这些菌群的数量较老年人多，可能与其能够产生超氧化物歧化酶（superoxide dismutase，SOD），以清除体内超氧离子 O_2^- 的毒性有关，起到保护组织细胞免受损伤的作用。

此外，一些正常菌群可能还有一定的抗癌作用，其机制与能够转化某些致癌物或前致癌物成为非致癌性物质有关。

（三）条件致病菌

在正常情况下，正常菌群具有相对稳定性，不产生致病作用，但在特定条件下，正常菌群与机体之间的生态平衡可被打破，原来不致病的细菌就有可能成为致病菌，这些细菌称为条件致病菌（conditioned pathogen）或机会致病菌（opportunistic pathogen）。其特定的条件有以下几种。

1. 寄居部位改变　当某一部位的正常菌群由于一些特殊的原因进入其他非正常寄居部位时，可引起疾病。如大肠埃希菌因外伤、手术等原因从肠道进入腹腔、泌尿道时，可引起腹膜炎、尿道炎、肾盂肾炎等。

2. 机体免疫功能低下　临床应用大剂量皮质激素、抗肿瘤药物或放射治疗以及 HIV 等病毒性感染等，可引起机体免疫功能下降；过度疲劳、大面积烧伤、长期消耗性疾病后亦可导致机体免疫功能降低。在这些情况下，一些正常菌群在原寄居部位能穿透机体皮肤黏膜等屏障，引起局部或全身感染，严重者可因败血症而死亡。

3. 菌群失调　由于某些因素的影响，使机体某些部位正常菌群中各种细菌的种类和数量发生较大幅度的变化称为菌群失调（dysbacteriosis）。临床上菌群失调多为抗菌药物使用不当引起。长期应用广谱抗生素可使正常菌群中的敏感菌被杀死，而原来数量少但耐药的菌株则大量繁殖引起菌群失调。严重的菌群失调可使机体表现出一系列临床症状，称菌群失调症。菌群失调症往往是在抗菌药物治疗原有感染性疾病过程中，又感染了另一种或多种病原体，表现为两种或两种以上的病原体混合感染，临床上又称二重感染或重叠感染。引起二重感染常见的微生物有白假丝酵母菌和一些革兰阴性杆菌。临床表现为鹅口疮、霉菌性肠炎、肺炎、泌尿道感染或败血症等。因此，在临床护理实践中，对长期使用抗生素或激素的患者，应注意口腔护理及观察病情变化，防止发生鹅口疮、霉菌性肠炎、霉菌性阴道炎症等菌群失调症。

第二节　消毒与灭菌

PPT

在临床医学和预防医学工作中，特别是在预防病原微生物感染时，需要采用多种物理、化学或生物学方法，来抑制或杀灭环境中的病原微生物或其他有害微生物，达到没有任何微生物的工作条件或切断病原菌传播途径、控制或消灭传染病的目的。临床护理工作中掌握外界环境对微生物生长的影响因素和相关处理方法及原理，对强化消毒灭菌的认知以及在实际工作中的应用有着重要的意义。

一、基本概念

1. 消毒（disinfection） 杀死物体或环境中病原微生物的方法。用于消毒的化学药品称消毒剂。一般消毒剂在常用浓度下只对细菌的繁殖体有效，要杀死细菌的芽孢则需提高消毒剂的浓度并延长作用时间。

2. 灭菌（sterilization） 杀灭物体上所有微生物（包括病原微生物、非病原微生物以及细菌芽孢）的方法。经过灭菌的物品称无菌物品。需要进入人体内部（血液、组织、体腔）的医疗器材，如注射用具、手术器械及置入体腔的引流管等，都要求绝对无菌。

3. 防腐（antisepsis） 防止或抑制微生物生长繁殖的方法。用于防腐的化学药品称防腐剂。某些化学药品在高浓度时为消毒剂，低浓度时常为防腐剂。

4. 无菌（asepsis）和无菌操作 无菌是指不存在活的微生物，多是灭菌的结果。无菌并不是单纯指没有活的细菌，还包括没有活的病毒、真菌等微生物。无菌操作是防止微生物进入机体或其他物品的操作技术，在外科手术、换药及注射等临床医护操作及微生物学实验过程中均需进行严格的无菌操作，以保障医护人员安全和病原诊断的质量及防止医院内感染。

5. 清洁（cleaning） 指除去物体上尘埃和污秽以减少微生物数量，达到满足公众健康需要的过程。除广泛应用于医疗机构外，也是物品消毒、灭菌前必须经过的处理过程，能够提高消毒、灭菌的效果。

二、物理消毒灭菌法

（一）热力灭菌法

利用高温来杀灭微生物的方法，高温可使细菌的蛋白质和酶类凝固变性，对细菌有明显的致死作用，故常用于消毒和灭菌。多数无芽孢细菌能够在 $55 \sim 65^\circ C$ 的温度条件下，$30 \sim 60$ 分钟后被杀灭。所有细菌繁殖体和真菌能够在湿热 $80^\circ C$ 下经 $5 \sim 10$ 分钟而死亡。细菌的芽孢对高温有很强的抵抗力，例如炭疽芽孢杆菌的芽孢，能够耐受 $5 \sim 10$ 分钟煮沸，肉毒梭菌的芽孢需煮沸 $3 \sim 5$ 小时才被杀灭。

热力灭菌法分干热灭菌和湿热灭菌两类。在同一温度下，湿热灭菌效果比干热好，其原因：①湿热的穿透力比干热强；②湿热中细菌菌体吸收水分，蛋白质遇热后易凝固变性；③湿热的蒸汽可放出潜热，在 $100^\circ C$ 时每毫升水由气态变为液态可释放 $2.2567kJ$ 的热量，可迅速提高被灭菌物体的温度。

1. 干热灭菌法 是通过脱水干燥和大分子变性导致细菌死亡。常用的方法有以下几种。

（1）焚烧 直接点燃或在焚烧炉内焚烧，是一种彻底的灭菌方法。此法仅用于废弃的物品或动植物尸体等。如被污染的纸张、草堆、传染病患者衣物、传染病死亡动物尸体等都可用此法灭菌。

（2）烧灼 直接用火焰灭菌，适用于微生物学实验室的接种针、接种环、试管口等的灭菌。

（3）干烤 应用热空气达到灭菌的效果。利用密闭的干烤箱加热至 $160 \sim 170^\circ C$ 维持 2 小时可杀灭包括细菌芽孢在内的所有微生物。适用于玻璃器皿、瓷器、注射器、金属器械等在高温下不变质、不蒸发的物品。近年研制成功的卤素电热管和热空气消毒箱，既降低了能耗，还迅速有效缩短了升降温时间。

（4）红外线 利用红外线在 $0.7 \sim 1000 \mu m$ 波长的电磁波的热效应杀灭微生物的方法。红外线热效应只能在照射到的表面产生，因此不能使物体均匀加热。利用红外线烤箱灭菌所需温度和时间同干烤灭菌，多应用于医疗器械的灭菌。

2. 湿热消毒灭菌法　是最常用的消毒灭菌方法，包括巴氏消毒法、煮沸法和流通蒸汽消毒法等。

（1）巴氏消毒法　用较低温度杀灭液体中病原菌或特定微生物，同时被消毒物品中的营养成分不被破坏的消毒方法，此法由法国科学家巴斯德（Louis Pasteur）创用。常用于牛奶和酒类的消毒。方法有两种：①加热至61.1～62.8℃经30分钟；②加热至71.7℃经15～30秒，现广泛采用此方法。

> **⊕ 知识链接**
>
> **牛奶的灭菌方式**
>
> 　　市场上销售的牛奶都是经过灭菌销售的，其灭菌的常见方式主要如下。
>
> 　　1. 低温长时间巴氏杀菌：即牛奶在63℃下保持30分钟以达到巴氏杀菌的目的。
>
> 　　2. 高温短时间巴氏杀菌：用于液态奶的高温短时间杀菌，是把奶加热到72～75℃或者是82～85℃，保持15～20秒后再进行冷却。
>
> 　　3. 超高温瞬时灭菌：是指将原料奶在连续流动的状态下通过热交换器而快速加热到135～140℃，保持3～4秒以达到商业无菌的杀菌方法。
>
> 　　4. 二次灭菌：一般是先采用72～75℃，保持15～20秒的巴氏杀菌，然后灌装封口后，再经过121℃、30分钟的高温灭菌。
>
> 　　不管采用何种杀菌方式，都会损失营养成分，采用低温杀菌的巴氏奶相对来说，营养价值要更高一些。

（2）煮沸法　一个大气压下，沸水的温度为100℃，一般细菌的繁殖体可经5分钟煮沸杀死，但细菌的芽孢煮沸几小时也不一定被杀灭。因此，此法主要用于饮水、食具和一般外科器械（刀剪、注射器）的消毒。在水中加入2%碳酸氢钠可提高沸点至105℃，既能提高杀菌能力，促进对芽孢的杀灭作用，又可防止金属器械生锈。海拔高度影响水的沸点，一般海拔每升高300米，就增加2分钟的消毒时间。

（3）流通蒸汽消毒法　利用1个大气压下100℃水蒸气进行消毒的方法，经15～30分钟可杀死细菌的繁殖体，但不能杀死全部细菌芽孢。此法常用阿诺流通蒸汽锅进行消毒，我国蒸笼消毒同此原理。

（4）间歇蒸汽灭菌法　利用反复多次的流通蒸汽加热达到灭菌的目的。将灭菌物品置于流通蒸汽灭菌器内加热15～30分钟，杀灭繁殖体。取出灭菌物品再置于孵箱中37℃过夜，使未杀死的芽孢发育成繁殖体，次日再经流通蒸汽加热，如此重复三次以上，即可达到灭菌的效果。适用于对含糖、牛奶等不耐高温培养基的灭菌。如果有些物品不能耐受100℃，可降低温度至75～80℃，每次加热时间延长至30～60分钟，次数增加至3次以上，也能起到灭菌作用。

（5）高压蒸汽灭菌法　是一种最常用、最有效的灭菌方法。所用器具为高压蒸汽灭菌器，通常在103.4kPa（1.05kg/cm²）蒸汽压力下，灭菌器内的温度可达到121.3℃，持续15～20分钟能够杀死包括细菌芽孢在内的所有微生物。此法常用于手术衣、手术器械、敷料、生理氯化钠溶液、注射液、玻璃器皿、橡皮手套及普通培养基等耐高温、耐湿热物品的灭菌，是医院和实验室使用最为广泛的灭菌方法。基于此原理，近年来研发的一种预真空压力灭菌器，先将灭菌器内空气抽出约98%，再将蒸汽送入，灭菌仅需3～4分钟，极大地缩短了灭菌时间，特别适合于快速周转的灭菌物品。

（二）紫外线与电离辐射杀菌

1. 紫外线　波长在240～300nm的紫外线具有杀菌作用，尤其在265～266nm杀菌能力最强。其机制是通过作用于DNA，使DNA链上相邻两个胸腺嘧啶共价结合形成二聚体，干扰DNA的复制与转录，进而引起细菌变异或死亡。紫外线不仅能够杀灭细菌，也能够杀灭 DNA 病毒和 RNA 病毒。日光照射（日光中的紫外线）即是一种天然有效的杀菌方法。紫外线穿透力较弱，可被普通纸张、尘埃、玻璃、水蒸气等阻挡，只适用于手术室、无菌室、传染病房、微生物实验室等的空气或物体表面消毒。紫外线杀菌波长对眼睛和人体皮肤有损伤作用，使用时应注意防护。

2. 电离辐射　包括高速电子、X 射线、γ 射线等。电离辐射具有较高的能量和穿透力，在足够剂量时，对各种细菌均有致死作用。其机制是干扰 DNA 合成、破坏细胞膜、引起酶系统紊乱及水分子经辐射产生游离基和新分子（如过氧化氢），促进细菌死亡。电离辐射是一次性使用物品灭菌的首选方法，常用于大量一次性医用塑料制品的消毒，亦可应用于食品、药品、生物制品的消毒或灭菌。

3. 微波　是波长为 1 ~ 1000mm 的电磁波，可穿透陶瓷、玻璃和薄塑料等物品，但不能穿透金属表面。微波的杀菌机制尚未完全阐明，早期认为，微波通过介质时，使极性分子快速运动产生热效应灭菌，近年研究表明微波还存在非热效应（如电池场效应、超导作用等）。微波主要用于食品、非金属器械、检验室用品和病室中的食具、药杯等物品的消毒。微波的热效应必须在有一定含水量的条件下才能显示出来。在干燥条件下，即使再延长消毒时间也不能达到有效灭菌。

（三）滤过除菌法

滤过除菌法是用物理阻留的方法将液体或空气中的细菌、真菌除去，以达到除菌的目的。液体除菌所用的器具为滤菌器，滤菌器含有微细小孔，大于孔径的细菌、真菌等微粒不能通过。主要用于不耐高温的血清、抗毒素、抗生素、药液等除菌。但此法不能除去病毒、支原体、衣原体和 L 型细菌等。滤菌器的种类较多，其性能与滤器材料的特性、滤孔大小等因素有关。目前常用的滤菌器如下。①薄膜滤菌器：材料为硝基纤维素膜，根据孔径大小分为不同规格，用于除菌的滤膜孔径为 $0.22\mu m$。②石棉滤菌器：金属漏斗中含有石棉除菌滤板，其中的 EK 型号可用于除去一般细菌。③玻璃滤菌器：采用玻璃细砂加热，压成圆板后固定在玻璃漏斗中，可选用 G_5、G_6 两种规格。

空气除菌采用的生物洁净技术是通过初、中、高三级过滤器（层流净化），除掉空气中 $0.5 ~ 5\mu m$ 的尘埃微粒，并采用合理的气流方式来达到空气的洁净。初级过滤采用塑料泡沫海绵，过滤率低于 50%；中效过滤采用无纺布，过滤率 50% ~ 90%；高效过滤用超细玻璃滤纸，过滤率可达 99.95% ~ 99.99%。这种经高度净化的空气在室内形成均匀气流并持续向外流通，使室内维持正压，防止相邻房间细菌进入，称为层流空气。凡在送风口装有高效过滤器的房间，通常称为生物洁净室。其主要用于手术室、血液透析室、保护性隔离病室及无菌制药室等。

（四）超声波消毒法

频率高于 20kHz/s 而不被人耳感受的声波称作超声波。其对细菌具有一定的杀灭作用，能够裂解多数细菌，尤其对革兰阴性细菌作用更为明显。但消毒不彻底，往往有细菌残留，在消毒灭菌方面无实用价值，但可用于粉碎细胞，以提取细胞亚结构、组分及制备抗原等。

（五）干燥与低温抑菌法

不同种类的细菌对干燥的抵抗力不同，如脑膜炎奈瑟菌、淋病奈瑟菌、苍白密螺旋体等细菌的繁殖体在空气中干燥时会很快死亡，而另一些细菌如溶血性链球菌能够在尘埃中存活 25 天，结核分枝杆菌甚至能在干痰中存活数月之久。细菌芽孢具有更强的抵抗力，如炭疽芽孢杆菌的芽孢在干燥土壤或皮毛中能存活长达 20 年。干燥法常用来保存食物，浓盐和糖渍食品可使细菌脱水造成生理性干燥，降低细菌代谢活动，防止食物变质。

低温能使细菌生命活动减慢，代谢低下，常用来进行菌种保存。当恢复到适宜的温度范围时，细菌又能继续生长繁殖。为避免解冻时对细菌造成损伤，可在低温状态下真空抽取水分，此种方法即为真空冷冻干燥法。该法是目前保存菌种的最好方法，能够保存微生物数年至数十年。

三、化学消毒灭菌法

化学消毒灭菌是利用一些化学试剂或药品来抑制、杀灭微生物的方法。许多化学药品能影响细菌的结构、生理活动和化学组成，从而发挥防腐、消毒及灭菌的作用。这些化学药品对病原微生物和人体组织细胞无选择性，被吸收后对人体组织有害，因此，只能外用或用于外界环境的消毒。

（一）化学消毒剂的杀菌机制

不同种类的消毒剂杀菌机制不同，主要有以下几种。

1. 使菌体蛋白凝固或变性　大多数高浓度重金属盐类、氧化剂、醇类、醛类、高浓度酚类及酸碱类能使蛋白质变性或与菌体蛋白结合使之丧失功能。

2. 干扰微生物酶系统和代谢　有些氧化剂和低浓度重金属盐类能与细菌蛋白酶 – SH 基结合使其丧失活性。

3. 损伤细胞膜，改变细胞膜的通透性　如低浓度酚类、脂溶剂及表面活性剂等能损伤细菌的胞膜。阳离子表面活性剂可与细胞膜磷脂结合，降低细菌细胞膜表面张力并增强膜的通透性，使胞内重要代谢物质逸出。酚类化合物能和细胞质结合，使细胞膜上的氧化酶和脱氢酶失活，导致细菌死亡。

（二）化学消毒剂的主要种类

化学消毒剂按其杀菌能力可分为三大类。

1. 高效消毒剂　能杀灭包括细菌芽孢在内的所有微生物。因杀菌能力强、灭菌谱广，故又称灭菌剂。适用于不能耐受热力灭菌但要进入人体的物品，如塑料外科器材、内镜等的消毒。常用的主要有以下几种。

（1）含氯消毒剂　如次氯酸钠、二氯异氰尿酸钠和含氯石灰（漂白粉）等。有效成分按有效含氯量计算，指某含氯消毒剂所含有的与其氧化能力相当的氯量和消毒剂总量的比值，一般以百分比或 mg/L 表示。一般用于饮用水、皮肤、物品表面、地面、污水和排泄物等的消毒。

（2）过氧化物消毒剂　如过氧化氢、过氧乙酸、二氧化氯。3% ~6% 的过氧化氢能杀死大多数细菌，10% ~25% 的浓度则可杀死包括细菌芽孢在内的所有微生物。过氧化氢熏蒸也可用于空气消毒。过氧乙酸杀菌谱广、杀菌力强，是最常用的强氧化剂，对细菌繁殖体、芽孢、病毒及真菌均有较好的杀灭作用。但稳定性差，有刺激性和腐蚀性是其不足，故不适用于金属器械的消毒，一般用于物品表面和皮肤的消毒。二氧化氯在水中饱和溶解后，能够以气态形式向空中自然逸散，当空气中有效浓度达到 $4mg/m^3$ 时，即可杀灭 99.99% 的细菌、病毒和真菌。

（3）醛类消毒剂　如戊二醛、甲醛。2% 碱性戊二醛对塑料、橡胶、金属器械等无腐蚀性，可用于对内镜等精密器械的消毒，但其对皮肤黏膜有刺激性。甲醛对人体有潜在毒性作用，主要用于 HEPA 滤器的消毒，现已开始在医院禁用。

（4）环氧乙烷　沸点低（10.4℃），易挥发，能穿透包裹物，多用作气体消毒剂。对病毒、真菌、分枝杆菌和芽孢均具有较强杀灭能力，已广泛用于医疗器械、一次性用具、密闭容器、皮革和房间的气体灭菌，但不足之处是易燃，灭菌后的物品中残留的环氧乙烷应挥发至安全浓度才可使用。其对人也有一定毒性，有些烷化剂可能有致癌作用。

2. 中效消毒剂　不能杀灭细菌芽孢，但能杀灭细菌繁殖体（包括结核分枝杆菌）、真菌和大多数病毒。常用的主要有以下几种。

（1）含碘消毒剂　如碘酊和碘伏。碘酊为碘的乙醇溶液，碘伏为碘与载体的结合物（聚乙烯吡咯酮碘）。常用于皮肤黏膜、体温计及其他物品表面的消毒。碘伏着色易洗脱，刺激性较轻微；碘酊着色不易洗脱，对皮肤有刺激性，消毒后需用75%乙醇将其擦净。

（2）醇类消毒剂 如乙醇和异丙醇。可杀灭细菌繁殖体、结核分枝杆菌、有包膜病毒和某些真菌。多用于皮肤、医疗护理器材和浸泡温度计。乙醇在浓度为70%～75%时杀菌能力最强，异丙醇杀菌作用比乙醇强，挥发性低，但毒性较高。

3. 低效消毒剂 能杀灭多数细菌繁殖体，但不能杀灭结核分枝杆菌、芽孢及某些抵抗力较强的病毒和真菌。常用的主要有以下几种。

（1）表面活性剂 如最常用的苯扎溴铵，是一种阳离子表面活性剂（商品名为新洁尔灭）。常用于黏膜、皮肤、物品表面及地面的消毒，但使用时不可与肥皂等阴离子表面活性剂合用。

（2）双胍类消毒剂 如氯己定。可用于黏膜、皮肤、物品表面及地面的消毒，不宜与阴离子表面活性剂合用。

（3）氧化剂 如高锰酸钾。常用于皮肤、黏膜、水果、蔬菜、食具的消毒。

（三）化学消毒剂的作用范围

常用消毒剂的种类、作用机制及使用范围见表4-2。

表4-2 常用消毒剂的种类、作用机制及使用范围

消毒剂种类	消毒效力	作用机制	使用范围	浓度及作用时间
漂白粉、漂白粉精、次氯酸钠、二氯异氰尿酸钠	高、中效	使菌体蛋白凝固变性	餐具、环境、疫源地饮水消毒	溶液有效氯量0.01%～0.1%，10～30分钟；有效氯量0.4%作用时间30分钟以上
过氧乙酸	高效	氧化菌体蛋白变性	塑料、玻璃器材、皮肤及环境	0.2%～1%溶液，10～30分钟
环氧乙烷	高效	菌体蛋白、核酸的烷基化	手术器械、塑料制品、敷料	0.05g/L，密闭环境进行
戊二醛	高效	菌体蛋白、核酸的烷基化	不耐热的医疗器械和精密仪器	2%溶液，消毒时间20～45分钟，灭菌时间10小时
重金属盐类（升汞、红汞、硫柳汞、硝酸银、蛋白银）	高、中效	氧化作用、蛋白质变性	非金属器皿消毒；皮肤黏膜、小创伤；皮肤、手术部位；新生儿滴眼预防淋球菌感染	0.05%～0.1%升汞；20g/L红汞；0.1g/L硫柳汞；10g/L硝酸银、10～50g/L蛋白银
碘酊	中效	使细菌蛋白质氧化、变性，干扰细菌代谢	适用于皮肤、黏膜、创面消毒	2%碘（75%乙醇配置），1～10分钟
碘伏	中效	破坏细菌胞膜的通透性	皮肤、黏膜、体温计	0.3%～0.5%有效碘溶液，10～30分钟
乙醇	中效	菌体蛋白凝固变性	皮肤、物品表面及医疗器械	70%～75%，5～10分钟
染料	低效	干扰氧化过程，影响核酸亲和力	浅表创伤消毒	20～40g/L甲紫
表面活性剂（苯扎溴铵、度米芬）	低效	改变细胞的渗透性，使蛋白质变性	皮肤黏膜、外科手术洗手、金属器械、塑料制品	0.05%～0.1%溶液，10～30分钟
酚类（氯己定、苯酚、来苏）	低效	破坏菌体细胞膜的酶活性，使细胞质膜破裂	地面、器具表面消毒；皮肤消毒；术前洗手	30～50g/L苯酚；2%来苏；0.1～0.5g/L氯己定

（四）影响消毒剂消毒灭菌效果的因素

1. 消毒剂的性质、浓度及作用时间 各种消毒剂的理化性质不同，对微生物的作用程度也不一样。如表面活性剂对革兰阳性菌的杀菌效果比对革兰阴性菌好；结核分枝杆菌对70%乙醇特别敏感。另外，消毒剂的作用效果还与其浓度和作用时间有关，对于同一种消毒剂而言，一般浓度越高，作用时间越长，杀菌效果越好，但醇类例外，如70%的乙醇或50%～80%的异丙醇消毒效果最好。原因为更高浓度的醇类使菌体表面蛋白迅速脱水而凝固，影响其继续向内部渗入，从而降低了杀菌效果。

2. 细菌的种类、生活状态及数量 不同的细菌对消毒剂的敏感程度不同，同一种细菌的不同生活状态对消毒剂的抵抗力也不一样。如结核分枝杆菌比其他细菌繁殖体的抵抗力强；细菌的芽孢比繁殖体抵抗力强；有荚膜的细菌抵抗力强；老龄菌比幼龄菌的抵抗力强。此外，微生物数量越多，所需消毒的时间也越长。

3. 环境因素 环境中的有机物对细菌有保护作用，如果与消毒剂发生结合，则会削弱消毒剂的杀菌效力。病原菌常随同排泄物、分泌物一起存在，在使用相同消毒剂种类和浓度条件下，这些物质会降低消毒灭菌的效果。故消毒皮肤和器械时，需清洁干净后再消毒；消毒有机物含量较多的痰、粪便时，应选用受有机物影响较小的消毒剂，如漂白粉、生石灰、酚类化合物为宜。

4. 温度和酸碱度 消毒剂杀菌过程实际上是化学反应的过程，其反应速度随温度升高而加快，因此温度升高可提升杀菌效果。如金黄色葡萄球菌在酚类消毒剂中，20℃可比10℃的杀菌时间缩短5倍。细菌在适宜 pH 环境中抵抗力较强，在 pH 偏低或偏高时，易被消毒剂杀灭。例如表面活性剂类化合物在碱性溶液中，含氯消毒剂和酚类消毒剂在酸性环境中，均使细菌更为敏感。另外，消毒剂的杀菌作用受酸碱度影响，如戊二醛本身呈酸性，其水溶液呈弱酸性，不具有杀死芽孢的作用，只有在加入碳酸氢钠后才发挥杀菌效果。

目标检测

答案解析

1. 关于机会性致病菌感染，下列叙述正确的是
   A. 均为内源性感染
   B. 均为医院内感染
   C. 是二重感染的主要病原菌
   D. 近年感染率明显下降
   E. 仅发生于免疫力低下的患者

2. 下列病原菌不存在于土壤中的是
   A. 破伤风梭菌
   B. 产气荚膜梭菌
   C. 肉毒梭菌
   D. 脑膜炎奈瑟菌
   E. 炭疽芽孢杆菌

3. 关于正常菌群对人体的生理作用，下列描述不正确的是
   A. 正常菌群可以拮抗病原菌的入侵
   B. 正常菌群参与宿主的物质代谢、营养转化和合成
   C. 正常菌群作为抗原能刺激免疫系统发生免疫应答
   D. 肠道正常菌群中的双歧杆菌、乳杆菌具有抗衰老作用
   E. 正常菌群具有广泛的抗癌作用

4. 对普通培养基的灭菌，宜采用
   A. 煮沸法
   B. 巴氏消毒法
   C. 流通蒸汽灭菌法

D. 高压蒸汽灭菌法　　　　　　E. 间歇灭菌法

5. 消毒的概念是

    A. 杀灭物体上所有的微生物

    B. 杀灭物体上或环境中的病原微生物

    C. 使物体上无活菌存在

    D. 抑制体内外细菌生长繁殖

    E. 抑制体外细菌的生长繁殖

6. 适用于物体表面和空气灭菌的方法是

    A. 干热灭菌法　　　　　　B. 湿热灭菌法　　　　　　C. 紫外线照射杀菌法

    D. 电离辐射杀菌法　　　　E. 超声波杀菌法

7. 乙醇消毒剂常用的浓度是

    A. 100%　　　　B. 95%　　　　C. 75%　　　　D. 50%　　　　E. 30%

8. 含氯消毒剂一般不用于（　）的消毒

    A. 空气　　　　B. 饮用水　　　　C. 皮肤　　　　D. 地面　　　　E. 排泄物

9. 用煮沸法消毒灭菌时，为提高沸点可加入

    A. 2% 氯化钾　　　　　　B. 2% 氯化镁　　　　　　C. 2% 氯化钠

    D. 2% 硫酸镁　　　　　　E. 2% 碳酸氢钠

10. 微生物学实验过程中防止污染与感染的方法称为

    A. 消毒　　　B. 灭菌　　　C. 无菌操作　　　D. 防腐　　　E. 无菌

书网融合……

本章小结　　　　　　　微课　　　　　　　题库

第五章　细菌的遗传与变异

📖 **学习目标**

　　知识目标　通过细菌的变异现象，能够理解细菌的遗传与变异；在认识细菌遗传变异的物质基础和机制的基础之上，了解细菌遗传变异在医学上的应用；学习细菌的耐药机制即细菌耐药性的防治，认识到规范使用抗生素的重要性以及对人民健康的重要意义。

　　能力目标　能够将细菌遗传变异机制、耐药机制与临床耐药菌株的产生等现象关联思考分析。

　　素质目标　树立合理用药、规范用药的理念。

　　遗传与变异是所有生物的基本特征之一。细菌的形态结构、生理代谢、致病性、耐药性等生物学性状都是由其遗传物质决定的。细菌的遗传物质决定了同种间的相似性及个体间的差异性。在一定环境下，亲代将其生物学性状传给子代的现象称为遗传（heredity）；子代与亲代之间出现性状的差异则称为变异（variation）。遗传使细菌的性状保持相对稳定，种属得以延续；变异则产生了新种或变种，有利于物种的进化。

　　由于细菌结构相对简单、个体微小、繁殖迅速，一旦发生变异，就能较快地在表型上得到反映。随着细菌基因组结构与功能的深入研究，将进一步加深对细菌遗传变异的认识，推动细菌致病机制、耐药机制及疫苗研发与防制新策略的研究。

⇒ **案例引导**

　　案例　患者，男，56岁。全身发热，左足红肿，到某医院应用青霉素静脉输液10余天，创面间断换药，并从中取出一小块死骨，住院2个月后出院，伤口未愈，仍有脓性分泌物。经多家医院治疗，但效果均欠佳。现以左踝骨骨髓炎收住院治疗。取脓性分泌物分别接种于普通血平板和L型培养基，仅L型培养基中有金黄色葡萄球菌生长。

　　讨论　1. 该细菌发生的变异现象属于什么类型的变异？

　　　　　　2. L型细菌的形成条件是什么？

　　　　　　3. L型细菌有何特性？

第一节　细菌的变异现象

PPT

　　细菌的变异有两种类型。①基因型变异：又称遗传性变异，指细菌的基因结构发生改变，变异的性状能稳定地传给子代，如基因突变、基因转移与重组等。②表型变异：又称非遗传性变异，是细菌在一定的环境条件影响下引起的变异，基因结构未变，不能遗传，当环境中的影响因素去除后变异可恢复。

一、形态与结构的变异

　　当外界环境发生改变时，细菌会失去原来典型形态特征，发生形态、大小及结构的变异。如细菌L

型变异即细菌在 β－内酰胺类抗生素、抗体、补体和溶菌酶等作用下，细胞壁肽聚糖合成受抑制或破坏而形成的细胞壁缺陷型变异。发生 L 型变异后，细菌失去原有典型形态，呈高度多形性，大小不一，有球形、丝状或杆状等。有荚膜的肺炎链球菌（Ⅲ型）在含有血清的培养基中培养时能够形成荚膜，在普通培养基上培养或传代后荚膜逐渐消失，致病性也随之减弱。炭疽芽孢杆菌在 42℃经 10～20 天培养后，可失去形成芽孢的能力，毒力也相应降低。有鞭毛的变形杆菌在含 0.1% 石炭酸培养基上生长会失去鞭毛，这种失去鞭毛的变异称为 H－O 变异。

二、菌落变异

细菌经人工培养多次传代后可由 S 型菌（smooth colony，光滑型菌落）落逐渐变异为 R 型菌落（rough colony，粗糙型菌落），称为 S－R 型变异。从患者体内新分离的菌落通常多为 S 型菌落，经多次人工培养后，菌落会逐渐变异为 R 型。此种变异多见于肠道杆菌，是由细菌失去细胞壁脂多糖的特异性多糖引起。S－R 型变异时，不仅菌落特征发生变化，常伴有抗原性减弱、生化反应不典型、毒力减弱或消失等改变。但也有少数细菌如炭疽芽孢杆菌、结核分枝杆菌、鼠疫耶尔森菌的 R 型菌致病性强。

三、耐药性变异

细菌对某种抗菌药物由敏感变成不敏感或者耐受，称为耐药性变异。自从抗菌药物广泛应用以来，耐药菌的不断增长便成为世界范围的普遍现象。例如，金黄色葡萄球菌对青霉素的耐药菌株已从 1946 年的 14% 上升至目前的 90% 以上。耐青霉素的肺炎链球菌也高达 50% 以上。有些细菌还变异为对多种抗生素耐药，称多重耐药性。甚至有的细菌可变异成赖药菌株，如痢疾志贺菌链霉素依赖株离开链霉素则不能生长。多重耐药性菌株的出现，给临床感染性疾病的治疗带来了极大困难，已成为当今医学上重要问题之一，引起相关部门高度关注。

四、毒力的变异

细菌的毒力变异可表现为毒力减弱或增强。卡尔梅特（Calmette）和介朗（Guerin）两位科学家将有毒力的牛型结核杆菌接种在含甘油、胆汁和马铃薯的培养基中，经过 13 年 230 次传代，获得的一株毒力减弱而免疫原性完整的变异株，即卡介苗（BCG），用于预防结核病。白喉棒状杆菌不产生白喉毒素，但当该细菌被 β－棒状杆菌噬菌体感染后成为溶原性细菌，则获得产生白喉毒素的能力，变异为有毒菌株。

五、抗原性的变异

细菌编码抗原结构的基因突变时，细菌形成相应抗原结构的能力丧失，引起细菌抗原性变异。如肠道杆菌的菌体抗原、鞭毛抗原常发生变异。革兰阴性菌细胞壁上的脂多糖（LPS）丢失，则细菌将产生失去特异性 O 抗原的变异。

六、酶活性的变异

有些细菌在发生变异后，酶活性发生改变，不能合成某种物质（如核苷酸、氨基酸、维生素等），在缺乏该营养物质的最低营养培养基上不能生长，这类细菌称为营养缺陷型细菌。缺陷型细菌必须依靠外界提供该物质才能生长。如 his⁻ 则代表组氨酸缺陷型细菌，在培养时需提供组氨酸才能生长，通常用含组氨酸的选择培养基进行筛选。有些细菌可在变异后造成某种酶的缺陷，从而失去发酵某种糖的能力。如乳糖发酵阴性突变型细菌（Lac⁻），通常可根据乳糖发酵时 pH 改变来判断和筛选乳糖发酵阴性突变株。

PPT

第二节　细菌遗传变异的物质基础

细菌遗传物质的改变可引起相关的遗传与变异现象。细菌遗传物质的本质是 DNA，包括细菌染色体、质粒、前噬菌体、转位因子及整合子。

一、细菌染色体

多数细菌染色体（bacterial chromosome）是由一条双股环状 DNA 链反复盘绕折叠而成的超螺旋结构，不含组蛋白，外无核膜包围，称为核质。细菌染色体上具有连续的基因结构，无内含子。例如大肠埃希菌染色体长 $1000 \sim 1300 \mu m$，分子量约 $3 \times 10^9 Da$，含 $4.7 \times 10^6 bp$，5000 个基因，编码 2000 多种酶及其他结构蛋白，DNA 复制过程简单快速，全程约仅需 20 分钟。到目前为止，已完成了 100 多种细菌的全基因组测序工作。分析显示，细菌在种内和种间存在广泛的遗传物质的交换。细菌致病岛是众多致病菌染色体上存在的编码细菌毒力或致病因子的外源 DNA 片段，可在细菌的种内和种间发生水平传递。

二、质粒

质粒（plasmid）是细菌染色体外的遗传物质，为环状闭合的双股 DNA。细菌质粒的相对分子质量一般较小，为细菌染色体的 $0.5\% \sim 3.0\%$。质粒能够自我复制，可自行丢失和消除，可在细菌间转移，不是细菌生命存在所必需的。质粒携带基因可使宿主菌获得某些特定生物学性状，如致育性、致病性、耐药性等。据此，可将质粒分为不同的类型。

1. 致育质粒　又称 F 质粒，编码性菌毛，介导细菌间质粒的接合传递。

2. 耐药性质粒　编码细菌对抗生素或重金属盐类的抗性。其中可以通过细菌间接合传递的为接合性耐药质粒，又称 R 质粒。不能通过接合传递的为非接合性耐药质粒，又称 r 质粒。R 质粒多见于革兰阴性菌，r 质粒在革兰阳性菌（如葡萄球菌）中较常见。

3. 毒力质粒　又称 Vi 质粒，编码与细菌致病性相关的毒力因子。如某些金黄色葡萄球菌携带的毒力质粒编码产生的表皮剥脱毒素，可引起烫伤样皮肤综合征。

4. 细菌素质粒　编码各种细菌的细菌素，如 Col 质粒在大肠埃希菌中编码产生大肠菌素。

5. 代谢质粒　编码产生与代谢相关的酶类，如沙门菌发酵乳糖的能力通常是由代谢质粒决定的。其他还有编码产生脲酶、硫化氢、柠檬酸盐利用酶的相关代谢质粒。

三、噬菌体

噬菌体（bactenophage）是侵袭细菌、放线菌或真菌等微生物的病毒。噬菌体分布极广，有细菌的场所就有可能有相应噬菌体存在。噬菌体有严格的宿主特异性，仅寄居在易感宿主菌体内，因此，流行病学可利用噬菌体进行细菌的鉴定与分型，以监测感染源。

（一）生物学性状

噬菌体个体微小，无细胞结构，可通过细菌滤器，需用电子显微镜才能观察到。其形态包括蝌蚪形、微球形和细杆形三种。多数噬菌体呈蝌蚪形，由头部和尾部两部分组成（图 5 - 1）。头部呈二十面体立体对称；尾部呈管状结构，由尾髓、尾鞘和尾板组成，尾板附有尾刺和尾丝。

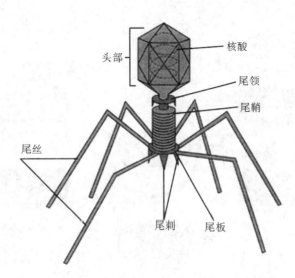

图 5-1 T4 噬菌体形态示意图

噬菌体主要由蛋白质和核酸组成。蛋白质构成噬菌体头部的衣壳及尾部。核酸是噬菌体的遗传物质，存在于头部核心，类型为 DNA 或 RNA。

噬菌体具有抗原性，能刺激机体产生抗体。对理化因素的抵抗力比一般细菌的繁殖体强。加热 70℃ 经 30 分钟仍不失活。大多数噬菌体能抵抗乙醇、乙醚和三氯甲烷，能耐受低温和冰冻。噬菌体对紫外线和 X 射线敏感，紫外线照射 10~15 分钟即失去活性。

（二）噬菌体与宿主菌的相互关系

噬菌体根据其与宿主菌的相互关系，分为毒性噬菌体和温和噬菌体两种类型。

1. 毒性噬菌体（virulent phage） 能在宿主菌细胞内复制增殖，产生子代噬菌体，并最终裂解细菌的噬菌体称为毒性噬菌体。增殖过程包括吸附、穿入、生物合成、成熟与释放四个阶段。

（1）吸附 噬菌体借助其表面蛋白与宿主菌表面受体特异性结合的过程，吸附的特异性取决于两者分子结构的互补性。

（2）穿入 有尾噬菌体分泌酶类溶解细菌细胞壁形成小孔，通过尾鞘收缩，头部中的核酸经尾髓注入细菌细胞内，蛋白质外壳留在菌体外。

（3）生物合成 菌体内的噬菌体核酸一方面通过转录和翻译生成与其生物合成有关的调节蛋白、结构蛋白和酶类，另一方面以其为模板大量复制子代噬菌体的核酸。

（4）成熟与释放 子代噬菌体的核酸与蛋白分别合成后，装配完整的成熟子代噬菌体。当子代噬菌体增殖到一定数量时，细菌被裂解。

2. 温和噬菌体（temperate phage） 有些噬菌体感染细菌后，其基因组整合于宿主菌染色体中，不产生子代噬菌体，也不引起细菌裂解，但噬菌体 DNA 随细菌染色体的复制而复制，并随细菌的分裂而传代至子代细菌，称为温和噬菌体或溶原性噬菌体。整合宿主菌染色体上的噬菌体基因组称为前噬菌体（prophage）。带有前噬菌体的细菌称为溶原性细菌（lysogenic bacterium）。整合的前噬菌体偶尔可自发地或在某些理化和生物因素的诱导下脱离宿主染色体进入溶菌周期，导致细菌裂解。因此毒性噬菌体只有溶菌性周期，而温和噬菌体既有溶原性周期又有溶菌性周期（图 5-2）。

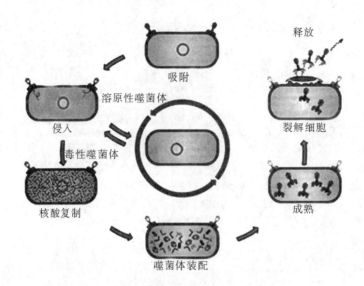

图 5 - 2　噬菌体的生活周期

四、转位因子

转位因子（transposable element）是细菌染色体或质粒 DNA 上的一段核苷酸序列，能在质粒间或质粒与染色体间转移和改变自身位置，是可移动的遗传物质。转位因子可通过移动位置，影响插入位点附近基因功能表达，或改变基因组的核苷酸序列，引起细菌某些性状的变异。转位因子主要有三种类型。

1. 插入序列　最简单的转位因子，长度不超过 2000bp，是细菌染色体、质粒和某些噬菌体基因组的正常组分。不携带任何与转座功能无关的基因，两端有反向重复序列作为重组酶识别位点，中心序列编码转座酶及与转录相关的调节蛋白。

2. 转座子　长度为 2500～20000bp，除携带有其两端的插入序列和与转座有关的基因外，还携带有与转座无关的耐药基因、毒素基因、重金属抗性基因及其他结构基因等。当转座子发生转移时，可把这些基因携带入插入部位出现新性状，同时也可使得插入位点所在基因失活而产生基因突变。

3. 转座噬菌体　一些溶原性噬菌体具有转座能力，能够使溶原性细菌获得某些性状。当其从细菌染色体脱落时，还可能带走某些细菌 DNA 片段并一起转移到其他宿主菌。如大肠埃希菌 Mu 噬菌体含有与转位功能有关的基因和反向重复序列，可随机整合到宿主菌染色体的任何位置，导致宿主菌变异。

五、整合子

整合子（integron）常位于细菌染色体、质粒或转座子上，具有独特结构，能够捕获和整合外源性基因，使之转变为功能性基因表达单位。整合子具有位点特异重组系统，以及含有结构基因的基因盒结构，是一个基因整合、表达和切除系统，可使细菌捕获耐药基因而获得耐药性，同时也可使多种耐药基因在细菌间水平传递。

第三节　细菌变异的机制

PPT

细菌的遗传性变异由基因结构改变引起，主要通过基因突变和基因转移与重组两种方式实现。

一、基因突变

基因突变是 DNA 碱基对的置换、插入或缺失导致的基因结构的变化，并能够稳定遗传，引起相应生物学性状的改变。基因突变分为点突变和染色体畸变，点突变是 DNA 序列上一对或几对碱基的置换、插入或缺失；染色体畸变则是大片段的 DNA 发生缺失、易位、重复或倒位等改变。基因突变是生物变异的主要原因和生物进化的主要推动因素。

细菌突变可以是自发的，亦可通过理化因子诱导产生。据此，可分为自发突变和诱发突变两种类型。

1. 自发突变　是细菌在自然条件下发生基因结构的变化所引起的变异，自发突变率一般为 $10^{-9} \sim 10^{-6}$。

2. 诱发突变　是人工诱导细菌产生突变。许多物理因素（高温、X 射线、紫外线等）和化学因素（金属离子、化学试剂等）都具有诱变作用，称为诱变剂。诱发突变的突变率比自发突变率高 10～1000 倍。在实际应用中，常利用诱变剂进行基因诱发突变，从而获得优良的菌种。

二、基因转移与重组

遗传物质由供体菌进入受体菌的过程称为基因转移。转移的基因与受体菌基因组发生整合，使受体菌获得供体菌的某些性状的过程称为重组。根据 DNA 片段的来源和交换方式的不同，将基因转移与重组分为转化、接合、转导和溶原性转换等。

1. 转化（transformation）　是供体菌裂解后游离出 DNA 片段，被受体菌直接摄取并整合到自身基因组中从而获得供体菌相关遗传性状的过程。转化现象是在 1928 年由 Griffith 研究肺炎链球菌时首先发现。无荚膜的肺炎链球菌为粗糙型菌落（R 型），R 型菌无毒力；有荚膜的肺炎链球菌为光滑型菌落（S 型），S 型菌有毒力。分别将 R 型菌和 S 型菌注射小鼠，前者存活，后者死亡。若将 S 型菌加热灭活后再注射小鼠，则小鼠存活。若将灭活的 S 型菌和活的 R 型菌混合注射小鼠，则小鼠死亡，并能从死亡小鼠心血中分离出活的 S 型菌（图 5-3）。这表明活的 R 型菌可从灭活的 S 型菌中获得编码荚膜的遗传物质，转化为 S 型菌。

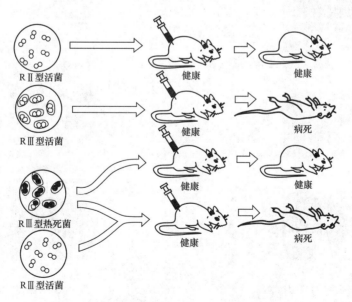

图 5-3　Griffith 转化试验

转化过程中，发生转移的 DNA 片段称为转化因子。转化受如下因素影响。①亲缘性：供体菌与受体菌的亲缘关系越近，转化率越高。②受体菌状态：受体菌处于感受态时容易吸收转化因子而发生转化。③环境因素：Ca^{2+}、Mg^{2+} 等可维持 DNA 的稳定性，具有促进转化的作用。

2. 接合（conjugation） 细菌通过性菌毛连接沟通，将遗传物质（质粒）由供体菌转移给受体菌，使受体菌获得新的遗传性状的过程。能通过接合方式转移的质粒称为接合性质粒，主要有 F 质粒、R 质粒等。

（1）F 质粒的接合 F 质粒又称致育质粒，能编码性菌毛。有 F 质粒的细菌为雄性菌（F^+ 菌），接合时提供质粒，为供体菌；无 F 质粒的细菌为雌性菌（F^- 菌），接合时接受质粒，为受体菌。F^+ 菌的性菌毛末端可与 F^- 菌表面上的受体接合，使两菌靠近，在两菌间形成通道。F^+ 菌中 F 质粒的一股 DNA 链断开，逐渐由性菌毛通道进入 F^- 菌，两菌内的单链 DNA 以滚环模式进行复制，各自形成完整的 F 质粒。受体菌在获得 F 质粒后即成为 F^+ 菌（图 5-4），能够长出性菌毛。

少数 F 质粒亦可整合到宿主菌染色体上形成高频重组菌株（high frequency recombinant，Hfr）。Hfr 菌株亦有性菌毛，能以高频率转移染色体上的基因片段给 F^- 受体菌，使 F^- 受体菌获得供体菌的某些遗传性状。当 Hfr 通过性菌毛与 F^- 接合时，在 Hfr 菌染色体起始转移位点处双链断裂成单链，引导染色体经性菌毛通道桥进入 F^- 菌，F 质粒的部分最后进入受体菌。转移过程中，容易受各种因素的影响，接合桥不稳定，Hfr 染色体 DNA 很易断裂，可出现不同长度供体菌的染色体片段进入受体菌进行重组。先进入的基因呈高频转移，随后的基因转移频率逐渐降低。位于后端的 F 质粒很少能够完成完全的转移，因此 Hfr 与 F^- 菌接合时，F^- 菌几乎不能变成 F^+ 菌（图 5-5）。F 质粒有时会从 Hfr 菌的染色体上脱离，终止 Hfr 状态。当脱离出现偏差时，可携带相邻的染色体基因或 DNA 片段，称为 F′ 质粒。F^+、Hfr、F′ 三种菌都有性菌毛，均可通过接合方式进行基因转移。

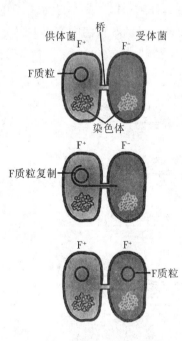

图 5-4 F 质粒的接合过程

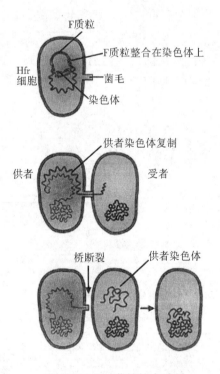

图 5-5 Hfr 菌株接合过程

（2）R 质粒的接合 R 质粒由耐药传递因子（resistance transfer factor，RTF）和耐药决定因子（resistance determinant，r-det）两部分组成（图 5-6）。RTF 的功能与 F 质粒相似，可编码性菌毛，决定质粒的复制、接合和转移；r-det 编码对抗菌药物的耐药性，可由 1 个或几个耐药转座子相邻连接，可导致细菌多重耐药性的产生。目前耐药菌株日益增多，除与耐药性突变有关外，主要是由于 R 质粒在细菌间转移，造成耐药性的广泛传播，给疾病的防治造成很大的困难。因此，R 质粒又被称传染性耐药因子。

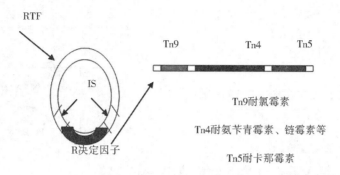

RTF

IS

R决定因子

Tn9　　Tn4　　Tn5

Tn9耐氯霉素

Tn4耐氨苄青霉素、链霉素等

Tn5耐卡那霉素

图 5-6　R 质粒示意图

3. 转导（transduction）　以噬菌体为载体，将供体菌的 DNA 片段转移给受体菌，使受体菌获得供体菌的部分遗传性状的过程称为转导。根据转移供体菌 DNA 片段的范围，分为普遍性转导与局限性转导。

（1）普遍性转导（general transduction）　噬菌体成熟装配过程中，因装配错误，将宿主菌（供体菌）DNA 片段或质粒装入噬菌体头部蛋白外壳中，成为一个转导噬菌体当其再感染其他宿主菌（受体菌）时，便将错误装配的 DNA 片段转入受体菌。噬菌体装配时，每 $10^5 \sim 10^7$ 次装配会发生一次错误，且包装是随机的，任何供体菌 DNA 片段都有可能被错误装配而发生转导，因此称为普遍性转导（图 5-7）。如果转导的供体菌 DNA 片段能够通过同源重组整合到受体菌染色体上，并随染色体复制而稳定传代，称为完全转导。若不能够整合到受体菌染色体上，亦不能自身复制和传代，称为流产转导。

（2）局限性转导（restricted transduction）　温和噬菌体以前噬菌体形式整合在宿主菌染色体某一位置，当其经诱导或自发终止溶原状态从染色体上脱离时发生偏差，携带出与其紧密连锁相连的宿主菌 DNA 片段，转移并整合到受体菌基因组中，使受体菌获得新的性状。由于仅能够转导前噬菌体与供体菌相邻的 DNA 片段，故称为局限性转导。如 λ 噬菌体能整合在大肠埃希菌染色体的半乳糖苷酶基因（gal）与生物素基因（bio）之间，脱离时约有 10^{-6} 概率发生偏差，携带走其两侧的 gal 和 bio 基因，并转入受体菌（图 5-8）。

4. 溶原性转换（lysogenic conversion）　温和噬菌体的 DNA 整合到宿主菌的染色体后，使宿主菌获得由噬菌体基因编码的某些性状。若宿主菌失去前噬菌体，则其获得的新性状也随之消失。如白喉棒状杆菌、肉毒芽孢梭菌和产气荚膜梭菌分别可因溶原性转换而获得产白喉毒素、肉毒毒素和 α 毒素的能力。

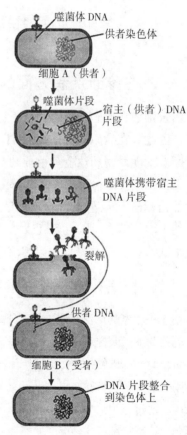

噬菌体 DNA

供者染色体

细胞 A（供者）

噬菌体片段

宿主（供者）DNA 片段

噬菌体携带宿主 DNA 片段

裂解

供者 DNA

细胞 B（受者）

DNA 片段整合到染色体上

图 5-7　普遍性转导

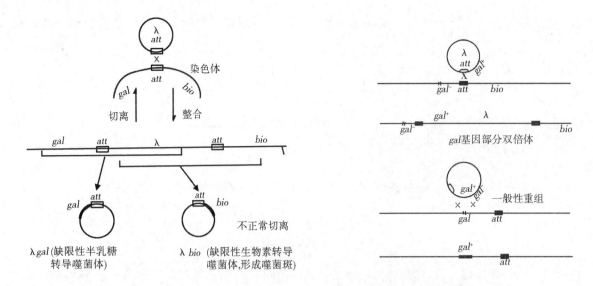

图 5-8　λ 噬菌体局限性转导

PPT

第四节　细菌遗传变异在医学上的实际意义

一、在诊断疾病方面的意义

由于细菌在形态、结构、染色、生化反应、毒力、免疫原性等方面都可发生变异，造成细菌性状不典型。因此，在病原菌检查中只有既熟悉其典型性状，又了解其变异现象和规律，才能作出正确的病原学诊断。如随着耐药性金黄色葡萄球菌菌株的增多，绝大多数菌株所产生的色素也由金黄色变为灰白色。目前从病灶中分离出的葡萄球菌已很少能够培养出典型的金黄色菌落。以往以产生金黄色色素为致病性的指标已不再适用，而改用产生凝固酶来区别。又如从伤寒患者体内分离到的伤寒沙门菌因发生变异，约 10% 的菌株不产生鞭毛，检查时无动力，患者体内也不产生抗鞭毛（H）抗体，肥达试验不出现 H 凝集或 O 凝集效价降低，给细菌病原学诊断带来一定困难。

二、在治疗疾病方面的意义

由于抗生素的广泛使用，临床分离的细菌耐药菌株日益增多，给感染性疾病的治疗造成很大困难。目前，金黄色葡萄球菌菌株对青霉素耐药率高达 90% 以上，肠道感染的细菌中，亦发现有多重耐药的菌株。因此，为了防止耐药菌株的扩散，提高抗菌药物的疗效，使用抗生素治疗感染性疾病时应注意以下几点。①药敏试验：用药前做药敏试验，根据试验结果选择敏感药物，避免盲目用药。②用量与时间：抗菌治疗应足剂量、全疗程，通过正规治疗彻底杀灭病原菌。③科学配伍：对需长期用药的慢性疾病如结核病，应合理配伍、联合用药，以减少细菌耐药突变的概率。

三、在预防疾病方面的意义

用人工的方法诱导细菌发生变异，制备出保留免疫原性的减毒或无毒疫苗，可用于预防传染病的发生。如预防结核病的卡介苗即由病原微生物的减毒变异株制备而成。

四、在检查致癌物方面的意义

细菌变异可由化学诱变剂诱导产生，凡是能够诱导细菌突变的物质也可能诱导人体细胞的突变，是潜在的致癌物质。因此，细菌可用于筛选可疑致癌物。

五、在基因工程方面的意义

基因工程是根据细菌基因转移与重组而获得新的遗传性状的原理来设计的。从供体菌细胞 DNA 序列上切取目的基因片段，然后结合到载体（质粒或噬菌体）上，再将此重组体转移到一个受体菌内，使受体菌表达出大量所需的基因产物。目前通过基因工程已能使工程菌大量生产胰岛素、生长激素、干扰素、凝血因子、乙肝疫苗等制品。基因工程疫苗的研制也取得了一定的进展。

PPT

第五节　细菌的耐药性与防治

抗菌药物是一类能够选择性抑制或杀灭机体内病原微生物的化学药物，包括抗生素和化学合成的药物。抗生素是指对特定微生物有杀灭和抑制作用的微生物产物，分子量较低，低浓度时就能发挥其生物活性，有天然和人工半合成两类。随着抗菌药物的广泛应用，细菌的耐药现象日趋严重，给临床抗感染治疗造成了巨大困难，已成为现代医学密切关注的一个重要问题。

一、抗菌药物的种类

抗菌药物的分类方法很多，按其化学结构和性质可分为以下几种。

1. β - 内酰胺类　所有 β - 内酰胺类抗生素的化学结构中都含有 β - 内酰胺环。此类抗生素种类较多，如青霉素类、头孢菌素类、头霉素、碳青霉素烯类等。

2. 氨基糖苷类　如链霉素、庆大霉素、卡那霉素、阿米卡星等。

3. 大环内酯类　如红霉素、螺旋霉素、罗红霉素、阿奇霉素等。

4. 四环素类　如四环素、多西环素、米诺环素等。

5. 氯霉素类　如氯霉素、甲砜霉素。

6. 化学合成的抗菌药物　如磺胺类（磺胺嘧啶、复方新诺明等）、喹诺酮类（诺氟沙星、环丙沙星等）。

7. 其他　抗结核药物包括利福平、异烟肼、吡嗪酰胺、乙胺丁醇等。多肽类抗生素包括多黏菌素类、杆菌肽、万古霉素、克林霉素和林可霉素等。

二、细菌的耐药机制 📱微课

细菌的耐药性（drug resistance）是指细菌对抗菌药物（抗生素或消毒剂）的相对不敏感或耐受性相对抵抗性。细菌耐药性的程度用某药物对细菌的最小抑菌浓度（minimum inhibitory concentration, MIC）表示。临床上当抗菌药物的治疗浓度大于对该菌株的 MIC 时称为敏感，反之称为耐药。

（一）细菌耐药的遗传机制

1. 固有耐药性　固有耐药性指细菌对某抗菌药物的天然不敏感。这些耐药细菌称为固有耐药性细菌，又称天然耐药性细菌。其机制是细菌天然缺乏抗菌药物作用的代谢机制或靶位，如多数革兰阴性杆菌耐万古霉素和甲氧西林、肠球菌耐头孢菌素等。

2. 获得耐药性　细菌在生长代谢过程中发生的耐药性变异，以致对原来敏感的抗菌药物变为不敏感或敏感性降低。细菌耐药性能通过质粒、转座子和整合子等进行耐药基因的转移和传播。R 质粒传播耐药性最为常见，在临床上占有非常重要的地位。细菌耐药性发生率受药物使用的剂量、细菌耐药的自发突变率和耐药基因的转移等情况的影响。

（二）细菌耐药的生化机制

1. 钝化酶的产生 钝化酶指一类由耐药菌株产生、具有破坏或修饰抗菌药物结构作用而使其丧失抗菌活性的酶类。重要的钝化酶有以下几种。①β-内酰胺酶：β-内酰胺酶可由细菌染色体或质粒编码。对青霉素类和头孢菌素类耐药的菌株可产生β-内酰胺酶。该酶能特异性地打开药物分子结构中的β-内酰胺环，使其完全失去抗菌活性。②氨基糖苷类钝化酶：由质粒编码产生。这些酶类可使药物的分子结构发生改变，失去抗菌作用。③氯霉素乙酰转移酶：由质粒编码产生，可使氯霉素乙酰化，导致其失去抗菌活性。

2. 药物作用靶位的改变 细菌能改变抗生素作用靶位的蛋白结构和数量，导致其与抗生素结合的有效部位发生改变，影响药物的结合，使细菌对抗生素不再敏感。

3. 主动外排机制 如部分细菌的外膜上有特殊的药物主动外排系统，药物的主动外排使菌体内的药物浓度不足，难以发挥抗菌作用而导致耐药。

4. 抗菌药物的渗透障碍 细菌降低细胞壁或细胞膜的通透性，使进入细菌细胞内的抗菌药物减少，严重影响抗菌效能，导致对一种或多种药物耐药。

5. 细菌生物膜的形成 细菌生物膜（bacterial biofilm，BF）是细菌为适应环境而形成的单一或混合微生物群体，可将细菌包裹在其中形成膜状物。BF 增强细菌耐药性的机制是：①抗菌药物难以透过或清除膜状物；②BF 内细菌处于低代谢和缓生长的状态，对抗菌药物的敏感性降低；③BF 内常存在一些较高浓度的水解酶，使进入的抗生素失活。

此外，细菌还可通过改变自身代谢状态逃避抗菌药物的作用，如呈休眠状态的细菌或营养缺陷细菌可出现对多种抗生素耐药。

⊕ **知识链接**

抗生素和细菌耐药的博弈

1928 年，亚历山大弗莱明发现了第一种抗生素——青霉素，随后各种不同种类的抗生素被相继发现并应用于临床，使人类能够有效控制病原微生物的感染。然而，随着抗生素的广泛应用，细菌耐药性日趋严重和普遍，多重耐药菌和泛耐药菌等"超级细菌"不断出现，严重危害人类健康。当前国际上重要的耐药菌有耐甲氧西林金葡菌（MRSA）、耐万古霉素肠球菌（VRE）、碳青酶烯类抗生素耐药的肠杆菌科细菌（CRE）、耐多药的结核分枝杆菌（MDR-TB）、产 ESBL 大肠埃希菌和克雷伯菌、泛耐药的铜绿假单胞菌和鲍曼不动杆菌等。这些耐药细菌的出现给抗感染治疗带来了巨大的挑战。因此，必须重视细菌的耐药性监测，以便分析耐药趋势和研究耐药机制，为抗生素的正确运用和成功治疗细菌感染提供依据。

三、细菌耐药性的防治原则

1. 严格规范使用抗菌药物 临床治疗要规范化用药，患者用药前应尽可能进行病原学检测，并进行药敏试验，作为指导用药的参考；用药疗程应尽量缩短；严格掌握抗菌药物的局部应用、预防应用和联合用药对象，避免滥用。

2. 严格执行消毒隔离制度 对耐药菌感染的患者应予隔离，防止耐药菌的交叉感染。医务人员应定期检查带菌情况，以免医院内感染的传播。

3. 研制开发新的抗菌药物 根据细菌耐药性的机制及其与药物结构的关系，寻找和研制具有抗菌活性，尤其对耐药菌有活性的新型抗菌药物，同时针对耐药菌产生的钝化酶，寻找有效酶抑制剂。

4. 加强药政管理　建立细菌耐药监测网，掌握本地区、本单位重要致病菌和抗菌药物的耐药性变迁资料，及时为临床提供信息。细菌耐药性一旦产生后，在停用有关药物一段时期后敏感性有可能逐渐恢复。

5. 破坏耐药基因　随着生命科学的发展，可利用 CRISPR – Cas 9 基因编辑系统等去除耐药质粒，使细菌恢复对抗菌药物的敏感性。

目标检测

答案解析

1. 下列可在细菌之间传递遗传物质的是
　　A. 芽孢　　　　　　B. 鞭毛　　　　　　C. 普通菌毛　　　　D. 性菌毛　　　　　E. 中介体

2. 前噬菌体是指
　　A. 进入宿主菌体内的噬菌体
　　B. 尚未感染宿主菌的游离噬菌体
　　C. 整合于宿主菌染色体上的噬菌体基因组
　　D. 成熟的子代噬菌体 HTLV
　　E. 尚未完成装配的噬菌体

3. 与细菌耐药性有关的质粒是
　　A. F 质粒　　　　　B. R 质粒　　　　　C. Col 质粒　　　　D. Vi 质粒　　　　E. 代谢质粒

4. 细菌转导与溶原性转换的共同特点是
　　A. 需质粒　　　　　　　　　B. 不需受体菌　　　　　　　C. 不需供体菌
　　D. 需噬菌体　　　　　　　　E. 供体菌与受体菌直接接合

5. 有关质粒的描述，下列选项错误的是
　　A. 能自行复制　　　　　　　B. 可在细菌间传递
　　C. 是细菌染色体以外的遗传物质　　D. 可自行丢失
　　E. 细菌生命活动不可缺少的基因

6. 合理应用抗生素，下列试验最受重视的是
　　A. 毒力试验　　　　　　　　B. 血清学鉴定试验　　　　　C. 生化检测试验
　　D. 药物敏感试验　　　　　　E. 细菌素敏感试验

7. 不产生性菌毛的细菌是
　　A. F⁺菌　　　　　　　　　　B. F⁻菌　　　　　　　　　　C. Hfr 菌
　　D. 雄性菌　　　　　　　　　E. 有接合性 R 质粒的细菌

8. 下列不是噬菌体的特性的是
　　A. 个体微小，光镜下看不见　　B. 由蛋白质和核酸组成
　　C. 核酸类型为 DNA 和 RNA　　D. 专性细胞内寄生
　　E. 无细胞结构

9. 流产转导是指噬菌体携带的外源 DNA 片段
　　A. 进入受体菌后未能与染色体 DNA 重组，也不能自主复制
　　B. 进入受体菌后形成能自我复制的环状结构
　　C. 进入受体菌后与染色体 DNA 重组，但不表现其性状

D. 未能进入受体菌而被核酶降解

E. 以上都不是

10. 下列不是细菌产生耐药性的机制是

A. 改变药物的作用靶点
B. 发生溶原性转换

C. R 质粒编码多种转移酶
D. 产生各种钝化酶

E. 改变细菌细胞膜通透性

书网融合……

本章小结　　　　　　微课　　　　　　题库

第六章　细菌的致病性与感染免疫

📖 学习目标

　　知识目标　能够正确认识细菌致病性的相关因素以及细菌侵袭力；充分理解细菌内外毒素的主要特性；区分几种细菌感染类型的特点和全身感染的几个概念。

　　能力目标　能够运用细菌感染与免疫的辩证关系，分析常见细菌感染性疾病的致病性和免疫性。

　　素质目标　实现用辩证思维的方法分析和解决问题，培养良好的临床分析和思维能力。

　　细菌感染（bacterial infection）是指细菌侵入宿主体内生长繁殖，释放毒性物质，与机体相互作用，引起不同程度的病理变化过程。来自宿主体外的细菌引起的感染，称为外源性感染（exogenous infection）。来自宿主体内的细菌感染，称为内源性感染（endogenous infection）。引起宿主感染的细菌称为病原菌（pathogen）或致病菌（pathogenic bacterium）。不能引起宿主感染的细菌为非致病菌（nonpathogenic bacterium）或非病原菌（nonpathogen）。有些细菌在正常情况下不致病，但在某种特定条件下可致病，这类细菌称为条件致病菌（conditioned pathogen）或机会致病菌（opportunistic bacterium）。

第一节　细菌的致病性

PPT

　　细菌引起宿主感染致病的能力或特性称为致病性（pathogenicity）或病原性。细菌致病性的强弱用毒力（virulence）表示。不同种细菌的毒力有差异，同一种细菌的毒力因菌型或菌株的不同而异。细菌的毒力常用半数致死量（median lethal dose，LD_{50}）或半数感染量（median infection dose，ID_{50}）表示，即在规定时间内，通过合适的感染途径，能使一定体重或年龄的某种健康动物半数死亡或感染所需要的最小微生物数量或毒素剂量。

　　致病菌的致病性与细菌的毒力、侵入宿主机体的数量和侵入部位有关，同时也与宿主机体的免疫力强弱有密切关系。

一、细菌的毒力

　　致病菌侵入宿主机体引起感染，通常需经过黏附、定植、增殖、扩散、抵抗机体免疫防御、释放毒性产物等一系列过程，这一过程与细菌的毒力密切相关。细菌的毒力是细菌致病的物质基础，主要包括侵袭力（invasiveness）和毒素（toxin）。侵袭力是致病菌能突破宿主皮肤、黏膜生理屏障，进入机体并在体内定植、繁殖和扩散的能力。毒素是细菌在生长繁殖代谢过程中，合成的一些大分子毒性物质，或细菌崩解释放的菌体成分，可造成宿主机体组织器官损伤或生理功能紊乱。

（一）侵袭力

　　细菌的侵袭力主要包括菌体表面结构和侵袭性物质等。

　　1. 荚膜与微荚膜　菌体表面的荚膜和微荚膜具有抵抗吞噬细胞的吞噬作用和阻碍体液中的杀菌物质对菌体的损伤作用，使致病菌能在宿主体内大量繁殖而引起病变。另外 A 群链球菌的 M 蛋白、伤寒沙门菌的 Vi 抗原和大肠埃希菌的 K 抗原等微荚膜也对细菌有保护作用。

2. 黏附素 细菌感染的首要条件是细菌必须能黏附于宿主体表或黏膜上皮细胞，进而在局部定植和繁殖，产生毒性产物，并扩散至深层组织或血液，从而引起感染。细菌特异性黏附至宿主细胞主要由黏附素（adhesin）介导，具有黏附作用的细菌结构称为黏附素或黏附因子，是细菌表面的蛋白质或多糖。黏附素根据其来源和性质可分为菌毛黏附素和非菌毛黏附素。菌毛黏附素主要为革兰阴性菌的普通菌毛（ordinary pili），如大肠埃希菌、痢疾志贺菌等的菌毛。菌毛的黏附作用具有选择性，这种选择性黏附是由宿主易感细胞表面的相应受体决定的，黏附素受体一般是靶细胞表面的糖蛋白或糖脂，因而感染不同宿主或部位的细菌可能具有不同的黏附素。非菌毛黏附素主要存在于革兰阳性菌的表面，如金黄色葡萄球菌的磷壁酸、A 群链球菌的表面蛋白等。很多致病菌可表达多种黏附素，参与识别和黏附不同的组织细胞，如大肠埃希菌就有多种黏附素，可引起腹泻、肺炎、脑膜炎和尿路感染等。

3. 鞭毛 在黏附与定植过程中，少数细菌的鞭毛有重要作用，例如霍乱弧菌和空肠弯曲菌通过鞭毛运动，迅速穿越小肠黏液层，到达小肠黏膜上皮细胞表面黏附与定植，从而使其不被肠蠕动排出体外。

4. 细菌生物被膜（bacterial biofilm，BF） 是细菌相对于浮游状态的一种群体生存方式，指细菌附着于有生命或无生命的材料表面后，由细菌、胞外多糖、藻酸盐等多种成分共同组成的膜状细菌群体结构。组成生物被膜的细菌可以是一种或多种。生物被膜具有屏障作用，可使存在于生物被膜中的菌体（被膜菌）较其单个浮游状态的菌体（浮游菌），对消毒剂、抗菌药物表现出更强的抗性，同时亦有抵抗宿主机体免疫系统的清除作用，在临床上常引起慢性难治性细菌感染。如铜绿假单胞菌、大肠埃希菌等可黏附于人体黏膜细胞或植入的医疗材料，如人工瓣膜、人工关节、插管导管等表面，形成生物被膜，从而阻断抗菌药物、免疫细胞、免疫分子的杀伤作用，引起慢性难治性感染。

5. 侵袭性物质 大多数致病菌需侵入宿主上皮细胞内或更深层组织，或经血液扩散至适合其生长的靶细胞才能引起疾病，这一过程称为侵袭（invasion）。介导致病菌侵袭的物质包括侵袭素和侵袭性酶类。

（1）**侵袭素** 有些致病菌借助黏附素与宿主细胞表面相应受体结合后，即可启动侵袭过程，由黏膜上皮细胞包裹而侵入。有些致病菌的侵袭过程可能涉及一系列基因的表达、通过Ⅲ型分泌系统将效应蛋白直接注入宿主细胞内、细胞与宿主细胞之间发生信号转导、细胞骨架重排以及致病菌内在化等。

（2）**侵袭性酶** 是由某些致病菌产生的能抵抗吞噬、降解和损伤组织细胞的胞外酶，可协助致病菌扩散。例如 A 群链球菌产生的透明质酸酶可分解细胞间的透明质酸，链激酶可溶解纤维蛋白，链道酶可液化脓汁中高黏度的 DNA 等，有利于细菌向邻近组织扩散，与周围组织界线不清、脓汁稀薄等。

（二）**毒素**

细菌毒素根据其来源、性质和作用机制等不同，可分为外毒素（exotoxin）和内毒素（endotoxin）两类。

1. 外毒素 主要由革兰阳性菌产生，大多在细菌细胞内合成后分泌至细胞外，如破伤风梭菌、肉毒梭菌、A 群链球菌等产生的外毒素；少数革兰阴性菌也可产生外毒素，存在于菌体内，待细菌裂解后释放出来，如痢疾志贺和肠产毒型大肠埃希菌产生的肠毒素。

大多数外毒素的化学成分为蛋白质，化学性质不稳定，易被蛋白酶分解破坏，绝大多数不耐热，一般加热至 58~60℃经 1 小时可被破坏，但葡萄球菌耐热肠毒素除外，其 100℃ 可耐受 30 分钟。外毒素多由 A 和 B 两个亚单位组成，其中 A 亚单位具有生物学活性，为毒性中心，决定其毒性效应；B 亚单位为结合亚单位，能与宿主靶细胞膜上特异性受体结合，介导 A 亚单位进入靶细胞。A 或 B 亚单位单独对宿主无致病作用，必须保持完整的分子结构才能发挥毒性作用，因而外毒素分子的完整性是致病的必要条件。

外毒素毒性强且作用具有选择性。某些外毒素的毒性作用极强，例如1mg精制肉毒毒素能杀死2亿只小鼠，毒性比氰化钾大1万倍，对人的最低致死量为0.1μg，是目前已知的生物毒素中毒性最强的。不同细菌产生的外毒素，对机体的组织器官具有选择作用，引起特殊的临床症状。

外毒素抗原性强，可通过0.3%~0.4%甲醛液脱毒处理，成为具有免疫原性而无毒性的类毒素（toxoid）。类毒素注入机体后，可刺激机体产生具有中和外毒素作用的抗毒素（antitoxin）。

外毒素种类繁多，根据作用的主要靶点和所致临床病理特征的不同，可分为神经毒素、细胞毒素和肠毒素三大类（表6-1）。

表6-1 常见外毒素的种类、作用机制及所致疾病

类型	毒素名称	产生菌	所致疾病	作用机制	症状和体征
神经毒素	痉挛毒素	破伤风梭菌	破伤风	阻断上下神经元间正常抑制性神经介质甘氨酸的释放	全身骨骼肌强直性痉挛
	肉毒毒素	肉毒梭菌	肉毒中毒	抑制胆碱能运动神经元释放乙酰胆碱	肌肉松弛性麻痹
细胞毒素	白喉毒素	白喉棒状杆菌	白喉	抑制靶细胞蛋白质合成	形成假膜、损伤心肌、外周神经麻痹
	致热外毒素	A群链球菌	猩红热	损伤毛细血管内皮细胞	全身红色皮疹、高热
	表皮剥脱毒素	金黄色葡萄球菌	烫伤样皮肤综合征	水解皮肤桥粒中的蛋白质，引起表皮与真皮脱离	表皮剥脱性病变
肠毒素	霍乱肠毒素	霍乱弧菌	霍乱	激活肠黏膜腺苷酸环化酶，上皮细胞内cAMP增高，通透性增加	剧烈呕吐、腹泻、脱水，米泔样粪便
	不耐热肠毒素I（LT-1）	肠产毒性大肠埃希菌	腹泻	激活肠黏膜腺苷酸环化酶，上皮细胞内cAMP增高	腹泻、脱水
	耐热肠毒素sta	肠产毒性大肠埃希菌	腹泻	激活鸟苷酸环化酶，使小肠上皮细胞内cGMP增高	腹泻、脱水
	葡萄球菌肠毒素	金黄色葡萄球菌	食物中毒	刺激呕吐中枢	呕吐、腹泻

2. 内毒素 是革兰阴性菌细胞壁中的脂多糖（1ipopolysaccharide，LPS），由特异性O多糖（O poly-saccharide side chain）、核心多糖（core polysaccharide）和脂质A（lipid A）三部分组成（图6-1）。脂质A是内毒素的主要毒性组分。在细菌存活时脂多糖通常不表现毒性作用，当细菌死亡裂解或用人工方法破坏菌体后才释放出来。螺旋体、衣原体、支原体、立克次体亦有类似的LPS，有内毒素活性。

内毒素耐热，需加热至160℃经2~4小时，或用强酸、强碱或强氧化剂煮沸30分钟才被灭活。内毒素抗原性弱，不能用甲醛液脱毒成类毒素；内毒素注射机体可产生相应抗体，但中和作用较弱。

不同革兰阴性菌的脂质A结构差异不大，所以由内毒素引起的毒性作用大致相同，主要病理生理反应有以下几种。

（1）发热反应 极微量（1~5ng/kg）的内毒素进入人体即可引起体温升高，其机制是内毒素作用于巨噬细胞、血管内皮细胞等，使之产生白细胞介素-1（IL-1）和肿瘤坏死因子-α（TNF-α）等内源性致热原（endogenous pyrogen），作用于下丘脑体温调节中枢，引起机体体温升高。

（2）白细胞反应 内毒素进入血液后，血循环中的中性粒细胞数减少，这与其移动并黏附至毛细

血管壁有关。1~2 小时后，内毒素诱生的中性粒细胞释放因子（neutrophil releasing factor）刺激骨髓释放中性粒细胞进入血流，使白细胞数量显著增加。但伤寒沙门菌内毒素例外，其始终使血循环中的白细胞总数减少，机制尚不清楚。

（3）内毒素血症和内毒素休克 大量内毒素入血后，内毒素及所诱生的细胞因子如 TNF-α 和 IL-1 等可损伤血管内皮细胞，刺激白细胞和血小板释放生物活性物质，活化补体系统和凝血系统等，导致毛细血管扩张和通透性增加，组织器官的毛细血管灌注不足，引起局部水肿、充血和微循环障碍等，称为内毒素血症（endotoxemia）。严重时出现高热、低血压和微循环衰竭等症状，称为内毒素休克（endotoxin shock）。

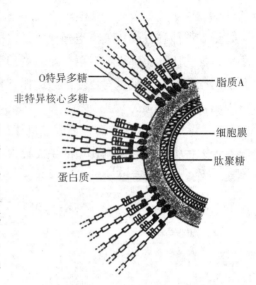

图 6-1 革兰阴性菌细胞壁内毒素

（4）弥散性血管内凝血（disseminated intravascular coagulation，DIC） 是在内毒素血症的基础上出现的小血管内广泛微血栓形成和凝血功能障碍。大量的内毒素可直接活化凝血系统，也可通过损伤血管内皮细胞间接活化凝血系统，同时通过释放血小板促凝因子形成微血栓，并启动溶血系统，导致局部缺血、出血、重要组织器官衰竭等。

细菌外毒素与内毒素的主要区别见表 6-2。

表 6-2 外毒素与内毒素的主要区别

区别要点	外毒素	内毒素
来源	革兰阳性菌及部分革兰阴性菌	革兰阴性菌
存在部位	活菌产生后向外分泌，少数为菌体死亡崩解后释放	细胞壁组分，细菌裂解后释放
化学成分	蛋白质	脂多糖
稳定性	不稳定，加热 60~80℃ 30 分钟被破坏	稳定，160℃ 2~4 小时被破坏
抗原性	强，刺激机体产生抗毒素；可经甲醛液处理脱毒制成类毒素	较弱，刺激机体产生的中和抗体作用弱；不能经甲醛液脱毒制成类毒素
毒性作用	强，对组织器官有选择性毒害作用，引起特殊的临床表现	较弱，各种细菌内毒素的毒性作用大致相同，引起发热、白细胞变化、休克、DIC 等

二、细菌侵入的数量

感染的发生，除致病菌必须具有一定的毒力外，还需有足够的数量。感染所需菌量的多少与致病菌毒力强弱有关。一般来说细菌毒力愈强，引起感染所需的菌量就越小，反之则菌量越大。例如毒力强大的鼠疫耶尔森菌，在无特异性免疫力的机体中，只需数个细菌侵入就可发生感染；而毒力较弱的的鼠伤寒沙门菌，常需摄入数亿个细菌才能引起急性胃肠炎。

三、细菌侵入的途径

具有一定毒力和足够数量的致病菌需通过特定的侵入门户，才能到达适合其生长繁殖的特定器官和细胞而致病。多数致病菌只有一种侵入门户，如伤寒沙门菌必须经口进入；破伤风梭菌需进入深部创伤，在厌氧环境中才能致病；脑膜炎奈瑟菌需经呼吸道吸入才能引起感染等。也有一些致病菌可有多种侵入门户，如结核分枝杆菌和炭疽芽孢杆菌可经呼吸道、消化道、皮肤创伤等多个部位侵入引起感染。

⊕ **知识链接**

细菌生物被膜耐药性形成机制

近年研究发现，细菌感染性疾病绝大多数与细菌生物被膜的形成有关。被膜菌耐药性极强，并可逃避宿主免疫防御机制，引起难治性感染。细菌生物被膜的形成主要受"群体感应系统"的调控，革兰阴性菌大多以酰基高丝氨酸内酯为信号分子，革兰阳性菌主要以寡肽类物质为信号分子，通过信号分子调节细菌生物被膜的形成，再由生成的生物被膜保护细菌免受抗菌药物的攻击，从而导致对抗菌药物的广泛耐药。一般认为，细菌生物被膜的藻酸盐多聚糖所构成的分子屏障和电荷屏障可阻止或延缓抗菌药物的渗入，而这种渗透限制也使细菌的营养物质不易通过生物被膜，使生物被膜内细菌缺乏营养，处于饥饿状态，目前大多数抗菌药物都很难杀灭处于饥饿状态的细菌群体，同时在生物被膜状态下出现的特有表型也与耐药性相关。

第二节　感染的来源与类型

PPT

致病菌的致病性与其毒力、侵入机体的途径、入侵病原菌数量及机体的免疫状况等因素有密切关系。不同病原菌可通过各种途径感染机体，并与机体的免疫系统相互作用而导致不同类型的感染发生和产生不同的结局。

一、感染的来源

引起机体感染的病原体有两个来源，一是来自于宿主体外的感染称为外源性感染（exogenous infection），另一个是来自于宿主自身的细菌感染称为内源性感染（endogenous infection）。

（一）外源性感染

外源性感染的传染源主要包括患者、带菌者以及病畜和带菌动物等。

1. 患者　大多数人类感染是通过人与人之间传播。患者在疾病潜伏期一直到病后一段恢复期内，都可能将致病菌传播给其他人而成为传染源。

2. 带菌者　携带有某种致病菌但未出现临床症状的人称为健康带菌者，由于其机体免疫力与致病菌的致病力处于平衡状态，不表现临床症状，但在一定时间内可不断排出致病菌；也有些传染病患者，在疾病恢复期的一段时间内继续排菌称为恢复期带菌者。健康带菌者和恢复期带菌者均是传染源，因其无临床症状而不易被察觉，危害高于患者，例如伤寒和痢疾的恢复期带菌者就可以不断排出病原菌。

3. 病畜和带菌动物　有些致病菌可引起人畜共患病，致病菌可在人和动物之间传播，人可以通过直接接触受感染动物、食用受污染的肉奶蛋制品或昆虫叮咬等而感染。例如鼠疫耶尔森菌、炭疽芽孢杆菌、布鲁菌等可经动物传播给人。

（二）内源性感染

内源性感染的病原菌来自患者体内或体表，大多是存在于体表和与外界相通的腔道中的正常菌群，少数是以潜伏状态存在于机体内的致病菌（如结核分枝杆菌），当机体免疫力低下，或受外界因素影响，如老年人、癌症患者和免疫抑制剂使用者等引起体内细菌感染。

二、感染的传播方式和途径

不同致病菌的生物学特性不同，入侵机体的途径也不同，各自在相对适应的不同组织器官寄居、生长、繁殖而引起疾病。有些病原菌可能通过多种途径感染，一种途径亦可以有多种病原菌感染。

1. 呼吸道感染　患者或带菌者的痰液和唾液中含有大量的致病菌，在其咳嗽或打喷嚏时可随痰液、飞沫散布到周围空气中，经呼吸道感染其他人。例如结核分枝杆菌、白喉棒状杆菌、肺炎链球菌等。

2. 消化道感染　很多病原菌通过污染的饮食经口进入胃肠道引起感染，大多是摄入被粪便污染的饮水、食物所致，也称粪 - 口途径感染。如伤寒沙门菌、痢疾志贺菌、霍乱弧菌等引起的胃肠道传染病，水、食物、手指和苍蝇等是消化道传染病传播的重要媒介。

3. 皮肤创伤感染　皮肤、黏膜的细小破损或烧伤，可引起金黄色葡萄球菌、铜绿假单胞菌等化脓性细菌直接或间接感染。深部创伤如混有泥土、粪便等，在微环境适宜时可能引起破伤风梭菌等厌氧菌感染。

4. 泌尿生殖道感染　淋病奈瑟菌可通过性接触侵入尿道和生殖道而感染。大肠埃希菌、变形杆菌等可引起尿路感染。

5. 节肢动物叮咬感染　有些病原体是以节肢动物为媒介，通过其叮咬引起宿主感染，例如引起人类鼠疫的鼠疫耶尔森菌由鼠蚤传播。

6. 多途径感染　有些致病菌可经呼吸道、消化道、皮肤创伤等多种途径造成感染，例如结核分枝杆菌、炭疽芽孢杆菌等。

三、感染的类型 📱微课

感染的发生、发展和结局是致病菌的致病能力和宿主的免疫力相互作用的过程，根据双方力量的强弱不同，可产生多种结局。

1. 隐性感染　当宿主的抗感染免疫力较强，或侵入的病原菌数量不多、毒力较弱时，感染后对机体损害较轻，不出现或出现不明显的临床症状，称为隐性感染（inapparent infection）。隐性感染后，机体常可获得一定的特异性免疫力。隐性感染者可向体外排出病原菌而成为重要的传染源。

2. 显性感染　宿主的抗感染免疫力较弱，或侵入的致病菌数量较多、毒力较强，导致机体的组织细胞受到不同程度的损害，出现明显的病理变化和临床症状，称为显性感染（apparent infection）。

由于病原菌种类及其毒力不同、个体之间免疫力的差异，临床上显性感染按病情缓急程度不同，分为急性感染（acute infection）和慢性感染（chronic infection）。急性感染发病急，病情发展迅速，症状明显，病程短，一般数日到数周，痊愈后病原体可从体内完全排除，如霍乱弧菌引起的感染。慢性感染发病缓慢，病程长，常持续数月到数年，如结核分枝杆菌引起的感染。

按照感染的部位和性质不同，显性感染又可分为局部感染（local infection）和全身感染（systemic infection）。局部感染时致病菌局限于机体的某一部位生长繁殖，释放毒性产物，引起局部病变，如化脓性球菌所致的疖、痈等；全身感染是指感染发生后，致病菌或其毒性代谢产物通过血循环向全身播散引起全身性症状的一种感染类型。临床上常见的全身感染有下列几种情况。

（1）**毒血症（toxemia）**　致病菌侵入宿主体后，只在机体局部生长繁殖，病原菌不进入血循环，产生的外毒素入血。外毒素经血循环到达易感的组织和细胞，引起特殊的中毒症状，如白喉、破伤风等。

（2）**内毒素血症（endotoxemia）**　革兰阴性菌侵入血流，并在其中大量繁殖，死亡崩解后释放出大量的内毒素；也可由病灶内大量的革兰阴性菌死亡后释放的内毒素入血所致。

（3）**菌血症（bacteremia）**　致病菌由局部侵入血液，但未在血液中生长繁殖，只是短暂通过血循环到达体内适宜部位后再进行繁殖而致病，例如伤寒早期的菌血症。

（4）败血症（septicemia）　致病菌侵入血流后，在血液中大量繁殖并产生毒性产物，引起严重的全身性中毒症状，如高热、皮肤和黏膜瘀斑、肝脾肿大等。

（5）脓毒血症（pyemia）　指化脓性致病菌侵入血流后，在血中大量繁殖，并通过血流扩散至宿主的其他组织或器官，产生新的化脓性病灶。例如金黄色葡萄球菌引起的脓毒血症，常导致多发性肝脓肿、皮下脓肿和肾脓肿等。

3. 带菌状态　有时宿主在显性或隐性感染后，致病菌并未完全消除，而是继续在体内存留一段时间，与机体免疫力处于相对平衡，称为带菌状态（carrier state）。处于带菌状态的人称为带菌者，如白喉、伤寒等传染病后常出现带菌状态。由于带菌者没有临床症状但能经常或间歇排出病原菌，故成为重要的传染源。

第三节　抗细菌感染免疫

PPT

人类的免疫系统是机体执行免疫应答及免疫功能的重要物质基础，主要由免疫器官、免疫细胞和免疫分子组成。宿主的免疫防御功能是宿主机体在面对病原微生物感染的压力，与其长期斗争的过程中逐步形成的，是免疫系统最重要的功能之一。机体的抗菌免疫是指机体对入侵致病菌的防御能力。在抗感染过程中，各免疫器官、免疫细胞和免疫分子相互协作、相互制约，共同完成复杂的免疫防御功能。在病原菌侵入人体后，首先由固有免疫执行防御功能，一般经过 7～10 天后，机体才能产生适应性免疫，两者协同配合，发挥其免疫防御作用。

一、固有免疫

固有免疫（innate immunity），也称天然免疫或非特异性免疫（non‐specific immunity），是人类在长期的进化过程中逐渐建立和完善的天然防御机制。在个体出生时就具备，可以遗传，是监视和清除病原菌的"第一道防线"，具有非特异性、效应迅速、无免疫记忆等特点。机体抗细菌的固有免疫主要包括屏障结构、吞噬细胞和正常组织及体液中的抗菌物质等。

（一）屏障结构

人体皮肤和与外界环境相通的腔道黏膜，如胃肠道、呼吸道和泌尿生殖道黏膜，构成了机体的组织屏障。宿主体内的某些细胞和组织及其活性产物也具有阻挡病原菌的屏障作用。

1. 皮肤与黏膜屏障　健康和完整的皮肤与黏膜构成了人体的第一道屏障，皮肤黏膜细胞间的紧密连接对致病菌有机械性阻挡作用，当皮肤损伤时细菌就容易侵入引起感染。皮肤和黏膜的附属器还可分泌多种杀菌物质，如皮肤汗腺分泌的乳酸使汗液呈酸性，不利于细菌的生长；皮脂腺分泌的脂肪酸以及胃液中的胃酸有杀菌作用。呼吸道、消化道和泌尿生殖道分泌液中含有溶菌酶、蛋白酶等多种杀菌物质。

2. 微生物屏障　在人的体表及与外界相通的腔道黏膜上存在着一定种类和数量正常菌群可拮抗病原微生物的侵入。某些微生物可分泌抑制其他微生物生长的化学物质，如大肠埃希菌产生的大肠菌素可抑制志贺菌、金黄色葡萄球菌等的生长繁殖。

3. 血‐脑屏障　由软脑膜、脉络丛的毛细血管内皮细胞和星形胶质细胞形成的胶质膜构成，可阻挡病原菌及其毒性产物从血液进入脑组织或脑脊液，由此保护中枢神经系统。婴幼儿血‐脑屏障发育不完善，故易发生中枢神经系统感染。

4. 胎盘屏障　由母体子宫内膜的基蜕膜和胎儿的绒毛膜滋养层细胞组成，可阻挡感染母体的病原菌进入胎儿体内。妊娠早期（3 个月内）胎盘屏障发育不完善，母体中的病原体有可能通过胎盘进入胎儿体内，引起流产、胎儿畸形或死胎等。

（二）吞噬细胞的吞噬杀菌作用

病原菌侵入机体后，在激发免疫应答之前即可被吞噬细胞吞噬清除，这是机体非特异性免疫防御机制的重要环节。

1. 吞噬细胞　对细菌有吞噬和杀菌作用的细胞主要有两类：①外周血中的中性粒细胞（neutrophil），在固有免疫早期起作用；②单核 – 吞噬细胞系统（mononuclear phagocyte system，MPS），包括血液中的单核细胞（monocyte）和组织中的巨噬细胞（macrophage），在固有免疫晚期起作用。吞噬细胞在感染早期可将病原菌限制在感染的局部，是清除致病菌的重要效应细胞。

人类吞噬细胞均来源于骨髓。中性粒细胞是主要的吞噬细胞，在血液中仅存留 6～12 小时即进入感染或组织损伤部位。单核细胞在血流中存留 2～3 天后进入组织器官，进一步分化发育成为游走的或固定的巨噬细胞，能存活数周至数月。不同组织器官中的巨噬细胞名称不同，例如肝内的库普弗细胞、肺中的尘细胞、神经组织中的小胶质细胞、结缔组织中的组织细胞等。

2. 吞噬作用　当病原菌突破皮肤或黏膜屏障进入宿主体内组织后，中性粒细胞数量显著增加，首先从毛细血管中逸出，聚集到病原菌所在部位，中性粒细胞溶酶体中含有的髓过氧化物酶（myeloperoxidase，MPO）和蛋白酶等具有杀死和消化细菌的功能，大多情况下，病原菌被吞噬消灭。少数未被吞噬的病原菌可经淋巴管到达附近淋巴结中，由淋巴结内的吞噬细胞吞噬杀灭。淋巴结的这种过滤作用在机体的防御功能上占有重要地位。只有极少数毒力强、数量多的病原微生物可突破淋巴结的防御侵入血液及其他器官，然后再由血液及该器官中的巨噬细胞继续进行吞噬杀灭。吞噬细胞能吞噬和杀灭大多数种类的病原菌，同时释放多种细胞因子，引发炎症反应。

吞噬作用（phagocytosis）是指吞噬细胞与病原菌接触、摄入、杀灭和消化细菌的连续过程，依次经过趋化、识别、吞入与杀灭等环节。

（1）趋化（chemotaxis）　侵入的病原菌可刺激吞噬细胞、内皮细胞等产生趋化因子（chemokine），使大量中性粒细胞和单核细胞定向迁移并聚集到感染部位。

（2）识别（recognition）　吞噬细胞能表达多种"模式识别受体"（pattern recognition receptor，PRR），如甘露糖受体、LPS 受体（CD14 分子）、Toll 样受体（Toll – like receptor，TLR）等，用来识别病原微生物的"病原体相关分子模式"（pathogen – associated molecular pattern，PAMP）。PAMP 主要指病原微生物表面共有的高度保守的分子结构，如革兰阴性菌的脂多糖、革兰阳性菌的肽聚糖和磷壁酸、细菌和真菌的甘露糖等。吞噬细胞通过 PRR 识别病原菌的 PAMP，并与之结合，捕获病原菌。

（3）吞入（ingestion）与杀灭（killing）　病原菌被吞噬细胞表面受体识别、结合后，吞噬细胞质膜内陷同时伸出伪足将病原菌包围并摄入细胞内，形成吞噬体，继而与胞质中的溶酶体融合成吞噬溶酶体。在吞噬溶酶体内，病原菌通过依氧和非依氧杀菌系统被杀伤。依氧杀菌系统主要通过氧化酶的作用，使分子氧活化成为多种活性氧中介物（reactive oxygen intermediate，ROI）直接作用于病原菌；或通过髓过氧化物酶和卤化物的协同作用而杀灭病原菌。非依氧杀菌系统不需要分子氧参与，主要由酸性环境、溶菌酶和杀菌性蛋白构成。杀死的病原体进一步由蛋白酶、核酸酶、酯酶等消化降解，降解的残渣以胞吐的方式排出胞外。在病原微生物激发机体产生特异性抗体后，覆盖于病原体表面的 IgG 及补体片段 C_{3b} 可与 MPS 细胞表面的 FcR 及 CR1 结合，发挥调理作用，使病原体更易被吞噬。

3. 吞噬作用的结果　吞噬细胞的吞噬作用在抗菌感染中起重要作用，但由于细菌的种类、毒力、宿主自身因素等均可影响吞噬细胞的杀菌能力。一般情况下，大多数细菌会被吞噬杀灭，称为完全吞噬；但某些胞内寄生菌（如结核分枝杆菌）虽被吞噬却不能被杀死，称为不完全吞噬。不完全吞噬反而使病原菌在吞噬细胞内得到保护，免受体液中非特异性抗菌物质、特异性抗体或抗菌药物等作用，并通过游走的吞噬细胞经淋巴液或血流扩散到人体其他部位引起病变。

（三）体液中的杀菌物质

机体正常组织和体液中含有多种杀菌或抑菌物质，常与其他杀菌因素共同发挥作用。

1. 补体（complement） 是存在于正常人或动物血清中的一组具有酶活性的球蛋白，主要由巨噬细胞、肠上皮细胞、肝和脾细胞等产生。感染早期，补体可通过凝集素途径和旁路途径激活发挥抗感染作用；在有特异性抗体产生时，可经经典途径在感染后期发挥抗感染作用。

2. 溶菌酶（lysozyme） 是一种碱性蛋白，主要来源于吞噬细胞，广泛分布于血清、唾液、泪液、乳汁等分泌液中，能使细菌的细胞壁肽聚糖裂解。

3. 防御素（defensin） 主要存在于中性粒细胞的嗜天青颗粒中，是一类富含精氨酸的小分子多肽，人的肠细胞中也存在。防御素主要作用于胞外菌，其杀菌机制主要是破坏细菌细胞膜的完整性，使细菌溶解死亡。

正常体液中尚有乙型溶素、吞噬细胞杀菌素、白细胞介素、组蛋白、正常调理素等杀菌或抑菌物质。

二、适应性免疫

适应性免疫（adaptive immunity）也称获得性免疫（acquired immunity）或特异性免疫（specific immunity），是个体出生后，与病原体及其代谢产物等抗原（antigen，Ag）分子接触后产生的一系列免疫防御功能。适应性免疫是机体的"第二道防线"，具有特异性强，后天获得，有记忆性，再次接受相同抗原刺激时免疫效应明显增强等特点。机体抗细菌的特异性免疫包括体液免疫和细胞免疫两大类。

（一）体液免疫

体液免疫（humoral immunity）是由 B 细胞介导的免疫应答，其效应分子是抗体（antibody，Ab），分为抗菌抗体和抗毒素抗体，主要作用于胞外菌及其毒素。由浆细胞合成分泌 IgG、IgM、IgD、IgA 和 IgE 五类免疫球蛋白（抗体）。抗体的效应主要有阻止病原菌的黏附、调理吞噬作用、中和细菌外毒素、激活补体和抗体依赖的细胞介导的细胞毒作用（antibody dependent cell-mediated cytotoxicity，ADCC）。

（二）细胞免疫

细胞免疫（cellular immunity）是由 T 细胞介导的免疫应答，效应 T 细胞包括细胞毒性 T 细胞（cytotoxic T lymphocyte，CTL）和 $CD4^+Th1$ 细胞，在抗胞内菌感染中起主要作用。

CTL 可特异、高效、连续杀伤胞内寄生菌感染的靶细胞，活化的 $CD4^+Th1$ 细胞可通过分泌 IL-2、干扰素-γ（IFN-γ）、TNF-α 等多种细胞因子，介导炎症反应和激活吞噬细胞等发挥抗胞内菌感染作用。

（三）黏膜免疫系统

黏膜组织不仅具有保护、吸收、分泌和排泄等生理功能，也是病原微生物入侵的主要门户。人体在同微生物相互斗争中进化形成了具有特异性免疫功能的局部黏膜防御系统，称为黏膜免疫系统（mucosal immune system，MIS）。MIS 的主要功能是产生具有局部免疫作用的保护性免疫分子，即分泌型 sIgA。sIgA 能阻止病原菌自黏膜侵入。黏膜免疫系统是机体整体免疫防御机制的重要组成部分。

三、抗细菌免疫

（一）抗胞外菌感染的免疫

人类多数病原菌在侵入体内时寄生在细胞外的组织间隙、血液、淋巴液或组织液等体液中，称为胞外菌（extracellular bacteria）。例如金黄色葡萄球菌、肺炎链球菌以及常引起感染的铜绿假单胞菌、流感嗜血杆菌和肠道中的厌氧性无芽孢菌等条件致病菌。胞外菌的致病特点是引起局部化脓性感染，或由产生的内、外毒素引起全身炎症反应和系统性损伤。机体抗胞外菌感染免疫的主要作用是抵抗细菌的入侵、抑制细菌生长繁殖、杀灭细菌、中和毒素等，中性粒细胞和单核巨噬细胞是杀灭和清除胞外菌的主要力量，以特异性体液免疫起主导作用。主要通过吞噬细胞的吞噬杀菌作用、补体等成分的溶菌作用、特异性抗体的作用及细胞免疫的作用实现。

（二）抗胞内菌感染免疫

病原菌侵入机体后，大部分时间停留在宿主细胞内并繁殖，称为胞内菌（intracellular bacteria）。胞内菌主要有结核分枝杆菌、麻风分枝杆菌等。这些细菌被吞噬细胞吞入后会产生不完全吞噬的结果，胞内菌常导致慢性感染。胞内菌感染的特点除细胞内寄生外，尚有低细胞毒性，主要通过病理性免疫损伤而致病。由于抗体不能进入细胞内，所以体液免疫对这类病原菌感染的防御作用受到限制，故对抗胞内菌感染主要依靠特异性细胞免疫，吞噬细胞、中性粒细胞、NK 细胞等也参与感染细胞的溶解作用。CD4$^+$Th1 细胞是胞内菌感染的重要免疫因素，其可分泌 IL－2、IFN－γ、TNF－α 等多种细胞因子，激活巨噬细胞，增强其吞噬杀菌能力；巨噬细胞活化后释放的细胞因子可促进感染部位的血管内皮细胞黏附分子的表达，募集大量吞噬细胞到达炎症部位，在局部产生慢性炎症反应或迟发型超敏反应，从而有利于对胞内菌的清除。CTL 在抗胞内菌感染中也有重要作用，其通过释放穿孔素、颗粒酶直接杀伤胞内菌感染细胞或诱导感染细胞凋亡，释放出病原菌，由抗体等调理后被巨噬细胞吞噬消灭。

答案解析

目标检测

1. 与细菌的致病性无关的是

   A. 细菌的毒力　　　　　　　　　B. 细菌的侵入部位　　　　　　　C. 细菌的侵入数量

   D. 细菌耐药性　　　　　　　　　E. 宿主机体的免疫力强弱

2. 与细菌侵袭力有关的结构是

   A. 芽孢　　　　B. 细胞膜　　　　C. 中介体　　　　D. 荚膜　　　　E. 异染颗粒

3. 下列可用于美容除皱的细菌毒素是

   A. 霍乱肠毒素　　　　　　　　　B. 破伤风痉挛毒素　　　　　　　C. 肉毒毒素

   D. 白喉毒素　　　　　　　　　　E. 致热外毒素

4. 下列属于内毒素的主要毒性组分的是

   A. 脂寡糖　　　　B. 脂质 A　　　　C. 核心多糖　　　　D. 特异性多糖　　　　E. 磷壁酸

5. 有关"细菌内毒素引起的主要病理生理反应"的表述，错误的是

   A. 发热反应　　　　　　　　　　B. 引起白细胞数量变化

   C. 引起内毒素休克　　　　　　　D. 弥散性血管内凝血（DIC）

   E. 对组织器官较强的选择性毒性效应

6. 有关"内毒素特点"的叙述，错误的是

    A. 来源于革兰阴性菌   B. 其化学成分是脂多糖

    C. 用甲醛脱毒可制成类毒素   D. 性质稳定，耐热

    E. 菌体死亡裂解后释放

7. 有关"外毒素"的叙述，错误的是

    A. 均由革兰阳性菌产生

    B. 可脱毒成类毒素

    C. 可刺激机体产生抗毒素

    D. 大多数不耐热，60 ~ 80℃ 30 分钟被破坏

    E. 外毒素毒性强且作用具有选择性

8. 有关"临床上常见的几种全身感染类型"的叙述，错误的是

    A. 毒血症时，病原菌不进入血循环，产生的外毒素入血，引起机体特殊的中毒症状

    B. 内毒素血症是因革兰阴性菌侵入血流，并在其中大量繁殖，死亡崩解后释放出大量的内毒素或由病灶内大量的革兰阴性菌死亡后释放的内毒素入血所致

    C. 菌血症是由致病菌经局部侵入血液，并在血液中生长繁殖而致病

    D. 败血症由致病菌侵入血流后，在血液中大量繁殖并产生毒性产物，引起严重的全身性中毒症状

    E. 脓毒血症指化脓性致病菌侵入血流后，在血中大量繁殖，并通过血流扩散至宿主的其他组织或器官，产生新的化脓性病灶

9. 有关"参与固有免疫"的叙述，错误的是

    A. 皮肤黏膜屏障   B. 溶菌酶   C. 补体

    D. 杀白细胞素   E. 吞噬细胞

10. 关于抗感染免疫的叙述，错误的是

    A. 抗菌感染主要依赖体液免疫

    B. 抗胞内菌感染主要依赖细胞免疫

    C. 抗体无法进入细胞内发挥作用，但对于阻断胞内菌的扩散是有积极作用的

    D. 固有免疫是机体监视和清除病原菌的"第一道防线"

    E. 黏膜免疫系统可通过吞噬细胞、T 细胞发挥细胞免疫功能

书网融合……

     本章小结   微课   题库

第七章 医院感染与生物安全

📖 学习目标

知识目标 能够认识医院感染和生物安全；分析医院感染的来源、诱发因素及医疗感染性废物处理措施；区分病原微生物的分类和实验室生物安全分级。

能力目标 在临床护理工作中能够对医院感染进行有效预防和控制；做好职业暴露的防护与处理，保障生物安全，维护人们健康。

素质目标 树立应有的社会责任感和正确的职业道德观；培养关心患者、爱护患者的仁爱之心。

生物安全（biosafety）是指生物因子（天然动物、植物和微生物，以及基因改造和转基因生物等）通过直接感染或间接破坏环境而导致对人类、动物或者植物的真实或者潜在的危险。由于缺乏危险人群信息，加之有些实验室未报告明显病例或未识别亚临床、无症状感染病例，医院相关感染的发生率难以确定。研究表明，医院相关感染大多与操作、接触病原体、接触感染者等有关。

现代医学的发展，使免疫功能低下患者增多、介入性诊疗技术增加感染的危险性、拥挤的医院人群加快耐药菌的传播，医院感染已成为重要的死因之一，导致医疗费用的增加、住院时间的延长，重复消耗临床诊断和辅助诊断的医疗资源和人力资源。临床微生物实验室的技术和能力是医院感染控制的基础。

⇨ 案例引导

案例 患者，男，因颈椎骨折并颈髓损伤截瘫入院，入院施行颈椎前路 C6 椎体次全切除内固定术，术后并发下呼吸道感染，后转入 ICU 治疗，经痰培养（细菌为鲍氏不动杆菌，为多重耐药菌）及相关治疗，好转。

讨论 1. 该患者发生了哪种类型的感染？针对此类感染在护理工作中可以采取哪些措施？

2. 作为一名护理人员，发生此类感染时，如何做好患者及其家人的心理安抚？

PPT

第一节 医院感染

一、医院感染的概述

（一）医院感染的概念

医院感染（hospital infection）又称医院获得性感染，是指在医院内获得并发生的一切感染，即患者在入院时不存在，也不处于感染的潜伏期，而在入院后才引发的感染。医院感染具有以下特征。①时间地点：感染的时间界限为患者在医院期间和出院后不久发生的感染，感染的地点发生在医院内。②感染人群：感染对象为所有在医院内活动的人群，如门诊和住院患者、陪伴者、探视者及医务工作者等，但主要为住院患者。

（二）医院感染的来源

按病原体的来源不同，医院感染可分为以下 2 类。

1. 内源性医院感染 亦称自身感染，指免疫力低下患者由自身正常菌群引发的感染。即患者在医院感染发生之前已经是病原携带者，当机体免疫力下降时引发的自身感染。

2. 外源性医院感染 由宿主体外引起的感染。包括以下两种类型。

（1）**交叉感染** 从医院内或他人处（带菌者、患者、探视者、医护人员、陪护者）获得而引起的直接感染。

（2）**环境感染** 从污染环境的空气、水、医疗用品、诊疗设备及其他物品获得而引起的感染。如由于手术室污染引起患者术后切口感染，注射器灭菌不严格引起的乙型肝炎病毒感染等。

二、医院感染常见病原体、特点及传播途径

（一）医院感染常见病原体

引起医院感染的病原体类型众多，包括细菌、真菌、病毒、衣原体、支原体等，弱毒菌和耐药菌是医院感染的主要病原体（表 7 – 1）。

表 7 – 1 引起医院感染的常见病原微生物

类型	常见病原体
革兰阴性杆菌	沙门菌、志贺菌、大肠埃希菌、变形杆菌、克雷伯菌、沙雷菌、假单胞菌、肠杆菌、黄杆菌、不动杆菌
革兰阳性杆菌	白喉棒状杆菌、产单核李斯特菌、结核分枝杆菌、百日咳鲍特菌
革兰阳性球菌	葡萄球菌、微球菌、链球菌、肠球菌、厌氧性球菌
厌氧菌	梭状芽孢杆菌、无芽孢革兰阴性杆菌、丙酸杆菌、消化球菌
真菌	白假丝酵母菌、荚膜组织胞浆菌、球孢子菌、隐球菌、肺孢子菌
病毒	肝炎病毒、水痘病毒、流感病毒、单纯疱疹病毒、巨细胞病毒、麻疹病毒、风疹病毒、轮状病毒

（二）医院感染病原体特点

1. 条件致病菌为主 如不动杆菌和表皮葡萄球菌能够黏附于动、静脉导管表面，引起免疫力低下患者的菌血症；大肠埃希菌能够黏附于泌尿道上皮细胞，引起泌尿道感染。

2. 多为多重耐药菌 尤其是革兰阴性菌，有许多为多重耐药菌。可使病原体在感染过程中进一步增强其毒力，从而使患者更易感染这些耐药病原体。

3. 主要侵犯免疫功能低下的宿主 感染主要发生在免疫功能低下的新生儿、婴幼儿及老年人。

（三）医院感染的传播途径

传播途径复杂，以接触传播为主。

1. 接触传播 是医院感染最常见也是最主要的传播方式之一。如患者之间、患者与医护人员之间以及母婴之间的传播；医护人员受病原体污染的手和衣物之间的间接接触的传播；灭菌不彻底的诊疗设备（插管、注射器、手术器械等）及被污染的餐具、便盆等间接接触的传播。医护人员污染的双手在医院感染的传播中有很重要的作用。

2. 空气传播 环境中的病原体可通过尘埃、飞沫等经空气传播。如手术室空气中的病原体可引起手术伤口的感染。医源性气溶胶感染常见于吸入治疗装置，如输氧湿化瓶及胶管污染常引起肺炎等交叉感染。如结核分枝杆菌等是空气中存活力强的病原体，在飞沫或尘埃内可以较长时间较远距离传播。

3. 直接注入 被病原体污染的血液及血液制品、注射剂、输液等直接注入体内可引发感染。随着

输血和血制品治疗广泛应用，此种传播方式日益重要。我国已有多起输血制品引起人类免疫缺陷病毒（HIV）感染和输血后肝炎的报道。

4. 食品和水 医院感染亦可能由医院内饮用水污染后引起。曾报道医院集中供水的水塔因未加盖被鸟粪污染空肠弯曲菌引起医院感染暴发。一些社会上常见水型暴发微生物如伤寒沙门菌、志贺菌等，都可能成为医院内水源性感染暴发的病原体。

5. 节肢动物传播 医院内的鼠类以及蚊、蝇、蚤等昆虫是某些病原体的中间宿主或储存宿主，可通过其叮咬和机械性传递而传播。

🌐 **知识链接**

护理工作在防止医院感染中的作用

ICU、脑外科、肿瘤科、血液科及呼吸科等为医药感染的高发科室，婴幼儿及60岁以上的老年人是医院感染的高危人群，其中下呼吸道感染的发病率最高。在控制医院感染的各个环节中，护理管理起着至关重要的作用。应从贮菌所的清洁、合理安排晨晚间护理和加强消毒管理来控制感染源；从加强医疗用具管理和手的消毒来切断传播途径；通过合理使用抗生素，加强对高危科室及人群的管理，保护易感人群；做好对医务人员及实习生的教育，以提高其控制医院感染的意识和能力。同时应加强医院感染的相关教育，提高护理人员的医院感染意识，积极开展在校医学生医院感染知识教育，提高其参与感染控制的能力和责任心。

三、常见的医院感染及诱发因素

（一）常见的医院感染

1. 肺部感染 常见于一些严重影响患者防御功能的慢性疾病，如慢性阻塞性肺炎、恶性肿瘤等或行气管切开术。肺部感染对危重患者、免疫力衰弱及免疫抑制状态等患者的危害性大，病死率可达30%～50%。肺部感染发生率在医院感染中占23.3%～42%。

2. 伤口感染 包括外伤性事件及外科手术的伤口感染。伤口感染发生率在医院感染中约占25%。

3. 尿路感染 我国66%～86%尿路感染的发生与导尿管的使用相关，尿路感染的发生率在医院感染中占20.8%～31.7%。

4. 皮肤及其他部位感染 患者在住院期间可发生皮肤或皮下组织化脓、各种皮炎、静脉导管和针头穿刺部位感染、压疮及子宫内膜感染等。

5. 病毒性肝炎 在机体免疫力低下的患者中更易传播。

住院患者中如果有多次手术或延长手术时间、气管插管、留置导尿、应用化疗、放疗、免疫抑制剂者以及老年患者，均应视为预防医院感染的重点防控对象。

（二）医院感染的诱发因素 🅴微课

1. 医院管理方面 由于医务人员认识不足，不能严格执行无菌技术和消毒隔离制度。医院规章制度不完善，没有健全的门急诊预检、分诊制度，住院部没有入院卫生处置制度，导致感染源传播。另外，对探视者放松必要的限制时，也可使得由探视者或陪住人员把病原菌带入医院的可能性增加。

2. 易感人群 是院内感染的重要危险因素，主要是年龄和基础疾病两大因素。医疗科技的进步，使得过去某些不治之症可治愈或延长生存时间，故住院患者中慢性疾病、恶性疾病、老年患者所占比例增加，而这些人群均具有免疫功能低下的特点，因此较易发生医院感染。

3. 介入性检查与治疗　支气管镜、胃镜、膀胱镜、气管切口、气管插管、伤口引流管、大静脉插管、泌尿系导管、牙钻、人工心脏瓣膜、脏器移植等侵入性诊治手段，不仅可破坏皮肤黏膜屏障，还可把外界的微生物导入体内而造成感染。另外，这些侵入性治疗生物材料很容易引起细菌等的黏附，并形成细菌生物被膜。

4. 放射治疗　已成为抗肿瘤治疗的一种常用方法。该方法对肿瘤组织无选择性作用，在损害肿瘤组织的同时也不可避免地破坏了正常组织，损害了免疫系统，降低了免疫功能，从而为医院感染创造了条件。

5. 化学治疗　用细胞毒类药物治疗恶性肿瘤的方法。主要的抗癌药物包括烷化剂类、抗代谢类、抗肿瘤抗生素等。主要机制是杀伤分裂迅速的细胞，包括肿瘤细胞和正常细胞，其不良反应将直接损伤和破坏免疫系统及其他脏器的功能。

6. 药物使用　①抗生素：滥用、长期大量使用抗生素，能造成机体内微生态失衡，甚至引起菌群失调。当前滥用抗生素比较普遍，包括无适应证的预防用药，用药剂量不足、过大、联合用药过多，术前用药时间过早，术后停药过晚等，均可导致耐药菌株产生并伴毒力增强，从而使医院感染发病率增高。②肾上腺皮质激素：肾上腺皮质激素在临床上应用广泛，具有抗炎作用、抗毒素作用、免疫抑制作用及抗休克作用，临床上常用来治疗急危重症、结缔组织疾病及自身免疫病等。因为皮质激素是一种免疫抑制剂，能够掩盖潜在感染，使用不当或长期使用，也会引起医院感染。

7. 环境污染严重　医院传染源多，因此环境污染也严重。其中，污染最严重的是感染患者的病房和公共厕所，病区中的公共用品，如水池、手推车、便器等也常有污染。污染的物品包括血液、血制品、医院内饮用水及食物等。

8. 其他因素　性别因素（女性易发生尿路感染）、不良卫生习惯及精神状态等也是重要原因。

四、医院感染的预防和控制

目前普遍认为易感人群、环境及病原微生物是医院感染的主要因素。因此，控制医院感染的危险因素是预防和控制医院感染的最有效措施。医院感染的预防与控制是一项复杂的系统工程，虽然涉及多种多样的问题，但只要加强管理，采取行之有效的措施，大部分的医院感染是可预防的。为此，我国在预防控制医院感染方面制定和颁布了合理使用抗生素、消毒灭菌原则、医院重点部门管理的要求以及一次性使用医用器具和消毒药械、污水及污物处理等管理措施。

医院感染的预防与控制主要有以下几方面。

1. 提高认识，强化管理　加强医务人员对医院感染的认识，认真执行有关制度，防止医源性感染的发生。

2. 加强医疗废弃物的管理　医疗废弃物要分类收集、集中消毒和焚烧处理。

3. 严格执行规章制度　包括消毒隔离制度、无菌技术操作规程及探视制度等。每一位医护人员都应从控制医院感染、保护患者健康出发严格执行规章制度及实施细则，并要求患者与探视者共同遵守。

4. 改进医院建筑与布局　医院建筑布局合理与否对医院感染的预防至关重要。为防止细菌的扩散和疾病的蔓延，医院传染病房、手术室、监护室、观察室、探视接待室、供应室、洗衣房、厨房等，在设备与布局上都应有特殊的要求。

5. 做好消毒与灭菌工作　做好医院消毒工作，明确常用消毒方法，注意皮肤、手、空气、医疗器械的消毒。严格掌握无菌操作技术，注射室实行一人一针一管一巾，医疗器械要一用一消毒。

6. 采取合理的诊断治疗方法　合理使用抗生素，减少耐药菌产生及传播和流行。切实做好侵入性检查与治疗器械的消毒、灭菌工作。应用免疫抑制疗法要采取相应的保护措施。

7. 控制感染的流行　控制感染流行主要包括寻找传染来源与途径，采取相应的隔离与消毒措施。

8. 改善工作人员的卫生与健康条件　所有医务工作人员应定期进行健康检查，如果有不适或疑为传染性疾病，应立即报告，以便采取相应措施，并根据需要进行人工主动和被动免疫或药物预防。

医护人员应做好个人防护，一是防止将病菌传给自身或带出病房；二是防止将病菌传给病房内的易感者。个人防护主要是穿戴个人防护装备（衣、帽、鞋、手套、口罩）以及洗手消毒。医院感染的预防及控制除采取上述措施外，还应对易感人群、医院重点部门，如急诊室、病房、治疗室、换药及注射室、母婴室、婴儿室、手术室、检验科、口腔科、内镜室、供应室、洗衣房等以及医院的建筑设计和卫生采取相应措施。

第二节　生物安全

PPT

广义的生物安全涉及能致病的生物因子、病原体、生物气溶胶、生物战和生物恐怖、实验室相关感染、医院感染、突发公共卫生事件等。病原生物实验室研究的对象是病原微生物，包括对病原的分离、培养、鉴定、保存以及销毁，如果在管理和操作中一旦有所疏漏就会发生实验室感染，造成威胁，进而可能造成病原体扩散或传染病的流行。

⊕ **知识链接**

《中华人民共和国生物安全法》由中华人民共和国第十三届全国人民代表大会常务委员会第二十二次会议于 2020 年 10 月 17 日通过，自 2021 年 4 月 15 日起施行。《中华人民共和国生物安全法》是为维护国家安全，防范和应对生物安全风险，保障人民生命健康，保护生物资源和生态环境，促进生物技术健康发展，推动构建人类命运共同体，实现人与自然和谐共生，制定的法律。

一、病原微生物的分类

根据病原微生物的传染性及感染后对个体或人群的危害程度，可将病原微生物进行分类（表 7-2）。

表 7-2　病原微生物的分类

分类	危害程度	主要病原微生物
第一类	能够引起人类或动物非常严重疾病的微生物，以及我国尚未发现或已宣布消灭的微生物。属于高致病性微生物	如天花病毒、类天花病毒、克里米亚-刚果出血热病毒（新疆出血热病毒）、朊病毒、埃博拉病毒、猴痘病毒等 29 种病原体
第二类	能够引起人类或动物严重疾病，比较容易直接或间接在人与人、动物与动物、动物与人间传播的微生物。属于高致病性微生物	如汉坦病毒、高致病性禽流感病毒、HIV、霍乱弧菌、鼠疫耶尔森菌、乙型脑炎病毒、狂犬病病毒、SARS 冠状病毒、西尼罗病毒、脊髓灰质炎病毒、结核分枝杆菌、炭疽芽孢杆菌、布鲁菌、立克次体属等 70 种病原体
第三类	能够引起人类或动物疾病，但一般情况下对人、动物或环境不构成严重危害，传播风险有限，实验室感染后很少引起严重疾病，并具备有效治疗和防制措施的微生物	如百日咳鲍特菌、破伤风梭菌、急性出血性结膜炎病毒、致病性大肠埃希菌、伤寒沙门菌、脑膜炎奈瑟菌、志贺菌属、葡萄球菌、弯曲菌、流感病毒、登革病毒、肝炎病毒、风疹病毒、疱疹病毒、鼻病毒、腺病毒、伯氏疏螺旋体、白假丝酵母菌等 275 种病原体
第四类	通常情况下不会引起人类或动物疾病的微生物	如小鼠白血病病毒、豚鼠疱疹病毒、减毒活疫苗以及不属于第一、二、三类的低毒力的病原微生物

采集、运输高致病性病原微生物样本应当防止病原微生物扩散和感染。实验室在实验活动结束后，应及时将样本就地销毁或送交保藏机构保管。

二、病原微生物实验室分级

根据实验室对病原微生物的生物安全防护水平（biosafety level，BSL）及实验室生物安全标准的规定，分为一级、二级、三级、四级四个等级（表7-3）。

表7-3 病原微生物实验室分级

级别	实验室特点及操作对象
一级	普通建筑结构实验室。处理对人、动植物、环境危害较低，不具有致病能力的样本
二级	配备负压生物安全柜和高压蒸汽灭菌器等设备。操作对人、动植物、环境具有中等危害或具有潜在危险的致病因子，对健康成人、动植物、环境不会造成严重危害，具有有效的预防和治疗措施
三级	房间保持负压，有独立的送排风系统，排出的空气需经高效过滤器过滤。操作对人、动植物、环境具有高度危险性，主要通过气溶胶使人类传染上严重的甚至是致命性的疾病，或对动植物或环境具有高度危害的致病因子。通常有预防治疗措施
四级	实验室防护级别最高，配备生命支持系统，对实验室内部设施和外部环境都有特殊要求。操作对人、动植物、环境具有高度危险性，通过气溶胶途径传播或传播途径不明或未知的危险致病因子。没有预防、治疗措施

一、二级实验室不得从事高致病性病原微生物实验室活动。通常情况下，不会引起人、动物疾病的微生物，可在一级实验室操作。如果病原体致病性不强，且不形成气溶胶，可在二级实验室操作。三级、四级实验室从事高致病性病原微生物实验活动。如果病原体致病性强，且易形成气溶胶，可在三级实验室操作。对于致病性极强的病原体，应在四级实验室操作。对于我国尚未发现或者已经宣布消灭的病原微生物，应经批准后才能从事相关实验活动。

三、医疗感染性废弃物的处理

医疗废弃物是指医疗卫生机构在诊疗、护理、预防保健及其他相关活动中产生的具有直接或间接毒性、感染性以及其他危害的废弃物。医疗废弃物的处理是生物安全的一个重要环节。医疗废弃物可分为感染性废弃物、化学废弃物和放射性废弃物。废弃物的处理应按照国家、地区或地方的相关要求进行。对其处理的首要原则是所有感染性材料必须在实验室内清除污染，一般采用高压灭菌和化学消毒处理等方式。小刀、针头、玻璃等利器应直接放置于锐器收集容器内，不得对其进行折断、折弯、回盖等处理，以免引起锐器伤所致的院内感染。锐器伤是引起卫生人员血源性（HBV、HCV、HIV等）传播疾病的最主要的职业危险因素，且护士是医院内发生率最高的职业群体。

四、生物安全与工作行为和安全防护

在临床诊疗、护理工作的过程中，强化生物安全，树立无菌操作的理念，严守无菌操作工作行为是防止交叉感染、医源性感染及环境感染的重要保障。安全防护是医务工作者必备的认知与技能，安全防护就是通过防护工具来避免工作人员暴露于气溶胶、喷溅物以及意外接触等危险。工作中主要的安全防护用具有工作服、面罩、手套以及鞋等。养成良好的个人防护意识也是生物安全防护的重要一环。规范个人行为，在工作区，不要吸烟、饮食、处理角膜接触镜（隐形眼镜）、使用化妆品、存放食品等。在工作时必须穿工作服，在结束工作时要脱下工作服并及时洗手。在给患者抽血时，应戴手套。如果手套破损、刺破或失去其屏障功能则应立即更换。工作结束时，除去手套并洗手，洗手时应严格遵守洗手的规程。不要清洗或重复使用一次性手套。在处理生物材料时穿着适用的防护服。用完防护服要消毒灭菌后再洗涤。工作用鞋要防水、防滑、耐扎、舒适、可有效保护脚部。在工作时如果发生微生物或有害物质溅出，要佩戴防护眼镜。

五、医护人员职业暴露防护与处理

职业暴露一般是指由于日常工作中的操作意外，使医护工作人员直接接触了患者分泌物、排泄物及血液等，应尽量避免暴露时间的发生，一旦发生应立即处理。

1. 职业暴露的预防 医院须建立职业安全管理委员会，专人负责职业安全管理，各科室建立安全监督员，保证对工作环境进行安全管理。建立工作人员健康档案，实行有效的防护措施。树立无菌观念，严守技术岗位操作规范，配备齐全的防污染资源。定期组织工作人员进行培训。

2. 职业暴露的处理 包括一般处理措施、通过血液等传播的病毒职业暴露后的药物处理及登记报告。

（1）一般处理措施 发生职业暴露应立即处理，根据事故的情况采用相应的措施。①皮肤与黏膜处理：皮肤或黏膜受污染时，用肥皂液或流水清洗污染的皮肤，被暴露的黏膜应当反复用流水冲洗干净。②眼睛处理：眼睛溅入液体后立即用冲眼设施冲洗，避免揉搓眼睛，连续冲洗不少于10分钟。③伤口处理：皮肤破损或刺伤应当在伤口周围轻轻挤压，尽可能地挤出损伤处的血液，禁止进行伤口局部挤压，用肥皂液或流水清洗后用75%乙醇或者0.5%碘伏进行消毒，并包扎伤口；严重损伤或暴露时，或当感染性物质泼溅出来形成气溶胶时，会造成很大危害，应立即采取措施疏散工作人员，在被溅处用消毒剂浸泡处理。

（2）通过血液等传播的病毒职业暴露后的药物处理 HBV职业暴露确认后，应立即注射高效乙肝免疫球蛋白，并在第4周、第12周、6个月进行HBV检测。HCV职业暴露者，在第4周、第12周、8个月时对HCV进行检测。HIV职业暴露时对其暴露的级别和暴露源的病毒载量水平进行评估和确定后，实施预防性用药，用药应尽早进行，最好在4小时内实施，最迟不超过24小时，即使超过24小时也应进行预防性用药。

（3）登记和报告 职业暴露发生后，由科室负责人及时将情况报告主管部门，应对经血液传播疾病病毒职业暴露情况进行登记。其内容包括发生时间、处理方法及处理经过、是否实施预防性用药、第一次用药时间、药物不良反应及用药依从性情况；定期检测和随访。对发生的重大感染事件须立即逐级上报，采取果断措施。主管部门定期将本科室发生的职业暴露情况进行汇总，上报疾病预防控制中心。

六、生物安全的监督和法律责任

上级主管部门定期检查医院的生物安全防护、安全操作、病原微生物菌（毒）种保存与使用、医院排放废气和废水以及其他废物处置等的实施情况。监督工作主要是监督医院执行国家有关行政法规、法律、标准和要求的记录、档案及报告的情况。法律责任的主要内容是承担造成传染病传播、流行或者其他严重后果的法律责任。

目标检测

答案解析

1. 按病原体的来源，下列属于医院感染类型的是

    A. 外源性感染　　　　　　　B. 内源性感染　　　　　　　C. 交叉感染

    D. 环境感染　　　　　　　　E. 以上都是

2. 根据危害程度将病原微生物分为多类，危险程度最高的是

    A. 第一类　　　　B. 第二类　　　　C. 第三类　　　　D. 第四类　　　　E. 第五类

3. 关于医院内感染，以下表述错误的是

    A. 条件致病菌为主

    B. 多为多重耐药菌

    C. 主要侵犯免疫功能低下的宿主

    D. 原有慢性感染在医院急性发作也应属于医院内感染

E. 应采取综合性措施加强预防

4. 以下生物安全实验室级别中，生物安全防护最低的是

　　A. BSL－1　　　　B. BSL－2　　　　C. BSL－3　　　　D. BSL－4　　　　E. BSL－5

5. 关于医疗感染性废弃物的处理，下列不正确的是

　　A. 医疗废弃物可分为感染性废弃物、化学废弃物和放射性废弃物

　　B. 护士是医院内发生率最低的职业群体

　　C. 锐器伤是引起卫生人员血源性传播疾病的最主要的职业危险因素

　　D. 所有感染性材料一般采用高压灭菌和化学消毒处理

　　E. 废弃物的处理应按照国家、地区或地方的相关要求进行

6. 艾滋病毒职业暴露后预防性用药最好应在暴露后（　　）小时内实施

　　A. 2　　　　　　B. 4　　　　　　C. 12　　　　　　D. 24　　　　　　E. 72

7. 关于诱发医院感染的因素，正确的是

　　A. 严格执行无菌技术和消毒隔离制度

　　B. 介入性检查与治疗不会诱发医院感染

　　C. 肾上腺皮质激素使用不当或长期使用会引起医院感染

　　D. 老年患者增多不易发生医院感染

　　E. 长期大量使用抗生素可防止医院感染

8. 医院感染最主要的传播途径是

　　A. 接触传播　　　　　　　　B. 空气传播　　　　　　　　C. 食品和水

　　D. 慢发病毒感染　　　　　　E. 节肢动物传播

9. 下列有关生物安全防护措施不正确的是

　　A. 在工作区不要饮食

　　B. 结束工作时要脱下工作服并及时洗手

　　C. 不要清洗或重复使用一次性手套

　　D. 在给患者抽血时，如果佩戴的手套破损或刺破待工作结束后再更换

　　E. 在处理生物材料时穿着适用的防护服

10. 发生职业暴露时，以下措施不正确的是

　　A. 皮肤或黏膜受污染时，用肥皂液或流水清洗污染的皮肤

　　B. 眼睛溅入液体后立即用冲眼设施冲洗，避免揉搓眼睛

　　C. 皮肤破损或刺伤应当在伤口周围轻轻挤压，尽可能挤出损伤出的血液

　　D. 皮肤伤口用肥皂液或流水清洗后用95%乙醇或者0.5%碘伏进行消毒

　　E. 感染性物质泼溅出来形成气溶胶时，应立即疏散工作人员

书网融合……

本章小结　　　　　　　　微课　　　　　　　　题库

第八章 球 菌

球菌（coccus）广泛分布于自然界、人和动物的皮肤及与外界相通的腔道，是细菌常见的一大类。其中能引起人类疾病的球菌为病原性球菌（pathogenic coccus）。人类常见的病原性球菌主要包括葡萄球菌属、链球菌属、肠球菌属、奈瑟菌属四个属的一些细菌。葡萄球菌、链球菌、肺炎链球菌、肠球菌为革兰阳性菌，脑膜炎奈瑟菌、淋病奈瑟菌为革兰阴性菌。病原性球菌可引起化脓性感染，亦称化脓性球菌（pyogenic coccus）。

第一节 葡萄球菌属

PPT

葡萄球菌属（*Staphylococcus*）细菌广泛分布于自然界空气、水、土壤、物品的表面以及人和动物的皮肤及与外界相通的腔道中，多数为不致病的腐物寄生菌及属于人体正常菌群的表皮葡萄球菌。有些人可携带致病菌株，尤以医护人员携带率高，是医院感染的重要来源。对人类致病的主要为金黄色葡萄球菌（*S. aureus*）。

一、生物学性状 📱微课

（一）形态与染色

革兰染色阳性，菌体呈球形，直径 $0.5 \sim 1.5 \mu m$，典型的葡萄球菌排列呈葡萄串状（图8-1，彩图4）。在脓汁或液体培养基中常成双或短链状排列。在某些化学物质（如青霉素）作用下，可裂解或变成 L 型细菌。无鞭毛，无芽孢，体外培养一般不形成荚膜，但少数菌株的细胞壁外层见有荚膜样黏液物质。葡萄球菌衰老、死亡或被中性粒细胞吞噬后革兰染色可为阴性。

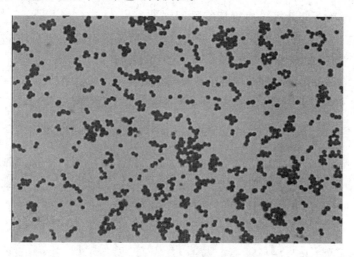

图 8 - 1　葡萄球菌（革兰染色）

（二）培养特性与生化反应

1. 培养特性　需氧或兼性厌氧。营养要求不高，在普通培养基中，35℃生长良好。葡萄球菌普遍具有耐盐性，能在含 6.5% NaCl 琼脂上生长。在肉汤培养基中呈均匀混浊生长。于普通琼脂平板上 24～36 小时可形成圆形、凸起、边缘整齐、表面光滑、湿润、不透明的菌落。在血平板上，金黄色葡萄球菌和某些葡萄球菌可形成透明 β - 溶血环。因菌种不同可产生金黄色、白色、柠檬色的脂溶性色素（表 8 - 1）。

表 8 - 1　三种葡萄球菌的主要性状

性状	金黄色葡萄球菌	表皮葡萄球菌	腐生葡萄球菌
菌落色素	金黄色	白色	白色或柠檬色
血浆凝固酶	+	-	-
溶血素	+	-	-
甘露醇分解	+	-	-
SPA	+	-	-
耐热核酸酶	+	-	-
致病性	强	弱或无	无
新生霉素	敏感	敏感	耐药

2. 生化反应　葡萄球菌属触酶阳性，可与链球菌相区别，氧化酶阴性，多数菌株能分解葡萄糖、麦芽糖及蔗糖，产酸不产气。致病性葡萄球菌能分解甘露醇产酸（表 8 - 1）。

（三）抗原结构

已发现的抗原有 30 种以上，种类多，结构复杂，其化学组成有蛋白质抗原、多糖抗原及细胞壁抗原，较为重要的为葡萄球菌 A 蛋白。

1. 葡萄球菌 A 蛋白（staphylococcal protein A，SPA）　90% 以上的金黄色葡萄球菌细胞壁表面有 SPA。SPA 为完全抗原，可与人和多种哺乳动物血清中 IgG1、IgG2 和 IgG4 分子的 Fc 段发生非特异性结合，而 IgG 的 Fab 段仍能与相应抗原发生特异性结合。因此，SPA 可作为一种诊断试剂用于协同凝集试验，已广泛应用于多种微生物抗原的快速检测。在体内，SPA 与 IgG 结合后所形成的复合物还具有抗吞噬、促细胞分裂、引起超敏反应及损伤血小板等作用。

2. 多糖抗原 存在于细胞壁上，具有型特异性。从金黄色葡萄球菌可分离出 A 群的多糖抗原，从表皮葡萄球菌可分离出 B 群的多糖抗原。

3. 荚膜多糖 宿主体内的多数金黄色葡萄球菌表面有荚膜多糖抗原，此抗原有利于细菌黏附到细胞或生物合成材料表面（如促进细菌对医用导管、人工关节等合成材料的黏附）。

（四）分类

根据生化反应和色素等表型不同，可将葡萄球菌属分为金黄色葡萄球菌（*S. aureus*）、表皮葡萄球菌（*S. epidermidis*）和腐生葡萄球菌（*S. saprophyticus*）三种。三种葡萄球菌的主要性状见表 8 - 1。据核酸序列的遗传学分型，如根据 16S rRNA 不同，葡萄球菌属可分为 40 个种和 24 个亚种。

（五）抵抗力

葡萄球菌为无芽孢细菌中抵抗力最强的细菌之一。在干燥的脓汁、痰液中能存活 2 ~ 3 个月；加热 60℃ 1 小时或 80℃ 30 分钟才被杀死；对碱性染料敏感，如 1∶10 万 ~ 1∶20 万的甲紫溶液可抑制其生长；对青霉素、红霉素和庆大霉素敏感。但近年来耐药菌株逐年增多，对青霉素耐药菌株达 90% 以上，尤其是耐甲氧西林金黄色葡萄球菌（methicillin - resistant *S. aureus*，MRSA），已成为医院感染重要的致病菌之一。耐药性产生的机制与细菌质粒或与细胞壁成分改变和细胞壁的合成量有关。

⊕ **知识链接**

耐甲氧西林金黄色葡萄球菌及其耐药性

金黄色葡萄球菌是临床上常见的毒性较强的细菌，自 20 世纪 40 年代青霉素（penicillin）问世后，金黄色葡萄球菌引起的感染性疾病受到较大的控制，但随着青霉素的广泛使用，有些金黄色葡萄球菌产生青霉素酶，能水解 β - 内酰胺环，表现为对青霉素的耐药。为此，科学家研究出一种新的能耐青霉素酶的半合成青霉素，即甲氧西林（methicillin）。应用于临床后有效地控制了金黄色葡萄球菌产酶株的感染，但后来英国的 Jevons 首次发现了耐甲氧西林金黄色葡萄球菌（MRSA）。MRSA 从发现至今感染几乎遍及全球，已成为院内和社区感染的重要病原菌之一。MRSA 感染的治疗是临床十分棘手的难题之一，关键是其对许多抗生素有多重耐药。因其耐药机制是青霉素结合蛋白（PBPs）性质的改变，因此，MRSA 几乎对所有的 β - 内酰胺类抗生素耐药，同时还对大环内酯类抗生素、氨基糖苷类抗生素等多种抗菌药物表现出耐药性。目前最常用，也是疗效最肯定的抗生素为万古霉素、去甲万古霉素、替考拉宁等，但近年来 MRSA 对万古霉素的敏感性也在逐年降低，因此，合理使用抗生素，遏制细菌耐药性的产生，是当代医务人员义不容辞的责任。

二、致病性

（一）致病物质

葡萄球菌中金黄色葡萄球菌毒力很强，可产生多种胞外酶和外毒素，主要有以下致病物质。

1. 凝固酶（coagulase） 可使人或家兔血浆发生凝固的酶类物质。绝大多数致病菌株产生此酶，该酶可作为鉴定葡萄球菌有无致病性的重要指标。凝固酶有两种。①游离凝固酶：是分泌至细菌体外的蛋白质，可被人或兔血浆中的协同因子激活变成凝血酶样物质。②结合凝固酶或凝聚因子：结合在菌体表面并不释放，是该菌株表面的纤维蛋白原受体。凝固酶可使周围血液或血浆中的纤维蛋白原变为纤维蛋白，沉积于细菌表面，阻碍吞噬细胞的吞噬和胞内消化作用；还能保护病菌不受血清中杀菌物质的破坏。葡萄球菌的感染易于局限化和形成血栓均与凝固酶存在有关。近年来发现凝固酶阴性葡萄球菌亦可引起泌尿道感染、心内膜炎、导管感染、败血症等，受到相关部门高度重视。

此外，葡萄球菌还可以产生耐热核酸酶、纤维蛋白溶酶及透明质酸酶等，均有利于细菌的扩散。

2. 葡萄球菌溶素（staphylolysin） 金黄色葡萄球菌能产生 α、β、γ、δ 四型溶素，对人类有致病作用的主要是 α 溶素。α 溶素生物活性广泛，除对多种哺乳动物红细胞有溶解作用外，还对白细胞、血小板及其他一些组织细胞有损伤作用。α 溶素是一种外毒素，具有抗原性。

3. 杀白细胞素（leukocidin） 仅攻击中性粒细胞和巨噬细胞，引起细胞的损伤，最终导致细胞死亡。死亡的白细胞可形成脓栓，加重组织损伤。

4. 肠毒素（enterotoxin） 临床分离的金黄色葡萄球菌约 50% 可产生肠毒素，已确定有 9 个血清型。肠毒素是一组热稳定性强的可溶性蛋白质，100℃ 加热 30 分钟不被破坏，且能抵抗胃肠液中蛋白酶的水解作用。肠毒素的作用机制可能是毒素与肠道神经细胞受体作用，刺激呕吐中枢，导致以呕吐为主要症状的急性胃肠炎，称为食物中毒。其发病率占食物中毒的首位。

5. 表皮剥脱毒素（exfoliatin） 是由金黄色葡萄球菌某些菌株产生。表皮剥脱毒素能裂解皮肤表皮层细胞，使细胞间桥断裂，特别是在婴幼儿当中，可引起剥脱性皮炎（又称烫伤样皮肤综合征，损伤的皮肤既无细菌又无白细胞）。该毒素能刺激机体产生具有保护作用的中和抗体。

6. 毒性休克综合征毒素－1（toxic shock syndrome toxin－1，TSST－1） 它能引起毒性休克综合征（TSS）。TSST－1 是金黄色葡萄球菌分泌的一种外毒素，可引起机体发热、休克及脱屑性皮疹。

（二）所致疾病

葡萄球菌所致人类疾病可分为侵袭性和毒素性两种类型。

1. 侵袭性疾病 主要引起化脓性炎症。

（1）皮肤化脓性感染 如痈、疖、甲沟炎、毛囊炎、脓疱疮、蜂窝织炎、伤口化脓及脓肿等，临床常见特点：病灶多局限，界限清楚，脓汁金黄而黏稠。

（2）内脏器官化脓性感染 如肺炎、气管炎、中耳炎、脓胸、骨髓炎及心包炎等。

（3）全身感染 如败血症、脓毒血症等，多见于皮肤原发化脓灶受到外力挤压或机体免疫力下降。

2. 毒素性疾病 由葡萄球菌产生的外毒素引起的中毒性疾病。

（1）食物中毒 食入含金黄色葡萄球菌肠毒素污染的食物后引起。常发生于进食后 1～6 小时，发病较急，有恶心、呕吐、腹泻等急性胃肠炎症状，即为食物中毒。不伴有发热，病后 1～2 天可自行恢复。

（2）烫伤样皮肤综合征 由表皮剥脱毒素引起。开始皮肤有红斑，1～2 天表皮起皱，继而出现内含无菌、清亮液体的大疱，最后表皮上层大片脱落。多见于婴幼儿及机体抵抗力下降的成年人。

（3）毒性休克综合征 由产生 TSST－1 金黄色葡萄球菌引起。患者主要表现为突然高热、呕吐、腹泻、弥漫性红疹伴脱皮、肾衰竭、低血压或休克。

三、实验室检查

1. 标本采集 根据不同的病情采集不同的标本。化脓性病灶采集脓汁、渗出液；疑为败血症、脓毒血症采集血液；食物中毒采集剩余食物、呕吐物和排泄物等。

2. 病原检查　采集的标本可直接涂片染色镜检，根据细菌形态、排列和染色性可作出初步诊断。分离培养与鉴定可将标本直接接种在血琼脂平板，35℃孵育 18～24 小时后挑选可疑菌落行革兰染色镜检。血液、骨髓标本先经肉汤增菌再接种血琼脂平板，然后根据色素产生、溶血状况、血浆凝固酶试验、耐热核酸酶试验、甘露醇利用试验等进行鉴定。少数凝固酶阴性葡萄球菌有时亦能致病，在最后判断时应结合临床症状。毒素鉴定，常用方法有 ELISA 法。

四、防治原则

注意个人卫生，皮肤创伤及时消毒处理，防止感染。对食堂和饮食行业加强卫生监督。皮肤有化脓感染者，尤其是手部感染未治愈前不宜从事食品制作或饮食服务行业，防止引起食物中毒。由于正常人鼻咽部带菌率为 20%～50%，医务人员高达 70%，故医务人员接触感染者后，要特别注意清洗消毒，避免引起交叉感染。金黄色葡萄球菌目前耐药率高，治疗应根据药物敏感试验结果选用适宜的抗生素，避免引起耐药性菌株的扩散。对反复发作的疖疮者，可采用自身菌苗或类毒素进行人工自动免疫，有一定的疗效。

第二节　链球菌属

PPT

→ 案例引导

案例　患儿，男，12 岁。因发热、眼睑水肿、血尿 4 天入院。入院前 2 周因发热咽痛而肌内注射青霉素 4 天，症状消失。查体：体温 39.5℃；实验室检查：尿红细胞＋＋＋，颗粒管型 32～54 个/高倍视野，ASO 抗体 1200 单位。疑诊为急性肾小球肾炎。

讨论　1. 引起本病最可能的致病菌是什么？依据是什么？

　　　　2. 该致病菌是如何传播的？患儿的这次临床表现与 2 周前发热咽痛是否有联系？

链球菌属（*Streptococcus*）是化脓性球菌中的另一大类常见革兰阳性球菌。目前有 69 个种和亚种，广泛分布于自然界和人体的鼻咽部、胃肠道等处，大多为正常菌群。致病性链球菌可引起人类多种化脓性炎症及超敏反应性疾病。链球菌属中对人类致病的主要是 A 群链球菌和肺炎链球菌。

（1）链球菌根据溶血现象分类　根据链球菌在血平板上溶血现象可将其分为三类（表 8-2）。①甲型（α）溶血性链球菌（α-hemolytic streptococcus）：菌落周围有 1～2mm 宽的草绿色溶血环，称甲型溶血或 α 溶血，这类细菌又称草绿色链球菌。此类链球菌多为机会致病菌。②乙型（β）溶血性链球菌（β-hemolytic streptococcus）：菌落周围形成 2～4mm 宽、无色透明的溶血环，称乙型溶血或 β 溶血，因此这类链球菌又称溶血性链球菌。溶血性链球菌致病力强，常引起人和动物多种疾病。③丙型（γ）链球菌（γ-streptococcus）：菌落周围无溶血环，又称不溶血性链球菌。一般不致病，常存在于乳类和粪便中，偶尔引起感染。

（2）链球菌根据抗原结构分类　根据细胞壁上 C 抗原的不同，可将其分成 A～H，K～V 共 20 个菌群。对人类致病的菌株 90% 是 A 群（表 8-2）。

表 8 - 2   临床常见链球菌

链球菌	血清群	溶血	诊断要点	引起常见疾病
化脓性链球菌	A 群	β 溶血	杆菌肽敏感	风湿热，肾炎，皮肤感染，咽炎
无乳链球菌	B 群	β 溶血	产生 CAMP 因子	脑膜炎，新生儿败血症
牛链球菌	D 群	不溶血	胆汁七叶苷阳性，6.5% NaCl 不生长	心内膜炎，败血症
肺炎链球菌	–	α 溶血	胆汁溶菌敏感，奥普托欣敏感	肺炎，心内膜炎，脑膜炎
草绿色链球菌	–	α 或不溶血	胆汁溶菌不敏感	心内膜炎，龋齿

一、生物学性状

（一）形态与染色

革兰染色阳性，菌体呈球形或卵圆形，直径 0.6～1.0μm，呈链状排列（图 8-2，彩图 5）。临床标本及固体培养基中以短链或成对多见，液体培养基中呈长链。无芽孢，无鞭毛，但有菌毛样结构，多数菌株在培养早期可形成荚膜，随着培养时间的延长而消失。衰老、死亡或被吞噬细胞吞噬后革兰染色可呈阴性。

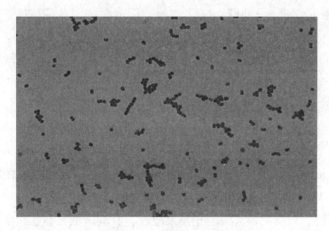

图 8 - 2   链球菌形态（革兰染色）

（二）培养特性与生化反应

需氧或兼性厌氧。营养要求较高，在含血液、血清、葡萄糖的培养基中才能生长。最适生长温度为 35℃，最适 pH 为 7.4～7.6。在血清肉汤中易成长链，管底呈絮状沉淀。在血琼脂平板上形成灰白色、表面光滑、凸起、边缘整齐、直径 0.5～0.75mm 的小菌落。不同菌株有不同的溶血现象。

链球菌不产生触酶，可与葡萄球菌相区别。链球菌不分解菊糖，不被胆汁溶解，这两个特性常被用来鉴别甲型溶血性链球菌和肺炎链球菌。

（三）抗原结构

链球菌的抗原结构复杂，主要有 3 种。

1. 核蛋白抗原   又称 P 抗原，无种特异性，各种链球菌均相同，可与葡萄球菌有交叉反应。

2. 多糖抗原   又称 C 抗原，是细胞壁的多糖成分，有群特异性，是链球菌分群的依据。

3. 蛋白质抗原   又称表面抗原，细胞壁外的菌毛样结构，含 M 蛋白，位于 C 抗原外层，具有型特异性。M 蛋白是化脓性链球菌的一种重要毒力因子，具有抗吞噬作用并与致病性有关。

（四）抵抗力

链球菌抵抗力不强，60℃ 30 分钟即被杀死，在干燥尘埃中可生存数月，对一般消毒剂敏感。乙型溶血性链球菌对青霉素、红霉素、四环素、杆菌肽及磺胺类药物等敏感。

二、致病性

（一）A 群链球菌

A 群链球菌也称为化脓性链球菌，是人类链球菌感染最常见病原菌之一。

1. 致病物质　A 群链球菌有较强的侵袭力，除胞壁成分外，还可产生多种外毒素和胞外酶。

（1）细胞壁成分：M 蛋白　是 A 群链球菌的主要致病因子，含 M 蛋白链球菌具有抗吞噬和抵抗吞噬细胞内杀菌作用的能力。此外，M 蛋白与心肌、肾小球基底膜有共同抗原，能刺激机体产生相应抗体，引起交叉反应，损害人类心血管等组织。在某些条件下，M 蛋白与相应抗体形成的免疫复合物可引起急性肾小球肾炎等超敏反应。

（2）外毒素之一：链球菌溶素　由乙型溶血性链球菌产生，有两种类型。

1）链球菌溶素 O（streptolysin O，SLO）　是一种含—SH 基的蛋白质，对氧敏感，遇氧时—SH 被氧化成—SS—基，失去溶血活性，若加入还原剂即可恢复溶血作用。SLO 免疫原性强，链球菌感染后 2～3 周至病愈后数月到一年内，85%～90% 的患者血液中可出现抗 SLO 的抗体，风湿热尤其是活动期患者该抗体显著升高，其效价在 1:400 以上，可作为链球菌新近感染的重要参考指标。

2）链球菌溶素 S（streptolysin S，SLS）　链球菌在血琼脂平板上菌落周围的 β 溶血环即 SLS 所致。SLS 是小分子糖肽，无免疫原性，对氧不敏感。SLS 对白细胞和多种组织细胞有破坏作用。

（3）外毒素之二：致热外毒素（pyrogenic exotoxin）　又称红疹毒素或猩红热毒素，是引起人类猩红热的主要毒性物质，致热外毒素抗原性强，具有超抗原作用，对兔有致热性和致死性。

（4）侵袭性酶类　A 群链球菌可产生多种侵袭性酶，均是扩散因子，主要有三种。

1）透明质酸酶（hyaluromidase）　能分解细胞间质的透明质酸，使细菌易在组织中扩散。

2）链激酶（strepto－kinase，SK）　又称链球菌纤维蛋白溶酶，与葡激酶相似，能使血浆中的纤维蛋白酶原转化成纤维蛋白酶，可溶解血块或阻止血浆凝固，有利于细菌在组织中扩散。

3）链道酶（streptodornase，SD）　又称链球菌 DNA 酶。主要由 A、C、G 群链球菌产生。能分解脓液中高度黏稠的 DNA，使脓液稀薄，促进细菌扩散。

2. 所致疾病　链球菌可引起人类多种疾患。A 群链球菌引起的疾病约占人类链球菌感染的 90%。感染来源是患者和带菌者。传播途径可通过空气飞沫传播，亦可经皮肤伤口感染。

（1）化脓性炎症　主要有淋巴管炎、淋巴结炎、蜂窝织炎、痈、脓疱疮等局部皮肤和皮下组织感染，还可引起扁桃体炎、咽炎、咽峡炎、鼻窦炎、产褥感染、中耳炎、乳突炎等及其他系统的感染。

（2）超敏反应性疾病　主要有急性肾小球肾炎和风湿热等。

（3）中毒性疾病　链球菌毒素休克综合征、猩红热等。

3. 免疫性　链球菌感染后，可使机体获得对同型链球菌的特异性免疫力。但链球菌型别较多，各型之间无交叉免疫力，所以机体可反复感染。患猩红热后可产生同型的致热外毒素抗体，能建立牢固的同型抗毒素免疫。

（二）肺炎链球菌

肺炎链球菌（*S. pneumoniae*）属链球菌属。广泛分布于自然界，经常寄居于正常人的鼻咽腔中，多数不致病，少数引起大叶性肺炎等疾病。

1. 抗原结构与分型

（1）荚膜多糖抗原　存在于肺炎链球菌荚膜中。根据抗原不同，肺炎链球菌可分为 90 多个血清型，其中有 20 多个血清型可引起疾病。

（2）C 多糖抗原　存在于肺炎链球菌细胞壁中，在钙离子存在时，可与血清中一种 C 反应蛋白（C reaction protein，CRP）结合，故常用肺炎链球菌 C 多糖来测定 C 反应蛋白，辅助诊断活动性风湿热及急性炎症性疾病。

2. 致病物质　本菌的致病物质主要是荚膜。荚膜有抗吞噬作用，失去荚膜，细菌就失去致病力。此外，肺炎链球菌溶素 O、脂磷壁酸、神经氨酸酶是肺炎链球菌较重要的致病物质。

3. 所致疾病　该菌寄生在正常人的口腔及鼻咽腔，一般不致病，当机体免疫力下降时才致病。肺炎链球菌主要引起大叶性肺炎，其次是支气管炎。肺炎后可继发脓胸、胸膜炎，也可引起乳突炎、中耳炎、败血症和脑膜炎等。

三、实验室检查

（一）病原检查

1. 标本采集　根据不同的疾病采取不同标本。如化脓性感染的脓汁、咽喉及鼻腔等病灶的棉拭、败血及免疫学检查取血液等。

2. 涂片镜检　直接涂片染色镜检，发现有典型的革兰阳性球菌链状排列可作出初步诊断。

3. 分离培养与鉴定　脓汁或棉拭直接接种于血琼脂平板上。血液标本应先在肉汤中增菌后再做分离培养。细菌鉴定主要根据菌落形态、溶血现象、染色镜检、生化反应等进行。

（二）血清学实验

常用的抗链球菌溶素 O 试验，简称抗 "O" 试验，常用于风湿热或肾小球肾炎辅助诊断。风湿热患者血清中抗 "O" 抗体比正常人显著增高，大多在 250U 左右，活动性风湿热一般会超过 400U。

四、防治原则

链球菌传播方式主要通过空气飞沫传播，应积极治疗带菌者和患者，以减少传染源。严格空气、器械等消毒和无菌操作及健康教育是防止医院感染的重要措施。对急性咽喉炎和扁桃体炎患者，特别是儿童，应彻底治疗，可有效防止急性肾小球肾炎和风湿热等超敏反应性疾病的发生。多价肺炎链球菌荚膜多糖疫苗用于儿童、老人和慢性肺炎链球菌肺炎、脑膜炎、败血症等患者，有较好效果。对于 A 群链球菌、肺炎链球菌的感染，青霉素 G 为首选治疗药物。

第三节　肠球菌属

PPT

肠球菌属（*E. enterococcus*）现属肠球菌科，有 29 个种和亚种。肠球菌常栖居在人、动物的肠道和女性生殖道，是医院感染的重要病原菌。

一、生物学性状

（一）形态与染色

肠球菌革兰染色为阳性，圆形或椭圆形，呈单个、成对或短链状排列，液体培养基中呈卵圆形、链状排列。无芽孢、无荚膜、无鞭毛。

（二）培养特性及生化反应

1. 培养特性 肠球菌为兼性厌氧菌，营养要求较高，在含有血液的培养基上生长良好。在血平板上经 35℃培养 18～24 小时后，可形成表面光滑、不透明、灰白色菌落。

2. 生化反应 触酶阴性，可与葡萄球菌相区别。能在高盐（6.5% NaCl）、高碱（pH 9.6）、含 40%胆汁的培养基中生长，可与链球菌相区别。

二、致病性

肠球菌不产生毒素或水解酶，毒力不强，只有在宿主组织定植，并能抵抗机体的免疫防御机制后才引起组织病理改变，导致感染。

（一）致病物质

1. 聚合物（aggregation substance）因子 肠球菌产生的表面蛋白可聚集受体与供体菌，有利质粒转移，增强对肾小管上皮细胞的黏附。

2. 碳水化合物黏附素（carbohydrate adhesins） 肠球菌可通过表面的黏附素吸附至肠道、尿路上皮细胞及心脏细胞。

3. 细胞溶素（cytolysin） 由肠球菌质粒编码，可加重感染的严重程度。

4. 多形核白细胞趋化因子 可介导炎症反应。

（二）所致疾病

肠球菌是医院感染的重要病原菌之一，容易侵犯年老、体弱、表皮黏膜破损以及因为使用抗生素而使正常菌群平衡改变的病患，主要引起尿路感染，表现为膀胱炎、肾盂肾炎，少数表现为肾周围脓肿等。肠球菌所致的腹腔、盆腔感染位居第二，所致败血症仅低于凝固酶阴性葡萄球菌和金黄色葡萄球菌的感染（居第三位）。此外，5%～20%的心内膜炎由肠球菌引起。肠球菌还可引起外科伤口、烧伤创面、皮肤软组织及骨关节感染。

三、实验室检查

1. 标本采集 因感染部位而异，泌尿道感染取尿液，腹腔、胸腔感染取穿刺液或引流液，败血症取血液。

2. 病原检查

（1）直接染色检查 尿液及脓液等直接涂片革兰染色镜检，血液标本经增菌培养后涂片革兰染色镜检，本菌为单个、成双或短链状排列的卵圆形革兰阳性球菌。

（2）分离培养检查 血液标本先增菌培养，脓汁、尿液标本直接接种血平板。肠球菌在血平板上形成圆形、表面光滑的菌落，α 溶血或不溶血，粪肠球菌的某些株在马血、兔血平板上出现 β 溶血。能在高盐、高碱、含 40%胆汁的培养基中生长。

（3）生化鉴定 触酶阴性，多数菌种能水解吡咯烷酮 - β - 萘基酰胺（PYR），胆汁七叶苷阳性。

四、防治原则

患者免疫力正常时，大部分肠球菌感染经治疗可痊愈。近年来获得性耐药菌株不断增多，表现为对氨基糖苷类高水平耐药和对万古霉素、肽可霉素高度耐药，临床实验室应对肠球菌进行耐药监测试验。应特别重视耐万古霉素的肠球菌，联合使用青霉素 G、氨苄青霉素与氨基糖苷类抗生素是治疗的首选方法。目前医院内感染肠球菌呈上升趋势，从重症患者分离出的肠球菌应鉴定到种。

PPT

第四节 奈瑟菌属

⇒ **案例引导** ──────────

　　案例 患儿，男，7岁。发热伴有头痛，呕吐3天，服用解热药及抗生素后，症状无明显改善，头痛加剧，自诉颈部痛，烦躁。入院时喷射状呕吐，体温41℃，神志清。右眼结膜及全身皮肤有红色出血点，咽部充血，颈强直。脑脊液检查：外观浑浊，白细胞数量增加明显，以中性粒细胞为主。将脑脊液离心沉淀后取沉渣涂片，革兰染色镜检，发现中性粒细胞内外均有革兰阴性双球菌。

　　讨论 1. 引起本病致病菌是什么？还需做哪些微生物学检查以确定诊断？

　　　　　 2. 该菌是如何传播的？所致疾病怎样进行特异性预防？

一、脑膜炎奈瑟菌

　　奈瑟菌属（*Neisseria*）归于奈瑟菌科，有23个种和亚种。奈瑟菌属中的脑膜炎奈瑟菌（*N. meningitidis*）、淋病奈瑟菌（*N. gonorrhoeae*）是主要的致病菌，其余均为鼻、咽喉和口腔黏膜的正常菌群。

　　脑膜炎奈瑟菌（*N. meningitidis*）又称脑膜炎球菌，是引起流行性脑脊髓膜炎（流脑）的病原菌。

（一）生物学性状

　　1. 形态与染色 革兰染色阴性，菌体呈肾形或咖啡豆形，凹面相对，成双排列，直径为0.6～0.8μm。人工培养后呈卵圆形或球形，排列较不规则。在患者脑脊液中，多位于中性粒细胞内，形态典型（图8-3，彩图6）。新分离菌株大多有荚膜和菌毛。

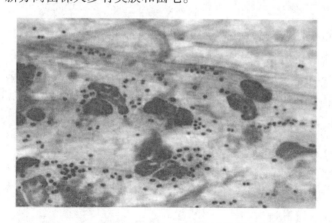

图8-3 脑膜炎奈瑟菌（脑脊液涂片革兰染色）

　　2. 培养特性及生化反应

　　（1）培养特性 专性需氧，初次分离须在5%～10% CO_2 环境条件培养，营养要求较高。常用经80℃以上加热的血琼脂平板，由于血液加热后颜色似巧克力，故名巧克力（色）平板。脑膜炎奈瑟菌在巧克力色平板上37℃培养18～24小时，形成直径1～2 mm，圆形凸起、光滑湿润、无色透明、边缘整齐似露水珠状菌落，血平板上不溶血，卵黄双抗培养基上为光滑、湿润、扁平、边缘整齐的较大菌落。

　　（2）生化反应 氧化酶阳性，分解葡萄糖和麦芽糖，产酸不产气。

3. 抗原结构及分类 脑膜炎奈瑟菌的主要表层抗原有三种。

（1）荚膜多糖特异性抗原 根据荚膜多糖抗原的不同，可将脑膜炎奈瑟菌分为 A、B、C、D、X、Y、Z、29E、W135、H、I、K 和 L 13 个血清群，对人类致病的多为 A、B、C 三群，以 C 群致病力最强，我国流行的菌株以 A 群为主。

（2）外膜蛋白型特异性抗原 根据细菌外膜蛋白组分不同，脑膜炎奈瑟菌的各血清群又可分为若干个血清型，但 A 群所有的外膜蛋白相同。

（3）脂寡糖抗原 是脑膜炎奈瑟菌的主要致病物质。

4. 抵抗力 奈瑟菌属细菌抵抗力低，对冷、热、干燥及消毒剂敏感，在室温中 3 小时即死亡，故在临床病原诊断标本采集过程中，要求床边接种以保证病原检查质量。对磺胺、青霉素、链霉素等敏感。

（二）致病性与免疫性

1. 致病物质

（1）荚膜 可抵抗吞噬细胞的吞噬作用，增强细菌对机体的抵抗力。

（2）菌毛 介导细菌黏附在宿主易感细胞表面。

（3）内毒素（脂寡糖抗原 LOS） 是脑膜炎奈瑟菌的主要致病物质。内毒素作用于小血管或毛细血管，引起血栓、出血，表现为皮肤出血性瘀斑，大量内毒素可引起 DIC，导致休克；作用于肾上腺，导致肾上腺出血。

2. 所致疾病 脑膜炎奈瑟菌是流行性脑脊髓膜炎的病原菌。传染源是患者和带菌者。病原菌常寄居于人的鼻咽部或口腔黏膜，通过呼吸道分泌物或飞沫传播。发病多为冬末或春季，6 个月至 2 岁儿童因免疫力弱，是易感人群，发病率较高。感染后患者多数有上呼吸道炎症，少数可发展为菌血症或败血症。

3. 免疫性 机体对脑膜炎奈瑟菌的免疫力以体液免疫为主。显性、隐性感染和疫苗接种后两周，血清中群特异性多糖 IgG、IgM 和 IgA 水平升高，可使机体获得免疫力。6 个月内婴儿可通过母体自然被动获得抗体，对于新生儿抗感染具有重要的意义。

（三）实验室检查

1. 标本采集 采集患者的脑脊液、血液或刺破出血瘀斑取其渗出物。

2. 病原检查 直接涂片革兰染色镜检，如在中性粒细胞内外有革兰阴性双球菌，可作出初步诊断。脑膜炎奈瑟菌对低温和干燥极敏感，标本采集后应注意保暖保湿并立即送检。血液或脑脊液先接种至血清肉汤培养基增菌后，再在巧克力色培养基上划线分离，并置于 5%～10% CO_2 环境中孵育。挑取可疑菌落涂片染色镜检，并做生化反应和凝集试验鉴定。

3. 免疫学检查 脑膜炎奈瑟菌容易自溶，可用 SPA 协同凝集试验、对流免疫电泳和 ELISA 等方法快速诊断脑脊液或血液中的可溶性抗原。

（四）防治原则

关键是尽快控制传染源、切断传播途径、提高人群免疫力，做到早发现、早诊断、早治疗、早防控。对易感儿童可接种流脑荚膜多糖疫苗，常用 A、C 二价或 A、C、Y、W135 四价混合多糖疫苗。流行期间可口服磺胺药物等预防。治疗首选药物为青霉素，剂量要大，对青霉素过敏者可选用红霉素。

二、淋病奈瑟菌

淋病奈瑟菌（*N. gononrrhorae*）俗称淋球菌（gonococus），是引起人类泌尿生殖系统黏膜化脓性感染（淋病）的病原菌。淋病是我国发病率最高的性传播疾病。

（一）生物学性状

1. 形态与染色　革兰阴性双球菌，直径$0.6 \sim 0.8 \mu m$，菌体呈肾形或咖啡豆形，与脑膜炎奈瑟菌相似，在患者的脓汁标本中，细菌大多位于中性粒细胞细胞质内（图8-4，彩图7），而慢性患者则多在细胞外。无芽孢和鞭毛，有荚膜和菌毛。

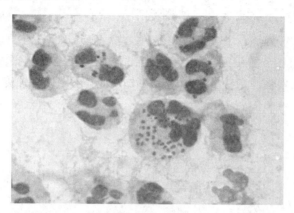

图8-4　淋病奈瑟菌（分泌物革兰染色）

2. 培养特性与生化反应

（1）培养特性　营养要求高，初次分离需要$5\% \sim 10\% CO_2$。35℃培养18~24小时，在巧克力色平板上形成圆形凸起、灰白色光滑型菌落。

（2）生化反应　氧化酶和触酶阳性，只分解葡萄糖，不分解麦芽糖，产酸不产气。

3. 抗原结构　主要有菌毛蛋白抗原、脂寡糖抗原和外膜蛋白抗原（包括PⅠ、PⅡ、PⅢ）。

4. 抵抗力　淋病奈瑟菌抵抗力弱，对冷、热、干燥及消毒剂极度敏感。对磺胺类药物、青霉素均敏感，但易产生耐药性。

（二）致病性

1. 致病物质

（1）外膜蛋白　PⅠ可直接破坏中性粒细胞；PⅡ分子参与淋病奈瑟菌间以及菌体与一些宿主细胞间的黏附作用；PⅢ可阻抑抗菌抗体的活性。

（2）菌毛　有毒力的菌株借助菌毛黏附于泌尿生殖道，在局部生长繁殖并侵入细胞。

（3）IgA1蛋白酶　淋病奈瑟菌产生IgA1蛋白酶，能破坏黏膜表面存在的特异性IgA1抗体，保护细菌。

（4）脂寡糖　致病性淋病奈瑟菌表面的毒力因子，具有内毒素活性，可辅助黏附与侵入宿主细胞。

2. 所致疾病　人类是淋病奈瑟菌的唯一宿主，主要通过性接触，淋病奈瑟菌侵入尿道和生殖道而感染，潜伏期一般为2~5天。成人感染初期，可引起男性前尿道炎、女性尿道炎与子宫颈炎，若不及时治疗，可扩散到生殖系统，引起慢性感染，是导致不育的原因之一。母体患有淋菌性阴道炎或子宫颈炎时，婴儿出生时可通过产道感染引起淋菌性眼结膜炎。

3. 免疫性　人类对淋病奈瑟菌无天然免疫力，感染后特异性免疫不持久，再感染和慢性感染患者较普遍。

（三）实验室检查

1. 标本采集　取泌尿生殖道脓性分泌物直接涂片，革兰染色后镜检，如在中性粒细胞内发现有革兰阴性双球菌有诊断价值。淋病奈瑟菌抵抗力弱，标本采取后应注意保暖保湿并立即送检接种。

2. 病原检查　分离培养时可将标本接种于巧克力色血琼脂平板或Thayer-Martin（T-M）培养基，

然后至 5% CO_2 35℃培养箱，培养 48 小时，淋病奈瑟菌在巧克力色平板上形成圆形凸起、灰白色光滑型菌落。涂片染色：革兰阴性肾形双球菌。生化反应：氧化酶和触酶阳性，只分解葡萄糖，不分解麦芽糖，产酸不产气。另外也可采用核酸杂交技术和核酸扩增技术检测该菌核酸，可用于淋病奈瑟菌快速诊断。

（四）防治原则

目前尚无有效的疫苗供特异性预防。要防止淋病发生，应开展性卫生宣教，禁止卖淫嫖娼及防止不正当两性关系是非常重要的环节。积极治疗患者，首选青霉素 G。近年来淋病奈瑟菌耐药菌株不断增加，应根据药敏试验，合理选择使用抗生素。婴儿出生时，无论产妇有无淋病，应立即用 1% 硝酸银滴眼，以预防新生儿淋病性眼结膜炎的发生。

目标检测

答案解析

1. 常见的革兰阳性致病性球菌有
   A. 金黄色葡萄球菌　　　　　B. 表皮葡萄球菌　　　　　C. 丙型链球菌
   D. 脑膜炎球菌　　　　　　　E. 淋球菌

2. 化脓性炎症，其脓汁黏稠、病灶局限，这是由于病菌产生
   A. 透明质酸酶　　　　　　　B. 血浆凝固酶　　　　　　C. 耐热核酸酶
   D. 链道酶　　　　　　　　　E. 葡激酶

3. 各型链球菌中，致病力最强的是
   A. 甲型溶血性链球菌　　　　B. 乙型溶血性链球菌　　　C. 丙型链球菌
   D. 草绿色链球菌　　　　　　E. B 群链球菌

4. 测定 SLO 抗体，可协助诊断
   A. 肠热症　　　　　　　　　B. 风湿热　　　　　　　　C. 类风湿关节炎
   D. 猩红热　　　　　　　　　E. Q 热

5. 培养脑膜炎奈瑟菌常用的培养基是
   A. 罗氏培养基　　　　　　　B. 柯氏培养基
   C. 巧克力制成的培养基　　　D. 沙保培养基
   E. 巧克力（色）血平板

6. 关于脑膜炎奈瑟菌的感染，错误的是
   A. 主要经飞沫传染　　　　　B. 引起菌血症
   C. 6 个月内婴儿易感　　　　D. 主要是内毒素致病
   E. 感染可用磺胺类药物治疗

7. 关于淋病奈瑟菌，以下叙述正确的是
   A. 引起新生儿"脓漏眼"　　　B. 革兰阳性菌
   C. 主要经呼吸道传播　　　　D. 杆菌
   E. 有毒株，无菌毛

8. 肺炎链球菌的主要致病物质是
   A. 透明质酸酶　　　　　　　B. 溶血毒素　　　　　　　C. 普通菌毛

  D. 荚膜   E. 外毒素

9. 下列关于肠球菌的说法，错误的是

  A. 革兰阳性菌，圆形或椭圆形，呈单个、成对或短链状排列

  B. 是医院感染的重要病原菌之一

  C. 主要引起尿路感染、盆腔腹腔感染、败血症等

  D. 近年来耐药性问题日渐显著

  E. 毒力较强

10. 与心肌及肾小球基底膜有共同抗原的是

  A. 金黄色葡萄球菌   B. A 群链球菌   C. 14 型肺炎链球菌

  D. 脑膜炎奈瑟菌   E. 肠球菌

书网融合……

本章小结

微课

题库

第九章　肠杆菌科

📖 学习目标

知识目标　能够正确认识肠杆菌科共同生物学特性；区分肠道致病菌与肠道非致病菌的特点；充分理解肠道杆菌的致病性与免疫性。

能力目标　能够运用肠杆菌科感染与免疫对立统一的辩证关系，全面分析肠杆菌科的微生物检查方法和防治原则。

素质目标　树立辩证的科学发展观思维，培养优良的临床护理技能。

　　肠杆菌科（Enterobacteriaceae）细菌是一大类生物学性状相似的革兰阴性杆菌，寄居于人类或动物的肠道内，也可存在于水和土壤等自然环境中。目前已发现并命名的肠杆菌科细菌有 170 多种，分属 44 个属。虽然肠杆菌科细菌种类繁多，但与人类感染性疾病密切相关的却不足 20 个属，主要包括埃希菌属（*Escherichia*）、沙门菌属（*Salmonella*）、志贺菌属（*Shigella*）及变形杆菌属（*Proteus*）等。

第一节　埃希菌属

PPT

➡️ 案例引导

案例　某幼儿园 65 名幼儿于午饭食用生西红柿，约 8 小时后出现腹痛、腹泻等胃肠道症状，部分幼儿伴低热，并在水样便后出现出血症状。随后，所有患儿被紧急送往医院救治。事后调查中，相关部门在剩余的西红柿中检出肠出血性大肠埃希菌，血清型为 O157：H7。

讨论　1. 引起幼儿患病的原因是什么？

　　　　2. 作为一名护理人员，根据临床症状如何以最快的速度进行处置？如何安抚患儿及家属情绪，并体现人文关怀？

　　　　3. 该如何防范此类事件的发生？

　　埃希菌属（*Escherichia*）可分为 7 个种，其中大肠埃希菌（*E.coli*）是最常见的临床分离菌。该属细菌常寄生在人或动物的肠道内，本节相关内容以大肠埃希菌为代表菌种。

一、生物学性状

　　大肠埃希菌为革兰阴性短杆菌（图 9-1，彩图 8），多数菌株有周身鞭毛、有菌毛、无芽孢，细菌大小宽 0.4~1μm，长 0.7~3μm。

　　大肠埃希菌为兼性厌氧，营养要求不高。在液体培养基中呈均匀浑浊生长，在普通营养琼脂平板或哥伦比亚血琼脂平板上 37℃孵育 18~24 小时后，形成直径 2~3mm 的圆形、凸起、灰白色光滑型菌落。但在人和动物肠道中繁殖速度要慢得多，成倍生长需要 24 小时。菌株在环境中普遍存在，有些菌株对热具有较强抵抗力，在肥沃的土壤表层可存活数月。

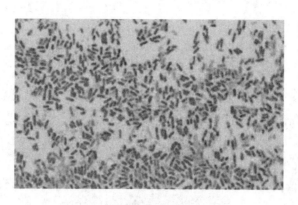

图 9-1 大肠埃希菌（革兰染色）

能发酵葡萄糖等多种糖类，产酸并产气。绝大多数菌株发酵乳糖。在克氏双糖管中，斜面和底层均产酸、产气，硫化氢阴性（部分菌株可产硫化氢），动力阳性。可同沙门菌和志贺菌等区别，IMViC（即吲哚、甲基化、VP和枸橼酸试验）试验结果为"++--"。

大肠埃希菌有O、K和H三种抗原，是血清学分型的基础。O抗原是细胞壁脂多糖最外层的特异性多糖，其型别超过170种，某些型别O抗原与腹泻和泌尿道感染密切相关。H抗原位于鞭毛上，其型别超过56种。K抗原为多糖位于O抗原外层，与侵袭力有关，其型别超过100种。大肠埃希菌能产生大肠菌素，但产生大肠菌素的菌株对其自身产生的菌素有抗性，可用于大肠埃希菌的分型。

二、致病性与免疫性

（一）致病物质

大肠埃希菌具有多种毒力因子如内毒素、荚膜、Ⅲ型分泌系统等。此外，大肠埃希菌还具有一些特殊的毒力因子，主要是黏附素和外毒素，分别在泌尿道感染和胃肠炎等疾病中发挥重要作用。

1. 黏附素 大肠埃希菌的黏附素能使其紧密黏附在泌尿道和肠道的细胞上，避免因排尿时的冲刷和胃肠道的蠕动作用而被带离细胞。

2. 外毒素 大肠埃希菌能产生多种外毒素，包括志贺毒素Ⅰ和Ⅱ（Shiga toxins，Stx-1，Stx-2）、耐热肠毒素a和b（heat stable enterotoxin，STa，STb）、不耐热肠毒素Ⅰ和Ⅱ（heat labile enterotoxin，LT-Ⅰ，LT-Ⅱ）。

（二）所致疾病

1. 肠道外感染 除少数血清型别外，多数大肠埃希菌在肠道内不致病，但如移位至肠道外的组织或器官则可引起肠外感染。常见的肠道外感染包括化脓性感染和泌尿道感染。化脓性感染如败血症、腹膜炎、阑尾炎、手术创面感染和新生儿脑膜炎；泌尿道感染以尿道炎、膀胱炎和肾盂肾炎最为常见。大肠埃希菌感染多为内源性感染。

（1）败血症 大肠埃希菌在所有革兰阴性菌引起的败血症中最为常见，约占45%。大肠埃希菌导致的泌尿道和胃肠道感染常伴大肠埃希菌败血症，如肠穿孔导致的伴有败血症腹腔内感染。大肠埃希菌败血症具有很高的病死率，尤其对免疫功能低下、中枢神经系统感染或原发腹腔内感染的患者。

（2）泌尿道感染 大肠埃希菌引起的泌尿道感染多为上行感染，其来源多为结肠，污染尿道，上行至膀胱，甚至到肾脏和前列腺。由于独特的解剖生理结构，女性泌尿道感染较男性多见，年轻女性首次尿路感染，超过90%为该菌引起。侵袭性操作、性生活、怀孕和男性前列腺肥大等为大肠埃希菌感染的危险因素。尿道感染的临床症状包括尿频、血尿、脓尿和排尿困难等。虽然绝大多数大肠埃希菌菌株均能导致泌尿道感染，但某些特殊血清型别的大肠埃希菌最为常见，这些能导致泌尿道感染的特殊血清型的菌株统称为尿路致病性大肠埃希菌（uropathogenic *E. coli*，UPEC）。

2. 胃肠炎 引起人类胃肠炎的大肠埃希菌主要是某些特殊血清型，根据致病机制可分为五种类型。大肠埃希菌导致胃肠炎与摄入被污染的食物和饮水有关，属于外源性感染。

（1）肠产毒素性大肠埃希菌（enterotoxigenic *E. coli*，ETEC） 是旅行者和 5 岁以下婴幼儿腹泻的重要病原菌。污染的食物和水源在疾病的传播中起重要作用，但在人与人之间不传播。临床症状可为从轻度腹泻至严重的霍乱样腹泻，平均病程 3~4 天。致病物质主要是肠毒素，包括耐热和不耐热肠毒素，其次是黏附素。作用部位在小肠。

（2）肠侵袭性大肠埃希菌（enteroinvasive *E. coli*，EIEC） 在表型和致病性方面与志贺菌密切相关，主要侵犯较大儿童和成人。所致疾病与菌痢有相似之处。EIEC 不产生肠毒素，其致病机制主要是质粒介导侵袭和破坏结肠黏膜上皮细胞。EIEC 的作用部位在大肠。

（3）肠致病性大肠埃希菌（enteropathogenic *E. coli*，EPEC） 是最早被发现的能引起腹泻的大肠埃希菌。主要引起婴幼儿腹泻，严重者可致死，特别是在热带国家，在医院中可引起暴发流行。此菌导致的较大儿童和成人腹泻少见，其原因可能与产生的保护性免疫有关。该菌不产生肠毒素和其他外毒素，无侵袭力。主要临床症状有发热、呕吐、恶心和水样便等，常为自限性，但也可转化为慢性。EPEC 的作用部位在小肠。

（4）肠出血性大肠埃希菌（enterohemorrhagic *E. coli*，EHEC） 为出血性结肠炎和溶血性尿毒综合征（hemolytic uremic syndrome，HUS）的病原体。1982 年血清型为 O157：H7 的 EHEC 首次在美国被发现。污染食品是 EHEC 感染的重要传染源，牛可能是 O157：H7 型 EHEC 的主要存储宿主。主要临床症状包括水样便继以大量出血，剧烈腹痛，低热或无。可并发 HUS、血小板减少性紫癜。EHEC 的作用部位在结肠。

（5）肠聚集性大肠埃希菌（enteroaggregative *E. coli*，EAEC） 可引起婴幼儿和旅行者的持续性腹泻，其主要临床症状为持续性水样便、呕吐、脱水、低热等。EAEC 的作用部位在小肠，其致病机制主要为质粒介导聚集性黏附于上皮细胞，导致微绒毛变短、单核细胞浸润和出血。此外，致病物质还包括毒素。常见 O 血清型大于 50 种。

三、实验室检查

（一）病原检查

1. 标本的采集 根据不同的病变部位，采集不同样本，如胃肠炎取粪便或肛拭子；肠道外感染可取血液、中段尿、脓液等。

2. 分离培养和鉴定

（1）肠道外感染 血流感染时应尽快抽取血液注入专用血培养瓶（包括需氧和厌氧瓶）做血培养。根据菌落的形态特点、革兰染色和生化反应作出最后鉴定。尿路感染时标本需做半定量培养，菌落计数需 $\geqslant 10^5 CFU/ml$ 方有临床意义。

（2）肠道内感染 首先将标本接种鉴别培养基，35℃孵育 18~24 小时待菌落长出后，然后进行大肠埃希菌的鉴定，根据肠毒素、毒力因子和血清学等结果确定为何种类型引起胃肠炎的大肠埃希菌。

（二）卫生细菌学检查

寄居于肠道中的大肠埃希菌随粪便排出体外，可污染周围环境、水源、食物等。样本中检出大肠埃希菌数量与粪便污染程度呈正相关，也间接表明可能有肠道致病菌污染。因此，卫生学以"总大肠菌群数"作为饮水、食品等被粪便污染的指标之一。我国《生活饮用水卫生标准》（GB 5749—2022）规定，在 100ml 饮用水中不得检出大肠菌群。

四、防治原则

疫苗的免疫预防已开展了广泛研究，但目前尚未正式大规模临床应用。对于胃肠炎而言，污染的水和食物是 ETEC 最重要的传染源，EHEC 则常由污染的肉类、蔬菜或消毒不严的牛奶引起，充分的烹饪和严格消毒可减少胃肠炎发生的风险。尿道插管和膀胱镜检查应严格无菌操作。对腹泻患者应注意隔离，防范院内感染。目前，临床上检出的大肠埃希菌普遍耐药，因此抗菌药物的治疗应在药物敏感试验的指导下进行。 🄴微课

⊕ 知识链接

产超广谱β-内酰胺酶细菌的耐药性

近年来，因耐药质粒的传播，大肠埃希菌耐药情况日益严重，特别是产超广谱β-内酰胺酶（extended-spectrum β-lactamases，ESBLs）菌株显著增多。ESBLs 是一类能水解青霉素酶类，头孢菌素类以及单环类抗生素的β-内酰胺酶，其活性能被某些β-内酰胺酶抑制剂抑制。产 ESBLs 菌株主要为大肠埃希菌和肺炎克雷伯菌，其他的肠杆科细菌和非法酵菌中亦可存在。药敏试验阳性提示，无论检获菌株对这些抗生素体外试验中敏感与否均应报告耐药。治疗产 ESBLs 耐药菌的首选药物为碳青霉烯类抗生素。由于大肠埃希菌引起的感染类型众多，并可引起医院感染，因此，作为一名护理工作者，要特别注意相关器械的消毒和护理后的手消毒，防范交叉感染的发生。

PPT

第二节　志贺菌属

志贺菌属（*Shigella*）是导致人类细菌性痢疾的病原体，又称痢疾杆菌（dysentery bacterium）。细菌性痢疾是一种常见的腹泻病，全球均有流行，但主要见于发展中国家和贫穷的第三世界国家。全球每年发病的人数超过 2 亿，其中有 500 万例需住院治疗，年死亡病例达 65 万。

一、生物学性状

革兰阴性短小杆菌，大小为（0.5~0.7）μm×（2~3）μm。无芽孢、无鞭毛、无荚膜，有菌毛。营养要求不高，在普通营养琼脂上经 18~24小时培养可形成直径约 2mm 的半透明光滑型菌落，宋内志贺菌形成扁平粗糙型菌落。

本属菌可分解葡萄糖，产酸不产气。除宋内志贺菌中的某些菌株迟缓发酵乳糖外，均不发酵乳糖。在 SS 和 XLD 等肠道菌选择性培养基上，呈无色半透明菌落。在克氏双糖（KIA）管中，斜面不发酵，底层产酸不产气，硫化氢阴性，无动力（图 9-2，彩图 9）。

本属菌有 O 和 K 两种抗原。O 抗原是血清学分型的依据，分群特异性抗原和型特异性抗原，以此将志贺菌属分为 4 群（A、B、C 和 D 群）和 40 多种血清型（包括亚型）。K 抗原在分类上无意义，但可阻止 O 抗原和 O 抗体的结合。

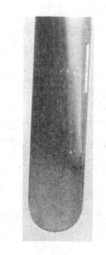

图 9-2　志贺菌 KIA（KA--）

A 群：即痢疾志贺菌（*S. dysenteriae*）。有 10 个血清型，其中 8 型还可分 a、b 和 c 三个亚型。

B 群：即福氏志贺菌（*S. flexneri*）。有 13 个血清型（包括变型和亚型），各型间有交叉反应。

C 群：即鲍氏志贺菌（*S. boydii*）。有 18 个血清型。

D 群：即宋内志贺菌（*S. sonnei*）。抗原单一，只有一个血清型。宋内志贺菌有I相和II相两个交叉变异相。I相呈 S 型菌落，多分离自急性期患者标本；II相呈 R 型菌落，常从带菌者或慢性患者中检出。

志贺菌的抵抗力一般低于其他肠杆菌科细菌，60℃加热 10 分钟即可被杀死，对酸和常见消毒剂如"84"消毒液、乙醇等敏感。在粪便中，由于其他肠道菌产酸或噬菌体的作用常使本菌在数小时内死亡，因此粪便标本应尽快送检。但在蔬菜和瓜果等污染物上，志贺菌可存活 10～20 天。在适宜温度下，可在水及食品中繁殖，引起水源或食物源的暴发流行。在临床上，由于磺胺和喹诺酮类等抗菌药物的大量使用，志贺菌的耐药问题日益严重。

二、致病性与免疫性

（一）致病物质

1. 侵袭力　志贺菌黏附于回肠末端和结肠部位的黏膜上皮 M 细胞，随后侵入上皮细胞增殖并可扩散至邻近细胞，引起局部的炎症反应。

2. 内毒素　志贺菌可产生强烈的内毒素。内毒素作用于肠黏膜，使通透性增高，进一步促进对内毒素的吸收，引起发热、意识障碍、中毒性休克等一系列症状。内毒素破坏肠黏膜，可形成炎症、溃疡，使患者出现脓血黏液便。内毒素尚能作用于肠壁自主神经系统，使肠功能发生紊乱，肠蠕动失调和痉挛，临床症状表现为腹痛、里急后重等。

3. 外毒素　A 群志贺菌 I 型和 II 型能产生一种外毒素，称志贺毒素（shiga toxin，Stx）。其可导致上皮细胞的损伤，并可在部分患者中介导肾小球内皮细胞的损伤，导致溶血性尿毒综合征。

（二）所致疾病

志贺菌引起细菌性痢疾，感染主要局限于肠道，一般不侵入血流。痢疾志贺菌感染患者病情较重，宋内志贺菌多引起轻型感染，福氏志贺菌感染易转变为慢性。福氏志贺菌和宋内志贺菌是我国常见的流行型别。传染源为患者或无症状的带菌者。传播途径主要为粪－口途径，人类对志贺菌普遍易感。

志贺菌感染有急性和慢性两种类型。急性细菌性痢疾经过 1～3 天的潜伏期后，突然发病。常有发热、腹痛和水样腹泻，约 1 天，腹泻次数变多，并由水样腹泻转变为脓血黏液便，伴有里急后重、下腹疼痛等症状。50% 以上的病例在 2～5 天内，发热和腹泻可自发消退。若及时治疗，预后良好。但在体弱的儿童和老年患者中，可导致脱水和酸中毒，在某些患者中还可引起溶血性尿毒综合征，甚至死亡。急性中毒性痢疾多见于儿童，各型志贺菌均可引起。常无明显的消化道症状而表现为全身中毒症状。临床主要以高热、休克、中毒性脑病为表现。可迅速发生循环及呼吸衰竭，若抢救不及时，往往造成死亡。急性痢疾如治疗不彻底，可造成反复发作，迁延不愈，病程在 2 个月以上者则称慢性细菌性痢疾。其症状不典型，易被误诊，而影响治疗。在少数人中，志贺菌可在结肠形成无症状的定植，成为不断向外排菌的传染源。

（三）免疫性

志贺菌感染恢复后，大多数人在血液中可产生循环抗体，但此种抗体无保护作用。抗感染免疫主要是消化道黏膜表面的 sIgA。病后免疫期较短，也不巩固，除因细菌感染只停留在肠壁外，其型别多也是原因之一。

三、实验室检查

1. 标本的采集　尽量在使用抗菌药物前采样，标本应新鲜，若不能及时送检，需将标本保存于卡－布运送培养基或其他专门送检的培养基中。采样应挑取粪便的脓血或黏液部分，中毒性痢疾患者也可取肛拭标本。

2. 分离培养和鉴定 标本接种于 SS 或 XLD 等肠道选择性培养基上，在 37℃ 培养 18～24 小时。挑取无色透明的可疑菌落，做生化反应和血清凝集试验。

3. 毒力试验 检测志贺菌的毒力可用 Sereny 试验。志贺菌 ST 的测定，可用 Hela 细胞或 Vero 细胞，也可采用 PCR 技术直接检测其毒力基因 StxA 和 StxB。

4. 快速诊断 志贺菌的快速诊断主要包括免疫染色法、免疫荧光菌球法、协同凝集试验、胶乳凝集试验和 PCR 法。

四、防治原则

由于人类是志贺菌的主要宿主，因此，防止志贺菌感染和在人之间传播是非特异性预防的关键。具体措施包括粪便的无害化处理、灭蝇、饮用水和食物的卫生学监测、患者的及时隔离和排泄物等污染物的消毒。加强对重点人群如餐饮从业人员的检测，及时发现亚临床病例和带菌者，根据药敏试验的结果，有针对性对患者进行抗菌药物的治疗。

PPT

第三节 沙门菌属

沙门菌属（*Salmonella*）是一群寄生在人类或动物肠道中，生化反应和抗原结构相关的革兰阴性菌。按 DNA 的同源性分类，沙门菌属可分为肠道沙门菌（*S. enterica*）和邦戈沙门菌（*S. bongori*）两个种。沙门菌属的大部分血清型菌株的宿主广泛，但也有部分血清型菌株有严格的感染对象，如伤寒沙门菌、甲型副伤寒沙门菌、肖氏沙门菌和希氏沙门菌的感染对象主要是人类，部分以家畜、家禽、野生动物、节肢动物等为特殊宿主的沙门菌，如猪霍乱沙门菌、鼠伤寒沙门菌、肠炎沙门菌等。

一、生物学性状

1. 形态与染色 革兰阴性杆菌，大小为（0.6～2.0）μm×（1.0～4.0）μm。有菌毛和周身鞭毛，一般无荚膜，均无芽孢。

2. 生化反应和培养特性 本属细菌为兼性厌氧菌，营养要求不高，可在普通营养琼脂上生长，在 SS 或 XLD 等选择性培养基上可长成中等大小，菌落中间有或无黑点的无色半透明菌落（图 9-3，彩图 10）。发酵葡萄糖、麦芽糖和甘露醇，不发酵乳糖或蔗糖。在克氏双糖管中的反应特点为斜面不发酵，底层产酸产气（伤寒沙门菌不产气），硫化氢阳性或阴性，动力阳性，以上特点可与大肠埃希菌和志贺菌等区别。

3. 抗原构造 本属细菌主要有 O 和 H 两种抗原，少部分菌株中可有 Vi 抗原（一般认为与菌株的毒力相关）。O 抗原的主要成分为细胞壁脂多糖中特异多糖。H 抗原分为第 I 相和第 II 相，第 I 相特异性高，第 II 相特异性低。Vi 抗原主要出现于新分离的伤寒沙门菌或希氏沙门菌中，其存在可阻止 O 抗原与相应抗体的凝集。

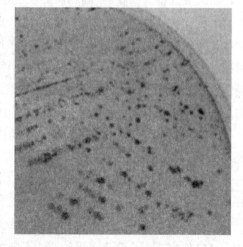

图 9-3 伤寒沙门菌菌落形态（SS）

4. 抵抗力 本属细菌对理化因素的抵抗力较差，湿热 65℃ 15～30 分钟即被杀死。对常见消毒剂敏感，但对胆盐、煌绿等化学物质的耐受性高于其他肠道细菌，因此这些物质常被用作沙门菌选择性培养基的成分。本菌在水中能存活 2~3 周，在粪便中能存活 1~2 个月，在冰中存活时间更长。

二、致病性与免疫性

（一）致病物质

沙门菌感染须经口摄入足够量的细菌，以克服机体的天然防护屏障如胃酸、肠道正常菌群、局部肠道免疫等，直到定植于小肠方能致病。沙门菌具有较强的内毒素，并具有一定的侵袭力，个别菌株也能产生肠毒素。

1. 侵袭力 沙门菌有毒株能侵袭小肠黏膜。通过特异性的菌毛先与 M 细胞结合，导致宿主细胞死亡，细菌扩散并进入毗邻细胞淋巴组织。伤寒沙门菌和希氏沙门菌在宿主体内可形成 Vi 抗原，该抗原具有微荚膜功能，能抵御吞噬细胞的吞噬和杀伤，并阻挡抗体、补体等破坏菌体作用。

2. 内毒素 沙门菌死亡后释放出的内毒素，可引起宿主体温升高、白细胞数下降，大剂量时导致中毒症状和休克。

3. 肠毒素 个别沙门菌如鼠伤寒沙门菌可产生肠毒素。

（二）所致疾病

人类沙门菌感染有四种类型。

1. 肠热症 包括伤寒沙门菌引起的伤寒，以及甲型副伤寒沙门菌、肖氏沙门菌、希氏沙门菌引起的副伤寒。伤寒和副伤寒的致病机制和临床症状基本相似，只是副伤寒的病情较轻，病程较短。沙门菌是胞内寄生菌。细菌经 M 细胞被吞噬细胞吞噬，部分细菌经淋巴液到达肠系膜淋巴结大量繁殖，经胸导管进入血液引起第一次菌血症，细菌随血流进入肝、脾、肾及胆囊等器官。患者出现发热、不适、全身疼痛等前驱症状。细菌在上述器官繁殖后，再次入血造成第二次菌血症。未经治疗的患者，该时段症状明显，体温先呈阶梯式上升，持续 1 周，然后高热 39~40℃ 保持 7~10 天，同时出现缓脉，肝脾肿大，全身中毒症状明显，皮肤出现玫瑰疹，外周白细胞数明显下降。胆囊中的细菌随胆汁进入肠道，一部分随粪便排出体外，另一部分再次侵入肠壁淋巴组织，使已致敏的组织发生超敏反应，导致局部坏死和溃疡，严重者有出血或肠穿孔等并发症。肾脏中的细菌可随尿排出，以上病变在疾病的第 2~3 周出现，若无并发症，自 3~4 周后病情开始好转。5%~10% 未经治疗的患者，可出现复发。与初始疾病相比，病程一般较短，病情较轻，但也有严重病例，甚至死亡者。

2. 胃肠炎 即食物中毒，是最常见的沙门菌感染类型，约占 70%。由摄入大量被鼠伤寒沙门菌、猪霍乱沙门菌、肠炎沙门菌等污染食物引起。该病潜伏期 6~24 小时。起病急，主要临床症状为发热、畏寒、呕吐、腹痛、水样腹泻，偶有黏液或脓性腹泻。严重者可伴有迅速脱水导致休克、肾衰竭而死亡。病死率可达 2%，多见于老年人、婴儿和体弱者。一般沙门菌胃肠炎多在 2~3 天自愈。

3. 败血症 病菌以猪霍乱沙门菌、希氏沙门菌、鼠伤寒沙门菌和肠炎沙门菌等常见。患者多为免疫力低下的儿童或成年人。败血症症状严重，有高热、寒战、厌食和贫血等，但肠道症状较少见。10% 患者因细菌的血流播散，可出现局部化脓性感染，如脑膜炎、骨髓炎、胆囊炎、心内膜炎及关节炎等。

4. 无症状带菌者 指在症状消失后 1 年或更长时间内仍可在其粪便中检出有相应沙门菌的患者。1%~5% 伤寒或副伤寒患者可转变为无症状带菌者。细菌留在胆囊或尿道中，成为人类伤寒和副伤寒病原菌的储存场所和重要传染源。

⊕ **知识链接**

伤寒玛丽的故事

20 世纪初，受当时医学发展所限，对无症状感染者和超级传播者在传染病学上的作用认识基本处于空白状态，直到历史上第一位既是无症状感染者，同时也是超级传播者——"伤寒玛丽"的出现，这两类患者才正式进入传染病学家的研究视线。"伤寒玛丽"本名玛丽·梅伦，爱尔兰裔美国人。她是美国第一个被确定为伤寒病原体的无症状携带者和超级传播者。作为一名厨师，她直接感染了 51 人，导致其中三人死亡，间接感染者不计其数。她曾两次被公共卫生当局强行隔离，在隔离时间总计达近三十年后，由于其他疾病死于隔离的小岛上。死后，人们在其身体内仍然可以找到高通量的伤寒杆菌。因此，如今医学上用"伤寒玛丽"来代指传染病的无症状感染者。

（三）免疫性

肠热症后可获得一定程度的免疫性。沙门菌侵入宿主后，主要在细胞内生长繁殖，要彻底杀灭这类胞内寄生菌，特异性细胞免疫是主要防御机制。在致病过程中，沙门菌也可存在于血液和细胞外的阶段，故特异性体液免疫也有辅助杀菌作用。胃肠炎的恢复与肠道局部生成 sIgA 有关。

三、实验室检查

（一）标本采集

肠热症在不同的病程阶段取不同的标本，各病程相关标本中病原菌和特异性抗体的检出率如图9－4所示。第 1 周取血液，第 2 周起取粪便，第 3 周可取尿液，第 1～3 周均可取骨髓。副伤寒病程较短，因此采样时间可相对提前。胃肠炎取粪便、呕吐物和可疑食物。败血症取血液。胆道带菌者还可取十二指肠引流液。

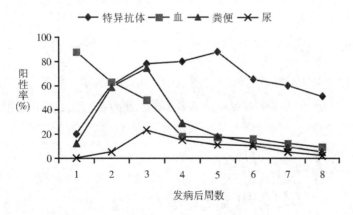

图 9－4　伤寒患者不同病期血、粪、尿中病原菌和特异抗体检出阳性率

（二）分离培养和鉴定

血液和骨髓标本可先注入需氧血培养瓶中在自动血培养仪上进行连续监测，如果出现细菌生长，再转种血琼脂平板或肠道选择性培养基。粪便标本一般先接种肠道选择性培养基如 SS 或 XLD 平板，待细菌生长后挑取可疑菌落做鉴定。血清型别需进行沙门菌血清凝集试验。其他的鉴定方法还可采用对流免疫电泳、协调凝集试验、胶乳凝集试验、ELISA 以及 PCR 等分子生物学方法。

（三）血清学诊断

肠热症病程长，因早期应用抗菌药物，患者的临床症状往往不典型，因此血清学试验有协助诊断的价值。最常用的血清学诊断方法为肥达试验。

肥达试验是用已知伤寒沙门菌 O 抗原和 H 抗原，以及引起副伤寒的甲型副伤寒沙门菌、肖氏沙门菌和希氏沙门菌 H 抗原的诊断菌液与待检血清做试管或微孔板定量凝集试验，测定受检血清中有无相应抗体及其效价的试验，以辅助临床诊断。

肥达试验结果的解释必须结合临床表现、病程、病史和地区流行病学情况。

1. 正常值　人群因隐性感染或预防接种，在血清中可含有一定量的沙门菌相关抗体，且其效价有地区差异。一般是伤寒沙门菌 O 凝集效价 <1∶80，H 凝集效价小于 <1∶160；副伤寒沙门菌 H 凝集效价 <1∶80。只有当测试结果大于或等于上述相应数值才有诊断价值。

2. 动态观察　当对单次效价测定有疑问时，可在病程中多次测定。如果效价逐次递增或恢复期效价比初次效价≥4 倍，可认为有诊断意义。

3. O 和 H 抗体的诊断意义　患伤寒或副伤寒后，O 和 H 在体内的消长情况不同。IgM 类 O 抗体出现较早，持续约 6 个月，消退后不易受非伤寒沙门菌等病原体的非特异刺激而重现。IgG 类 H 抗体出现较晚，持续时间可长达数年，消失后易受非特异性病原菌刺激而短暂出现。因此，O、H 凝集效价均高于正常值，则肠热症可能性大；如两者均低，患病可能性小；若 O 不高 H 高，有可能是预防接种或非特异性记忆反应；若 O 高 H 不高，则可能是感染早期或与伤寒沙门菌 O 抗原有交叉反应的其他沙门菌感染。

4. 其他　少数病例的整个病程中，肥达试验始终在正常范围内。其原因可能与早期使用抗菌药物或患者免疫力低下有关。

（四）伤寒带菌者的检测

最可靠的方法是病原菌的分离培养鉴定。标本为可疑带菌者的粪便、胆汁或尿液等，但一般分离检出率较低。因此，一般先用血清学方法检测可疑者 Vi 抗体进行筛选，若效价≥1∶10时，再反复取粪便等进行分离培养，这样可提高检出率。

四、防治原则

做好水源和食物的卫生管理，防止被沙门菌感染的人或动物的排泄物污染。感染动物的肉类和蛋等制品应彻底煮熟。发现、确诊和治疗带菌者。带菌者不能从事食品相关行业的工作，并严格遵循卫生注意事项。伤寒和副伤寒的免疫预防，目前国际公认的是伤寒 Vi 荚膜多糖疫苗。抗菌药物的治疗可选用氨苄西林、复方新诺明和喹诺酮类抗菌药物等。

第四节　其他菌属

PPT

一、变形杆菌属

变形杆菌属（*Proteus*）为革兰阴性杆菌，呈多形性，周身鞭毛，无芽孢和荚膜。在普通营养琼脂和血平板上，部分菌株可呈迁徙生长。在肠道选择性培养基上可形成圆形、扁平、无色透明、不发酵乳糖菌落，部分菌株产硫化氢。其与临床关系较为密切的有普通变形杆菌（*P. vulgaris*）和奇异变形杆菌（*P. mirabilis*）。

变形杆菌属有 O 和 H 两种抗原，是区分群和型的依据。普通变形杆菌 X_{19}、X_2、X_K 菌株的 O 抗原，与某些立克次体有共同抗原成分，故常用这些变形杆菌菌株代替立克次体作为抗原与斑疹伤寒、恙虫病患者血清做凝集试验，称外斐试验，以辅助诊断立克次体病。

变形杆菌为条件致病菌，广泛分布于自然界和人及动物肠道中。可引起泌尿系统感染、创伤感染，某些菌株可引起脑膜炎、慢性中耳炎、腹膜炎、食物中毒和败血症等，亦是院内感染的重要病原菌。

二、克雷伯菌属

克雷伯菌属（Klebsiella）为革兰阴性粗杆菌，大小 $(0.5\sim0.8)\mu m \times (1\sim2)\mu m$，单独、成双或短链状排列。无芽孢，无鞭毛，有较厚的荚膜，多数有菌毛。该属菌对营养要求不高，在普通琼脂培养基上形成较大的灰白色黏液菌落，以接种环挑之，易拉成丝，有助于鉴别。在肠道杆菌选择性培养基如伊红亚甲蓝上能发酵乳糖，呈现有色菌落。主要包括肺炎克雷伯菌（K. peneumoniae）、臭鼻克雷伯菌（K. ozaenae）和鼻硬结克雷伯菌（K. rhinoscleromatis）。

肺炎克雷伯菌是重要的条件致病菌和医院感染菌之一。其导致的医院感染包括肺炎、支气管炎、泌尿道感染和伤口感染，并可导致严重的败血症。臭鼻克雷伯菌与萎缩性鼻炎和鼻黏膜的化脓性感染有关。鼻硬结克雷伯菌可引起呼吸道黏膜、口咽部、鼻和鼻旁窦感染，导致肉芽肿性病变和硬结形成。

三、肠杆菌属

肠杆菌属（Enterobacter）为革兰阴性粗短杆菌，周身鞭毛，无芽孢，少数菌株有荚膜。营养要求不高，在普通营养琼脂上可形成湿润、灰白或黄色的黏液状菌落；在肠杆菌科选择性培养基上可发酵乳糖。本菌属有 5 个菌种在临床常见：阴沟肠杆菌（E. cloacae）、产气肠杆菌（F. aerogenes）、聚团肠杆菌（E. agglomerans）、格高菲肠杆菌（E. gergoviae）、阪崎肠杆菌（E. sakazakii）。

肠杆菌属是肠杆菌科中最常见的环境菌群，常见于土壤和水中，是人类肠道菌群的重要组成成员之一。阴沟肠杆菌和产气肠杆菌可从临床标本中分离到，其导致的感染包括肺炎、泌尿道感染、伤口感染、败血症等。阪崎肠杆菌可引起新生儿脑膜炎和败血症。肠杆菌属细菌的致病物质主要是 I 型和 III 型菌毛，大多数菌株还表达产气菌素介导的铁摄取系统、溶菌素等。

四、沙雷菌属

沙雷菌属（Serratia）为革兰阴性小杆菌，周身鞭毛，无芽孢，一般无荚膜，但在特殊情况下可形成荚膜。营养要求不高，在普通营养琼脂上可形成不透明、白色、红色或粉色菌落。与临床感染密切相关的包括黏质沙雷菌（S. marcescens）、液化沙雷菌（S. liquefaciens）、深红沙雷菌（S. rubidaea）、普城沙雷菌（S. plymuthica）、臭味沙雷菌（S. oderifera）、无花果沙雷菌（S. ficaria）和虫媒沙雷菌（S. etomophila）。本属菌广泛分布于自然界，是水和土壤中常居菌群，也是重要的条件致病菌。

黏质沙雷菌为细菌中最小者，常用于检查滤菌器的除菌效果。其导致的感染包括泌尿道感染、呼吸道感染、败血症、脑膜炎、伤口感染等。沙雷菌的主要致病机制有菌毛血凝素，肠杆菌素介导的和产气菌素介导的铁摄取系统，胞外酶和志贺素等。由于本菌具有侵袭性并对多种抗菌药物产生耐药性，故可导致医院感染暴发流行。

五、枸橼酸杆菌属

枸橼酸杆菌属（Citrobacter），革兰阴性小杆菌，周身鞭毛，无芽孢，能形成荚膜。营养要求不高，在普通营养琼脂上可形成灰白色、湿润、边缘齐菌落。在肠道选择性培养基上可发酵乳糖，并可产生硫化氢，此特点可与沙门菌区别。临床感染中常见的分离株包括弗劳地枸橼酸杆菌（*C. freumdii*）、异型枸橼酸杆菌（*C. diversus*）和丙二酸盐阴性枸橼酸杆菌（*C. amalonaticus*）。

该属菌广泛分布于自然界，是人和动物肠道的正常菌，也是条件致病菌。弗劳地枸橼酸杆菌可引起胃肠道感染，丙二酸盐阴性枸橼酸杆菌偶从粪便标本中分离到。

六、多源菌属

多源菌属（*Pantoea*）有两个种，即聚团多源菌（*P. agglomerans*）和弥散多源菌（*P. dispersa*）。革兰阴性粗短杆菌，周身鞭毛，无芽孢和荚膜。本属菌对营养要求不高，在普通营养琼脂上可形成黄色、较大的菌落。

多源菌属在自然环境中广泛存在，也是宿主肠道的正常菌群之一。与人类感染密切相关的聚团多源菌为条件致病菌，可引起早产儿和新生儿、烧伤、多发创伤、白血病等患者的感染。

目标检测

答案解析

1. 检查（ ）指数可判断水、食品是否被粪便污染
   A. 葡萄球菌　　　B. 链球菌　　　C. 志贺菌　　　D. 大肠菌群　　　E. 沙门菌
2. 鉴别致病与非致病肠道杆菌的重要依据是
   A. 是否发酵葡萄糖　　　　B. 是否具有鞭毛　　　　C. 是否具有芽孢
   D. 是否具有菌毛　　　　　E. 是否分解乳糖
3. 下列细菌为兼性胞内寄生菌的是
   A. 痢疾杆菌　　　　　　　B. 沙门菌　　　　　　　C. 霍乱弧菌
   D. 大肠埃希菌　　　　　　E. 变形杆菌
4. 伤寒杆菌 Vi 抗体的检查可用于
   A. 早期诊断　　　　　　　B. 判断预后　　　　　　C. 检查免疫力
   D. 调查带菌者　　　　　　E. 以上都不是
5. 下列试验中，能区分沙门菌与志贺菌的是
   A. 动力试验　　　　　　　B. 甲基红试验　　　　　C. 尿素分解试验
   D. 甘露醇发酵试验　　　　E. 枸橼酸盐利用试验
6. 关于志贺菌说法错误的是
   A. 抵抗力弱，对酸敏感
   B. 能产生内毒素
   C. 能引起细菌性痢疾
   D. 可分解葡萄糖和乳糖，产酸不产气
   E. 痢疾志贺菌能产生外毒素，具有肠毒性、细胞毒性、神经毒性
7. 患肠热症第一周进行细菌分离培养应取的标本是
   A. 血液　　　B. 粪便　　　C. 尿液　　　D. 胆汁　　　E. 呕吐物
8. 肥达试验的原理是
   A. 凝集反应，用已知抗体测未知抗原
   B. 凝集反应，用已知抗原测未知抗体

C. 间接凝集反应

D. 协同凝集反应

E. 沉淀反应

9. 肥达试验结果为 H1：640，O1：320，该患者可能为

A. 甲型副伤寒   B. 乙型副伤寒   C. 伤寒

D. 回忆反应   E. 预防接种

10. 腹泻患者便培养，可疑菌落镜检革兰阴性中等大杆菌，不分解乳糖分解葡萄糖只产酸，半固体培养基中不扩散生长，该菌可能是

A. 大肠埃希菌   B. 痢疾杆菌   C. 伤寒沙门菌

D. 肠炎沙门菌   E. 鼠伤寒沙门菌

书网融合……

本章小结

微课

题库

第十章　厌氧性细菌

厌氧性细菌（anaerobic bacteria）简称厌氧菌，是一大群在有氧环境中不能生长，必须在无氧条件下才能生长繁殖的细菌。根据是否形成芽孢，可分为芽孢厌氧菌和无芽孢厌氧菌两大类，前者只有一个属，即厌氧芽孢梭菌属，共有100多个种；后者有40多个菌属，300多个种和亚种。

第一节　厌氧芽孢梭菌

PPT

厌氧芽孢梭菌属（*Clostridium*）的细菌为革兰阳性杆菌，能形成芽孢，且多数直径比菌体大，位于菌体中央、顶端或次极端，使菌体膨大呈梭状。除产气荚膜梭菌等极少数细菌外，均无荚膜、有周身鞭毛。大多数为严格厌氧菌，少数菌种可在大气中生长，但不能形成芽孢。本属细菌广泛分布于土壤、人和动物肠道以及腐败物中。多数为腐生菌，少数致病菌能产生强烈外毒素，引起人和动物严重疾病如破伤风、气性坏疽、肉毒中毒和伪膜性肠炎等。

一、破伤风梭菌 微课

破伤风梭菌（*S. tetani*）是引起破伤风的病原菌。当机体受到外伤，创口污染，或分娩时使用未经消毒的器械剪断脐带，本菌可侵入局部创面引起外源性感染，芽孢发芽，细菌开始分裂繁殖，释放外毒素。发病后，机体呈强直性痉挛，抽搐，可因窒息或呼吸衰竭而死亡。

（一）生物学性状

细长杆菌，长2.1～18.1μm，宽0.5～1.7μm。革兰染色阳性，专性厌氧。周身鞭毛，芽孢正圆，大于菌体，位于菌体顶端，使细菌呈鼓槌状（图10-1，彩图11），为该菌典型形态特征。

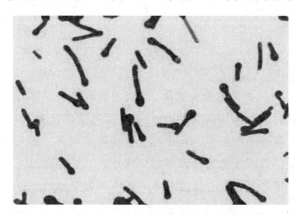

图10-1 破伤风梭菌形态（革兰染色）

（二）致病性和免疫性

1. 致病条件 破伤风梭菌一般经伤口侵入人体引起破伤风。其感染的必要条件是在创口部位形成厌氧微环境：伤口深而窄（如利器刺伤）伴有泥土和异物污染；大面积创伤，坏死组织多，局部组织缺血；同时有需氧菌或兼性厌氧菌的混合感染。上述条件均易导致厌氧微环境的形成，有利于破伤风梭菌繁殖。该菌无侵袭力，仅能在局部繁殖，其致病作用主要依赖其产生的两种外毒素，即破伤风痉挛毒素和破伤风溶血毒素。

2. 致病物质及所致疾病 破伤风痉挛毒素属神经毒素，是引起破伤风的主要致病物质，其对脊髓前角细胞和脑干细胞具有高度的亲和力。毒性极强，仅次于肉毒毒素。由菌体释放的毒素被局部神经细胞吸收或经淋巴液、血液到达中枢神经系统而致病。该毒素不耐热，65℃作用30分钟即被破坏，也可被肠道中存在的蛋白酶破坏。破伤风溶血毒素对氧敏感，但其在破伤风中的作用机制尚不清楚。

破伤风的潜伏期长短不一，可从几天到几周，与原发感染部位距离中枢神经系统的远近有关。典型的临床症状包括咀嚼肌痉挛所造成的苦笑面容、牙关紧闭以及由持续背部肌肉痉挛导致的角弓反张。其他早期症状还包括流涎、出汗和激动；因自主神经功能紊乱，还可产生心律不齐和因大量出汗造成的脱水。

由于破伤风痉挛毒素是毒性很强的外毒素，少量即可致人死亡，因此人工免疫是获得有效保护的主要途径。

（三）微生物学检查法

由于病原菌的分离培养需要严苛的培养条件和高质量的标本，因此其分离培养的阳性率较低，临床一般根据患者的典型症状和病史作出诊断。

（四）防治原则

1. 特异性预防免疫 目前我国采用百白破（百日咳疫苗、白喉类毒素和破伤风类毒素）三联疫苗对3~5个月的儿童进行常规免疫，可同时获得对这三种感染性疾病的免疫力。对于某些易受创伤人群如军人和野外户外运动者等，在必要时可加强一针破伤风类毒素，使其血清中抗毒素效价迅速升高。

2. 非特异性预防措施 正确处理创口，及时进行清创、扩创，用3%的过氧化氢冲洗伤口，防止厌氧微环境的产生。

3. 特异性治疗 由于破伤风痉挛毒素一旦与细胞结合后，很难被抗毒素所中和，因此对可疑患者或发病者应尽早并足量人抗破伤风免疫球蛋白3000~10000IU，或破伤风抗毒素2万~5万IU，可采用静脉滴注、肌内注射和伤口局部注射，但在注射前必须进行皮试以避免发生超敏反应。抗菌治疗可使用青霉素和红霉素等。

二、产气荚膜梭菌

⇨ 案例引导

　　案例　患者，男，27岁，户外运动爱好者。2天前随队友进山探险，因在攀岩中不慎摔伤导致腿开放性骨折，队友在简单包扎后将其运送出山。因交通不便加之路途遥远，患者在受伤18小时后才被送至能为其开展手术的医院，入院时受伤腿胀痛剧烈，水气夹杂，触摸有捻发感，病情严重。取坏死组织送检，革兰染色为阳性杆菌，有芽孢。医生根据患者病情判断为开放性骨折合并气性坏疽。在经手术固定、清创引流、抗感染和高压氧等治疗措施后，患者保住了伤腿，并于30天后出院。

　　讨论　1. 引起气性坏疽的致病物质有哪些？其主要特点是什么？

　　　　　　2. 作为一名护理人员，应如何协助医生完成对此类患者的应急处置和治疗？如何安抚患者及家属的情绪并体现人文关怀？

　　　　　　3. 气性坏疽的主要防治原则有哪些？

　　产气荚膜梭菌（*C. perfringens*）广泛存在于土壤、人和动物肠道中，能引起人和动物的多种疾病，是引起严重创伤感染的病原菌之一。

　　（一）生物学性状

　　1. 形态和染色　本菌为革兰阳性粗大杆菌，长 $3.0 \sim 19.0 \mu m$，宽 $0.6 \sim 2.4 \mu m$。无鞭毛，有芽孢。芽孢位于次极端，呈椭圆形，直径小于菌体。在被感染的人和动物体内可形成明显荚膜。

　　2. 培养特性　厌氧，但不十分严格。最适生长温度为42℃。该菌的生长繁殖周期仅需8分钟，有利于分离培养。在哥伦比亚血琼脂平板上，多数菌株可形成双圈溶血环，内环是由 φ 毒素导致的完全溶血，外环是由 α 毒素引起的不完全溶血。本菌代谢非常活跃，可分解多种糖类，产酸产气。在蛋黄琼脂培养基上，由细菌产生的卵磷脂酶可分解蛋黄中的卵磷脂，从而使菌落周围出现乳白色浑浊圈。在疱肉培养基中，本菌可分解糖类产生大量气体。在牛乳培养基中，该菌能分解乳糖产酸，使酪蛋白凝固；同时产生大量气体将凝固的酪蛋白冲成蜂窝状，把液面凝固的凡士林层往上推，甚至冲走试管口的棉塞，称"汹涌发酵"现象。

　　3. 分型　根据本菌的4种主要毒素（α、β、ε、ι）的抗原性不同，可将其分为5个血清群即A、B、C、D和E。对人致病的主要为A型，该血清型很容易从外环境中分离到，属人和动物的正常菌群。

　　（二）致病性和免疫性

　　1. 致病物质　该菌能产生十多种外毒素，有些外毒素为胞外酶。4种主要毒素中，α 毒素毒性最强，各血清型均能产生，但以A型产量最大，能导致红细胞、白细胞、血小板和内皮细胞溶解，血管通透性增加，组织坏死、肝脏和心脏功能受损，在气性坏疽的形成中起主要作用。只有部分血清型菌株能产生 β、ε、ι 毒素，可引起坏死损伤和血管通透性增加。

　　此外，很多A型菌株和C、D型菌株还能产生不耐热的肠毒素。其作用机制是整段肠毒素肽链嵌入细胞膜，破坏膜离子运输功能，改变膜的通透性而引起腹泻。肠毒素主要作用于回肠和空肠。近年还发现肠毒素可作为超抗原，能大量激活外周T淋巴细胞并释放各种淋巴因子，参与致病作用。

　　2. 所致疾病　包括气性坏疽、食物中毒及坏死性肠炎。

　　（1）气性坏疽　60% ~ 80%的感染病例由A型引起，但除产气荚膜梭菌外，至少还有5种其他梭菌也能引起气性坏疽。该病多见于战伤，也可见于地震灾害、工伤和车祸等导致的大面积创伤，其致病条件与破伤风梭菌相似。

气性坏疽潜伏期短，一般仅为 8~48 小时。病原菌通过产生多种毒素和侵袭性酶类破坏组织细胞，发酵肌肉和组织中的糖类，产生大量气体，造成气肿；同时血管通透性增加，水分渗出，局部水肿，进而挤压软组织和血管，影响血液循环，造成组织坏死。严重病例表现为组织剧烈胀痛，水气夹杂，触摸有捻发感，最后大面积组织坏死，并有恶臭。病菌产生的毒素和组织坏死后形成的毒性物质被吸收入血，引起毒血症、休克，甚至死亡。

（2）食物中毒　主要由食入被本菌污染的肉类引起，潜伏期约 10 小时。临床表现为腹痛、腹胀、水样便，但无发热和恶心呕吐，一般 1~2 天自愈。

（3）坏死性肠炎　由食入污染 C 型菌的食物引起，较少见。

（三）微生物学检查法

1. 直接涂片镜检　从深部创口取材直接染色镜检是快速诊断该菌感染的最有价值方法。其革兰染色镜下特点包括革兰阳性大杆菌，有荚膜，白细胞少且形态不典型，并伴有杂菌。

2. 分离培养　一般取坏死物研磨成浆液，接种于血平板、疱肉培养基或牛乳培养基，厌氧培养。根据其生长特点判断，必要时做生化鉴定。

3. 动物实验　必要时可将细菌培养物制成悬液，取 0.5~1.0ml 静脉注射小鼠，10 分钟后处死，置 37℃经 5~8 小时观察，如躯体膨胀，取肝或腹腔渗出液涂片镜检并可做分离培养。

（四）防治原则

开放性伤口应及时清创。锐器伤口须进行扩创，消除局部厌氧环境，杀灭细菌。对已局部感染者，应尽早实施扩创手术，切除感染和坏死组织，必要时应截肢以防止感染扩散。早期大剂量使用青霉素等抗菌药物以杀灭产气荚膜梭菌和其他病原菌，有条件时也可使用气性坏疽多价抗毒素和高压氧舱法进行治疗。

三、肉毒梭菌

肉毒梭菌（*C. botulinu*）主要在土壤中存活，在厌氧环境中可产生毒性非常强的肉毒毒素而引起疾病，常见的为肉毒中毒和婴儿肉毒病。

（一）生物学性状

本菌为革兰阳性粗短杆菌，长 4.0~6.0μm，宽 0.9μm。严格厌氧，有鞭毛，无荚膜。芽孢呈椭圆形，直径大于菌体，位于次极端，使细胞呈网球拍状。可在普通营养琼脂平板上生长，能产生酯酶；在卵黄琼脂平板上，菌落周围可出现浑浊圈。根据遗传特性可分为 4 组；根据神经毒素的抗原性可分为 7 型（A、B、C、D、E、F 和 G），多数菌株只能产生一种型别毒素。与人致病相关的主要是 A、B、E 和 F 型，我国以 A 型为主。肉毒毒素不耐热，煮沸 1 分钟即可被破坏；但其芽孢耐热，在100℃时至少 3~5 小时才能被杀灭。

（二）致病性

1. 致病物质　本菌产生的肉毒毒素属于神经外毒素，是目前已知毒性最强的毒素，其毒性比氰化钾强 1 万倍。肉毒毒素的结构、功能和致病机制与破伤风痉挛毒素相似，前体和裂解后片段的大小也相当。主要不同点：①肉毒毒素对酸和蛋白酶的抵抗力较强，口服后不易被胃肠消化液破坏。肉毒毒素经胃肠道吸收入血后，作用于中枢神经系统的脑神经核和外周神经－肌肉神经接头处以及自主神经末梢，阻碍乙酰胆碱的释放，引起运动神经末梢功能失调，导致肌肉麻痹。②毒素经内化作用进入细胞内由细胞膜形成的小泡中，不像破伤风痉挛毒素从外周神经末梢沿神经轴上行，而是留在神经－肌肉接头处。③只有 C 和 D 型毒素是由噬菌体编码，其他型别由染色体决定。

2. 所致疾病 包括食物中毒、创伤感染中毒及婴儿肉毒中毒。

（1）食物中毒 食品在制作过程中被肉毒梭菌芽孢污染，制成后未彻底灭菌，芽孢在厌氧环境中发芽繁殖，产生毒素，食前又未经加热烹调，食入已产生的毒素，发生食物中毒。肉毒毒素引起的食物中毒与其他食物中毒不同，胃肠道症状少见，主要为神经末梢麻痹。潜伏期最短为数小时，先有乏力、头痛等症状，接着出现复视、斜视、眼睑下垂等眼肌麻痹症状；之后出现吞咽、咀嚼困难、口齿不清等咽部肌肉麻痹症状，进而膈肌麻痹、呼吸困难，直至呼吸停止而死亡。

肉毒毒素引起的食物中毒在国外以罐头、香肠、腊肠等肉制品为主。在我国主要由发酵豆制品引起，占 80% 以上。随着人们饮食习惯的改变，也要预防由肉类食品引起的肉毒中毒。

（2）创伤感染中毒 如果伤口或创面被肉毒梭菌芽孢污染，芽孢可在局部厌氧环境中发芽并释放出肉毒毒素，导致机体中毒。

（3）婴儿肉毒中毒 婴儿因摄入被肉毒梭菌芽孢污染的食品后，芽孢发芽并释放毒素而致病。

（三）微生物学检查法

取患者的粪便、剩余食物分离病原菌，同时检测粪便、食物或患者血清中毒素的活性。粪便、食物等标本先需 80℃加热 10 分钟，杀死标本中所有细菌的繁殖体，再用加热标本进行厌氧培养分离细菌。肉毒毒素检测时，将培养物滤液或食物悬液上清液分成两份，其中一份与抗毒素混合。然后分别注射小鼠腹腔，如存在毒素，则小鼠一般在 2 天内死亡；如经抗毒素处理的小鼠得到了保护，也表明有相应的毒素存在。

（四）防治原则

加强食品卫生管理和监督；个人防护包括低温保存食品，防止芽孢发芽；80℃加热食品 20 分钟破坏毒素。应尽早根据临床症状对可疑患者作出诊断，迅速注射 A、B、E 三型多价抗毒素，同时加强护理和对症治疗，特别是维持呼吸功能，以降低病死率。

四、艰难梭菌

艰难梭菌（*C. difficile*）是人类肠道中的正常菌群之一，当患者不规范使用或长期使用某些抗菌药物后，可导致抗生素相关性腹泻和假膜性结肠炎等疾病。

（一）生物学性状

革兰阳性粗大杆菌，长 3.0～16.9μm，宽 0.5～1.9μm。有鞭毛，专性厌氧。卵圆形芽孢位于菌体次极端，芽孢可在外环境中存活数周至数月。

（二）致病性

部分艰难梭菌能产生 A、B 两种毒素。毒素 A 为肠毒素，能导致液体大量分泌和出血性坏死；毒素 B 为细胞毒素，能使局部肠壁细胞坏死，直接损伤肠壁细胞。该菌一般引起内源性感染，但也能引起医院感染。感染率为 15%～25%，但大多为无症状携带者。症状一般出现在抗菌药物治疗 5～10 天后，水样便。少数患者可出现血水样便，排出假膜，有发热、白细胞增多等全身中毒表现，严重者危及生命。

（三）微生物学检查法

可检测毒素 A 和毒素 B，也可采用环丝氨酸－甘露醇等特殊培养基从粪便标本中分离本菌。

（四）防治原则

治疗时应立即停用耐药的抗菌药物，改用对本菌敏感的万古霉素或甲硝唑。由于芽孢不易被抗菌药物杀灭，复发率可达 20% ~ 30%。

⊕ **知识链接**

艰难梭菌致病性及耐药性

自 2003 年以来，欧美多国相继出现难辨梭菌大暴发流行，已经成为继 MRSA、ESBL 等之后造成院内感染暴发流行的"头号超级细菌"。艰难梭菌又称难辨梭菌，引起的疾病和使用抗生素有关，其所致的肠炎是住院患者发生获得性腹泻中最常见的病因。艰难梭菌之所以能够致病，是因为它具有 3 种毒力因子：毒素 A、毒素 B 和一种能够抑制肠道蠕动的物质。研究发现，滥用抗生素已经使肠道艰难梭菌具有了耐药性。通常情况下，医用酒精也不能杀灭艰难梭菌。

第二节　无芽孢厌氧菌

PPT

无芽孢厌氧菌是一大类寄生于人和动物体内的正常菌群。染色性，既有革兰阳性，也有革兰阴性；形态学，既有球菌，又有杆菌。与人体正常菌群中的非厌氧菌相比，厌氧菌占有绝对优势。其主要寄居于皮肤、口腔、上呼吸道和泌尿生殖道。在临床感染中，无芽孢厌氧菌多作为条件致病菌导致内源性感染，占所有厌氧菌感染比例的 90%，以混合感染为主。

一、生物学性状

无芽孢厌氧菌共 23 个属，其中与人类疾病相关的主要有 10 个属。

1. 革兰阴性厌氧杆菌　有 8 个属，在临床中以类杆菌属中的脆弱类杆菌最为重要。该菌菌体两端圆而浓染，有荚膜，其作为正常菌群寄居于直肠。主要引起腹腔脓肿和败血症等。除类杆菌可在培养基上迅速生长外，其余均生长缓慢。类杆菌属于典型的革兰阴性杆菌，但其细胞壁中的脂多糖并无内毒素活性，主要是因其氨基葡萄糖残基上脂肪酸较少和缺乏磷酸基团。

2. 革兰阴性厌氧球菌　含 3 个属，以韦荣球菌属最重要，菌体直径 $0.3 \sim 0.5 \mu m$，成对、成簇或短链状排列。该菌主要寄居于咽喉部，其在厌氧菌的分离中，分离率小于 1%，多与其他细菌形成混合感染。

3. 革兰阳性厌氧球菌　有 5 个属，21 个种。在临床中，最具意义的是消化链球菌属，其主要寄居于阴道，本菌生长缓慢，培养需 5 ~ 7 天。在临床厌氧菌分离株中，消化链球菌的分离率仅次于脆弱类杆菌，占 20% ~ 35%。

4. 革兰阳性厌氧杆菌　含 7 个属，在临床厌氧菌分离株中约占 22%，其中 57% 为丙酸杆菌，23% 为真杆菌。

（1）丙酸杆菌属　小杆菌，无鞭毛，常呈链状或成簇排列，因能发酵糖类产生丙酸而得名。能在普通培养基上生长，时间 2 ~ 5 天。与人类致病相关的 3 个菌种中，痤疮丙酸杆菌最为常见。

（2）双歧杆菌属　呈多形性，有分枝，无动力，耐酸，专性厌氧。与人类有关的有 10 个种。双歧杆菌在婴儿、成人肠道菌群中占很高比例，以婴儿尤为突出。该菌为最重要的肠道正常菌群之一，对控制外源菌的感染有重要作用。

（3）真杆菌　形态和动力不定，严格厌氧，生化反应活泼，生长缓慢，培养时间需 7 天以上。目前已知有 45 个种，为肠道的重要正常菌群。与人类感染相关的 17 个种中，以迟钝真杆菌最为常见。

二、致病性

1. 致病条件　无芽孢厌氧菌为寄生于皮肤和黏膜的正常菌群，其导致的内源性感染常发生于下列情况：人体免疫力降低或菌群失调，寄居部位改变，并伴有厌氧微环境的形成，如组织坏死和局部缺血等。

2. 细菌毒力　无芽孢厌氧菌的毒力主要包括：①通过菌毛、荚膜等表面结构吸附和侵入上皮细胞和组织；②产生多种毒素，胞外酶和可溶性代谢物，如脆弱类杆菌的某些株可产生肠毒素，产黑色素类杆菌能产生胶原酶、蛋白酶、纤溶酶、溶血素、DNA 酶、透明质酸酶等；③改变其对氧的耐受性，如类杆菌属中的多种菌能产生 SOD，有利于在局部组织的致病作用。

3. 感染特征　①内源性感染：多呈慢性过程，感染部位可遍及全身。②无特定病型：多为化脓性感染，形成局部脓肿或组织坏死，并可侵入血流形成败血症。③分泌物性质：分泌物或脓液黏稠，乳白色、粉红色、血色或棕黑色，有恶臭，有时有气体。④长期使用氨基糖苷类抗菌药物后治疗无效。⑤标本直接涂片可见细菌，但普通培养无细菌生长。

4. 所致疾病　无芽孢厌氧菌所致疾病包括败血症、中枢神经系统感染、口腔感染、呼吸道感染、腹部和会阴部感染、女性生殖道与盆腔感染等。

三、微生物学检查法

1. 标本采集　应从感染的中心部位采集标本并避免正常菌群的污染，采集后应放入专用厌氧容器中，迅速送检。理想的标本为组织标本，其次是从感染深部取得的脓液。

2. 直接涂片镜检　取得的标本应常规涂片进行革兰染色镜检，此步骤对早期诊断和培养结果的判断均具有重要意义。

3. 分离培养鉴定　此为证实无芽孢厌氧菌感染的"金标准"方法。培养基应选择营养丰富、新鲜、含有还原剂的培养基或特殊培养基，最常用的培养基是牛心脑浸液为基础的血琼脂平板。标本采集后应迅速在厌氧环境中进行接种，置 37℃厌氧培养 2 ~ 3 天，如无细菌生长，培养延长至 7 天。获得纯培养菌后，方可应用生化试验、气液相色谱检测及 PCR 等方法进行鉴定。

四、防治原则

首先应做好创面的清洁消毒，去除坏死组织，确保局部血供正常，防止局部出现厌氧微环境；其次应根据药敏试验结果正确选用抗菌药物。临床上 95% 以上的厌氧菌对甲硝唑、氯霉素、哌拉西林和克林霉素等敏感，革兰阳性厌氧菌对万古霉素敏感。

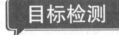

目标检测

答案解析

1. 破伤风梭菌感染的必要条件为
   A. 机体无免疫力　　　　　B. 该菌繁殖体污染伤口　　　　　C. 伤口的厌氧微环境
   D. 菌群失调　　　　　　　E. 该菌芽孢污染伤口

2. 下列对破伤风梭菌的描述不正确的是
   A. 致病因素主要是破伤风痉挛毒素
   B. 主动免疫为接种破伤风抗毒素

    C. 属于革兰阳性菌

    D. 可产生芽孢

    E. 专性厌氧培养

3. 在已知毒素中，毒性最强的是

    A. 破伤风痉挛毒素　　　　　　　B. 白喉外毒素　　　　　　　C. 霍乱肠毒素

    D. 肉毒毒素　　　　　　　　　　E. 溶血素

4. 引起气性坏疽的细菌是

    A. 乙型溶血性链球菌　　　　　　B. 艰难梭菌　　　　　　　　C. 沙门菌

    D. 结核分枝杆菌　　　　　　　　E. 产气荚膜梭菌

5. 患者，男，60岁。主诉食入肉类制品后，腹痛、腹胀、水样腹泻，无恶心、呕吐。粪便标本厌氧培养在血琼脂平板上见双层溶血环，卵磷脂酶和 Nagler 实验呈阳性，该患者首先考虑的诊断为

    A. 痢疾　　　　　　　　　　　　B. 伤寒　　　　　　　　　　C. 产气荚膜梭菌感染

    D. 霍乱　　　　　　　　　　　　E. 病毒性肠炎

6. 新生儿因断脐时使用未完全消毒的接生工具，可发生

    A. 肉毒中毒　　　B. 破伤风　　　　C. 痢疾　　　　D. 猩红热　　　　E. 霍乱

7. 破伤风梭菌主要的致病因素为

    A. 溶血毒素　　　B. 红疹毒素　　　C. 肠毒素　　　D. 痉挛毒素　　　E. 内毒素

8. 下列不属于无芽孢厌氧菌致病条件的是

    A. 皮肤黏膜屏障破坏　　　　　　B. 机体组织局部坏死造成厌氧微环境

    C. 菌群失调　　　　　　　　　　D. 机体免疫力降低

    E. 肿瘤

9. "汹涌发酵"现象用于鉴定

    A. 炭疽杆菌　　　　　　　　　　B. 破伤风梭菌　　　　　　　C. 产黑色素类杆菌

    D. 脆弱类杆菌　　　　　　　　　E. 产气荚膜梭菌

10. 处置肉毒中毒的关键环节是

    A. 迅速隔离患者　　　　　　　　B. 迅速给患者补液　　　　　C. 迅速给予镇定药物

    D. 迅速给予抗菌药物　　　　　　E. 迅速注射 A、B、E 三型多价抗毒素

书网融合……

本章小结

微课

题库

第十一章　分枝杆菌属

分枝杆菌属（*Mycobacterium*）是一类细长略弯曲的杆菌，因有分枝生长现象而得名。细胞壁富含脂质，经加温和延长染色时间着色后能抵抗盐酸乙醇的脱色，故又称抗酸杆菌（acid – fast bacilli）。分枝杆菌属可分为结核分枝杆菌复合群、非典型分枝杆菌和麻风分枝杆菌三类。其中结核分枝杆菌和麻风分枝杆菌为常见的致病性分枝杆菌。

第一节　结核分枝杆菌 ⓔ微课

PPT

结核分枝杆菌（*Mycobacterium tuberculosis*）又称结核杆菌，对人致病的结核分枝杆菌主要有人型和牛型两类。结核分枝杆菌是人类结核病的病原菌。结核病至今仍为重要的传染病之一，据世界卫生组织（WHO）估算，全球每年约有900万人患结核病，我国每年新增结核病患者约100万。

一、生物学性状

1. 形态与染色　结核分枝杆菌为（1~4）μm×0.4μm大小的细长略弯杆菌，偶有分枝状，在痰液或组织中常聚集排列，无鞭毛、无芽孢。细胞壁含大量脂质，主要是分枝菌酸（mycolic acid），革兰染色阳性，但不易着色。常用齐–尼（Ziehl – Neelsen）抗酸染色法染色，即以5%石炭酸复红加温染色后，能抵抗3%盐酸乙醇脱色，经亚甲蓝复染，结核分枝杆菌呈红色，为抗酸染色阳性；其他细菌则呈蓝色，为抗酸染色阴性（图11–1，彩图12）。

图 11-1 结核分枝杆菌形态（抗酸染色）

2. 培养特性 专性需氧，营养要求高，常用罗氏（Lowenstein-Jensen）培养基进行分离培养。最适生长温度为37℃，约18小时繁殖一代。培养2~4周可形成颗粒状、不透明、米黄或乳白色菜花状粗糙型菌落；在液体培养基中呈菌膜生长，若加入Tween-80则呈均匀分散生长。

3. 抵抗力 结核分枝杆菌耐干燥能力特别强，干燥痰中可存活6~8个月。对酸（6% H_2SO_4）、碱（4% NaOH）和一定浓度的结晶紫或孔雀绿等染料有抵抗力。结核分枝杆菌对湿热、紫外线及乙醇敏感，加热62~63℃经15分钟、日光直射数小时或在75%乙醇中几分钟均可被杀死。

4. 变异性 结核分枝杆菌可发生形态、菌落、毒力、耐药性和免疫原性等变异。用于预防接种的卡介苗（BCG），是法国人Calmette和Guerin将牛型分枝杆菌培养在含甘油、胆汁、马铃薯的培养基中，经13年230次传代而获得的减毒活疫苗菌株，用于预防结核病。

结核分枝杆菌对异烟肼、利福平、链霉素等药物易产生耐药性。目前主张多种药物联合用药，以增强疗效。

二、致病性

结核分枝杆菌不产生内毒素、外毒素及侵袭性酶类。其致病性与其在细胞内顽强增殖引起的炎症反应、菌体成分、机体对菌体成分产生的免疫损伤以及代谢物质的毒性相关。

（一）致病物质

1. 脂质 为细菌细胞壁的主要成分，也是细菌的主要毒力成分。①索状因子：为分枝菌酸和海藻糖结合形成的糖脂，可破坏线粒体膜，影响细胞呼吸，抑制白细胞游走和引起慢性肉芽肿。②磷脂：可促使单核细胞增生，引起结核结节和干酪样坏死。③硫酸脑苷脂：可抑制吞噬溶酶体的形成，有利于细菌在吞噬细胞内生存。④蜡质D：是肽糖脂和分枝菌酸的复合物，具有佐剂效应，可诱发机体产生迟发型超敏反应。

2. 蛋白质 结核菌素是结核分枝杆菌中主要的蛋白质成分，与蜡质D结合可激发机体产生迟发型超敏反应。

3. 荚膜 主要成分为多糖，部分为脂质和蛋白质。其可介导结核分枝杆菌的黏附和入侵，保护细菌，抵抗吞噬并为入侵的细菌提供营养。

（二）所致疾病

结核分枝杆菌可通过呼吸道、消化道或皮肤黏膜侵入易感机体，引起全身多种组织器官的感染，其中以肺结核较为多见。

1. 肺部感染

（1）原发感染 指机体初次感染结核分枝杆菌，多见于儿童。结核分枝杆菌侵入肺泡后，可被巨噬细胞吞噬，但由于其含有丰富的脂质成分，可抑制巨噬细胞的杀菌作用而大量生长繁殖，导致巨噬细胞裂解，引起肺泡渗出性炎症，称为原发灶。原发灶病菌可经淋巴管扩散至肺门淋巴结，引起肺门淋巴结发炎肿大，称原发综合征。感染 3 ~ 6 周后，机体产生特异性细胞免疫，同时出现超敏反应。病灶内细菌的细胞壁磷脂，可刺激巨噬细胞转化为类上皮样细胞，抑制蛋白酶对组织的溶解，发生干酪样坏死与结核结节。约 90% 以上的原发感染灶可纤维化或钙化，不治自愈。但病灶内仍可残留少数活菌，刺激机体产生免疫作用，也可成为疾病复发和内源性感染的来源。

（2）继发感染　多发生于成年人，多由潜伏在原发病灶内的病原菌引起，少数为外源性感染。因机体在原发感染中已建立特异性细胞免疫，所以病灶局限，形成干酪样坏死，结节纤维化和钙化而痊愈。若干酪样坏死灶液化，结核分枝杆菌大量繁殖，结节破溃，排入支气管形成空洞，结核分枝杆菌随痰排出体外，为开放性肺结核，传染性强。

2. 肺外感染　部分患者结核分枝杆菌可经淋巴液、血液播散，引起脑结核、肾结核、肠结核、泌尿系统结核、骨结核及淋巴结核等肺外感染。

三、免疫性

结核分枝杆菌为兼性胞内寄生菌，抗感染免疫主要是细胞免疫，包括致敏 T 淋巴细胞和被激活的巨噬细胞。致敏 T 淋巴细胞可释放 IL－2、IL－6、TNF－α 和 IFN－γ 等多种细胞因子，这些细胞因子可趋化 NK 细胞、T 细胞、巨噬细胞等向细菌感染部位浸润，并使之活化，增强巨噬细胞对该菌的杀伤清除作用。机体特异性免疫力的维持依赖于结核分枝杆菌在体内的存在，一旦体内结核分枝杆菌或其组分消失，免疫力也随之消失，称有菌免疫或感染免疫（infection immunity）。

机体获得对结核分枝杆菌免疫力的同时，也发生超敏反应。当再次感染结核分枝杆菌时，体内的致敏淋巴细胞释放淋巴因子，引起强烈的迟发型超敏反应，表现为单核细胞的浸润，并伴随干酪样坏死和液化形成空洞。超敏反应主要由结核菌素蛋白和蜡质 D 共同引起，而保护性免疫应答则由细菌核糖体 RNA 引起。两种不同抗原成分激活不同的 T 细胞亚群释放出不同的细胞因子，产生了不同的效应。

四、结核菌素试验

结核菌素试验是用结核菌素来测定机体对结核分枝杆菌及其成分是否存在迟发型超敏反应的一种皮肤试验，以判断机体对结核分枝杆菌有无免疫力。

1. 结核菌素试剂　目前使用的结核菌素是纯蛋白衍生物（purified protein derivative，PPD），是经三氯醋酸沉淀后的结核菌素蛋白。PPD 有两种，即人结核分枝杆菌制成的 PPD－C 及卡介苗制成的 BCG－PPD，每 0.1ml 含 5U。

2. 试验方法　取 PPD－C 和 BCG－PPD 各 5U，分别注射于两前臂皮内，48 ~ 72 小时观察结果，若红肿硬结直径 ≥5mm 者为阳性，≥15mm 者为强阳性，<5mm 或无反应者为阴性。

3. 结果判定　结核菌素试验阳性表示曾感染过结核分枝杆菌或已接种卡介苗成功，对结核分枝杆菌有迟发型超敏反应，表明机体有一定的特异性免疫力。强阳性者则表明可能有活动性结核感染，应做进一步检查。阴性反应提示未受过结核分枝杆菌感染，但应考虑以下假阴性反应的情况：①感染初期，尚未出现超敏反应；②患严重结核病或其他传染病（如麻疹等）的患者；③细胞免疫功能低下者；④老年人。

4. 实际应用　①用于选择卡介苗接种对象及接种效果测定。若结核菌素试验阴性者，则应接种 BCG，接种后若结核菌素试验转阳，提示已获得免疫力，否则需补种。②作为婴幼儿结核病的辅助诊断。③在未接种 BCG 人群中，进行结核分枝杆菌感染的流行病学调查。④测定肿瘤患者的非特异性细胞免疫功能。

五、实验室检查

结核病的症状和体征往往不典型，在临床上常借助影像进行诊断，但确诊仍有赖于细菌学检查。

1. 标本采集 根据结核分枝杆菌感染部位不同采取痰、尿液、粪便和脑脊液等标本。

2. 直接涂片镜检 标本涂片后经抗酸染色，找到抗酸阳性菌，即可初步诊断；也可用金胺染色，在荧光显微镜下，结核分枝杆菌为金黄色荧光体，可提高阳性检出率。

3. 分离培养 将标本集菌处理后，有杂菌标本需经 4% NaOH 处理 15 分钟后再离心沉淀，取沉淀物做涂片、抗酸染色、镜检。若需培养或动物接种，应先用酸中和后再离心沉淀。接种于罗氏培养基 37℃ 培养，每周观察一次，3~4 周后观察菌落特征，并根据生长速度、菌落特征及染色结果进行鉴定。

目前，聚合酶链反应（PCR）、核酸分子杂交、结核分枝杆菌抗体检测等技术已用于结核分枝杆菌快速鉴定。

六、防治原则

1. 预防接种 卡介苗是预防结核病最有效的措施。新生儿在出生后 24 小时内即可接种。接种后 2~3 个月做结核菌素试验，阳性者表示接种成功，机体已获免疫力。

2. 治疗 抗结核治疗原则为早期、联合、适量、规律及全程用药。合理联合应用抗结核药物可增加药物协同作用，降低耐药性的产生。异烟肼、利福平、链霉素、乙胺丁醇、吡嗪酰胺为一线抗结核药物。

⊕ **知识链接**

结核分枝杆菌发现及耐药现状

1882 年 3 月 24 日，德国科学家罗伯特·科赫宣布发现结核分枝杆菌是导致结核病的病原菌，结核病已被 WHO 列为需要给予重点控制的三大传染病之一。近年来，耐药结核病的发生率越来越高，其中耐多药发生率 8.3%，而异烟肼耐药率更高达 41.2%。异烟肼作为一线抗结核药物，是临床最常用药物，但由于患者在治疗过程中存在治疗不规律等情况，进而使结核菌株发生选择性生长，导致耐多药结核病的发生。因此，对于耐异烟肼结核病患者，需加强对一线抗结核药物的敏感度检测，根据具体情况使用二线抗结核药物，多药联合使用，避免耐多药结核病的发生和传播。

PPT

第二节 非结核分枝杆菌

非结核分枝杆菌（nontuberculous mycobacteria）又称为非典型分枝杆菌（atypical mycobacteria），是指除结核分枝杆菌、牛分枝杆菌和麻风分枝杆菌以外的分枝杆菌。非结核分枝杆菌与结核分枝杆菌的主要区别在于：多为自然环境中的腐生菌，部分为条件致病菌，常继发于支气管扩张、硅沉着病和肺结核，也是艾滋病的常见并发症，如消毒不严也可引发医院感染；对酸碱比较敏感；对生长温度的要求不如结核分枝杆菌严格；对常用的抗结核药物大多耐受，易导致慢性难治性感染。

PPT

第三节　麻风分枝杆菌

麻风分枝杆菌（*Mycobacterium laprae*）是麻风病的病原菌。世界各地均有流行，主要分布在亚洲、非洲及拉丁美洲。

一、生物学性状

麻风分枝杆菌细长、略带弯曲，常呈束状排列。经治疗后可出现 L 型变异，呈现颗粒状、短杆状或念珠状等。抗酸染色和革兰染色均为阳性。

麻风分枝杆菌为典型胞内寄生菌，患者渗出物标本涂片中可见大量麻风分枝杆菌存在于细胞内。感染细胞细胞质呈泡沫状，称为麻风细胞，与结核分枝杆菌有重要鉴别意义。麻风分枝杆菌人工体外培养尚未成功。

二、致病性与免疫性

麻风分枝杆菌主要通过破损皮肤、黏膜以及呼吸道等途径侵入易感机体。此外，如痰、汗、乳汁及外生殖道分泌液中均可有麻风分枝杆菌排出。人对麻风分枝杆菌抵抗力较强，主要靠细胞免疫。麻风病是一种慢性传染病，大多数患者根据临床表现可分为瘤型和结核样型麻风两种。

1. 瘤型　病原菌主要侵犯皮肤、黏膜，可累及神经系统，传染性强，为开放性麻风。患者血清中可出现大量自身抗体，与受损组织释放的抗原结合，形成的免疫复合物沉淀于皮肤或黏膜下，形成红斑和结节，即麻风结节，为麻风的典型病灶。

2. 结核样型　细菌侵犯皮肤和外周神经，患者早期皮肤出现斑疹，周围神经逐渐变粗变硬，感觉功能障碍。机体细胞免疫功能正常，细胞内很少见有麻风分枝杆菌，传染性小，为闭锁性麻风，是自限性疾病。

三、实验室检查

麻风分枝杆菌病原检查主要是取标本涂片染色、镜检。从患者鼻黏膜或皮损处取材，涂片，做抗酸染色及镜检。麻风分枝杆菌为典型的胞内菌，在细胞内找到大量抗酸分枝杆菌，具有诊断意义。也可用金胺染色在荧光显微镜下观察，以提高检出率。

四、防治原则

麻风病目前尚无特异性预防方法，应早发现、早隔离、早治疗。治疗药物主要有砜类、利福平、氯苯吩嗪和丙硫异烟胺等，并多采用联合用药以降低耐药性的产生。

答案解析

目标检测

1. 关于结核分枝杆菌生物学特性，描述错误的是

    A. 抗酸染色，呈红色　　　　　B. 菌落粗糙呈菜花状　　　　　C. 专性需养，生长缓慢

    D. 耐酸碱　　　　　　　　　　E. 耐煮沸

2. 下列细菌中繁殖速度最慢的是

  A. 产气荚膜梭菌　　　　　　　B. 葡萄球菌　　　　　　　　C. 大肠埃希菌

  D. 结核分枝杆菌　　　　　　　E. 肺炎链球菌

3. 与结核分枝杆菌抗吞噬有关的成分是

  A. 磷脂　　　　　　　　　　　B. 硫酸脑苷脂　　　　　　　C. 蜡质 D

  D. 索状因子　　　　　　　　　E. 蛋白质

4. 与结核分枝杆菌抗干燥特性有关的是

  A. 细胞壁中脂质含量高　　　　B. 细胞壁致密　　　　　　　C. 可形成芽孢

  D. 含有耐热酶　　　　　　　　E. 以上都不是

5. 与结核分枝杆菌致病性无关的是

  A. 磷脂　　　　B. 硫酸脑苷脂　　C. 索状因子　　　D. 蜡质 D　　　E. 外毒素

6. 人体对结核分枝杆菌的免疫特点是

  A. 以体液免疫为主　　　　　　B. 不能通过人工主动免疫获得　　C. 为有菌免疫

  D. 以固有免疫为主　　　　　　E. 可引起 I 型超敏反应

7. 卡介苗属于结核分枝杆菌的（　　）变异

  A. 形态　　　　B. 结构　　　　C. 菌落　　　　D. 毒力　　　　E. 耐药性

8. 下列对结核分枝杆菌抵抗力描述错误的是

  A. 耐干燥　　　B. 耐染料　　　C. 耐乙醇　　　D. 耐酸碱　　　E. 对紫外线敏感

9. 首先分离培养出结核分枝杆菌的科学家是

  A. 弗莱明　　　B. 巴斯德　　　C. 琴纳　　　　D. 郭霍　　　　E. 汤飞凡

10. 关于结核菌素试验，下列描述错误的是

  A. 属于迟发型超敏反应　　　　B. 可检测机体的细胞免疫功能

  C. 12~18 小时观察结果　　　　D. 以局部皮肤的红肿、硬结直径为判断结果标准

  E. 结核菌素试验阳性表明机体对结核分枝杆菌有免疫力

书网融合……

  本章小结　　　　　　　　　　微课　　　　　　　　　　题库

第十二章 动物源性及其他病原性细菌

📖 学习目标

知识目标 能够说出常见动物源性细菌及其他病原性细菌引起的疾病；列举炭疽芽孢杆菌和霍乱弧菌的致病物质。

能力目标 具备对细菌感染开展科学宣教的能力；提升对重要传染病的防控和应对能力。

素质目标 增强卫生意识，灭鼠灭蚤，改善环境，助力美丽健康中国；养成良好的饮食卫生习惯。

第一节 动物源性细菌

PPT

⇒ 案例引导

案例 村民刘某家一头母牛因腹胀，治疗无效死亡。9 名村民在村后树林内对病牛进行了宰杀，病牛内脏及血液抛弃在树林内，牛肉被该村部分村民及一饭店购买，牛皮被一村民收购。5 日后，有 3 名村民先后出现手指皮肤损伤部位发痒，并出现水疱，中心为黑色结痂，查体无发热或体温略高，患侧腋下淋巴结肿大，肝脾未见异常。给予青霉素 480 万 U，一日 2 次输液治疗。流行病学调查人员和临床专家仔细询问了 3 例患者的临床表现和流行病学史，认为 3 例患者被炭疽芽孢杆菌感染引起了皮肤炭疽。

讨论 1. 皮肤炭疽的诊断标准是什么？

2. 炭疽的传播途径是什么？

3. 动物源性细菌的感染多见于牧区或偏远农村地区，作为当代医学相关专业的大学生，可以做些什么？

动物源性细菌是引起人畜共患病的病原菌，主要以布鲁菌、鼠疫耶尔森菌和炭疽芽孢杆菌为代表。

一、布鲁菌属

布鲁菌属（*Brucella*）细菌是一类人畜共患疾病的病原菌，有 6 个生物种、19 个生物型。使人致病的有牛布鲁菌（*B. abortus*）、羊布鲁菌（*B. melitensis*）、猪布鲁菌（*B. suis*）和犬布鲁菌（*B. canis*）。在我国流行的主要是羊布鲁菌病，其次为牛布鲁菌病。

（一）生物学性状

1. 形态与染色 革兰阴性小球杆菌，两端钝圆、无芽孢、无鞭毛、有微荚膜。

2. 培养特性与生化反应 需氧菌，初次分离培养时需 5%～10% CO_2，营养要求较高。最适生长温度为 35～37℃，最适 pH 为 6.6～6.8。经 37℃ 培养 48 小时可长出微小、透明、无色的光滑型菌落。大多能分解尿素并产生 H_2S。

3. 抗原构造与分型 主要抗原有两种，即 A 抗原（abortus，牛布鲁菌菌体抗原）和 M 抗原（melitensis，羊布鲁菌菌体抗原）。根据两种抗原量的比例不同可区别布鲁菌菌种。

4. 抵抗力　抵抗力较强，在土壤、毛皮、病畜的脏器和分泌物、肉及乳制品中可生存数周至数月。但在湿热60℃或日光直接照射下20分钟均可死亡、3%来苏尔作用数分钟可杀死。对常用的广谱抗生素较敏感。

（二）致病性与免疫性

1. 致病物质　布鲁菌的主要致病物质是内毒素、荚膜与侵袭性酶等。荚膜和侵袭性酶可使细菌通过完整皮肤、黏膜进入宿主体内，并在机体脏器内大量繁殖和快速扩散入血。

2. 所致疾病　人类对布鲁菌易感，主要通过接触病畜及其分泌物或接触被污染的畜产品，经皮肤、黏膜、眼结膜、消化道、呼吸道等多种途径感染。

该病潜伏期为1~6周，此期中细菌被中性粒细胞和巨噬细胞吞噬，成为胞内寄生菌，随淋巴到达局部淋巴结生长繁殖形成感染灶。细菌繁殖达一定数量后突破淋巴结而入血流，出现菌血症。此期细菌内毒素可致患者发热，随后细菌进入肝、脾、骨髓和淋巴结等脏器细胞，发热渐消退。细菌在细胞内繁殖到一定程度后可再度入血，再次出现菌血症而致体温升高。如此反复，使患者的热型呈波浪式，临床上称为波浪热。感染后易转为慢性，在全身各处引起迁徙性病变，并伴发热、关节痛和全身乏力等症状，体征主要为肝脾肿大。

布鲁菌感染可引起机体的Ⅳ型超敏反应。其菌体抗原成分还可与相应抗体形成免疫复合物，引起Ⅲ型超敏反应。

3. 免疫性　机体感染布鲁菌后可产生免疫力，以细胞免疫为主，且各菌种和生物型之间有交叉免疫。病后机体产生的特异性IgM和IgG类抗体，可发挥免疫调理作用。随着病程的延续，机体免疫力不断增强，病菌不断被消灭，最终可变为无菌免疫。

（三）实验室检查

1. 标本采集　血液是最常用的标本，急性期血培养阳性率高达70%。急性期、亚急性期的患者还可取骨髓分离培养细菌。

2. 分离培养与鉴定　将标本接种于双相肝浸液培养基，置37℃、5%~10% CO_2 培养箱中培养。菌落一般在4~7天形成。若有菌生长，可根据涂片染色镜检、CO_2 的需求、H_2S 产生、染料抑菌试验、玻片凝集等确定布鲁菌型别。

3. 血清学试验　有补体结合试验、皮肤试验及凝集试验等。常用的为凝集试验，发病1~7天血清中开始出现IgM抗体，取患者血清进行玻片凝集试验，效价≥1:200有诊断意义。用乳胶凝集试验可在6分钟内判定结果，方法简易可靠。

（四）防治原则

要预防布鲁菌病，控制家畜布鲁菌感染、切断人畜传播途径及预防接种是三条主要的措施。免疫接种以畜群为主，疫区人群也应接种减毒活疫苗，有效期约一年。急性期患者用利福平和多西环素等抗生素治疗。

二、鼠疫耶尔森菌

鼠疫耶尔森菌（*Yersinia pestis*）是烈性传染病鼠疫的病原菌，鼠疫属自然疫源性疾病。人类鼠疫是因直接接触、剥食染有鼠疫的动物或被染疫的鼠蚤叮咬而受染。

（一）生物学性状

1. 形态与染色　为革兰染色阴性的卵圆形短杆菌，两端浓染。有荚膜，无芽孢，无鞭毛。

2. 培养特性　兼性厌氧，最适生长温度为27~30℃，pH为6.9~7.2。在肉汤培养基中48小时后逐渐形成菌膜，稍加摇动，菌膜呈"钟乳石"状下沉。

3. 抗原结构 鼠疫耶尔森菌的抗原结构复杂，至少有 18 种抗原，重要的有 F1、V/W、外膜蛋白和鼠毒素等，这些抗原由细菌质粒 DNA 编码产生，与其致病性有关。

（二）致病性与免疫性

1. 致病性 鼠疫耶尔森菌的毒力强。人类因被鼠蚤叮咬或接触染疫动物而感染，其中鼠蚤为其主要的传播媒介。人患鼠疫后，又可通过人蚤或呼吸道等途径在人群间流行。临床常见有腺鼠疫、肺鼠疫和败血症型鼠疫。

（1）腺鼠疫　鼠疫耶尔森菌经鼠蚤叮咬进入血液，被吞噬细胞吞噬后在细胞内生长繁殖，沿淋巴流到达局部淋巴结，多在腹股沟引起严重淋巴结炎，引起肿胀、出血和坏死。

（2）肺鼠疫　通过呼吸道吸入感染。患者高热寒战，咳嗽、胸痛、咯血，常因呼吸困难、全身衰竭而死亡。患者死亡后皮肤常呈黑紫色，故有"黑死病"之称。

（3）败血症型鼠疫　重症腺型或肺型鼠疫患者的病原菌可大量侵入血流，导致败血症型鼠疫，患者出现高热、休克、DIC 等全身中毒症状，常并发脑膜炎等，多迅速恶化而死亡。

2. 免疫性 鼠疫感染后能获得牢固免疫力，很少再次感染。机体主要产生针对 F1 抗原、V/W 抗原的抗体，具有调理促吞噬、凝集细菌及中和毒素等作用。

（三）实验室检查

1. 标本采集 腺鼠疫取淋巴结穿刺液，肺鼠疫取痰液，败血症型鼠疫取血液。人或动物尸体取肝、脾、肺、肿大淋巴结和心血等。因鼠疫为法定甲类传染病，标本应送到有严格防护措施的专门实验室检测。

2. 检查方法

（1）直接涂片镜检　检材直接涂片或印片，分别进行革兰染色和亚甲蓝染色，镜检观察典型形态与染色性。免疫荧光试验用于快速诊断。

（2）分离培养与鉴定　将检材接种于血琼脂平板或 0.025% 亚硫酸钠琼脂平板等，取可疑菌落做涂片镜检、噬菌体裂解试验、血清凝集试验等进一步鉴定。

（四）防治原则

在加强疫区的鼠疫监测工作的同时，灭鼠灭蚤是切断鼠疫传播环节、消灭鼠疫源的根本措施。我国目前应用 EV 无毒株生产活疫苗，进行皮下、皮内或皮上划痕接种，免疫力可维持 8～10 个月。治疗必须早期足量使用抗菌药，磺胺类、链霉素、氯霉素、庆大霉素等均有效。

三、炭疽芽孢杆菌

炭疽芽孢杆菌（*B. anthracis*）是动物和人类炭疽病的病原菌，是人类历史上最早被发现的病原菌。牛与羊等草食动物发病率最高，人可通过摄食或接触患炭疽病的动物及畜产品而感染，以皮肤炭疽为常见，也有肠炭疽、肺炭疽和脑膜炎炭疽等。

（一）生物学性状

1. 形态与染色 本菌为致病菌中最大的革兰阳性杆菌，长 5～10μm，宽 1～3μm，两端截平，无鞭毛。新鲜标本直接涂片时，常单个或呈短链，经培养后则呈竹节样排列的长链。可形成荚膜。芽孢在有氧条件下形成，呈椭圆形，位于菌体中央（图 12−1，彩图 13）。

2. 培养特性 需氧或兼性厌氧，最适温度为 30～35℃，在普通琼脂培养基上形成灰白色粗糙型菌落，边缘不整齐。在肉汤培养基中呈絮状沉淀生长。有毒菌株在含 $NaHCO_3$ 的血琼脂平板上，置 5% CO_2、37℃ 孵育 24～48 小时可产生荚膜，形成黏液型菌落。

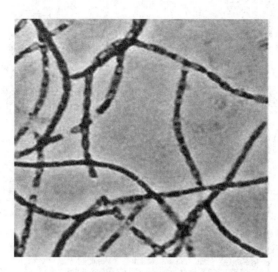

图 12 - 1　炭疽芽孢杆菌形态（革兰染色）

3. 抗原结构　炭疽芽孢杆菌的抗原分为结构抗原（菌体、荚膜和芽孢等）和炭疽毒素复合物两部分。①菌体多糖抗原：耐热，与毒力无关。②荚膜多肽抗原：与细菌毒力有关，具抗吞噬作用。③芽孢抗原：具有免疫原性和血清学诊断价值。④炭疽毒素：具有抗吞噬作用和免疫原性。

4. 抵抗力　细菌芽孢在干燥土壤或皮毛中能存活数年至 20 余年，牧场一旦被污染，传染性可持续数十年。芽孢对化学消毒剂的抵抗力不一，如 5% 苯酚需 5 天可杀死，而对碘及氧化剂较敏感，1:2500碘液 10 分钟、3% H_2O_2 经 1 小时、0.5% 过氧乙酸 10 分钟即可杀死，高压蒸汽灭菌法是杀灭芽孢最有效的方法。

（二）致病性与免疫性

1. 致病物质　炭疽芽孢杆菌主要致病物质为荚膜和炭疽毒素。荚膜有抗吞噬作用。炭疽毒素可直接损伤微血管内皮细胞，增加血管通透性而形成水肿，是造成感染者致病和死亡的主要原因。

2. 所致疾病　炭疽病根据感染途径不同，临床表现也不同。

（1）皮肤炭疽　人因接触患病动物或受染皮毛而引起。病菌从皮肤创口进入机体，在局部引起炎症，出现水疱、脓疱、坏死、溃疡，中心有黑色焦痂，此型最多见。

（2）肠炭疽　因食入未煮熟的病畜肉类、奶或被污染食物而引起，出现连续性呕吐、肠麻痹、血便，2~3 天后出现毒血症。

（3）肺炭疽　吸入含有大量病菌芽孢的尘埃可发生肺炭疽，出现呼吸道症状并很快出现全身中毒症状而死亡。上述三型均可并发败血症及炭疽性脑膜炎，病死率极高。

3. 免疫性　感染炭疽芽孢杆菌后可获得持久免疫力，主要与机体产生保护性抗体及吞噬细胞的吞噬功能增强有关。

（三）实验室检查

1. 标本采集　人类皮肤炭疽取水疱、脓疱内容物或血液；肠炭疽取粪便、血液及未食用完的畜肉等；肺炭疽取痰液、胸腔渗出液及血液等；脑膜炎炭疽取脑脊液。炭疽动物尸体一般在无菌条件下割取耳尖或舌尖组织送检，严禁室外剖检。

2. 检查方法

（1）直接涂片镜检　革兰染色，发现有荚膜或呈竹节状排列的革兰阳性大杆菌，或用特异性荧光抗体染色镜检，结合临床症状可作出初步诊断。

（2）分离培养与鉴定：标本接种于血琼脂平板和碳酸氢钠琼脂平板，孵育后观察菌落，用青霉素串珠试验、噬菌体裂解试验等进行鉴定。培养在含微量（0.05~0.5U/ml）青霉素的培养基上的炭疽芽孢杆菌形态可发生变异，变成大而均匀呈链状的串珠状，称串珠试验（图12-2，彩图14）。其他需氧芽孢杆菌无此现象。

（3）免疫学检查　免疫荧光法用于检查患者的荚膜抗体，ELISA用于检查保护性抗体。

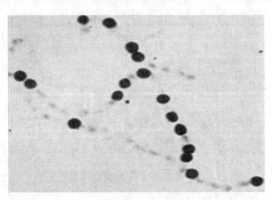

图 12-2　炭疽芽孢杆菌串珠试验

（四）防治原则

炭疽的预防主要靠做好家畜感染的防治和牧场的卫生防护。病畜应处死深埋，死畜严禁剥皮或煮食，必须焚毁或深埋，严禁在无防护条件下现场剖检取材。

特异性预防用炭疽减毒活疫苗，皮上划痕接种，免疫力可持续一年。接种对象包括疫区皮革、毛纺工人、牧民、屠宰牲畜人员、兽医等与动物接触的相关人群。治疗以青霉素为首选，也可选用环丙沙星、红霉素等抗生素。

⊕ 知识链接

炭疽毒素特异性治疗药物研究

目前对炭疽治疗的常规药物是抗生素，其对于清除体内的炭疽芽孢杆菌效果较好，但却无法清除细菌分泌的炭疽毒素。近年来，针对炭疽毒素的特异性治疗药物发展较快，主要包括可以中和炭疽毒素的抗体类药物，能够阻断炭疽毒素作用的炭疽毒素内化抑制剂、致死因子（lethal factor，LF）酶活性抑制剂和水肿因子（edema factor，EF）酶活性抑制剂等小分子抑制剂以及与膜上受体竞争抗原，从而防止炭疽毒素进入细胞的可溶性受体类似物等。这些特异性抑制剂的研究开发，与抗生素联用应对炭疽病的策略得到进一步完善。

PPT

第二节　其他革兰阳性杆菌

主要为棒状杆菌属（*Corynebacterium*）细菌，菌体细长微弯曲，一端或两端膨大呈棒状，排列不规则，引起人类疾病的主要是白喉棒状杆菌。白喉棒状杆菌（*C. diphtheriae*）简称白喉杆菌，是急性呼吸道传染病白喉的病原菌，多发于儿童。

一、生物学性状

1. 形态染色　菌体细长微弯，末端常膨大呈棒状，排列呈不规则的栅栏状或 V、L、Y 形，革兰染色阳性。用亚甲兰、Albert 或 Neisser 染色，菌体内可见着色较深或与菌体颜色不同的异染颗粒，是白喉棒状杆菌的形态特征之一，有鉴别意义（图 12 – 3，彩图 15）。

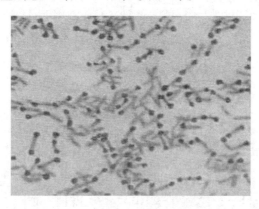

图 12 – 3　白喉棒状杆菌异染颗粒

2. 培养特性　需氧或兼性厌氧。营养要求较高，在含有凝固血清的吕氏（Loeffler）培养基上生长迅速，35℃培养 12 ~ 18 小时可形成灰白色圆形菌落。亚碲酸钾血琼脂平板可作为白喉棒状杆菌的选择和鉴别培养基，菌落呈黑色或深灰色。

3. 抵抗力　白喉棒状杆菌对干燥、寒冷和日光抵抗力强。在各种物品上可存活数日，但对热和常用消毒剂敏感，煮沸 1 分钟可将其杀死。

二、致病性与免疫性

1. 致病物质　主要是白喉毒素，由 β – 棒状噬菌体毒素基因 *tox* 编码，白喉棒状杆菌本身无此基因，因此仅携带该噬菌体的溶原菌才能产生。白喉毒素是外毒素，为含有两个二硫键的多肽链，经蛋白酶水解后，可分为 A 和 B 两个片段。B 片段无酶活性，但能与宿主易感细胞表面特异性受体结合，并通过易位作用使 A 片段进入细胞。A 片段是毒素毒性的所在部位，能使肽链延伸因子 – 2（EF – 2）失活，从而使细胞蛋白质合成受阻，细胞变性死亡。白喉棒状杆菌还可产生索状因子，破坏细胞的线粒体膜，干扰细胞呼吸和氧化磷酸化。

2. 所致疾病　传染源为患者及恢复期带菌者。本菌存在于假膜及鼻咽腔或鼻分泌物内，经飞沫和污染物品而传播。细菌通常在咽部黏膜生长繁殖，并分泌外毒素，引起局部炎症和全身中毒症状。局部黏膜上皮细胞发生变性坏死，血管扩张，粒细胞浸润及炎性渗出物，形成灰白色膜状物，即假膜（pseudomembrane）。假膜若进一步扩展至喉部或气管黏膜，容易脱落引起呼吸道阻塞，甚至窒息，是白喉早期致死的主要原因。外毒素可被吸收入血，迅速与易感组织细胞（心肌、肝、肾和肾上腺等）结合，引起心肌炎、软腭麻痹、声嘶、肾上腺功能障碍等各种临床症状。约 2/3 的患者会出现心肌受损，多发生在病后 2 ~ 3 周，是白喉晚期致死的主要原因。本菌偶尔侵害眼结膜、外耳道、阴道和皮肤伤口等处，也可形成假膜。

3. 免疫性　白喉痊愈后机体可获得牢固的免疫力，主要是机体能产生中和白喉外毒素的抗毒素。

三、实验室检查

1. 标本采集　用无菌棉拭子采取假膜边缘部渗出物直接送检。

2. 检查方法

（1）直接涂片　用革兰染色、Albert 或亚甲兰染色，镜检有无含有异染颗粒的棒状杆菌。结合临床症状，可作出初步诊断。

（2）分离培养　将标本接种于吕氏血清凝固斜面或亚碲酸钾培养基上培养，待斜面或平板上长出灰白色、深灰色或黑色可疑菌落，挑取可疑菌落涂片染色或进一步做生化反应。

（3）毒力试验　是鉴别产毒白喉棒状杆菌的重要方法，常用 Elek 平板法和豚鼠试验。

四、防治原则

注射白喉类毒素是预防白喉的主要措施。目前均采用白喉类毒素、百日咳疫苗和破伤风类毒素混合制剂（白百破三联疫苗）进行人工主动免疫。对密切接触过白喉患者的易感儿童，可肌注白喉抗毒素作紧急预防，同时注射白喉类毒素以便延长免疫力。白喉抗毒素作为特效治疗制剂，应在发病早期足量使用，同时为避免继发感染和出现带菌状态，临床上应给予青霉素或红霉素抗菌治疗。

PPT

第三节　其他革兰阴性杆菌

与医学相关的其他革兰阴性菌主要包括假单胞菌属、嗜血杆菌属和鲍特菌属细菌等。

一、铜绿假单胞菌

铜绿假单胞菌（*Pseudomonas aeruginosa*）广泛分布于自然界，是一种常见的条件致病菌，是医院感染的主要病原菌之一。革兰阴性杆菌，有鞭毛，运动活泼。无芽孢，有荚膜，临床分离的菌株常有菌毛。需氧，在普通培养基上生长良好。产生带荧光的水溶性色素而使培养基呈亮绿色。在血琼脂平板上产生透明的溶血环。耐许多化学消毒剂，56℃需 1 小时杀死细菌。铜绿假单胞菌有 O 和 H 抗原。O 抗原包括内毒素和原内毒素蛋白（original endotoxin protein，OEP）。

铜绿假单胞菌主要致病物质是内毒素，此外尚有菌毛、荚膜、胞外酶和外毒素等多种致病物质。本菌可感染多种组织，主要表现为局部化脓性炎症，如伤口、烧伤组织的化脓性感染。本菌亦可引起婴儿严重的流行性腹泻。

中性粒细胞在抗铜绿假单胞菌感染中起重要作用。分泌型 IgA 在黏膜局部具有一定的抗感染作用。

取炎症分泌物、脓液、血液或可疑物品等标本接种于血琼脂平板，根据菌落特征、色素及生化反应等进行鉴定。血清学、绿脓菌素及噬菌体分型可供流行病学、医院感染追踪调查等使用。

治疗可选用氨基糖苷类和 β - 内酰胺类抗生素。

二、流感嗜血杆菌

流感嗜血杆菌（*Haemophilus influenzae*）为革兰阴性小杆菌，可呈球杆状、长杆状和丝状等多形态。无鞭毛，无芽孢，有荚膜，毒力较强。多数菌株有菌毛。需氧或兼性厌氧。培养时必须提供含有 X 和 V 因子的血液，在巧克力色血琼脂平板上生长最佳。与金黄色葡萄球菌共同培养可呈卫星现象（satellite phenomenon）。

流感嗜血杆菌主要致病物质为荚膜、菌毛与内毒素等，强毒株可产生 IgA 蛋白酶。有荚膜强毒株引起的原发性（外源性）感染多为急性化脓性感染，如脑膜炎、鼻咽炎、咽喉会厌炎、关节炎、心包炎等，常见于儿童。无荚膜菌株引起的继发性（内源性）感染常继发于流行性感冒、麻疹、百日咳、结核病等，临床表现有慢性支气管炎、中耳炎、鼻窦炎等，多见于成人。机体抗流感嗜血杆菌的免疫以体液免疫为主。

取感染者的脑脊液或脓汁标本可直接涂片镜检，并结合临床症状作出初步诊断。分离培养时可将标本接种于巧克力色平板上，根据菌落形态、生化反应等特征以及卫星现象进行鉴定。

PPT

第四节 弧菌属和弯曲菌属

弧菌属与弯曲菌属的致病菌多引起胃肠道感染，其中霍乱弧菌和空肠弯曲菌是重要的病原菌。

一、弧菌属 e微课

弧菌属（*Vibrio*）细菌是一大群菌体短小、弯曲成弧形的革兰阴性菌，广泛分布于自然界，以水中最多。本菌属目前有 36 个种，其中至少有 12 个种与人类感染有关，尤以霍乱弧菌、副溶血性弧菌最为重要。

霍乱弧菌（*V. cholerae*）是引起烈性消化道传染病霍乱的病原体，自 1817 年以来，已发生过 7 次世界性霍乱大流行，前 6 次均由古典生物型引起。1905 年由 ElTor 弧菌所致的副霍乱又引起新的世界性大流行，称为第 7 次大流行。

（一）生物学性状

霍乱弧菌呈弧形或逗点状，革兰染色阴性（图 12 - 4，彩图 16），菌体一端有单鞭毛，运动非常活泼，将米泔水样粪便或培养物作悬滴观察，可见弧菌平行排列如鱼群样，呈穿梭样或流星状运动。

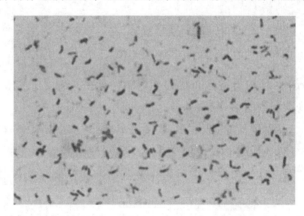

图 12 - 4　霍乱弧菌形态（革兰染色）

霍乱弧菌为兼性厌氧菌，营养要求不高，耐碱不耐酸，在 pH 8.8 ~ 9.0 的碱性蛋白胨水或碱性琼脂平板上生长良好。霍乱弧菌可在无盐环境中生长，而其他致病性弧菌则不能。过氧化氢酶阳性，氧化酶阳性，能还原硝酸盐，吲哚试验阳性。

霍乱弧菌具有耐热的 O 抗原和不耐热的 H 抗原。H 抗原无特异性，根据 O 抗原不同，弧菌属有 200 多个血清群，其中 O1 群、O139 群引起霍乱。其余的血清群分布于地面水中，可引起人类胃肠炎等疾病，但不引起霍乱的流行。

霍乱弧菌不耐酸，在正常胃酸中仅能存活 4 分钟。55℃湿热 15 分钟、100℃煮沸 1 ~ 2 分钟能杀死霍乱弧菌。

（二）致病性与免疫性

1. 致病物质　霍乱肠毒素是霍乱弧菌的主要致病物质，是目前已知的致泻毒素中最强烈的毒素，是肠毒素的典型代表。由一个 A 亚单位和 5 个相同的 B 亚单位通过非共价键连接构成，分别由结构基因 *ctx*（choleratoxin）A 和 *ctx*B 编码。A 亚单位为毒性单位，可使细胞内 cAMP 水平升高，导致细胞主动分泌 Na^+、K^+、HCO_3^- 和水，引起严重的腹泻与呕吐。B 亚单位为结合单位，本身并无毒性，但具有较强的抗原性，可协助 A 亚单位进入细胞发挥毒性作用。

2. 所致疾病 引起烈性肠道传染病霍乱。在自然情况下，人类是霍乱弧菌的唯一易感者，患者和带菌者是霍乱的传染源。传播途径主要是通过污染的水源或食物经口摄。患者可出现剧烈腹泻和呕吐，由于腹泻物产生过快，粪便呈"米泔水"样。由于大量水分和电解质丧失，患者会出现失水、代谢性酸中毒、低碱血症、低容量性休克、心律不齐及肾衰竭等症状，如治疗不及时，死亡率高达 60%。

3. 免疫性 感染霍乱弧菌后，机体可获得牢固免疫力。O1 群获得的免疫对 O139 群感染无交叉保护作用。

（三）实验室检查

霍乱是烈性传染病，对首例患者病原学的快速、准确诊断，并及时作出疫情报告对控制本病极为重要。标本采集患者粪便、肛拭和呕吐物，流行病学调查还包括水样。检查方法可用直接镜检，先用悬滴法观察细菌呈穿梭样运动，革兰染色为阴性弧菌。常将标本接种至碱性蛋白胨水增菌，37℃培养 6~8 小时直接镜检并做分离培养。挑选可疑菌落进行生化反应及血清学试验。

（四）防治原则

加强水源管理，培养良好个人卫生和饮食习惯是预防霍乱弧菌感染和流行的重要措施。疫苗预防长期以来使用 O1 群霍乱弧菌死疫苗肌内注射，保护率为 50%~70%，且血清抗体持续时间较短，仅 3~6 个月。本病处理原则是严格隔离，迅速补水及电解质，纠正酸中毒，可选用多西环素、复方新诺明等抗菌药物治疗及对症处理。

二、弯曲菌属

弯曲菌属（*Campylobacter*）是一类呈弯曲状的革兰阴性杆菌，对人致病的有空肠弯曲菌、大肠弯曲菌、胎儿弯曲菌等，其中以空肠弯曲菌（*C. jejuni*）最重要。

空肠弯曲菌菌体细长，呈弧形、螺旋形、S 形或海鸥状。一端或两端有单鞭毛，运动活泼。无芽孢，无荚膜。微需氧，在 5% O_2、10% CO_2 和 85% N_2 的环境中生长良好，最适温度 42℃。生化反应不活泼，不发酵糖类。抵抗力较弱，易为干燥、直射阳光及弱消毒剂等杀灭，56℃ 5 分钟可被杀死，干燥环境中仅存活 3 小时。

空肠弯曲菌是多种动物的正常寄居菌，人主要通过粪-口途径感染，5 岁以下发病较多。临床表现为痉挛性腹痛、腹泻、血便或果酱样便，头痛、不适、发热。该病通常可自限，病程 5~8 天。

感染空肠弯曲菌后可产生特异性抗体，能通过调理作用及活化补体等增强吞噬细胞的吞噬杀菌功能。

可用粪便标本涂片、镜检，查找革兰阴性弧形或海鸥状弯曲菌，或用悬滴法观察鱼群样螺旋式运动。分离培养可接种于选择性培养基置 42℃微需氧环境。

预防主要是注意饮水和食品卫生，加强人、畜、禽类的粪便管理。治疗可用红霉素、氨基糖苷类抗生素、氯霉素等。

目标检测

答案解析

1. 下列属于动物源性的细菌有

    A. 霍乱弧菌   B. 炭疽芽孢杆菌   C. 伤寒杆菌

    D. 白喉棒状杆菌   E. 破伤风梭菌

2. 人类最常见的炭疽病是

 A. 肺炭疽   B. 肠炭疽   C. 皮肤炭疽 D. 败血症   E. 脑膜炎

3. 感染后可反复形成菌血症，使热型呈波浪式的病原菌是

 A. 炭疽芽孢杆菌   B. 产气荚膜梭菌   C. 鼠疫耶尔森菌

 D. 白喉棒状杆菌   E. 布鲁菌

4. 有关鼠疫耶尔森菌致病性的说法，不正确的是

 A. 引起自然疫源性疾病鼠疫

 B. 一般先有鼠类的发病和流行

 C. 人类可通过带病原菌的鼠蚤叮咬而感染

 D. 临床常见类型有腺型、肺型和败血症型

 E. 人患鼠疫后，人群之间不能互相传播

5. 关于霍乱肠毒素，错误的是

 A. A 亚单位是毒性亚单位

 B. B 亚单位是结合亚单位

 C. 由 1 个 A 亚单位和 5 个 B 亚单位组成

 D. 属于内毒素

 E. 是霍乱弧菌的主要致病物质

6. 引起烈性肠道传染病的是

 A. 大肠杆菌   B. 金黄色葡萄球菌   C. 霍乱弧菌

 D. 沙门菌   E. 布鲁菌

7. 白喉病人早期死亡的主要原因为

 A. 心肌炎   B. 败血症   C. 毒血症

 D. 假膜阻塞呼吸道   E. 中毒性休克

8. 下列细菌中属于条件致病菌的是

 A. 金黄色葡萄球菌   B. 结核分枝杆菌   C. 铜绿假单胞菌

 D. 伤寒沙门菌   E. 霍乱弧菌

9. 下列细菌中，引起婴幼儿急性肠炎的常见菌是

 A. 霍乱弧菌   B. 伤寒沙门菌   C. 空肠弯曲菌

 D. 痢疾志贺菌   E. 铜绿假单胞菌

10. 流感嗜血杆菌生长需求较高，在人工培养时需新鲜血液才能生长，因新鲜血液可提供

 A. X 因子和 Y 因子   B. X 因子和 P 因子   C. B 因子和 P 因子

 D. V 因子和 B 因子   E. X 因子和 V 因子

书网融合……

   本章小结   微课   题库

第十三章　其他原核细胞型微生物

📖 **学习目标** --

　　知识目标　能够正确认识放线菌、支原体、立克次体、衣原体、螺旋体的主要生物学特性，区分其感染特点。

　　能力目标　能够全面分析放线菌、支原体、立克次体、衣原体、螺旋体的致病性和免疫性；应用其生物学性状与致病性的知识理解疾病的诊治原则。

　　素质目标　激发爱国热情及社会责任感，培养科研精神，树立护理职业使命感。

第一节　放　线　菌

　　放线菌是一类，丝状或链状呈分枝生长，革兰染色阳性的原核细胞型微生物。致病性放线菌主要有放线菌属和诺卡菌属。

一、放线菌属

　　放线菌属（*Actinomyces*）可正常寄居在人和动物口腔、上呼吸道、胃肠道和泌尿生殖道等部位。对人致病的主要是衣氏放线菌（*A. israelii*）。

　　1. 生物学性状　革兰染色阳性、非抗酸性丝状菌，菌丝细长无隔，有分枝。菌丝培养 24 小时后断裂成链球状或链杆状，不形成气生菌丝。培养困难，厌氧或微需氧，$5\% CO_2$ 可促进其生长，血琼脂平板培养 4~6 天形成灰白色或淡黄色细小圆形菌落，不溶血。

　　在患者病灶组织和脓性分泌物中，可见黄色小颗粒，称为硫黄样颗粒，是放线菌在组织中形成的菌落。将硫黄样颗粒制成压片，显微镜可见颗粒呈菊花状，中心部分是交织的菌丝，周围部分菌丝放线状排列，末端膨大呈棒状体。

　　2. 致病性与免疫性　放线菌为人体的正常菌群，大多在机体抵抗力下降、拔牙或外伤时引起内源性感染，多为软组织的化脓性炎症。若无继发感染大多呈慢性肉芽肿，并常伴多发性瘘管形成，可排出硫黄样颗粒，称为放线菌病，临床可分为面颈部、胸腹部、盆腔和中枢神经系统等部位放线菌病，面颈部感染最常见。机体对放线菌的免疫主要以细胞免疫为主。

　　3. 实验室检查　最直接的诊断方法是检查感染病灶中是否有硫黄样颗粒。必要时将标本接种于沙保弱（sabouraud）培养基及血平板上做厌氧培养。

　　4. 防治原则　注意口腔卫生，牙病和牙周病及时治疗。脓肿和瘘管应进行外科清创，同时使用大剂量青霉素足疗程治疗。

二、诺卡菌属

　　诺卡菌属（*Nocardia*）广泛分布于土壤，不属于人体正常菌群。对人致病的主要有星形诺卡菌（*N. asteroides*）和巴西诺卡菌（*N. brasiliensis*）。

1. 生物学性状 革兰染色阳性杆菌，部分诺卡菌抗酸染色阳性。营养要求不高，专性需氧，在22℃或37℃条件下生长良好。生长缓慢，一般1周以上始见黄、白色的菌落，表面干燥，有皱褶或呈蜡样。

2. 致病性与免疫性 主要为外源性感染。星形诺卡菌可通过呼吸道或创口侵入机体，引起化脓性感染，特别是免疫力低下的感染者，如艾滋病患者、肿瘤患者和长期使用免疫抑制剂的患者。此菌常侵入肺部，主要引起肺炎与肺脓肿，还可血行播散引起脑膜炎与脑脓肿。皮肤感染可形成脓肿及多发性瘘管。瘘管脓液中可见许多小颗粒，即诺卡菌的菌落。巴西诺卡菌可侵入皮下组织，形成结节、脓肿或多发性瘘管，引起慢性化脓性肉芽肿。感染好发于腿部和足，称足分枝菌病。

3. 实验室检查 主要是在脓液、痰等标本中检查黄色或黑色颗粒状的诺卡菌菌落。培养可用沙保弱培养基或脑心浸液琼脂平板。

4. 防治原则 无特异预防方法。局部治疗主要为手术清创，切除坏死组织。治疗多用磺胺类药物，一般治疗时间不少于6周。

PPT

第二节 支 原 体

支原体（mycoplasma）是一类无细胞壁、呈高度多形性、可通过滤菌器、能在无生命培养基中生长繁殖的最小的原核细胞型微生物。

一、生物学性状

支原体大小为 $0.3 \sim 0.5 \mu m$，无细胞壁，呈高度多形性，有球形、丝状和分枝状等。革兰染色阴性，但不易着色，多用吉姆萨染色染成淡紫色。支原体生长的营养要求较高，培养基中需添加 $10\% \sim 20\%$ 的血清，培养 $2 \sim 9$ 天后形成油煎蛋样微小菌落（图 13 – 1，彩图 17）。大多数兼性厌氧，主要为二分裂繁殖。抵抗力较弱，对干扰蛋白质合成的抗菌药物敏感，但对作用于细胞壁的抗生素耐受。

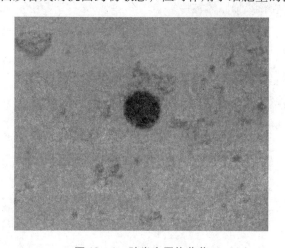

图 13 – 1 肺炎支原体菌落

二、致病性与免疫性

支原体主要寄生于细胞外，很少侵入血液。荚膜具有抗吞噬作用；黏附素有利于黏附；毒性代谢产物引起细胞损伤。此外，解脲脲原体可通过黏附于精子表面影响其运动，引起不育。另外，有些支原体的致病还与免疫致病机制及超抗原致病机制有关。支原体感染后可诱发机体产生体液免疫和细胞免疫。

三、常见的致病性支原体

（一）肺炎支原体

肺炎支原体（*M. pneumoniae*）感染引起支原体肺炎，病理变化以间质性肺炎为主，故又称为原发性非典型肺炎（primary atypical pneumonia）。主要经飞沫传播，传染源为患者或带菌者，儿童和青少年为易感人群，其中婴幼儿发病率较高，病情严重。支原体肺炎有特殊的临床表现，潜伏期 2 ~ 3 周，起病缓慢，表现为发热、头痛、全身酸痛、乏力和阵发性刺激性咳嗽等，有时并发支气管肺炎、慢性气管炎、皮疹、心血管和神经系统症状等。肺炎支原体免疫机制复杂，感染后可产生多种抗支原体抗体。呼吸道局部产生的 sIgA 对再感染有一定的保护作用，但不够牢固，可重复感染。肺炎支原体感染后 IgE 水平缓慢升高，是诱发哮喘的重要因素。

（二）解脲脲原体

解脲脲原体（*U. urealyticum*）是引起人类泌尿生殖道感染的常见病原体之一。解脲脲原体的传染源为患者或带菌者，主要经性接触传播，引起人类非淋菌性尿道炎（nongonococcal urithritis，NGU）、前列腺炎、附睾炎、阴道炎、盆腔炎等泌尿生殖道感染；亦可经胎盘感染胎儿或分娩时经产道感染新生儿，引起流产、早产、死产和新生儿呼吸道感染。解脲脲原体有黏附精子作用，且与人精子有共同抗原，对精子造成免疫损伤而引起不育。

四、实验室检查

实验室检查以分离培养与核酸检测为主。支原体感染者血清中可出现冷凝集素，在4℃条件下能凝集人 O 型红细胞或自身红细胞，其凝集在37℃时分散开，但仅50%左右患者出现阳性。此反应为非特异性，呼吸道合胞病毒感染、腮腺炎、流行性感冒（流感）等也可能出现冷凝集现象，故只能用作辅助诊断。还可通过检查标本中肺炎支原体 P1 和 P30 蛋白或特异性核酸的方法进行感染的快速诊断。用免疫斑点试验或 ELISA 法检测解脲脲原休抗原。

五、防治原则

目前尚无理想疫苗。泌尿生殖道支原体预防的关键在于加强健康教育，注意性卫生，阻断性传播。治疗可选用大环内酯类、喹诺酮类抗生素等。

第三节 立克次体

立克次体（rickettsia）是一类以节肢动物为传播媒介、专性活细胞内寄生的原核细胞型微生物。

一、生物学性状

呈多形态性，以球杆状或杆状多见；革兰染色阴性，但不易着色，Giménez 染色被染成鲜红色，Giemsa 染色呈紫蓝色。专性活细胞内寄生，二分裂法方式繁殖。培养方法有动物接种、鸡胚卵黄囊接种和细胞培养法。大多数立克次体抵抗力都弱，对氯霉素、四环素等抗菌药物敏感，但磺胺类药物能促进其生长。

多种立克次体与某些变形杆菌菌株（如 X_{19}、X_2、X_k）有共同的耐热多糖抗原成分，常用这些变形杆菌 OX19、OX2、OXk 抗原代替立克次体抗原进行非特异性凝集反应，检测患者血清中有无相应抗体，这种交叉凝集试验称为外斐反应（Weil – Felix reaction），可辅助诊断立克次体病，但由于敏感性低、特异性差，目前已不推荐使用。

二、致病性与免疫性

致病物质主要是内毒素和磷脂酶 A。立克次体侵入机体大量繁殖，导致菌血症，产生的内毒素等可引起皮疹及脏器功能紊乱；形成的免疫复合物，加重病理变化和临床症状，是晚期病变的主要原因。立克次体感染后，机体可获得较强且持久的免疫力。以细胞免疫为主，体液免疫为辅。

三、常见的致病性立克次体

（一）普氏立克次体

普氏立克次体（*R. prowazekii*）是流行性斑疹伤寒（又称虱传斑疹伤寒）的病原体，患者是唯一的传染源，人虱为主要的传播媒介，传播方式为虱—人—虱。人感染后经 2 周左右的潜伏期突然发病，急性高热、头痛、乏力全身肌肉酸痛，可伴神经系统、心血管系统或其他脏器损害。

（二）斑疹伤寒立克次体

斑疹伤寒立克次体（*R. typhi*）是地方性斑疹伤寒（又称鼠型斑疹伤寒）的病原体。主要储存宿主是鼠和其他啮齿类动物，主要传播媒介是鼠蚤和鼠虱。传播方式是虱、蚤—啮齿类动物—虱、蚤。鼠蚤叮咬人时，可将立克次体传染给人；带有立克次体的干燥蚤粪可经口、鼻、眼结膜侵入人体。临床症状与流行性斑疹伤寒相似，但发病缓慢、病情较轻，很少累及中枢神经系统和心肌，病死率低。

（三）恙虫病东方体

恙虫病东方体（*O. tsutsugamushi*）是恙虫病的病原体，寄生在恙螨体内经卵传播。恙螨既是寄生宿主、储存宿主，又是传播媒介，野鼠和家鼠是主要的传染源。恙虫病，也称为丛林斑疹伤寒，是一种急性传染病。人若被恙螨叮咬后，经 6 ~ 21 天潜伏期，突然发病，高热，剧烈头痛，颜面潮红，结膜充血。叮咬处出现红斑样皮疹，形成水疱，破裂后发生溃疡，形成黑色焦痂，周围有红晕，是恙虫病的特征之一。

四、实验室检查

因立克次体具有高度感染性，病原学检查操作必须在生物安全三级实验室进行。一般在发病初期或急性期、未应用抗生素前采集患者的血液以供病原体分离或做免疫学试验。采用细胞培养、动物接种等进行分离培养可用补体结合试验、间接免疫荧光法（IFA）和 ELISA 等方法检测血清抗体。采用 PCR 检测特异性基因或用 RT – PCR 测 16S rRNA，可用于快速诊断。

五、防治原则

预防措施主要是要改善居住条件，讲究个人卫生，加强个人防护，控制和消灭中间宿主及储存宿主、灭鼠、杀灭媒介节肢动物，接种疫苗。多西环素及其他四环素类抗生素可作为首选用药。根据菌种不同，喹诺酮类可替代治疗，禁用磺胺类药物。

第四节　衣　原　体

PPT

衣原体（chlamydia）是一类严格细胞内寄生，有独特发育周期，可以通过细菌滤器的原核细胞型微生物。

一、生物学性状

衣原体在宿主细胞内繁殖，可观察到两种不同的形态。原体（elementary body，EB），直径 0.2 ~ 0.4μm 的小球形颗粒，有细胞壁，对宿主细胞有感染性，在宿主细胞外较稳定，无繁殖能力，是发育成熟的衣原体。原体通过吞饮进入胞内，形成空泡，逐渐发育增殖成为始体。始体（initial body），也称网状体（reticulate body，RB），直径 0.5 ~ 1μm，无细胞壁，代谢活跃，是发育周期中的繁殖型，不具感染性。始体以二分裂方式繁殖，并发育成许多子代原体，成熟的子代原体从感染细胞中释放，再感染新的细胞。

在易感细胞内常形成包涵体，是含有始体和子代原体的空泡。衣原体耐冷不耐热。对红霉素、多西环素等抗生素敏感。

二、致病性与免疫性

1. 致病性 衣原体通过微小创面侵入机体，吸附并进入易感细胞内；衣原体主要外膜蛋白能阻止吞噬体与溶酶体融合，有利于其在吞噬体内繁殖并破坏宿主细胞；产生内毒素样物质，抑制宿主细胞代谢，破坏宿主细胞；衣原体热休克蛋白可刺激机体产生炎症细胞因子，介导炎症发生和瘢痕形成，引起相关疾病。

2. 免疫性 感染后可诱发机体产生体液免疫和细胞免疫，但保护作用弱。

三、常见的致病性衣原体

（一）沙眼衣原体

根据其侵袭力和感染部位的不同，将沙眼衣原体（*Chlamydia trachomatis*）分为分三个生物型，即沙型、生物亚种再分为若干血清型。生殖生物型和性病淋巴肉芽肿生物型。每种生物型又分为不同的血清型。人类是其自然宿主，主要引起以下疾病。

1. 沙眼 由沙眼生物型 A、B、Ba 和 C 血清型引起，通过眼 – 眼或眼 – 手 – 眼的方式传播，沙眼衣原体侵袭眼结膜上皮细胞引起局部炎症。早期表现为流泪、黏液或脓性分泌物、结膜充血及滤泡增生，后期出现结膜瘢痕、眼睑内翻、倒睫、角膜血管翳，导致角膜损害，严重可导致失明。

2. 包涵体结膜炎 由沙眼生物型 B、Ba 及生殖生物型 D ~ K 血清型引起，包括婴儿结膜炎和成人结膜炎两种类型。

3. 泌尿生殖道感染 由 D ~ K 血清型引起，经性接触传播，引起非淋菌性泌尿生殖道感染。

4. 性病淋巴肉芽肿 是性病淋巴肉芽肿生物型引起，通过性接触传播，男性主要侵犯淋巴组织，引起腹股沟化脓性淋巴结炎和慢性淋巴肉芽肿；女性侵犯会阴、肛门和直肠，引起会阴 – 肛门 – 直肠狭窄和梗阻。

5. 婴幼儿肺炎 由 D ~ K 血清型引起肺炎，婴幼儿多见。

汤飞凡，中国第一代医学病毒学家、医学微生物学家。从19世纪末以来，对沙眼病原体的病因学研究即有"细菌病原说"和"病毒病原说"之争，但都未能得到证明。20世纪50年代，汤飞凡与北京同仁医院合作进行沙眼病原研究，经过几百次试验，终于采用鸡胚卵黄囊接种的方法，分离出世界上第一株沙眼病原体。他将沙眼病原体接种在自己的眼结膜，引起典型的沙眼症状，进一步证实了沙眼的病因，并将该病原体命名为沙眼衣原体。汤飞凡教授严谨的治学态度、无私的科学献身的精神，学以致用、报效祖国的热情，成为后辈学习的楷模。

（二）肺炎衣原体

肺炎衣原体（*C. pneumoniae*）是衣原体属的一个新种。人类是唯一的宿主，经飞沫或呼吸道分泌物传播，引起肺炎、支气管炎、咽炎和鼻窦炎等，与冠心病、动脉粥样硬化等发生有关。

四、实验室检查

取眼结膜刮片、泌尿生殖道拭子、宫颈刮片等涂片染色，显微镜下检查有无衣原体或包涵体。取感染组织的渗出液或刮取物，接种于鸡胚卵黄囊或传代细胞分离衣原体，培养时应注意标本的保存和及时接种，提高检出的阳性率。血清学试验或核酸检测具有快速、敏感、特异等优点。

五、防制原则

沙眼的预防应注意个人卫生，避免接触传染。泌尿生殖道衣原体感染的预防，应加强性病知识宣传，积极治愈患者和带菌者。治疗可选用多西环素、红霉素、加替沙星等。

第五节 螺 旋 体

PPT

螺旋体（spirochete）是一类细长、柔软、螺旋状弯曲、运动活泼的原核细胞型微生物。致病性螺旋体主要包括钩端螺旋体属（*Leptospira*）、密螺旋体属（*Treponema*）和疏螺旋体属（*Borrelia*）。

一、钩端螺旋体

（一）生物学性状

钩端螺旋体菌体纤细，具有细密而规则的螺旋，菌体一端或两端弯曲呈钩状。常用 Fontana 镀银染色，染成金黄色或棕褐色（图13-2，彩图18）。营养要求较高，需氧或微需氧，常用柯氏培养基培养。对干燥、热、日光抵抗力较弱，夏季在酸碱度中性水或湿土中可存活数周至数月，对疾病传播有重要意义。对青霉素、多西环素敏感。

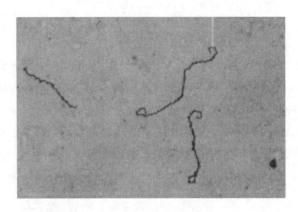

图 13 - 2　钩端螺旋体（镀银染色）

（二）致病性与免疫性

致病物质主要有内毒素、黏附素、溶血素等。

钩端螺旋体病为自然疫源性疾病，典型的人畜共患病，鼠与猪为主要传染源和储存宿主。钩端螺旋体在宿主动物肾小管中长期繁殖，随尿排出污染周围的水源与土壤，通过破损的皮肤及黏膜侵入机体，也可由污染水与食品经口感染人。孕妇感染钩端螺旋体，可经胎盘感染胎儿引起流产。

患者主要是疫区农民、屠宰场工人及临时进入疫区工作或旅行的人群。致病性钩端螺旋体穿透黏膜或经皮肤破损处侵入机体，潜伏期 1～2 周，进入血流引起钩端螺旋体血症，患者出现发热、头痛、全身酸痛、眼结膜充血、腓肠肌剧痛和淋巴结肿大等症状。继而扩散至其他组织器官，引起相应的损害和体征，可发生眼血管膜炎、视网膜炎、脑膜炎、脑动脉炎等并发症。感染后可获得对同型钩端螺旋体较持久的免疫力，以体液免疫为主。

（三）实验室检查

发病一周内取外周血，第二周取尿，有脑膜刺激症状者取脑脊液。用 Fontana 镀银染色镜下观察，也可用免疫荧光法或免疫酶染色法检查。用柯氏培养基进行螺旋体的分离培养。核酸杂交及 PCR 方法可进行快速诊断。采用血清学诊断检测患者血中或脑脊液的钩端螺旋体抗体。

（四）防治原则

预防措施主要是防鼠、灭鼠，加强带菌家畜的管理；注意保护水源。易感人群可接种钩端螺旋体多价疫苗。治疗首选青霉素，青霉素过敏者可用多西环素或庆大霉素。

二、梅毒螺旋体

⇨ **案例引导**

　　案例　患者，男，有不洁性生活史。近一周出现低热，全身不适，胸、背、腹、四肢、手掌和足底等有椭圆形红色皮疹，表面有少许鳞屑。腹股沟、颈部、腋下等处淋巴结肿大。血清学检查：梅毒血清（RPR）试验阳性。

　　讨论　1. 该病初步诊断可能是什么疾病？

　　　　　　2. 其诊断有何依据？进一步确诊，需做哪些检查？

　　　　　　3. 若患者确诊后住院治疗，作为护理工作者，与该患者接触时，需要注意什么？

（一）生物学性状

梅毒螺旋体形体细长且两端尖直，螺旋致密而规则，运动活泼。常用 Fontana 镀银染色，染成棕褐色（图 13 - 3，彩图 19）。目前尚未用人工培养基培养成功。可在家兔睾丸或眼前房内，或用兔睾丸组织碎片培养。抵抗力极弱，对冷、热及干燥均特别敏感。血液中的螺旋体 4℃放置 3 天可死亡，故血库冷藏的血液 3 天以上无传染梅毒的风险。对青霉素、四环素、红霉素等敏感。

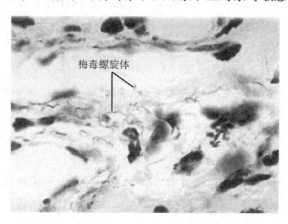

梅毒螺旋体

图 13 - 3　梅毒螺旋体（镀银染色）

（二）致病性与免疫性

致病物质主要有荚膜样物质、黏附因子等。人是梅毒螺旋体的唯一宿主，根据感染方式不同分为先天性梅毒和后天性梅毒。

1. 先天性梅毒　梅毒螺旋体通过胎盘传给胎儿，引起全身感染，可致流产、早产或死胎，或出生有先天畸形的先天梅毒儿。

2. 后天性梅毒　多由性接触传播，后天性梅毒分为以下三期，具有反复潜伏和再发的特点。

（1） I 期梅毒　梅毒螺旋体自皮肤黏膜侵入，在侵入局部出现无痛性硬结及溃疡，称为硬性下疳。多发生于外生殖器，在溃疡渗出物中含大量梅毒螺旋体，传染性极强。一般 1~2 个月，硬性下疳自然愈合，但常再发。进入血液中的螺旋体潜伏在体内，经 2~3 个月的无症状潜伏期后进入第 II 期。

（2） II 期梅毒　全身皮肤黏膜出现梅毒疹，多见于躯干及四肢。周身淋巴结肿大，有时累及骨、关节、眼及其他器官。在梅毒疹和淋巴结中有大量螺旋体存在，传染性极强。不经治疗一般在 1~3 个月后，症状自然消退而痊愈，多数患者经过反复性 II 期梅毒再发展成 III 期梅毒。

（3） III 期梅毒　又称晚期梅毒，发生于感染 2 年后，也有更长时间达 10~15 年者。患者不仅出现皮肤黏膜溃疡性坏死，还可在内脏器官或组织引起慢性肉芽肿病变，重症患者引起心血管及中枢神经系统病变，出现梅毒瘤、动脉瘤、脊髓瘤等。该期病灶中不易查到螺旋体，故传染性小，破坏性大，可危及生命。

梅毒的免疫为有菌免疫或传染性免疫，当体内有螺旋体持续存在时，对再感染有免疫力，一旦螺旋体被杀灭，其免疫力也随之消失。感染免疫以细胞免疫为主。

（三）实验室检查

I 期梅毒取硬性下疳的渗出液，II 期梅毒取梅毒疹的渗出物或淋巴结的抽取液，用暗视野显微镜，或直接免疫荧光染色后荧光显微镜观察梅毒螺旋体。组织切片标本用镀银染色后普通显微镜检测。血清学试验有非梅毒螺旋体抗原试验和梅毒螺旋体抗原试验两类。非梅毒螺旋体抗原试验用正常牛心肌的心脂质作为抗原，测定患者血清中的反应素（心磷脂抗体），目前国际上通用 VDRL 试验和快速血浆反应素试验（RPR）。梅毒螺旋体抗原试验采用梅毒螺旋体株作为抗原，检测患者血清中的特异性抗体，特异性强，用于梅毒的确诊，国内常用的有梅毒螺旋体明胶颗粒凝集试验或梅毒螺旋体血凝试验（TPHA）。分子生物学方法检测螺旋体特异性核酸，敏感性高，特异性强。

（四）防治原则

梅毒是性传播性疾病，预防的根本措施是加强性传播疾病的宣传教育和严格社会管理。对患者应早期确诊并彻底治疗。治疗多用青霉素，治疗 3～12 个月后血清抗体转阴为治愈。

三、伯氏疏螺旋体

伯氏疏螺旋体（*Borrelia burgdorferi*）是莱姆病的病原体。菌体纤细，螺旋稀疏而两端稍尖。营养要求较高。抵抗力弱，对常用消毒剂敏感。

莱姆病是一种自然疫源性传染病，主要传播媒介是硬蜱，主要储存宿主是野鼠类和驯养哺乳动物。当携带伯氏疏螺旋体的蜱叮咬宿主后，螺旋体侵入皮肤并在局部繁殖，在叮咬部位出现慢性游走性红斑，开始为红色斑疹或丘疹，随后逐渐扩大形成圆形皮损。患者有头痛、发热、乏力、肌肉及关节疼痛、淋巴结肿大等症状，晚期主要表现为慢性关节炎、周围神经炎和慢性萎缩性肌皮炎。感染伯氏疏螺旋体后，可产生特异性抗体；体液免疫在清除体内螺旋体时起主要的作用。

实验室检查多采用 ELISA 和 IFA 检测血液中抗体，也可用分子生物学方法诊断。莱姆病以预防为主，加强个人防护，避免硬蜱的叮咬。早期莱姆病可口服多西环素、红霉素等。晚期由于深部组织损害，一般用青霉素联合头孢曲松等静脉滴注。

答案解析

目标检测

1. 放线菌患者的化脓性感染的脓汁特征是
   - A. 可见硫黄样颗粒
   - B. 稀薄，呈血水样
   - C. 黄色或黑色颗粒
   - D. 黏稠，呈金黄色
   - E. 黑色颗粒

2. 引起足分枝菌病的病原菌是
   - A. 内氏放线菌
   - B. 结核分枝杆菌
   - C. 衣氏放线菌
   - D. 巴西诺卡菌
   - E. 牛型放线菌

3. 能在人工无生命培养基中生长繁殖的最小原核细胞型微生物是
   - A. 细菌
   - B. 衣原体
   - C. 支原体
   - D. 立克次体
   - E. 病毒

4. 关于肺炎支原体，下列叙述错误的是
   - A. 是原发性非典型性肺炎的病原体
   - B. 主要经呼吸道传播
   - C. 肺炎支原体免疫机制复杂，感染后可产生多种抗支原体抗体
   - D. 病理变化以间质性肺炎为主
   - E. 传染源为带菌动物

5. 普氏立克次体主要的传播途径是
   - A. 消化道
   - B. 人虱叮咬后入血
   - C. 螨叮咬后入血
   - D. 呼吸道
   - E. 鼠咬伤感染

6. 引起地方性斑疹伤寒的病原体是
   - A. 普氏立克次体
   - B. 查菲埃里希体
   - C. 斑疹伤寒立克次体
   - D. 恙虫病东方体
   - E. 嗜吞噬细胞无形体

7. 具有独特发育周期的病原体是
    A. 支原体　　　　　B. 衣原体　　　　　C. 立克次体　　　　D. 螺旋体　　　　E. 放线菌

8. 下列可经性接触传播的病原菌是
    A. 肺炎衣原体　　　　　　　　B. 钩端螺旋体　　　　　　　　C. 普氏立克次体
    D. 沙眼衣原体　　　　　　　　E. 巴西诺卡菌

9. 下列观察螺旋体最好的染色方法是
    A. 革兰染色法　　　　　　　　B. 抗酸染色法　　　　　　　　C. Giemsa 染色法
    D. 鞭毛染色法　　　　　　　　E. 镀银染色法

10. 后天梅毒临床上可分为三期，检查 I 期梅毒患者病原应采取的标本是
    A. 尿液　　　　　　　　　　　B. 硬性下疳渗出液　　　　　　C. 血液
    D. 梅毒疹渗出液　　　　　　　E. 脑脊液

书网融合……

本章小结　　　　　　　　　微课　　　　　　　　　题库

第十四章 真 菌

📖 学习目标

知识目标　能够认识真菌的形态结构；正确区分几种常见真菌性疾病的致病特点。

能力目标　会应用常用的检测方法检测几种常见的致病真菌。

素质目标　培养自主学习能力，树立以人为本的高度责任心和关爱精神。

第一节 概 述 🔲微课

PPT

真菌（fungus）是一大类结构比较完整，细胞核高度分化，有核膜、核仁和完整的细胞器，不含叶绿素，无根、茎、叶分化的真核细胞型微生物。在自然界分布广泛、种类繁多、数量较大，目前已有1万个属、十万余种。与医学相关的真菌有400余种，常见的有50～100种。绝大多数真菌对人类有益，如产生抗生素、食品发酵、酿酒等，少数真菌有害，引起人类及动、植物疾病。近年来，由于抗生素、激素、免疫抑制剂和抗癌药物的使用引起菌群失调或免疫功能下降等原因，真菌感染尤其是条件致病性真菌感染明显增多，已引起医学界的高度重视。

一、生物学性状

（一）形态与结构

真菌比细菌大几倍至几十倍，形态多种多样，小到肉眼不可见的新型隐球菌和白念珠菌，大到肉眼可见的蘑菇和木耳等。结构比细菌复杂，细胞壁不含肽聚糖，主要由多糖和蛋白质组成，多糖主要为几丁质或纤维素，由于缺乏肽聚糖，故真菌不受青霉素或头孢菌素的作用。真菌按其形态和结构分为单细胞真菌和多细胞真菌。

1. 单细胞真菌 呈圆形或卵圆形，如酵母型真菌和类酵母型真菌。

（1）**酵母型真菌** 不产生菌丝，以芽生方式繁殖，芽生孢子成熟后脱落成独立个体，其菌落与细菌的菌落相似。

（2）**类酵母型真菌** 也是芽生方式繁殖，但与酵母型真菌的区别在于其延长的芽体不从母细胞脱落，可伸进培养基内形成假菌丝（pseudohypha），在培养基内可见由假菌丝形成的假菌丝体，称为类酵母型菌落。

2. 多细胞真菌 称为霉菌或丝状菌，由菌丝（hypha）和孢子（spore）组成。各种丝状菌的菌丝和孢子的形态不同，常作为鉴定丝状真菌的重要标志。

（1）**菌丝** 是一种管状结构，其直径一般为5～6μm。在环境适应情况下成熟的孢子长出芽管，芽管逐渐伸长呈丝状，称菌丝，或由一段菌丝细胞增长而形成。菌丝可长出许多分枝，交织成团，称为菌丝体（mycelium）（图14-1）。按功能，可将菌丝分为营养菌丝和气生菌丝。其中伸入培养基或寄生的组织中吸取营养物质的部分称营养菌丝体（vegetative mycelium）；露于培养基表面，向空气中生长部分菌丝体称气生菌丝体（aerial mycelium）。其中部分气生菌丝体发育到一定阶段可产生不同形状、大小和颜色的孢子，称为生殖菌丝体（reproductive mycelium）。气生菌丝体常带有许多孢子。

　　有的菌丝在一定的间距形成横隔，称为隔膜(septum)。将菌丝分成一连串的细胞。隔膜中央有孔，可使细胞质自一个细胞流入另一细胞。按有无隔膜菌丝分为无隔菌丝（nonseptate hypha）和有隔菌丝（septate hypha）（图 14 –1）。菌丝中无横隔，整条菌丝是一个多核单细胞，内有许多细胞核称为无隔菌丝，如根霉和毛霉的菌丝。有隔膜的菌丝称为有隔菌丝，如皮肤癣菌、曲霉等。绝大部分病原性丝状真菌为有隔菌丝。

　　菌丝还可按照形态分类，如螺旋状、球拍状、结节状、鹿角状和梳状等（图 14 –2）。不同种类的真菌可有不同形态的菌丝，但相似形态的菌丝也可出现在不同的真菌中，菌丝的形态可作为鉴定真菌的依据。

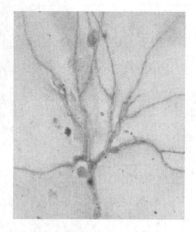

图 14 –1　真菌菌丝体

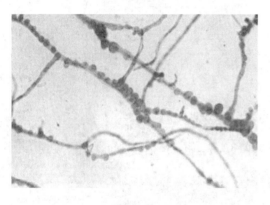
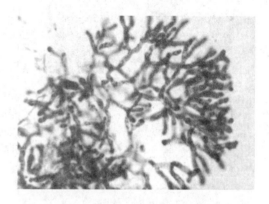
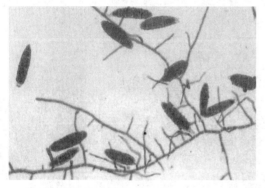
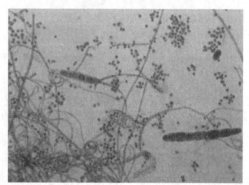

图 14 –2　真菌菌丝形态

　　（2）孢子　由生殖菌丝体产生，是真菌的繁殖结构。孢子分为有性孢子和无性孢子两种。有性孢子是由同一菌体或不同菌体的两个细胞配合经减数分裂形成，绝大多数非致病性真菌具有有性孢子。无性孢子是菌丝上的细胞分化形成，不发生细胞融合。病原性真菌大多形成无性孢子。孢子也是真菌鉴定和分类的主要依据。无性孢子有 5 种：孢子囊孢子（图 14 –3）、分生孢子（图 14 –4）、芽生孢子（图14 –5）、厚壁孢子（图 14 –6）和关节孢子（图 14 –7）。

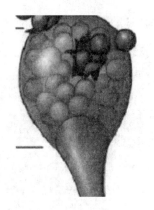
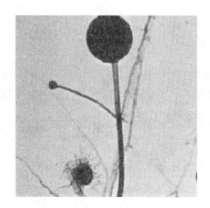

图 14 – 3　孢子囊孢子

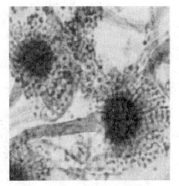

A.大分生孢子

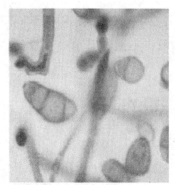

B.小分生孢子

图 14 – 4　分生孢子（大分生孢子和小分生孢子）

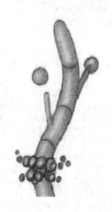
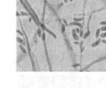

图 14 – 5　芽生孢子

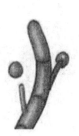
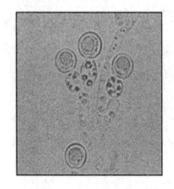

图 14 – 6　厚壁孢子

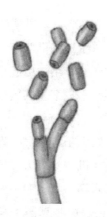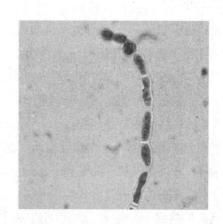

图 14 - 7 关节孢子

（二）真菌的培养与繁殖

1. 培养条件 真菌对营养要求不高，实验室培养常用沙保弱（Sabouraud）培养基。培养真菌的最适酸碱度为 pH 4.0 ~ 6.0。培养温度为 22 ~ 28℃（丝状真菌）或 37℃（酵母型和类酵母型）。有些真菌在不同培养基中有很大差别，如在沙保弱培养基中形成菌丝并产生孢子，而在血琼脂平板中形成无菌丝和孢子的酵母细胞。为了统一标准，鉴定时以在沙保弱培养基中生长的形态为标准。在沙保弱培养基上，真菌的典型菌落有三种：酵母型菌落、类酵母型菌落及丝状型菌落。

2. 繁殖方式 真菌的繁殖方式包括有性繁殖和无性繁殖。无性繁殖是真菌的主要繁殖方式，具有简单快速、产生新个体多的特点，主要有四种形式。

（1）芽生 先由真菌细胞或菌丝发芽，母细胞进行核分裂，此为真菌较常见的繁殖方式，如酵母型和类酵母型真菌。

（2）裂殖 细胞二分裂法直接产生两个子细胞，多发生在单细胞真菌中，如裂殖酵母菌。

（3）隔殖 有些分生孢子梗某一段落形成一隔膜，然后细胞质浓缩形成一个新的孢子。孢子可再独立繁殖。

（4）芽管 孢子出芽后产生芽管，芽管伸延后形成菌丝。

（三）真菌的抵抗力与变异性

真菌对干燥、阳光、紫外线及一般的消毒剂有一定的抵抗力，但对热的抵抗力不强。孢子不同于细菌芽孢，一般 60 ~ 70℃加热 1 小时孢子即被杀死。孢子对 2% 苯酚、2% 结晶紫、2.5% 碘酊和 10% 甲醛较敏感。真菌对抗生素不敏感，对真菌有抑制性的药物如两性霉素 B、制霉菌素、兑霉唑、酮康唑和氟胞嘧啶等。用甲醛液熏蒸被真菌污染的物品，能达到消毒的目的。

真菌容易发生变异，培养时间过长，在人工培养基上传达次数较多，可出现形态结构、菌落特征、色素及孢子数目甚至毒力的改变。

二、致病性与免疫性

真菌的致病力较细菌和病毒弱，但也能通过多个途径、多种机制使机体致病，引起真菌感染、真菌性超敏反应和真菌毒素中毒。由致病性真菌和条件致病真菌引起的疾病统称为真菌病（mycoses）。真菌病多为慢性过程。根据感染部位真菌病分为浅部真菌感染和深部真菌感染。

（一）真菌的致病性

1. 致病性真菌感染　由致病性真菌侵入机体而致病，属于外源性感染。根据感染部位，分为深部和浅部致病性真菌感染。浅部真菌感染多有传染性，如皮肤癣菌是由于这些真菌有嗜角质性，并能产生角蛋白酶水解角蛋白，在皮肤局部大量繁殖后通过刺激作用和代谢产物作用，引起局部炎症和病变。深部致病性真菌感染后，症状多不明显，并有自愈倾向。感染真菌可在吞噬细胞内繁殖，抑制机体的免疫反应，引起慢性肉芽肿和组织溃疡、坏死。

2. 条件致病性真菌感染　主要为内源性真菌引起，多属于非致病的腐生性真菌和寄居于人体的正常菌群，如白念珠菌、新型隐球菌、曲霉和毛霉等，其感染多发生在机体免疫力降低或免疫缺陷时，如长期应用广谱抗生素、接受放疗或化疗的肿瘤患者、糖尿病、艾滋病等，其预后一般较差。

3. 真菌超敏反应性疾病　是临床上常见的超敏反应性疾病之一。这些真菌本身不致病，但由于真菌孢子常散布于空气，造成空气环境的污染，当敏感患者吸入或食入某些菌丝或孢子时可导致各类超敏反应的发生，如过敏性鼻炎、支气管哮喘、过敏性皮炎、荨麻疹等。

4. 真菌毒素中毒与致癌　真菌毒素中毒可引起肝脏、肾脏、神经系统、皮肤及造血功能损伤。黄曲霉毒素（aflatoxin，AFT）主要污染玉米、花生、坚果等农作物，与肝癌发生有密切关系。

（二）真菌的免疫性

抗真菌感染免疫包括非特异性免疫和特异性免疫。真菌在自然界分布广泛，但真菌病的发病率较低，说明人体对真菌有较高的非特异性免疫力。机体非特异性免疫在阻止真菌病发生上起重要作用，特异性免疫与真菌病恢复相关，但一般来说，其免疫力不强。

1. 固有免疫　包括皮肤黏膜屏障作用、正常菌群拮抗作用及吞噬作用等。

（1）皮肤黏膜屏障作用　健康的皮肤黏膜对皮肤癣菌具有一定的屏障作用，一旦皮肤黏膜破损真菌即可入侵。如成人手、足汗较多，且掌趾部因缺乏皮脂腺，易患手、足癣；儿童皮脂腺发育不完善，易患头癣。

（2）正常菌群拮抗作用　白色念珠菌是机体正常菌群，当长期应用广谱抗生素会导致菌群失调继而引发白色念珠菌感染。临床常见白色念珠菌感染如鹅口疮、白色念珠菌阴道炎等。

（3）吞噬作用　单核巨噬细胞及中性粒细胞在真菌进入机体后发挥重要的抗真菌作用，但被吞噬的真菌孢子并不能完全被杀灭，反而有的可能在细胞内增殖，刺激组织增生引起肉芽肿；也有可能被吞噬细胞带到组织器官中增殖引起病变。

（4）抗真菌物质　正常体液中的抗菌物质如 TNF、IFN-γ 等细胞因子在抗真菌感染方面也发挥一定作用。

2. 适应性免疫　包括细胞免疫、体液免疫。

（1）细胞免疫　真菌感染刺激特异性淋巴细胞增殖，释放 IL-2、IFN-γ 等激活 NK 细胞、巨噬细胞和 CTL 等，增强对真菌的杀伤力。患恶性肿瘤或应用免疫抑制剂导致细胞免疫功能低下的人，易并发隐球菌或念珠菌感染；并发真菌感染是艾滋病致死的原因之一。

（2）体液免疫　真菌刺激机体产生的特异性抗体可以阻止真菌转为菌丝相，以提高吞噬细胞的吞噬率，并阻止真菌与宿主细胞或组织吸附，从而降低其致病作用。体液免疫产生的抗体对深部真菌感染的诊断具有参考价值。

（三）实验室检查

1. 标本采集　浅部真菌感染一般用 70% 乙醇棉球擦拭局部后取病变部位的鳞屑、毛发、指（趾）

甲屑等标本，皮肤癣病标本宜在病变区与健康皮肤交界处采集。深部感染真菌则应根据病情取病变部位的分泌物、痰、血、尿、粪便、脑脊液和胸腔积液等。

2. 直接镜检 黏稠或含角质的鳞屑、毛发、指（趾）甲屑等标本经10% KOH 微加温处理后，在低倍或高倍显微镜下观察，如见到菌丝或孢子可初步诊断为癣菌病。若为液体标本，一般需离心后取沉淀直接镜检或染色后镜检。检测皮肤癣菌常取湿标本，不需染色。怀疑念珠菌可用革兰染色，若发现卵圆形、大小不均、有芽生孢子或出现假菌丝的革兰阳性菌体即可初步诊断。隐球菌感染用墨汁染色后镜检，如见有肥厚荚膜的酵母型菌体即可确诊。直接检查阳性有意义，阴性不能排除感染；组织中发现分隔分枝的菌丝多为曲霉；粗大、不分隔或不分枝的菌丝多为毛霉。

3. 分离培养 标本经70% 乙醇或2% 苯酚处理2～3分钟，无菌氯化钠溶液洗净后接种于沙保弱培养基，25～28℃培养数日。还可根据实际需要选用其他特殊培养基，如科玛嘉显色培养基分离、鉴定念珠菌的常见种。

4. 血清学检查 可以作为深部真菌感染的辅助检查。可用 ELISA 夹心法、免疫斑点法检测患者血清中的抗原或抗体，荧光抗体染色法鉴定标本中的抗原。

5. 核酸检测 检测真菌核酸可进行快速诊断。如真菌 DNA 中 G + C mol% 测定、限制性片段长度多态性分析、DNA 序列测定、真菌 DNA 条形码分析等，对真菌病的快速诊断提供了新的检测方法。

（四）防治原则

目前尚无有效特异性预防皮肤癣菌感染的方法，预防主要是注意皮肤清洁卫生，保持鞋袜干燥，避免直接或间接与患者接触。可用5% 硫磺软膏、克霉唑软膏、酮康唑软膏等药物治疗。深部真菌感染的预防，首先要防止各种诱发因素，提高机体免疫力。深部感染可口服抗真菌药物，如氟康唑、两性霉素 B、制霉菌素、克霉唑、酮康唑和氟胞嘧啶等。

第二节 浅部感染真菌

PPT

浅部感染真菌是指寄生或腐生于表皮角质层、毛发和甲板等角蛋白组织的真菌，主要引起各种癣（tinea），一般不侵犯皮下组织和内脏器官，故不引起全身感染。

一、皮肤癣菌

皮肤癣菌（dermatophytes）是寄生于皮肤角蛋白组织的浅部真菌。由于其嗜角质蛋白和不能在37℃及有血清的条件下生存的特性，侵犯部位局限于角化的表皮、毛发和指（趾）甲，引起多种癣病，其中以手足癣最为常见。皮肤癣菌有三个属：表皮癣菌属（*Epidermophyton*）、毛癣菌属（*Trichophyton*）和小孢子癣菌属（*Microsporum*）。根据菌落的形态、颜色及显微镜下观察到的菌丝和分生孢子，可对皮肤癣菌作出初步鉴定。

（一）表皮癣菌属

对人致病的表皮癣菌属主要为絮状表皮癣菌，不侵犯毛发，引起人类体癣、股癣、足癣和甲癣，多发生于热带地区。

菌落初为白色鹅毛状后转变为黄绿色粉末状，显微镜下可见典型的杆状大分生孢子，不产生小分生孢子；菌丝偶见结节状、球拍状。

（二）毛癣菌属

毛癣菌属有 20 余种，其中对人致病的有 13 种，以红色毛癣菌、石膏样毛癣菌和断发毛癣菌常见，一般可侵犯皮肤、毛发和甲板，引起体癣、手足癣、股癣、甲癣、发癣和须癣等。

菌落形态及色泽因种类而异，镜下可见细长、棒状、薄壁大分生孢子和侧生、散在或葡萄状的小分生孢子；菌丝可呈螺旋状或鹿角状等。

（三）小孢子癣菌属

本属有 15 个种，多数对人类有致病性，如铁锈色小孢子菌、犬小孢子菌、石膏样小孢子菌等，不侵犯甲板，主要引起头癣和体癣等。

菌落呈绒毛状变或粉末状，灰色、橘红色或棕黄色。镜下可见厚壁梭形的大分生孢子和侧生卵圆形小分生孢子；菌丝呈梳状、结节状和球拍状等。

二、角层癣菌

角层癣菌是寄生于表皮角质层或毛干表面的浅部真菌，主要侵犯皮肤或毛干很浅的皮层，引起角层型和毛发型病变，不引起组织炎症。主要有秕糠马拉色菌（*Malassezis furfur*）、何德毛结节菌（*Piedraia hortae*）和白吉利毛孢子菌（*Trichosporon beigelii*）。

第三节　深部感染真菌

⇒ 案例引导

案例　患儿，5 个月，烦躁不安、食欲不佳、啼哭、哺乳困难，有时伴有轻度发热。体检见口腔颊部、软腭有乳白色、微高起斑膜，周围无炎症反应，形似奶块。无痛，擦去斑膜后，可见下方不出血的红色创面。取擦拭物作涂片直接镜检或实验室培养，可查见菌丝与孢子。

讨论　1. 初步诊断患儿为何种疾病？诊断依据是什么？

　　　　2. 如何做好该患儿的口腔护理？

深部感染真菌是指凡侵犯表皮及其附属器以外组织和器官的致病性真菌或条件致病性真菌。主要有白假丝酵母菌、新型隐球菌、曲霉、毛霉和肺孢子菌。深部真菌感染的危害比浅部真菌感染更为严重，常可引起重症、致死性疾病。条件致病性真菌多数是机体正常菌群，在机体免疫力下降时引起疾病。近年来，由于抗生素、皮质激素、免疫抑制剂及抗肿瘤药物的广泛应用，以及器官移植、介入治疗的开展，导致条件致病真菌感染发病率日益增加。

一、白假丝酵母菌

白假丝酵母菌属于假丝酵母菌属，俗称白色念珠菌（*Candida albicans*），引起的感染最常见，引起人体皮肤、黏膜及内脏和中枢神经系统的疾病，即白假丝酵母菌病（candidiasis），口腔白假丝酵母菌感染是艾滋病患者常出现的条件致病真菌感染之一。

（一）生物学性状

菌体呈圆形或卵圆形，直径 3~6μm；革兰染色阳性，着色不均；以出芽方式繁殖。在普通琼脂、血平板或沙保弱培养基上均生长良好；37℃培养 2~3 天，形成类酵母型菌落。在 1% 吐温 80 玉米粉培养基上可形成丰富的假菌丝，在假菌丝间或其顶端形成较大的厚壁孢子（图14-8），是本菌特征之一，具有诊断价值。

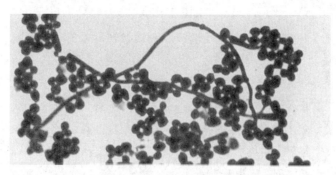

图14-8　白假丝酵母菌厚壁孢子和假菌丝形成

（二）致病性

白假丝酵母菌为条件致病真菌，存在于人的口腔、上呼吸道、肠道及阴道黏膜，当机体发生菌群失调或抵抗力下降时，可引起各种白假丝酵母菌病。

1. 皮肤、黏膜感染　皮肤白假丝酵母菌感染好发于皮肤潮湿与皱褶部位（腋窝、乳房下、腹股沟、会阴部、肛门周围及指、趾间等），可引起湿疹样皮肤白假丝酵母菌病、肛门周围瘙痒症及湿疹、指（趾）间糜烂症等。黏膜白假丝酵母菌感染可引起鹅口疮（thrush）、口角糜烂、外阴与阴道炎，其中以鹅口疮最为多见，见于约90%以上的艾滋病患者。

2. 内脏感染　引起支气管炎、肺炎、肠炎、膀胱炎及肾盂肾炎等，也可引起败血症。

3. 中枢神经系统感染　多由其他原发病灶转移到中枢神经系统，可引起脑膜炎、脑膜脑炎、脑脓肿等，预后不良。

（三）实验室检查

1. 直接镜检　根据疾病的可疑部位取材检查。脓、痰标本可直接涂片、革兰染色后镜检。患部如为皮屑或指（趾）甲屑标本置于载玻片上，加1~2滴10% KOH消化后镜检，如见圆形或卵圆形菌体、芽生孢子及假菌丝，可确认为白假丝酵母菌感染。

2. 分离培养　标本接种于沙保弱培养基进行分离，37℃培养2~3天，形成乳白色酵母型菌落。镜检可见假菌丝和成群的卵圆形芽生孢子。

3. 菌种鉴定　念珠菌种类较多，可根据形态结构、培养特性、生化反应进行鉴别。

（四）防制原则

目前对白假丝酵母菌病尚缺乏有效的预防措施。浅部白假丝酵母菌病治疗以局部涂药为主，制霉菌素软膏、克霉唑、益康唑、酮康唑等；深部白假丝酵母菌病目前首选药物为氟康唑，效果较好。

二、新生隐球菌

新生隐球菌（*Cryptococcus neoformans*）属于隐球菌属（*Cryptococcus*）。广泛生长于土壤中，尤其在鸽粪中大量存在，是隐球菌病重要的传染源，人体吸入被鸽粪污染的空气而感染。也存在于人体的体表、口腔和粪便中。

⊕ **知识链接** --

真菌生物膜

近年来，研究发现多种真菌均能形成生物膜，如白假丝酵母菌、新型隐球菌、曲霉菌等。研究显示 65% 的人类感染与生物膜的形成有关。此外，每年超过 50 万患者的死亡是由生物膜相关感染引起。介入性内置导管或内置医疗装置如静脉留置管、导尿管、人工心脏瓣膜等，可作为一种基质使真菌定植黏附其上生长形成生物膜，并且在一定条件下真菌生物膜能脱离引起严重的真菌血症。这些植入相关感染本身难以解决并可能需要长期抗真菌治疗和移除植入物以控制感染。

白假丝酵母菌是血管内导管相关感染的第三大原因。在义齿口腔炎中，宿主的生物黏膜和义齿的非生物表面都存在生物膜。新型隐球菌可在血管分流器、腹膜透析瘘、假体髋关节、心脏瓣膜上定植并形成生物膜。曲霉菌主要在遗传肺功能异常的患者中定植并形成生物膜，如纤维症或慢性阻塞性肺疾病。曲霉可以在多种底物上形成生物膜，如导管、假体、心脏起搏器、关节置换装置、心脏瓣膜和乳房植入物等。了解真菌生物膜在感染中的作用将有助于临床抗感染治疗和医院感染。

（一）生物学性状

菌体为圆形的酵母样细胞，直径为 4~12μm。菌体外周有一层肥厚的胶质样荚膜，比菌体可大 1~3 倍。用墨汁负染后镜检，可在黑色的背景中见到圆形或卵圆形的透亮菌体（图 14-9，彩图 20）。一般染色法不被着色而难以发现，故称隐球菌。以芽生方式繁殖，常呈单芽，偶尔出现多芽；芽颈较细，不形成假菌丝。

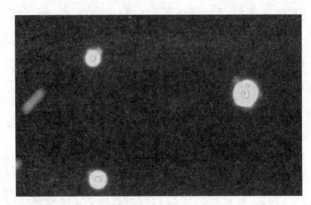

图 14-9　新生隐球菌墨汁负染（脑脊液，1000×）

在沙保弱培养基上，25℃或37℃下均生长良好，培养 3~5 天后形成酵母型菌落，表面黏稠，根据色素变化可作为与白假丝酵母菌区分的依据之一。

新生隐球菌的荚膜由多糖组成，根据其抗原性将其分为 4 种血清型（A、B、C、D 型），临床分离的菌株多属于 A 型与 D 型。

（二）致病性

新生隐球菌主要通过呼吸道感染，首先侵入肺部，引起人和动物的隐球菌病（cryptococcosis）。多数引起外源性感染，新生隐球菌在机体免疫力降低时也可发生内源性感染。新生隐球菌的荚膜多糖是重要的致病物质，具有抗吞噬、降低免疫力的作用。

原发感染常发生在肺部，患者多无症状或仅有流感样症状，且能自愈。但是免疫力低下的患者，新生隐球菌可从肺部扩散至全身其他部位，尤其是中枢神经系统，引起慢性脑膜炎。脑及脑膜的隐球菌病常呈亚临床状态，患者一旦出现临床症状而又未能及时治疗，常导致死亡。

（三）实验室检查

1. 直接镜检 将脑脊液标本离心后取沉渣涂片，痰和脓液等标本则直接涂片，做墨汁负染镜检，见到圆形的有折光性菌体，其外有一圈肥厚的荚膜即可确诊。

2. 分离培养 待检标本接种沙保弱培养基，置37℃培养2~5天，可形成典型的酵母型菌落，表面有蜡样光泽。镜检可见圆形或卵圆形菌体、芽生孢子等，无假菌丝。在37℃培养检查尿素酶可鉴别该菌。

3. 血清学试验 可用 ELISA、乳胶凝集试验等方法检查标本中新生隐球菌荚膜抗原。隐球菌脑膜炎患者阳性率可达90%，治疗后抗原效价下降。若抗原效价持续升高，提示体内有新生隐球菌繁殖，患者预后不良。

（四）防治原则

鸽粪是人类和动物感染的主要传染源，加强家鸽和广场鸽子饲养的卫生管理，及时用碱处理鸽粪，防止鸽粪污染空气，控制该病的发生。肺部或皮肤病变可用氟胞嘧啶、酮康唑等；隐球菌性脑膜炎可用两性霉素 B 或合用氟胞嘧啶。

三、肺孢子菌

肺孢子菌（*Pneumocystis*）分布于自然界，寄生在人类和多种哺乳类动物的肺内，可引起肺孢子菌性肺炎，或称肺孢子菌病。该菌曾被称为肺孢子虫。近年来根据肺孢子菌的超微结构、基因序列、基因表达产物等分析结果提示与真菌相似，故将其归属于真菌，是真菌中子囊菌，称为肺孢子菌，常见的有卡氏肺孢子菌（*P. carinii*）和伊氏肺孢子菌（*P. jiroveci*）。肺孢子菌引起的肺孢子菌肺炎已成为艾滋病患者晚期的重要并发症和致死的主要病因。

（一）形态

肺孢子菌为单细胞型真菌，兼有原虫及酵母菌的特点。其发育过程包括滋养体、囊前期与孢子囊三个阶段。

（二）致病性与免疫性

肺孢子菌通过呼吸道吸入肺内，多为隐性感染。当因先天性免疫缺陷或各种原因导致机体免疫功能低下时，潜伏在肺中或新侵入的肺孢子菌即可大量生长繁殖，引起肺孢子菌肺炎。发病初期为间质性肺炎，病情进展迅速，重症患者因窒息在2~6周内死亡。目前该病已成为艾滋病患者最常见和最严重的并发症之一，也是主要的致死病因，病死率高达70%~100%。肺孢子菌含有表面糖蛋白，由它诱导产生的相应抗体可以从急性期患者或正常人血清中检出。细胞免疫在机体抵御发病中可能起主要作用。

（四）实验室检查

取痰液或支气管肺泡灌洗液用革兰染色或亚甲蓝染色后镜检，发现滋养体或孢子囊即可确诊。亦可用免疫荧光技术、ELISA、补体结合试验等检查血清中的特异性抗体，作为辅助诊断。PCR 及 DNA 探针技术已在临床上应用。

（五）防制原则

该菌引起的感染目前尚无有效的预防方法。本菌对多种抗真菌药不敏感，治疗首选药物为复方新诺明（TMP－SMZ），氨苯砜可用于对不能耐受 TMP－SMZ 患者的替代药物。对于高危人群，预防性用药可降低肺炎的发病率，却无法阻止其他淋巴器官如脾、淋巴结或骨髓的感染。

四、曲霉和毛霉

（一）曲霉

曲霉（*Aspergillus*）是广泛分布于自然界的腐生菌，种类繁多，可达 800 余种，其中少数属于条件致病菌，主要有烟曲霉（*A. fumigatus*）、构巢曲霉（*A. nidulans*）、黄曲霉（*A. flavus*）、黑曲霉（*A. niger*）和土曲霉（*A. terreus*），其中引起感染最常见的是烟曲霉。

1. 生物学性状　曲霉为多细胞真菌，具有分枝状的有隔菌丝。接触培养基的菌丝部分可分化出厚壁而膨大的足细胞，并在此处向上生长出直立的分生孢子梗。孢子梗顶端膨大成顶囊，在顶囊上辐射状生出一至两层杆状小梗，小梗顶端再形成一串分生孢子，有黄、蓝、棕黑等颜色，呈球形或柱状，并形成一个菊花样的头状结构，称为分生孢子头。

曲霉菌在沙保弱培养基上，室温或 37~45℃均能生长，形成绒毛状或絮状菌落，可呈现不同颜色。多数曲霉只有无性阶段，少数存在有性阶段。

2. 致病性　曲霉可以产生丰富的分生孢子，并易被烟雾化存在于空气，人因吸入曲霉孢子而感染，能侵犯机体许多部位而致病，统称为曲霉病（aspergillosis）。曲霉孢子主要由呼吸道侵入，故以肺部曲霉病多见。

（1）肺曲霉病　有三种类型：真菌球型肺曲霉病、肺炎性肺曲霉病及超敏性支气管肺曲霉病。

（2）全身性曲霉病　多发生在某些重症疾病的晚期，原发病灶主要在肺，少见于消化道，常由败血症而引起的全身性感染，预后很差。

3. 实验室检查　取痰液等标本直接涂片镜检，可见分枝的菌丝、较粗的分生孢子头，顶端膨大形成顶囊，顶囊上有小梗，小梗上有许多小分生孢子。

4. 防制原则　目前对曲霉病无有效的预防措施。治疗药物多选两性霉素 B、氟胞嘧啶等，卡泊芬净已用于临床治疗两性霉素 B、伊曲康唑治疗无效的侵袭性曲霉病病例。

（二）毛霉

毛霉（*Mucor*）属于接合菌亚门，广泛分布在自然界中，常污染面包、水果等，引起食物霉变。毛霉引起的感染称毛霉病（mucormycosis）。该菌是人体的条件致病性真菌，多在机体免疫力极度降低的情况下发病。

毛霉为无隔的多细胞真菌，在沙保弱培养基上生长迅速，形成丝状菌落，开始为白色，后转为灰黑色或黑色。镜下可见无隔菌丝，且分枝成直角。从菌丝上生长出长短不等的孢囊梗，顶端长着球形孢子囊，囊内充满着孢子，成熟后孢子破囊而出。

毛霉感染多首先发生在鼻或耳部，经口腔唾液流入上颌窦和眼眶，引起坏死性炎症和肉芽肿，再经血流侵入脑组织，引起脑膜炎。也可以扩散至肺、胃肠道等全身各脏器，多以动脉栓塞、组织缺血、梗死及缺血为主要病变，坏死组织则为毛霉生长适宜的环境，形成恶性循环。该病一旦发生，病情急、进展快和病死率高。

取痰、活检或尸检标本，用 10% KOH 溶液处理后直接镜检，可见宽大、不规则、分枝状的无隔菌丝，如 HE 染色则菌丝清晰，且呈明显的嗜苏木精染色。沙保弱培养基培养后，镜检可见无隔菌丝和孢子囊孢子。

本菌引起的疾病无特效治疗方法，早期可用两性霉素 B、外科清创术、伴发疾病治疗及纠正电解质平衡等。

答案解析

目标检测

1. 以下常用于鉴定真菌的标本处理液是
   A. 10% KOH　　　　　　　B. 青霉素　　　　　　　C. 甘油
   D. 灰黄霉素　　　　　　　E. 硝酸银

2. 真菌孢子的主要作用是
   A. 繁殖　　　　　　　　　B. 深入到培养基中生长
   C. 引起炎症反应　　　　　D. 抗吞噬
   E. 引起变态反应

3. 真菌生长繁殖最适宜 pH 值是
   A. 2.0~3.0　　　B. 3.0~4.0　　　C. 4.0~6.0　　　D. 5.0~7.0　　　E. 7.0~9.0

4. 以下关于酵母菌的描述错误的是
   A. 单细胞真菌　　　　　　B. 细胞结构完整
   C. 含有叶绿素　　　　　　D. 能通过孢子发芽的方式繁殖后代
   E. 细胞高度分化

5. 真菌的生殖方式是
   A. 出芽生殖　　B. 孢子生殖　　C. 芽孢生殖　　D. 分裂生殖　　E. 有性生殖

6. 下列关于皮肤癣菌的描述错误的是
   A. 一种皮肤癣菌只引起一种癣病
   B. 属于浅部真菌
   C. 有嗜角质蛋白的特性
   D. 不侵犯毛发系统
   E. 不产生小分生孢子

7. 能使白假丝酵母菌长出厚膜孢子的培养基是
   A. 普通琼脂培养基　　　　B. 麦康凯培养基　　　　C. 血琼脂培养基
   D. 玉米粉培养基　　　　　E. 沙保弱培养基

8. 以下有关肺孢子菌描述错误的是
   A. 为条件致病真菌
   B. 曾被称为肺孢子虫
   C. 经呼吸道入肺，引起肺孢子菌性肺炎
   D. 为艾滋病患者常见的并发症
   E. 其发育过程经滋养体、单倍体、囊前期和孢子囊几个阶段

9. 新生隐球菌的主要传播方式是
   A. 患者—咳痰—飞沫传播　　　B. 鸽子—粪便—呼吸道传播
   C. 患者—粪便—呼吸道传播　　D. 患者—粪便—消化道传播
   E. 人鼠—粪便—破损皮肤传播

10. 新生隐球菌常用的染色方法是
    A. 苏木精-伊红染色法　　　B. 革兰染色

C. 墨汁染色　　　　　　　　D. 镀银染色

E. 姬姆萨染色

书网融合……

本章小结

微课

题库

第十五章　病毒的基本性状

  病毒（virus）是一类体积微小、结构简单、只含有一种类型核酸、专性在活细胞内寄生的非细胞型微生物，具有下列特征。①大小：体积微小，可以通过除菌滤器，借助电子显微镜放大数万至数十万倍方能观察。②结构：简单，无完整的细胞结构。③核酸：遗传物质单一，只含有一种核酸（DNA 或 RNA）。④生活方式：严格的活细胞内寄生。⑤繁殖方式：以复制方式进行增殖。⑥抗生素敏感性：对干扰素敏感，对抗生素不敏感。

  在微生物引起的疾病中，约 75% 是由病毒引起的。有些病毒传染性强、流行广泛，甚至引起世界大流行（如肝炎、流感、艾滋病等）；有些病情严重、病死率高或病后留有后遗症（如狂犬病、病毒性脑炎、出血热等）。除急性感染外，有些病毒还可引起持续性感染，有的病毒还与肿瘤、自身免疫病和先天畸形等疾病的发生密切相关。

第一节　病毒的大小与形态

PPT

一、病毒的大小

  完整的具有感染性的成熟病毒颗粒称为病毒体（virion），是病毒在细胞外的典型形式，病毒体大小的测量单位为纳米（nm）。病毒大小一般为 20 ~ 250nm，大多数在 100nm 左右。最大的如痘病毒直径约300nm，最小的如脊髓灰质炎病毒、鼻病毒等只有 20 ~ 30nm。

二、病毒的形态

  多数人和动物病毒呈球形或近似球形，少数为砖块形（痘病毒）和子弹形（狂犬病病毒）；植物病毒多为杆状或丝状，细菌病毒（噬菌体）多为蝌蚪形（图 15 - 1）。

⊕ 知识链接

病毒的发现

  1892 年，俄国学者伊凡诺夫斯基（Ивановский）发现烟草花叶病原体能通过细菌滤器并仍保留其传染性。1898 年，荷兰学者贝杰林克（Beijerinck）证实该致病因子可以被乙醇从悬液中沉淀下来而不失去其感染性，但用培养细菌的方法培养不出来，命名叫 virus。这是人类发现的第一种病毒，即烟草花叶病病毒。1898 年，德国学者勒夫勒（Loeffler）和弗罗斯（Frosch）发现了第一种动物病毒——口蹄疫病毒。1901 年，美国科学家里德（Reed）分离出第一个致人类疾病的黄热病毒。特沃特（Twort）和埃雷尔（d'Herelle）分别于 1915 和 1917 年发现细菌病毒（噬菌体）。

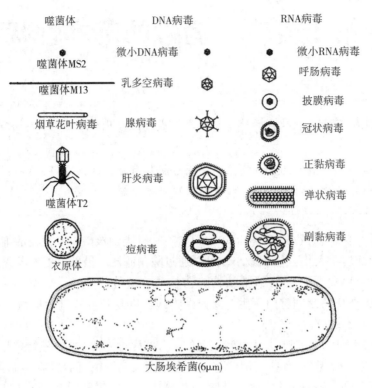

图 15-1　各类病毒大小、形态比较示意图

第二节　病毒的结构与化学组成

PPT

一、病毒的结构

病毒的结构可分为基本结构和辅助结构（图15-2）。

（一）病毒的基本结构

病毒体的基本结构是由核心（core）和衣壳（capsid）构成的核衣壳（nucleocapsid）。

1. 核心（core）　位于病毒体的中心，含有一种类型核酸即 DNA 或 RNA，构成病毒基因组，为病毒的复制、遗传和变异提供遗传信息。核心还有少量非结构蛋白，如病毒核酸多聚酶、转录酶或逆转录酶等。

2. 衣壳（capsid）　是包围在核酸外面的蛋白质外壳。衣壳具有免疫原性，是病毒体的主要抗原成分。衣壳的主要功能是保护病毒核酸免受环境中核酸酶或其他影响因素的破坏，并能介导病毒进入宿主细胞。

衣壳由一定数量的壳粒（capsomere）组成，每个壳粒由一个或多个多肽分子组成。不同病毒体衣壳所含壳粒数目和排列方式不同，可作为病毒鉴别和分类的依据之一。

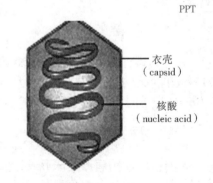

衣壳（capsid）

核酸（nucleic acid）

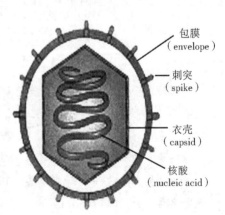

包膜（envelope）

刺突（spike）

衣壳（capsid）

核酸（nucleic acid）

图 15-2　病毒的结构示意图

根据壳粒排列方式的不同可分为以下几种对称类型。

（1）螺旋对称型（helical symmetry）　壳粒沿着螺旋形盘旋的病毒核酸链对称排列（图15－3），如正黏病毒、副黏病毒及弹状病毒等。

（2）20面体对称型（icosahedral symmetry）　病毒核酸浓集成球形或近似球形，壳粒呈立体对称排列，构成20个面、12个顶角、30个棱边的立体结构（图15－3），如腺病毒、脊髓灰质病毒等。

（3）复合对称型（complex symmetry）　指既有立体对称又有螺旋对称的病毒，如痘病毒、噬菌体等。

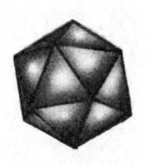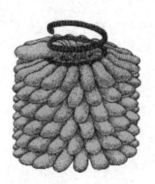

图15－3　病毒20面体立体对称型和螺旋对称型示意图

（二）病毒的辅助结构

1. 包膜（envelope）　包绕在病毒核衣壳外面的双层膜，是某些病毒在成熟过程中以出芽方式向细胞外释放时穿过宿主细胞膜或核膜时获得。病毒体外带有包膜的病毒称为包膜病毒（enveloped virus），无包膜的病毒称为裸露病毒（naked virus）。包膜表面常有不同形状的突起，称为包膜子粒（peplomere）或刺突（spike）。包膜具有保护病毒核衣壳与宿主细胞膜融合的性能，故与病毒入侵细胞和感染有关。包膜构成病毒表面抗原，具有免疫原性，可诱导机体产生免疫应答。

2. 其他辅助结构　如腺病毒在二十面体的各个顶角上有触须样纤维（antennal fiber），亦称纤维刺突或纤突，能凝集某些动物红细胞并损伤宿主细胞。

二、病毒的化学组成

（一）核酸

位于病毒体的核心，化学成分为DNA或RNA。核酸具有多样性，可为线型或环型、双链或单链、正链或负链、分节段或不分节段。病毒核酸的主要功能是携带病毒的全部遗传信息，决定病毒感染、增殖、遗传和变异等。

（二）蛋白质

病毒蛋白可分为结构蛋白和非结构蛋白。结构蛋白指构成病毒体的蛋白成分，主要分布于衣壳、包膜和基质中。其主要功能：保护病毒核酸；参与病毒感染过程；衣壳蛋白、包膜蛋白具有良好的免疫原性，可激发机体发生免疫应答。非结构蛋白不参与病毒体的构成，可在病毒复制或基因表达调控过程中发挥重要功能。

（三）脂类和糖

病毒体的脂质主要存在于包膜中，有些病毒含少量糖类，以糖蛋白形式存在。包膜成分大多数来自宿主细胞膜，具有与宿主细胞膜亲和及融合的性能。包膜构成病毒体的表面抗原，与致病性和免疫性有关。

第三节 病毒的增殖 _e 微课

病毒缺乏增殖所需的酶系统、能量和原料，只能在活的易感宿主细胞内进行增殖。病毒增殖的方式是自我复制（self replication）。

一、病毒的复制周期

从病毒进入宿主细胞开始，经过基因组复制到子代病毒生成释放，称为一个复制周期（replication cycle），包括吸附、穿入、脱壳、生物合成、装配与释放5个阶段（图15-4）。

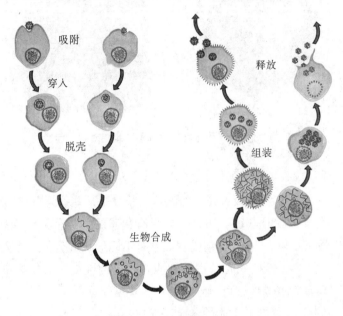

图15-4 病毒的复制周期

1. 吸附（adsorption） 病毒吸附于宿主细胞表面是感染的第一步。吸附主要是通过病毒体表面的吸附蛋白与易感细胞表面特异性受体相结合。

2. 穿入（penetration） 病毒体吸附于易感细胞膜后穿过细胞膜进入细胞的过程称为穿入。主要有吞饮、融合、直接穿入三种方式。

3. 脱壳（uncoating） 多数病毒在穿入细胞时已在细胞溶酶体酶的作用下脱去衣壳，释放出病毒核酸。少数病毒（如痘病毒）先在溶酶体酶作用下脱去外壳蛋白，再经病毒编码产生的脱壳酶脱去内壳，才能释放出核酸。

4. 生物合成（biosynthesis） 即病毒核酸的复制及蛋白质的合成。该阶段用电镜方法在细胞内查不到完整病毒颗粒，用血清学方法也检测不出病毒抗原，称为隐蔽期（eclipse）。

根据病毒基因组转录mRNA及翻译蛋白质的不同，其生物合成主要有7种类型：双链DNA（dsD-NA）病毒、单链DNA（ssDNA）病毒、单正链RNA（+ssRNA）病毒、单负链RNA（-ssRNA）病毒、双链RNA（dsRNA）病毒、逆转录病毒、嗜肝DNA病毒。各种类型病毒的生物合成一般包括以下过程：①由早期病毒基因组在宿主细胞内进行转录、翻译，产生必要的复制酶和抑制或阻断宿主细胞生物合成及正常代谢的非结构蛋白。②进行病毒mRNA的转录，复制子代病毒核酸。③特异性mRNA翻译子代病毒结构蛋白及功能蛋白。双链DNA复制见图15-5。

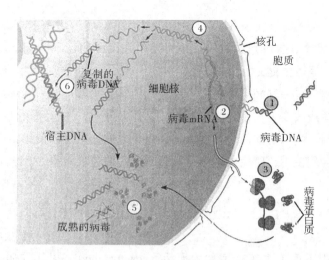

图 15 - 5　双链 DNA 病毒复制示意图

5. 装配与释放（assembly and release）　病毒核酸与蛋白质合成之后，在宿主细胞内组装为成熟病毒颗粒的过程称为装配（assembly）。不同种类的病毒在细胞内装配的部位和方式也不同。成熟病毒从宿主细胞内游离出来的过程称为释放（release）。无包膜病毒以破胞方式释放，有包膜病毒以出芽方式释放到细胞外。有些病毒如巨细胞病毒则通过细胞间桥或细胞融合在细胞之间传播；致癌病毒的基因组与宿主细胞染色体整合，随细胞分裂而出现在子代细胞中。

二、病毒的异常增殖

病毒在细胞内复制时，并非所有的病毒成分均能组装成完整的子代病毒，常有异常增殖。

1. 顿挫感染（abortive infection）　病毒进入宿主细胞后，如细胞不能为病毒的复制提供所需要的酶、能量及必要的成分，则病毒在其中不能合成本身的成分；或者虽合成部分或全部病毒成分，但不能装配和释放出有感染性的病毒颗粒，称为顿挫感染。不能为病毒复制提供必要条件的细胞称为非容纳细胞（non - permissive cell）。

2. 缺陷病毒（defective virus）　因病毒基因组不完整或者因某一基因位点改变，不能进行正常增殖，复制不出完整的有感染性病毒颗粒，这类病毒称为缺陷病毒。当与另一种病毒共同培养时，若后者能为前者提供所缺乏的物质，就能使缺陷病毒完成正常的增殖而产生完整的子代病毒，这种有辅助作用的病毒被称为辅助病毒（helper virus）。如丁型肝炎病毒（HDV）和腺病毒伴随病毒为缺陷病毒，乙型肝炎病毒和腺病毒分别是它们的辅助病毒。缺陷病毒虽不能复制，却能干扰同种成熟病毒体进入易感细胞，故又称为缺陷干扰颗粒（defective interfering particle，DIP）。

第四节　病毒的干扰现象

PPT

⇒ **案例引导**

　　案例　20 个月幼儿，到预防保健站接种 MMR 疫苗（麻疹、风疹、腮腺炎联合疫苗），经查体发现幼儿现发热，体温 39.6℃，且伴有淡红色皮疹并伴有水疱，以躯干部为主，轻度瘙痒。精神不佳，生长发育同正常同龄儿。经查体、实验室检查，最终诊断该幼儿正患水痘。预防保健站医生告知幼儿家长现不能进行 MMR 疫苗接种，建议病愈后再考虑接种。

　　讨论　请问预防保健站拒绝给幼儿接种 MMR 疫苗的主原因是什么？

当两种病毒感染同一细胞时，可发生一种病毒抑制另一种病毒增殖的现象，称为干扰现象（interference）。干扰现象不仅发生在异种病毒之间，也可发生在同种病毒不同型、不同株之间。干扰现象不仅在活病毒间发生，灭活病毒也能干扰活病毒。

发生干扰的主要机制：①一种病毒诱导宿主细胞产生的干扰素抑制另一种病毒的增殖；②一种病毒破坏了宿主细胞表面受体或改变了宿主细胞代谢途径，阻止了另一种病毒的吸附和穿入等过程；③DIP干扰同种正常病毒的复制。病毒之间的干扰现象能够阻止发病，也可以使感染终止，使宿主康复。在使用病毒疫苗时，应注意合理使用，避免由于干扰而影响疫苗的免疫效果。

PPT

第五节　理化因素对病毒的影响

病毒受理化因素作用后而失去感染性称为灭活（inactivation）。灭活的病毒仍能保留其免疫原性、红细胞吸附、血凝及细胞融合等特性。

一、物理因素

1. 温度　大多数病毒耐冷不耐热，在0℃以下的温度，特别是在干冰（−70℃）和液氮（−196℃）条件下可长期保持其感染性。多数病毒在50～60℃经30分钟或100℃数秒可被灭活。

2. pH　多数病毒在pH 5～9范围内较稳定。肠道病毒在pH 3～5时稳定，鼻病毒则迅速被灭活。

3. 射线　X射线、γ射线可使核苷酸链发生致死性断裂；紫外线引起病毒的多核苷酸形成双聚体，抑制病毒核酸的复制。但有些病毒经紫外线灭活后，若再用可见光照射，因激活酶的原因可使灭活的病毒又复活，故不宜用紫外线来制备灭活病毒疫苗。

二、化学因素

1. 脂溶剂　有包膜病毒对脂溶剂（如乙醚、三氯甲烷、去氧胆酸盐等）敏感，故常用乙醚灭活试验鉴别病毒有无包膜。

2. 化学消毒剂　除强酸、强碱外，酚类、氧化剂、卤素类、醇类等对病毒也有灭活作用。

3. 抗生素与中草药　现有的抗生素对病毒无抑制作用。中草药如板蓝根、大青叶、大黄等对某些病毒有一定的抑制作用。

PPT

第六节　病毒的变异

病毒作为一个生命体具有遗传性和变异性。病毒的性状如毒性、免疫原性、抵抗性、依赖性等均可发生变异。

一、基因突变

基因突变（gene mutation）是指病毒基因组中碱基序列由于置换、缺失或插入而发生改变。一般病毒在增殖过程中可发生自发突变，其自发突变率为10^{-8}～10^{-6}。如用温度、紫外线和亚硝基胍、5−氟尿嘧啶等物理、化学因素处理病毒时，也可诱发突变，提高突变率。由基因突变产生的病毒表型性状改变的毒株称为突变株（mutant）。常见的并有实际意义的突变株有温度敏感性突变株（temperature sensitive mutant，ts）、缺陷型干扰突变株（defective interference mutant，DIM）、宿主范围突变株（host−range mutant，hr）、耐药突变株（drug−resistant mutant）。

二、基因重组与重配

当两种病毒感染同一细胞时发生基因交换，产生具有两个亲代特征的子代病毒，并能继续增殖，该过程称为基因重组（genetic recombination）。基因重组不仅能发生于两种活病毒之间，也可发生于一种活病毒与另一种灭活病毒之间，甚至发生于两种灭活病毒之间。对于基因组分节段的 RNA 病毒，通过交换 RNA 节段而进行基因重组被称为重配（reassortment），如流行性感冒病毒、轮状病毒等。

三、病毒基因组与宿主细胞基因组的整合

在病毒感染宿主细胞的过程中，有时病毒基因组中 DNA 片段可插入宿主染色体 DNA 中，这种病毒基因组与细胞基因组之间的重组过程称为基因整合（gene integration）。人乳头瘤病毒、逆转录病毒等均有整合宿主细胞染色体的特性。整合既可引起病毒基因组的变异，也可引起宿主细胞染色体基因组的改变而导致细胞发生恶性转化。

四、病毒基因产物的相互作用

1. 互补作用（complementation）　是指两种病毒感染同一细胞时，其中一种病毒的基因产物（如结构蛋白和代谢酶等）促使另一种病毒增殖。这种现象可发生于感染性病毒与缺陷病毒或灭活病毒之间，甚至发生于两种缺陷病毒之间。

2. 表型交换和表型混合　当两株病毒共同感染同一细胞时，可出现一种病毒所产生衣壳或包膜包裹在另一基因组外面，称表型交换。有时可产生来自两亲代病毒的镶嵌衣壳或包膜称为表型混合。

五、病毒遗传变异的医学意义

研究病毒遗传变异对病毒性疾病的诊断、预防和治疗具有重要意义。利用核酸杂交、PCR 等方法检测病毒核酸在病毒病诊断中得到广泛应用；基因治疗、RNA 干扰等方法也开辟了病毒治疗的新途径。根据病毒遗传变异的特性，利用基因重组的方法制备减毒活疫苗、多肽疫苗、核酸疫苗、基因工程疫苗等预防病毒性疾病。

目标检测

答案解析

1. 下列对病毒的基本性状描述错误的是
 A. 只含有一种核酸　　　　　　B. 专性细胞内寄生　　　　　　C. 以复制的方式增殖
 D. 无完整的细胞结构　　　　　E. 对抗生素敏感
2. 病毒体的基本结构为
 A. 核心　　　　　B. 衣壳　　　　　C. 核衣壳　　　　D. 包膜　　　　E. 刺突
3. 下列关于病毒蛋白质描述错误的是
 A. 保护病毒核酸　　　　　　　B. 参与病毒的感染　　　　　　C. 具有免疫原性
 D. 病毒包膜的主要成分　　　　E. 在病毒复制或基因表达调控过程中发挥重要功能
4. 病毒复制周期中隐蔽期是指（　　）阶段
 A. 吸附　　　　　　　　　　　B. 穿入　　　　　　　　　　　C. 脱壳
 D. 生物合成　　　　　　　　　E. 装配与释放

5. 病毒的增殖方式是

    A. 二分裂   B. 复制   C. 芽生

    D. 有丝分裂   E. 原体、始体

6. 病毒的早期蛋白是指

    A. 病毒复制的酶   B. 病毒的衣壳蛋白   C. 病毒的刺突蛋白

    D. 病毒的核蛋白   E. 病毒的包膜

7. 缺陷病毒是指

    A. 包膜、刺突缺陷   B. 衣壳缺陷   C. 基因组缺陷

    D. 复制周期不全   E. 病毒复制酶缺损

8. 仅含有蛋白质成分，不含有病毒核酸的微生物是

    A. 类病毒   B. 噬菌体   C. 缺陷病毒

    D. 朊粒   E. 逆转录病毒

9. 关于顿挫感染，下列叙述正确的是

    A. 因宿主细胞内有相应的抑制物

    B. 因感染病毒的核酸缺失

    C. 因宿主细胞缺乏相关的酶

    D. 可以合成完整的子代病毒

    E. 不能为病毒复制提供必要条件的细胞称为非容纳细胞

10. 下列对于病毒的干扰现象描述错误的是

    A. 两种病毒感染同一细胞时，可发生一种病毒抑制另一种病毒增殖的现象

    B. 干扰现象可发生在同种病毒不同型、不同株之间

    C. 干扰机制可能是一种病毒诱导宿主细胞产生的干扰素抑制另一种病毒的增殖

    D. 使用病毒疫苗时，应注意合理使用，避免由于干扰而影响疫苗的免疫效果

    E. 灭活病毒不能干扰活病毒

书网融合……

     本章小结   微课   题库

第十六章　病毒的感染与免疫

📖 **学习目标**

　　知识目标　能够正确认识病毒感染途径与方式；区分几种病毒感染类型的特点；充分理解宿主抗病毒免疫作用。

　　能力目标　能够运用病毒感染与免疫对立统一的辩证关系，全面分析常见病毒感染疾病的致病性和免疫性。

　　素质目标　树立科学发展观思维，塑造护理职业规范。

　　病毒侵入机体并在体内细胞中增殖的过程称为病毒感染（viral infection）。病毒感染可诱发机体的免疫应答，免疫应答为清除病毒发挥免疫保护作用，但也可造成机体免疫病理损伤。

第一节　病毒感染的途径与类型

PPT

⇒ **案例引导**

　　案例　患儿，女，11岁。学习成绩下降8个月、精神异常3个月、双手震颤40天，并出现行走障碍、四肢肌阵挛性抽搐，逐渐出现反应迟钝，易激动，吞咽困难。1岁有麻疹病史。血清及脑脊液中抗麻疹病毒抗体高于正常人数倍，而且特异性抗麻疹病毒 IgM 持续存在。诊断为亚急性硬化性全脑炎（SSPE）。

　　讨论　1. SSPE 是哪种感染类型？

　　　　　　2. 作为一名护理人员，在与这位患儿及家人沟通时如何做好心理安抚和体现人文关怀？

一、病毒感染的途径

　　病毒感染途径是指病毒接触机体并入侵宿主的部位。病毒主要通过破损的皮肤和黏膜（如呼吸道、消化道和泌尿生殖道黏膜、眼结膜等）侵入机体，但在有些条件下可通过输血、注射、器官移植、昆虫叮咬等感染机体。

二、病毒感染的传播方式

　　病毒感染的传播方式包括水平传播和垂直传播两种。

　　1. 水平传播（horizontal transmission）　病毒在人群不同个体间的传播，也包括从动物到动物再到人的传播，产生的感染称为水平感染（horizontal infection），是大多数病毒的传播方式。

　　2. 垂直传播（vertical transmission）　病毒由宿主亲代传给子代，主要通过胎盘、产道传播，引起的感染称为垂直感染（vertical infection）。多种病毒可引起垂直感染，如 HBV、HIV、巨细胞病毒、风疹病毒等。

三、病毒在体内的播散

　　病毒沿一定途径侵入机体后，有些病毒仅在入侵部位感染细胞、增殖并产生病变，称局部感染（local infection）或浅部感染（superficial infection）。有些病毒可在入侵局部增殖经血流或神经系统向全身或远离入侵部位的器官播散，称为全身感染（systemic infection）。病毒进入机体血液循环可引起病毒血症（viremia）。

四、病毒感染类型

病毒感染根据有无临床症状，分为隐性感染和显性感染；根据病毒在机体内感染过程及滞留的时间，分为急性感染和持续性感染。

（一）隐性感染和显性感染

1. 隐性病毒感染（inapparent viral infection）　病毒侵入机体后，不引起临床症状的感染称为隐性感染或亚临床感染（subclinical infection）。隐性感染者虽然不出现临床症状，但仍可获得免疫力而终止感染。部分隐性感染者不产生免疫力，病毒仍可在体内增殖并向外界播散，成为重要的传染源，也称为病毒携带者（viral carrier），在流行病学上具有重要意义。

2. 显性病毒感染（apparent viral infection）　病毒感染后使机体出现明显的临床症状和体征称为显性感染或临床感染（clinical infection）。如麻疹病毒主要引起显性感染。

（二）急性病毒感染和持续性病毒感染

1. 急性病毒感染（acute viral infection）　病毒侵入机体后潜伏期短，发病急，病程数日或数周，恢复后机体不再携带病毒并常可获得适应性免疫。如甲型流感病毒等。

2. 持续性病毒感染（persistent viral infection）　病毒可在体内持续存在数月、数年、甚至数十年。可出现临床症状，也可不出现症状成为长期带毒者，是重要传染源，也可引起慢性进行性疾病。持续性感染可分为以下三种类型。

（1）慢性感染（chronic infection）　病毒在显性或隐性感染后未被完全清除，持续存在于机体血液或组织内，病毒不断排出体外，可经输血或注射传播。患者临床症状轻微或为无症状病毒携带者，常反复发作，迁延不愈，如巨细胞病毒、HBV 引起的感染等。

（2）潜伏感染（latent infection）　经急性或隐性感染后，病毒或其基因组潜伏在特定组织或细胞内而不复制，不产生有感染性的病毒体，在机体免疫力降低时病毒可被激活，大量增殖出现临床症状，并可检测出病毒的存在。如单纯疱疹病毒等引起的感染。

（3）慢发病毒感染（slow virus infection）　经显性或隐性感染后，病毒有很长的潜伏期，可达数月、数年甚至数十年。一旦出现症状，为慢性、进行性加重并最终导致死亡。如 HIV 引起的艾滋病、麻疹病毒引起的 SSPE 以及朊粒引起的库鲁病等。

⊕ **知识链接**

病毒与肿瘤

1908 年丹麦生物学家维赫尔姆·埃勒曼（Vilnelm Ellermann）和奥勒夫·班格（Oluf Bang）在人类历史上首次证明动物肿瘤可由病毒引起，大量的流行病学调查和分子生物学的研究表明病毒是导致肿瘤发生的一个重要诱因。据世界卫生组织估计，有15% ~20% 的人类肿瘤与病毒感染有关，如 HBV 与肝细胞癌，人乳头瘤病毒（HPV）与宫颈癌，爱泼斯坦－巴尔病毒（EBV）与伯基特淋巴瘤、鼻咽癌有直接关联。大多数公认的肿瘤病毒或具有 DNA 基因组，或是在感染细胞后产生 DNA 前病毒。RNA 肿瘤病毒属于逆转录病毒科。

PPT

第二节　病毒的致病机制

病毒感染机体能否致病取决于病毒的致病性和宿主免疫力两方面因素。病毒的致病作用表现在细胞和机体两个水平上。

一、病毒对宿主细胞的致病作用　📱微课

1. 杀细胞效应（cytocidal effect）　病毒在宿主细胞内增殖后，如果短时间内释放大量病毒，造成细胞破坏、死亡，也称杀细胞性感染（cytocidal infection）。主要见于无包膜、杀伤性强的病毒，如脊髓灰质炎病毒、腺病毒等。在体外细胞培养时，病毒感染细胞可出现细胞变圆、聚集、融合、坏死、脱落等现象，称为杀细胞效应或致细胞病变作用（cytopathic effect，CPE）。

2. 稳定状态感染（steady state infection）　有些病毒在宿主细胞内增殖时，对宿主细胞代谢、溶酶体膜影响不大，以出芽方式缓慢释放病毒，短时间内不会引起细胞的溶解和死亡，称为稳定状态感染，常见于有包膜病毒，如流感病毒、麻疹病毒和疱疹病毒等。

3. 细胞凋亡（cell apoptosis）　有些病毒，如腺病毒、HIV 及流感病毒等感染细胞后，病毒可直接或由病毒编码的蛋白质间接作为诱导因子诱导细胞凋亡。

4. 包涵体形成　细胞被病毒感染后，在细胞质或细胞核内出现光镜下可见到的与正常细胞结构和着色不同的圆形或椭圆形斑块状结构，称为包涵体（inclusion body）。包涵体由病毒颗粒或未装配的病毒成分组成，也可能是病毒增殖留下的痕迹或病毒感染引起的细胞反应物。包涵体可作为病毒感染的诊断依据。

5. 病毒基因组的整合与细胞转化　某些 DNA 病毒基因组或逆转录病毒复制过程中的前病毒 DNA 可以插入到宿主细胞染色体 DNA 中，称为病毒基因组的整合（integration）。基因整合可使细胞某些生物学性状发生改变，如细胞增殖变快，失去细胞间的接触抑制，呈成堆生长，称为细胞转化（cell transformation）。细胞转化与肿瘤形成密切相关，如人乳头瘤病毒引起宫颈癌，HBV 引起肝细胞癌，EB 病毒引起鼻咽癌、恶性淋巴瘤等。

二、病毒感染的免疫病理作用

（一）病毒对组织器官的亲嗜性与损伤

病毒侵入机体感染细胞具有一定的选择性，即病毒只能够侵入、感染有限种类的易感细胞并能在其中产生子代病毒，称为病毒对组织的亲嗜性（tropism）。病毒亲嗜性的基础主要是组织器官的细胞表面有病毒受体，及易感宿主细胞具有病毒增殖的条件。病毒对细胞、组织和器官亲嗜性造成了病毒对特定组织器官的损伤，也是形成临床上不同系统疾病的原因。

（二）病毒感染的免疫病理作用

病毒感染会诱发机体的免疫应答，机体免疫应答有利于清除病毒，但产生的超敏反应和炎症反应是主要的病理反应。

1. 体液免疫病理作用　当病毒抗原出现在细胞表面，与病毒特异性抗体结合后可激活补体，引起宿主细胞的溶解、破坏（Ⅱ型超敏反应）。有些病毒抗原与相应抗体结合形成免疫复合物，可长期存在于血液循环中，若沉积在某些器官组织的膜表面，激活补体引起Ⅲ型超敏反应，造成局部损伤和炎症。

2. 细胞免疫病理作用　特异性细胞毒 T 细胞（CTL）能杀伤病毒感染细胞，终止细胞内病毒复制，

对感染的恢复起关键作用；但同时也引起宿主细胞损伤，造成宿主功能紊乱（属Ⅳ型超敏反应）。某些病毒感染后会使隐蔽的抗原暴露或释放，引起自身免疫反应，从而发生自身免疫病。

3. 免疫抑制作用　某些病毒感染可抑制免疫功能，甚至使整个免疫系统的功能缺失。常见的病毒有 HIV 等。

三、病毒的免疫逃逸

病毒具有通过逃避免疫防御、防止免疫激活或阻止免疫应答的发生等方式来逃脱免疫应答的作用。其机制为病毒直接损伤免疫细胞，病毒存在于受保护部位，病毒基因整合，抗原变异等。

PPT

第三节　抗病毒免疫

机体的抗病毒免疫由固有免疫和适应性免疫组成。固有免疫在病毒感染早期起限制病毒迅速繁殖和扩散的作用，但并不能将病毒从体内彻底清除。适应性免疫在机体抗病毒感染过程中发挥更重要的作用，是最终清除病毒的主要因素。

一、固有免疫

抗病毒固有免疫中起主要作用的是干扰素、NK 细胞和巨噬细胞。

（一）干扰素

干扰素（interferon，IFN）是由病毒或其他干扰素诱生剂诱导人或动物细胞产生的一类糖蛋白，具有抗病毒、抗肿瘤及免疫调节等多种生物学活性。

1. IFN 的诱生　除病毒外，细菌内毒素、人工合成的双链 RNA 等也可诱导细胞产生 IFN，其中以病毒和人工合成的双链 RNA 诱导能力最强。巨噬细胞、淋巴细胞及体细胞均可产生 IFN。

2. IFN 的种类　由人类细胞诱生的 IFN 根据其免疫原性不同分为 IFN – α、IFN – β、IFN – γ 三种。IFN – α 主要由白细胞产生，IFN – β 主要由成纤维细胞产生，IFN – γ 主要由 T 细胞和 NK 细胞产生。IFN – α、IFN – β 属于 Ⅰ 型 IFN，又称抗病毒 IFN，抗病毒作用强于免疫调节作用；IFN – γ 属于 Ⅱ 型 IFN，又称免疫 IFN，免疫调节作用强于抗病毒作用。

3. IFN 抗病毒作用的机制　IFN 与邻近敏感细胞表面的 IFN 受体结合，诱导细胞合成多种抗病毒蛋白（antiviral protein，AVP），如 2′,5′ – 腺嘌呤核苷合成酶和蛋白激酶（protein kinase R，PKR）等。2′,5′ – 腺嘌呤核苷合成酶能降解病毒 mRNA，蛋白激酶可抑制病毒蛋白质的合成。抗病毒蛋白只作用于病毒，而对宿主细胞蛋白质合成没有影响。

4. IFN 抗病毒的作用特点　具有相对的种属特异性和细胞选择性，一般在同种细胞中的活性大于异种细胞；具有广谱性，对多种病毒都有抑制作用，但不同的病毒对干扰素的敏感性不同；具有间接性，不能直接灭活病毒，而是通过诱导细胞合成 AVP 发挥效应。

（二）自然杀伤细胞

自然杀伤细胞（natural killer cell，NK）存在于人外周血和淋巴组织中，主要在病毒感染早期发挥作用，具有非特异性杀伤病毒感染靶细胞的作用。NK 细胞主要通过释放穿孔素、丝氨酸酯酶等细胞毒性物质及 TNF – α 等细胞因子杀伤靶细胞。病毒感染诱导机体产生的 IFN – γ 可增强 NK 细胞活性。

（三）巨噬细胞

巨噬细胞是机体抗病毒的因素之一，如中性粒细胞能吞噬病毒，使感染终止。

二、适应性免疫

适应性免疫是机体最终清除病毒的主要因素，并使机体获得持久免疫力。

（一）体液免疫

体液免疫抗病毒的效应分子主要是抗体，包括中和抗体和非中和抗体。病毒表面抗原中具有吸附和穿入作用的成分诱导机体产生的抗体称为中和抗体（neutralizing antibody）。中和抗体能与细胞外游离病毒结合从而消除病毒的感染能力。中和抗体作用机制主要是直接封闭与细胞受体结合的病毒抗原表位，或改变病毒表面构型，阻止病毒吸附、侵入易感细胞；与包膜病毒表面抗原结合，通过激活补体使病毒裂解；与病毒抗原结合形成免疫复合物，通过调理作用增强吞噬细胞对病毒的吞噬清除。此外，抗体与病毒感染的靶细胞结合，可激活补体，通过协同作用使细胞裂解或通过调理作用促进吞噬细胞吞噬病毒感染细胞；也可通过 ADCC 效应裂解靶细胞。病毒内部抗原诱导机体产生的抗体一般为非中和抗体，没有明显的抗病毒作用，但有些可作为病毒感染的诊断指标，如补体结合抗体。

（二）细胞免疫

体液免疫只能清除细胞外游离病毒，对进入宿主细胞内的病毒，抗体不能直接发挥抗病毒作用，主要由细胞免疫来清除。参与抗病毒细胞免疫的效应细胞主要依赖于 $CD8^+$ 细胞毒性 T 细胞（CTL）和 $CD4^+$ Th1 细胞。

1. CTL　CTL 可通过表面抗原受体识别和结合病毒感染的靶细胞，释放穿孔素和颗粒酶（丝氨酸酯酶），通过细胞裂解和细胞凋亡两种机制直接杀伤靶细胞。CTL 还可通过分泌多种细胞因子（如 $IFN-\gamma$、TNF 等）发挥抗病毒作用。

2. CD4 + Th1 细胞　活化的 Th1 可分泌 $IL-2$、$IFN-\gamma$ 和 $TNF-\alpha$ 等多种细胞因子，通过激活巨噬细胞、NK 细胞，促进 CTL 细胞的增殖和分化，介导细胞毒效应。

三、抗病毒免疫持续时间

抗病毒免疫持续时间长短与病毒种类有关。一般病毒感染潜伏期较长、能形成病毒血症的全身性病毒感染、血清型别单一以及不易发生变异的病毒感染，能使机体产生持久免疫力，如麻疹病毒等。有些病毒只引起局部或黏膜表面感染，无病毒血症，容易发生抗原变异，或者血清型别较多，病后只产生短暂免疫力，可多次感染，如流感病毒、鼻病毒等。

目标检测

答案解析

1. 病毒的水平传播是指

　A. 病毒在细胞之间的传播

　B. 病毒在人群不同个体之间的传播

　C. 病毒由亲代传给子代的传播

　D. 病毒通过血液向其他组织传播

　E. 病毒通过消化道传播

2. 以下病毒中不能通过输血传播的是

　A. 单纯疱疹病毒　　　　　　　B. 乙型肝炎病毒　　　　　　　C. 人类免疫缺陷病毒

D. EB 病毒　　　　　　　　　E. 巨细胞病毒

3. 下列病毒中能通过呼吸道传播的是

    A. 乙型肝炎病毒　　　　　　B. 丙型肝炎病毒　　　　　　C. 单纯疱疹病毒

    D. 人类免疫缺陷病毒　　　　E. 流感病毒

4. 以下病毒不能侵犯中枢神经系统的是

    A. 麻疹病毒　　　　　　　　B. 脊髓灰质炎病毒　　　　　C. 乙型脑炎病毒

    D. 汉坦病毒　　　　　　　　E. 狂犬病病毒

5. 下面关于干扰素抗病毒作用的叙述不正确的是

    A. 直接作用于病毒　　　　　B. 抑制病毒蛋白质合成　　　C. 广谱抗病毒作用

    D. 作用于宿主细胞　　　　　E. 阻止病毒释放

6. 病毒对宿主细胞的致病作用不包括

    A. 杀细胞效应　　　　　　　B. 包涵体形成　　　　　　　C. 潜伏感染

    D. 细胞凋亡　　　　　　　　E. 病毒基因组整合

7. 麻疹病毒感染引起亚急性硬化性全脑炎的感染类型属于

    A. 隐性感染　　　　　　　　B. 亚临床感染　　　　　　　C. 慢性感染

    D. 慢发病毒感染　　　　　　E. 潜伏感染

8. 病毒的持续性感染不包括

    A. 潜伏感染　　　　　　　　B. 迟发感染　　　　　　　　C. 隐性感染

    D. 慢发病毒感染　　　　　　E. 慢性感染

9. 抗病毒免疫中属于适应性免疫的是

    A. 体液免疫　　　　　　　　B. 血脑屏障　　　　　　　　C. 皮肤黏膜屏障

    D. 组织细胞　　　　　　　　E. 粒细胞

10. 以下不属于细胞病变效应的是

    A. 细胞肿大　　　　　　　　B. 细胞融合　　　　　　　　C. 细胞分裂

    D. 细胞变圆　　　　　　　　E. 细胞溶解

书网融合……

本章小结　　　　　　　　　微课　　　　　　　　题库

第十七章 病毒感染的检查方法与防治原则

📖 学习目标

　　知识目标 能够正确认识病毒标本采集和送检要求；理解病毒鉴定的特征性指标；知晓不同病毒培养方法及病毒感染防治的基本方法。

　　能力目标 能够正确采集和送检符合检测要求的临床标本。

　　素质目标 充分认识到采集和送检合格病毒标本的重要性，培养良好的护理职业精神。

　　病毒性疾病在人类疾病中占有十分重要的地位，因此及时正确的病原学诊断对指导临床治疗、监测病毒的流行情况和发现新病毒都有重要意义。

第一节 病毒感染的检查方法

PPT

⇒ 案例引导

　　案例 患者，男，22岁，4天前出现发热、食欲差、鼻塞、头痛和眼睑水肿，并伴有尿量明显减少。当地诊所按上呼吸道感染治疗，效果欠佳。2天前眼睑水肿渐及颜面，伴皮肤充血，恶心、呕吐、腹痛，臀部注射部位出现大片瘀斑。经初步检查，以"肾综合征出血热"待查收入感染科。

　　讨论 1. 肾综合征出血热的病原是什么？

　　　　　2. 从护理专业角度分析对肾综合征进行微生物学检查时，标本如何采集和送检？

一、标本的采集与送检 📱微课

病毒感染标本采集与送检需注意下列事项。

1. 根据不同病毒感染、不同病程，采集不同部位的标本，如鼻咽分泌物、痰液、粪便、脑脊液或血液等。

2. 用于分离病毒或检测病毒抗原及其核酸的标本，应在患者急性期采集，以提高检出阳性率。病毒抗体的标本，在感染后期采集可提高检出率。

3. 采集的标本应低温保存并尽快送检。不能立即送检的标本，应置 -70℃ 保存。对有杂菌的标本（如粪便、痰液等），应使用抗生素以抑制标本中的细菌或真菌等生长繁殖。

4. 血清学诊断标本应在患者急性期和恢复期各采集一份，动态观察双份血清抗体效价。

二、病毒的分离培养与鉴定

病毒必须在敏感的活细胞内增殖，所以应使用易感的活细胞对病毒进行分离培养和鉴定。

（一）病毒的分离培养

1. 鸡胚培养 该方法经济、简便、不易发生污染，目前主要用于流感病毒的分离鉴定。一般采用孵化 9 ~ 14 天的鸡胚。

2. 动物接种 是最早的病毒分离方法。常用的动物有小鼠、大鼠、家兔等。接种途径根据不同病毒类型及病毒引起的病变部位而异。接种后观察动物的发病或死亡作为感染指标。

3. 细胞培养 目前病毒分离鉴定中最常用的方法。根据其生长方式分为单层细胞培养和悬浮细胞培养。根据细胞来源、染色体特征及传代次数等分为：①原代细胞（primary cell），如人胚肾细胞；②二倍体细胞（diploid cell），如人胚肺成纤维细胞 WI - 26 和 WI - 38 等；③传代细胞系（continuous cell line），如 HeLa（宫颈癌细胞）、Hep - 2（人喉上皮癌细胞）等。传代细胞对病毒的敏感性稳定，使用方便，便于保存，应用广泛。但不能用来源于肿瘤的传代细胞生产疫苗。

⊕ **知识链接**

首创病毒体外培养法

病毒培养是病毒研究中最基础、最关键的一步，早期实验动物接种过程繁琐而昂贵，以致于发现病毒随后的数十年，研究工作进展缓慢，可以说没有病毒培养新技术的建立，也就没有病毒研究的突破和发展。1943 年，中国科学家黄祯祥发表"西方马脑炎病毒在组织培养上滴定和中和作用的进一步研究"一文，首创病毒体外培养法新技术，结束了病毒实验只能在动物体内进行的历史，为现代病毒学奠定了基础，被称为"在医学病毒学的发展史上第二次技术革命"，第一次使病毒定量测定的显微镜观察法被革新为肉眼观察法。

（二）病毒的鉴定

1. 鉴定指标 病毒在培养细胞中增殖的鉴定指标。

（1）**细胞病变（cytopathy）** 大多数病毒在敏感细胞内增殖时可引起特有的细胞病变，称为致细胞病变作用（CPE）。常见的 CPE 有细胞圆缩、胞质颗粒增多、聚集、融合、坏死、溶解或脱落，形成包涵体等（图 17 - 1）。

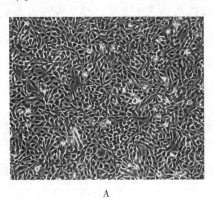 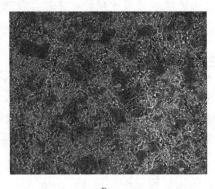

A   B

图 17 - 1 病毒所致细胞病变（×40）
A. 未感染的 RD 细胞；B. 感染 EV71 病毒的 RD 细胞（细胞圆缩、聚集及出现空斑）

（2）**红细胞吸附（hemadsorption）** 包膜上带有血凝素的病毒感染敏感细胞后，血凝素会出现于细胞膜上，使感染细胞能与加入的脊椎动物（鸡、豚鼠等）红细胞结合，称为红细胞吸附现象，常用作检测正黏病毒和副黏病毒增殖的间接指标。若有相应的抗血清，则能中和细胞膜上的血凝素，阻断红细胞吸附的形成，称红细胞吸附抑制试验。

（3）**病毒干扰作用（viral interference）** 某些病毒感染细胞后不出现 CPE，但能干扰在其后感染同一细胞的另一病毒的增殖，称为干扰作用。

（4）细胞代谢的改变　病毒感染细胞后，细胞的代谢发生了变化，使培养液的 pH 改变，可作为判断病毒增殖的指征。

2. 数量指标　病毒感染性及数量测定。常用的方法有 50% 组织细胞感染量（TCID$_{50}$）测定、红细胞凝集试验、中和试验、空斑形成试验等。

（三）形态学检查

1. 电镜和免疫电镜检查　可观察病毒颗粒的大小和形态学特征。

2. 光学显微镜检查　用来观察病毒感染的细胞病变，如细胞圆缩、坏死、脱落、融合、形成包涵体或多核巨细胞等。

（四）病毒蛋白质和核酸检测

1. 病毒蛋白抗原检测　可采用免疫荧光技术、酶免疫技术或放射免疫技术等直接检测标本中的病毒抗原进行早期诊断。

2. 病毒核酸检测　用于检测病毒核酸的技术主要包括核酸杂交技术、PCR 技术、基因芯片和基因测序等。但对于未知基因序列的病毒及新病毒不能采用这些方法。

（五）特异性 IgM 抗体检测

检测病毒特异性 IgM 抗体有助于病毒感染的早期诊断。常用的方法包括 ELISA 和 IFA。

PPT

第二节　病毒感染的防治原则

一、病毒感染的预防

目前对大多数病毒性疾病尚缺乏特效药物治疗，因此对病毒性感染的预防具有重要意义。

（一）人工主动免疫

常用的制剂包括灭活疫苗、减毒活疫苗、亚单位疫苗、基因工程疫苗、重组载体疫苗及核酸疫苗等。

（二）人工被动免疫

主要包括丙种球蛋白（胎盘丙球蛋白和血清丙球蛋白）、特异性免疫球蛋白（如乙型肝炎免疫球蛋白）以及细胞免疫制剂（如干扰素、白细胞介素、肿瘤坏死因子等）。

二、病毒感染的治疗

（一）抗病毒化学制剂

目前，常用的能明显抑制病毒增殖的药物有以下几种。

1. 核苷类药物　可抑制病毒基因复制与转录，如 5′-碘脱氧尿嘧啶核苷（碘苷、疱疹净）、无环鸟苷、阿糖腺苷、三氮唑核苷、齐多夫定、拉米夫定等。

2. 非核苷类药物　抑制病毒 DNA 聚合酶或 RNA 逆转录酶的活性，如甲酸磷霉素、奈韦拉平和苷拉韦定等。

3. 蛋白酶抑制剂　如沙奎那韦、茚地那韦、利托那韦等。

临床上在抗 HIV 治疗中，通常将蛋白酶抑制剂与核苷类似物或非核苷类似物等药物联合应用，即采用"鸡尾酒疗法"能有效抑制 HIV 复制，控制病情发展。

（二）干扰素和干扰素诱生剂

干扰素主要用于 HBV、HCV、人类疱疹病毒和乳头瘤病毒等感染的治疗。常用的干扰素诱生剂有多聚肌苷酸和多聚胞啶酸（poly I：C）、甘草甜素和云芝多糖等。

（三）基因治疗剂

目前正在研制的抗病毒基因治疗剂主要有反义寡核苷酸、干扰 RNA、核酶。

（四）中草药

具有抗病毒作用的中草药有 200 多种，如黄芪、板蓝根、大青叶、贯众等对多种病毒感染有一定的防治作用。

（五）新抗生素类

近年研究发现，一些来自真菌、放线菌等微生物的抗生素具有抗病毒感染作用，如新霉素 B。

（六）治疗性疫苗

与传统的预防性疫苗不同，此种疫苗是以治疗疾病为目的研发的疫苗，目前主要有 DNA 疫苗和抗原抗体复合物疫苗。

（七）治疗性抗体

抗病毒抗体可通过中和游离病毒，抑制病毒扩散，辅助杀伤感染细胞和调节免疫等达到抗病毒治疗目的。因此，学者们正在积极研究用于病毒感染性疾病治疗和预防的抗病毒抗体。

目标检测

答案解析

1. 从可疑病例中分离病毒，采集标本时应注意的事项不包括
    A. 采集适当部位的标本
    B. 病毒抗体标本的检测，应在患者急性期采集
    C. 运送标本时要注意冷藏保存
    D. 可采集急性期与恢复期双份血清
    E. 标本应尽快送检

2. 不能用于病毒分离培养的方法是
    A. 营养琼脂培养基　　　　　　B. 动物接种　　　　　　C. 细胞培养
    D. 鸡胚接种　　　　　　　　　E. 原代细胞培养

3. 不属于人工被动免疫的方式是
    A. 注射人血清丙种球蛋白　　　B. 注射胎盘球蛋白　　　C. 注射干扰素
    D. 注射白细胞介素　　　　　　E. 注射疫苗

4. 细胞病变效应不包括
    A. 细胞圆缩，脱落　　　　　　B. 细胞融合　　　　　　C. 形成包涵体
    D. 干扰现象　　　　　　　　　E. 胞质颗粒增多

5. 检测细胞内包涵体可作为
    A. 病毒在细胞内增殖的标志之一
    B. 衡量病毒毒力强弱的标志之一

C. 诊断是否有病毒特异性抗体产生

D. 鉴定病毒的特异性依据

E. 测定病毒数量的指标

6. 不能用于病毒感染治疗的方法是

A. 中草药　　　　　　　　B. 干扰素诱生剂　　　　　　　C. 疫苗接种

D. 干扰素　　　　　　　　E. 核苷类药物

7. 常用于病毒感染早期诊断的指标是

A. IgM　　　　B. IgG　　　　C. IgA　　　　D. IgE　　　　E. IgD

8. 有关"病毒的鉴定"叙述，错误的是

A. 病毒在细胞内增殖形成 CPE

B. 红细胞吸附实验可用于病毒鉴定

C. 培养液的 pH 改变，可作为判断病毒增殖的指征

D. 利用病毒干扰现象

E. 营养琼脂培养基培养鉴定

9. 病毒凝集红细胞（血凝试验）的机制是

A. 红细胞表面抗原和血凝素抗体结合

B. 红细胞表面受体与病毒表面血凝素结合

C. 红细胞表面病毒抗原与相应抗体结合

D. 病毒与结合在红细胞表面的抗体结合

E. 红细胞上的血凝素与病毒结合

10. 有关病毒感染的常用检测方法叙述，错误的是

A. 用光学显微镜观察病毒形态　　B. 特异性 IgM 抗体检测　　　　C. 核酸检测

D. 病毒蛋白抗原检测　　　　　　E. 细胞培养

书网融合……

本章小结　　　　　　　　微课　　　　　　　　题库

第十八章 呼吸道病毒

知识目标 能够正确认识呼吸道病毒的生物学性状；区分不同呼吸道病毒的致病特点。

能力目标 能够运用呼吸道病毒的相同点及异同点，分析并鉴定常见呼吸道病毒感染。

素质目标 树立生物安全观念，提升护理职业素养，展现时代担当。

呼吸道病毒是一类以呼吸道为侵入门户，引起呼吸道局部感染或呼吸道以外组织器官病变的病毒。主要包括正黏病毒科的流行性感冒病毒；副黏病毒科的麻疹病毒、腮腺炎病毒、呼吸道合胞病毒等；冠状病毒科的 SARS 冠状病毒等；披膜病毒科的风疹病毒；小 RNA 病毒科的鼻病毒等。呼吸道病毒感染具有传播速度快、传染性强、可反复感染等特点。

第一节 正黏病毒

PPT

➡️ 案例引导

案例 患者，女，急起畏寒，高热 2 天，全身乏力，伴咳嗽、头疼、咽痛、胸闷、肌肉酸痛等症状。患者所在地近期有 H1N1 流感的流行。血常规：白细胞总数 5.4×10^9/L。胸片显示无异常。

讨论 1. 流感的病原体是什么？该病原体结构有何特征？主要有哪些传播途径？

2. 如何确诊是 H1N1 流感病毒感染？

流行性感冒病毒（influenza virus）属正黏病毒科，简称流感病毒，是人和动物流行性感冒（流感）的病原体。分为甲（A）、乙（B）、丙（C），甲型流感病毒可引起人和动物感染，抗原性易发生变异，曾多次引起世界性大流行。

一、生物学性状

（一）形态与结构

病毒呈球形或椭圆形，直径 80～120nm，新分离株多呈丝状或杆状，病毒体结构主要包括核衣壳和包膜两部分（图 18 –1）。

1. 核衣壳 呈螺旋对称，由病毒核酸、核蛋白及 RNA 聚合酶复合体组成。病毒核酸为分节段的单股负链 RNA，甲、乙型流感病毒分为 8 个节段，丙型和丁型流感病毒有 7 个节段，每个 RNA 节段分别编码不同的蛋白质。核蛋白（NP）抗原结构稳定，很少发生变异，与包膜中基质蛋白（MP）共同构成流感病毒的特异性抗原。

2. 包膜 分两层，内层为基质蛋白（MP），抗原性较稳定，与病毒的包装、出芽等有关；外层为脂蛋白，来源于宿主细胞膜。病毒体包膜上镶嵌有两种刺突：一种为血凝素（hemagglutinin，HA），为糖蛋白三聚体，呈柱状，具有凝集红细胞、吸附宿主细胞、抗原性等功能；另一种为神经氨酸酶

（neuraminidase，NA），为糖蛋白四聚体，呈蘑菇状，可促进病毒释放和扩散，具有抗原性。HA 和 NA 抗原性不稳定，极易变异，是划分流感病毒亚型的重要依据。

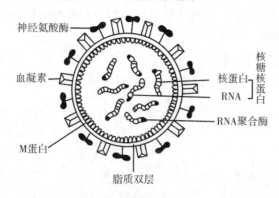

图 18-1　流感病毒结构示意图

（二）分型与变异

根据 NP 和 MP 抗原性不同将流感病毒分为甲、乙、丙、丁型四型。其中甲型流感病毒根据表面 HA、NA 抗原性的不同，又可分为若干亚型（H1～H16、N1～N9）；乙型、丙型和丁型流感病毒至今尚未发现亚型。

流感病毒表面的 HA、NA 极易发生变异，两者变异可同时出现，也可单独发生，病毒变异的幅度与流行关系密切。

流感病毒抗原变异有两种形式。①抗原漂移（antigenic drift）：变异幅度小，由基因点突变造成，属量变，即亚型内变异，常引起中小规模流感流行。②抗原转换（antigenic shift）：变异的幅度大，属质变，常形成新亚型。由于人群对新亚型缺少免疫力，从而引起较大规模的流感暴发流行（表 18-1）。

表 18-1　甲型流感病毒抗原变异情况

流行年代	亚型名称	抗原结构	代表病毒株*
1946—1957	亚洲甲型（A1）	H1N1	A/FM/1/47（H1N1）
1957—1968	亚洲甲型（A2）	H2N2	A/Singapore/1/57（H2N2）
1968—1977	香港甲型	H3N2	A/HongKong/1/68（H3N2）
1977—现今	香港甲型与新甲型香港甲型	H3N2、H1N1	A/USSR/90/77（H1N1）
1997—现今	高致病性禽流感、猪流感	H5N1、H1N1	A/California/7/2009（H1N1）

注：*代表病毒株命名法：型别/分离地点/毒株序号/分离年代（亚型）。

（三）培养特性

流感病毒常用鸡胚培养，初次分离病毒接种于鸡胚羊膜腔，传代后可移种于鸡胚尿囊腔。细胞培养可用人胚肾细胞、猴肾细胞、狗肾细胞等。流感病毒在鸡胚和细胞中增殖均不引起明显的细胞病变，常用红细胞凝集试验或红细胞吸附试验等方法证实病毒的存在。易感动物为雪貂、小鼠等。

（四）抵抗力

流感病毒抵抗力较弱。不耐热，56℃经 30 分钟被灭活，0～4℃可存活数周。对干燥、日光、紫外线、乙醚、甲醛及酸等均敏感。

二、致病性与免疫性

传染源主要是患者、隐性感染者及被感染的动物，主要经飞沫传播，传染性极强，病毒仅在局部增殖，一般不入血，不引起病毒血症。病毒侵入呼吸道上皮细胞内增殖可引起细胞变性、坏死、脱落及黏膜水肿、充血等病理改变。人群普遍易感，潜伏期 1~4 天，患者出现畏寒、发热、头痛、鼻塞、流涕、咽痛、咳嗽、乏力及肌肉酸痛等症状。无并发症患者 1 周左右即可恢复，年老体弱、婴幼儿及慢性病患者易继发细菌感染，使病程延长，严重者可危及生命。

病后机体可产生特异性细胞免疫和体液免疫，对同型病毒有牢固的免疫力。呼吸道黏膜局部产生特异性 sIgA 有阻断病毒感染的作用。特异性细胞免疫参与体内病毒的清除与疾病的恢复。

⊕ 知识链接

禽流感病毒

禽流感病毒（avian influenza virus，AIV）属甲型流感病毒，一般感染禽类。根据致病性的不同，分为高、中、低/非致病性三级。但随着病毒性状的变异和遗传，获得感染人的能力，造成人感染禽流感疾病的发生。能直接感染人的禽流感病毒有 H5N1、H5N6、H6N1、H7N9、H9N2、H10N8 等亚型，其中高致病性 H5N1 和 H7N9 禽流感毒株感染后致死率较高。

三、实验室检查

（一）病毒分离

取急性期患者咽洗液或鼻咽拭子，经抗生素处理后接种鸡胚或培养细胞，用血凝试验及血凝抑制试验等鉴定病毒。

（二）血清学检查

取患者急性期（发病 5 天内）和恢复期（病程 2~4 周）双份血清，做血凝抑制试验，若恢复期比急性期血清抗体效价升高 4 倍或 4 倍以上，具有诊断意义。此外，补体结合试验亦可用于辅助诊断。

（三）快速检查

用免疫荧光法或 ELISA 法检测流感病毒抗原；用 PCR、核酸杂交及基因序列分析等方法检测病毒核酸。

四、防治原则

流行期间应尽量避免人群聚集，必要时戴口罩。公共场所可用乳酸熏蒸进行空气消毒。预防流感最有效的方法是接种疫苗。流感疫苗包括全病毒灭活疫苗、裂解疫苗和亚单位疫苗三种。

流感的治疗，以对症治疗和预防继发性细菌感染为主。金刚烷胺对甲型流感病毒复制有抑制作用，奥司他韦、扎那米韦和帕拉米韦可抑制甲型流感病毒 NA 的活性。此外，利巴韦林、干扰素等具有广谱抗病毒作用，中草药板蓝根、大青叶亦有一定疗效。

第二节　副黏病毒

PPT

副黏病毒科（*Paramyxoviridae*）主要包括麻疹病毒、腮腺炎病毒、呼吸道合胞病毒、副流感病毒等。

一、麻疹病毒

麻疹病毒（measles virus）是麻疹的病原体。麻疹是儿童常见的急性呼吸道传染病，传染性很强，以皮疹、发热及呼吸道症状为特征。

（一）生物学性状

病毒颗粒呈球形或丝状，直径120～250nm，有包膜。核酸为不分节段的单股负链RNA，核衣壳呈螺旋对称型，包膜表面有血凝素（HA）和溶血素（haemolysin，HL）两种糖蛋白刺突。HA能凝集猴红细胞，参与病毒的吸附；HL具有溶血及促进细胞融合形成多核巨细胞的作用。病毒可在多种原代和传代细胞中增殖，引起细胞融合，形成多核巨细胞；在胞质、胞核内可见嗜酸性包涵体。麻疹病毒只有一个血清型。麻疹病毒抵抗力弱，对热、常用消毒剂及紫外线敏感。

（二）致病性与免疫性

人是麻疹病毒唯一的自然宿主。传染源为麻疹患者，主要通过飞沫传播，也可经患者用品或密切接触传播。冬春季发病率高。潜伏期9～12天，病毒先在呼吸道上皮细胞内增殖，然后侵入淋巴结增殖，最后进入血流，形成第一次病毒血症。病毒随血流侵入全身淋巴组织和单核－吞噬细胞系统，在其细胞内增殖后再次入血，形成第二次病毒血症。麻疹的初期表现为发热、畏光、咳嗽、流涕、眼结膜充血等，口颊黏膜出现中心灰白色、周围红晕的Koplik斑（柯氏斑），对临床早期诊断有一定意义；此后1～3天全身皮肤出现红色斑丘疹，从颈部、躯干至四肢，若无并发症，数天后红疹消褪，麻疹自然痊愈。年幼体弱的患儿易并发细菌感染，引起中耳炎、肺炎、支气管炎及脑炎等，严重者可导致患者死亡。大约百万分之一的患者在患病数年后会出现亚急性硬化性全脑炎（subacute sclerosing panencephalitis，SSPE），该病是一种慢发病毒感染，患者大脑功能渐进性衰退，表现为反应迟钝、精神异常、运动障碍、最终出现昏迷，1～2年内死亡。

麻疹病愈后可获得终身牢固免疫力，包括体液免疫和细胞免疫。细胞免疫是清除细胞内病毒的主要因素。麻疹多见于6个月至5岁的婴幼儿，原因为6个月内婴儿从母体获得了IgG抗体，故不易感染。

（三）实验室检查

典型病例根据临床症状即可诊断。病毒分离可采集咽洗液、咽拭子、血液，经抗生素处理，接种于人胚肾、人羊膜细胞中培养，观察有无多核巨细胞形成及胞质、胞核内是否出现嗜酸性包涵体，再以免疫荧光技术等鉴定。快速诊断可用核酸原位杂交技术或RT-PCR法等检测病毒核酸。

（四）防治原则

预防的主要措施是隔离患者及人工自动免疫。我国计划免疫程序是儿童在8月龄接种1剂麻疹腮腺炎风疹联合减毒活疫苗（麻腮风疫苗，MMR），在18月龄再加强免疫1次。易感者接触麻疹患者后，5天内肌注丙球蛋白或胎盘球蛋白等，有一定预防效果。

二、腮腺炎病毒

腮腺炎病毒（mumps virus）属副黏病毒科，主要引起流行性腮腺炎。病毒呈球形，直径100～200nm，基因组为不分节段的单负链RNA，核衣壳呈螺旋对称，包膜上有HA和NA等刺突。该病毒可在鸡胚羊膜腔中增殖，在鸡胚细胞、猴肾细胞等细胞中增殖引起细胞融合，形成多核巨细胞。

腮腺炎病毒仅有一个血清型。人是腮腺炎病毒唯一宿主，主要经飞沫传播，学龄儿童为主要易感者，好发于冬春季。病毒在呼吸道上皮细胞内增殖后，入血引起病毒血症，再通过血液侵入腮腺及其他器官，如卵巢、睾丸、胰腺或中枢神经系统等。潜伏期为1～4周，主要症状为一侧或双侧腮腺肿痛，伴发热、肌肉疼痛、乏力等，病程1～2周。青春期感染者，男性易并发睾丸炎，女性易并发卵巢炎，严重者可并发无菌性脑膜炎或获得性耳聋等。

典型病例根据临床表现即可诊断，不典型病例需做病毒分离或血清学鉴定。

病后免疫力持久。预防措施有隔离患者，接种减毒活疫苗或麻腮风（MMR）三联疫苗等。

三、冠状病毒

冠状病毒（coronavirus）属于冠状病毒科冠状病毒属。病毒直径 80～160nm，核衣壳呈螺旋对称，单正链 RNA，包膜表面有排列间隔较宽的突起，使整个病毒形如日冕或冠状，故得名。病毒对理化因子的耐受力较差，对紫外线、三氯甲烷、乙醚等脂溶剂敏感。人分离株有普通冠状病毒 229E、OC43、HKU1、NL63 及近年新发现的严重急性呼吸综合征冠状病毒（SARS－CoV）、中东呼吸综合征冠状病毒（MERS－CoV）。

普通冠状病毒，经飞沫或粪口途径传播，在冬春季流行，潜伏期 3～7 天。主要侵犯成人或较大儿童，引起普通感冒和咽喉炎，某些冠状病毒株还可引起成人腹泻。

SARS－CoV，以近距离飞沫传播为主要传播途径，引起严重急性呼吸综合征（severe acute respiratory syndrome, SARS），人群普遍易感。SARS 主要症状有持续高热，伴头痛乏力、关节痛，干咳、胸闷等症状，严重者可出现呼吸困难、休克、DIC 等，病死率极高。SARS 为我国法定传染病，一旦发现，应由各级卫生防疫部门立即逐级上报，并严密隔离和治疗患者，目前尚无有效的疫苗。

四、风疹病毒 微课

风疹病毒（rubella virus）是风疹的病原体。病毒呈球形，直径约 60nm，核衣壳呈 20 面体立体对称型，单正链 RNA，包膜上的刺突具有血凝和溶血活性。风疹病毒可在多种细胞内增殖，只有 1 个血清型。

人是风疹病毒的唯一自然宿主，儿童为主要易感者。病毒经呼吸道传播，潜伏期 2 周，在局部淋巴结增殖后，经血流播散全身，引起风疹，主要表现为发热、麻疹样皮疹，伴耳后及枕下淋巴结肿大。成人感染风疹病毒症状较重，除出疹外，常伴有关节炎、血小板减少、出疹后脑炎等。风疹病毒感染最严重的危害是孕妇受染后通过垂直传播引起胎儿先天畸形。孕妇在孕期 20 周内感染风疹病毒，会导致流产、死胎，亦可引起先天性风疹综合征，表现为先天性心脏病、先天性耳聋、白内障等畸形。风疹病毒感染后可获得持久免疫力。

预防措施主要为接种风疹减毒活疫苗或麻腮风（MMR）三联疫苗，育龄妇女及学龄儿童为接种对象。

目标检测

答案解析

1. 引起流感世界性大流行的病原体是
   A. 流感嗜血杆菌　　　　　　　B. 甲型流感病毒　　　　　　　C. 乙型流感病毒
   D. 丙型流感病毒　　　　　　　E. 副流感病毒

2. 下列病毒基因组分节段的是
   A. 流感病毒　　B. 副流感病毒　　C. 腮腺炎病毒　　D. 风疹病毒　　E. 麻疹病毒

3. 甲型流感病毒分亚型的物质基础是
   A. 核蛋白＋基质蛋白　　　　　B. 基质蛋白　　　　　　　　　C. RNA 聚合酶
   D. 神经氨酸酶　　　　　　　　E. 血凝素＋神经氨酸酶

4. 下列抗原性易变异的病毒是
   A. 腮腺炎病毒　　　　　　　　B. 麻疹病毒　　　　　　　　　C. 狂犬病毒

D. 甲型流感病毒　　　　　　E. 风疹病毒

5. 不引起病毒血症的病毒是

   A. 风疹病毒　　　　　　B. 腮腺炎病毒　　　　　C. 流行性感冒病毒

   D. 脊髓灰质炎病毒　　　E. 水痘－带状疱疹病毒

6. 对流感病毒的描述中，错误的是

   A. 病毒经飞沫传播

   B. 潜伏期短

   C. 传染源主要是患者、隐性感染者及被感染的动物

   D. 病毒仅在局部增殖，不引起病毒血症

   E. 病后免疫力不持久

7. 下列疾病属于慢发病毒感染的是

   A. 脊髓灰质炎病毒所致小儿麻痹症

   B. HBV 所致慢性乙肝

   C. 麻疹病毒所致亚急性硬化性全脑炎

   D. 乙脑病毒所致乙型脑炎

   E. 新型冠状病毒所致新型冠状病毒肺炎

8. 感染后临床体征表现为口颊黏膜出现中心灰白色、周围红晕的 Koplik 斑（柯氏斑）的是

   A. 流感病毒　　B. 副流感病毒　　C. 腮腺炎病毒　　D. 麻疹病毒　　E. 腺病毒

9. 疫苗预防病毒感染最有效果的是

   A. 普通冠状病毒感染　　B. 腮腺炎病毒感染　　C. 副流感病毒感染

   D. 鼻病毒感染　　　　　E. 腺病毒感染

10. 孕妇感染（　）可引起胎儿先天性畸形

   A. 风疹病毒　　　　　　B. 流感病毒　　　　　C. 呼吸道合胞病毒

   D. 麻疹病毒　　　　　　E. 副流感病毒

书网融合……

本章小结　　　　微课　　　　题库

第十九章 肠道病毒

　　肠道病毒是指经消化道感染和传播，引起消化道或消化道外感染的病毒。主要包括小 RNA 病毒科中的脊髓灰质炎病毒、柯萨奇病毒、埃可病毒和新型肠道病毒；呼肠病毒科中的轮状病毒；腺病毒科的肠道腺病毒等。

　　肠道病毒的共同特性：球形，20 面体立体对称，无包膜，有衣壳；在宿主细胞内增殖，迅速引起病变；抵抗力强，耐酸、乙醚和去污剂，在污水或粪便中可存活数月；经粪 – 口途径传播。

第一节　脊髓灰质炎病毒 🅔微课

一、生物学性状

　　病毒呈球形，直径 20 ~ 30nm，无包膜，核衣壳为 20 面体立体对称。基因组为单正链 RNA，是感染性核酸。可根据衣壳蛋白 VP1 抗原不同，分为 3 个血清型，即Ⅰ、Ⅱ、Ⅲ型。抵抗力较强。

二、致病性与免疫性

　　脊髓灰质炎病毒是脊髓灰质炎的病原体。传染源是患者及隐性感染者，主要经粪 – 口途径传播，也有报道经空气飞沫传播，也有报道经空气飞沫传播。病毒可侵犯脊髓前角运动神经细胞，引起暂时性或永久性弛缓性肢体麻痹，亦称小儿麻痹症，多见于儿童。90% 以上的感染者为隐性感染，只有 1% ~2% 的患者产生麻痹症状，并留下后遗症。

　　病后，机体对同型病毒有较牢固的免疫力，主要为 sIgA 和血清中和抗体 IgG、IgM 发挥作用。sIgA 能清除咽喉部和肠道内病毒，防止其入血。血清中和抗体可阻断病毒向中枢神经系统扩散。6 个月内婴幼儿通过胎盘得到 IgG 抗体，获得被动免疫。

三、实验室检查

　　标本的直接检测可通过电子显微镜观察病毒颗粒或使用免疫电镜进行鉴定和分型，也可通过核酸检测。抗体检测：取咽拭子、粪便标本，经抗生素处理后接种人胚肾、Vero 等细胞培养，若出现细胞病变，应用Ⅰ、Ⅱ、Ⅲ型标准血清做中和试验定型。用急性期及恢复期双份血清作中和试验，抗体 4 倍或 4 倍以上增长则有诊断意义。

四、防治原则

防治主要是对婴幼儿和儿童实行人工主动免疫。脊髓灰质炎疫苗有灭活疫苗和减毒活疫苗两种。2021 版国家免疫计划规定，共接种 4 剂，其中 2 月龄、3 月龄各肌内注射接种 1 剂 IPV，4 月龄、4 周岁各接种 1 剂 bOPV。

知识链接

> 脊髓灰质炎又叫小儿麻痹症，曾导致成千上万儿童瘫痪，是世界卫生组织（WHO）推行计划免疫进行重点防控的传染病之一。1988 年 WHO 提出要在 2000 年全球消灭脊髓灰质炎病毒野毒株引起的麻痹型病例，这是继天花后被要求消灭的第一个传染病。2001 年 10 月，WHO 在日本京都召开会议，作出了脊髓灰质炎已在包括中国在内的西太平洋地区消灭的结论。

第二节 轮状病毒

PPT

案例引导

> 案例　患儿，男，8 月龄，突然发病，出现发热、呕吐和水样腹泻等症状，于 11 月中旬门诊就诊，体温 37.9℃，体检为轻微脱水症。用 ELISA 法测定轮状病毒特异性抗原结果为阳性。
>
> 讨论　1. 该患儿考虑为何种疾病？此病为何种病原体感染？
>
> 　　　2. 该病应采取哪些治疗措施？

一、生物学性状

球形，直径 60～80nm，基因组为双链 RNA，由 11 个基因片段组成，有双层衣壳，呈车轮状，故称为轮状病毒。只有具有双层衣壳结构的完整病毒颗粒才具感染性。抵抗力较强，耐酸、耐碱、耐乙醚和反复冻融。

二、致病性与免疫性

轮状病毒引起急性胃肠炎，多发于晚秋和初冬，在我国常称为秋季腹泻。传染源是患者和隐性感染者，主要经粪-口途径传播，也可通过呼吸道传播。根据病毒基因结构和抗原性不同，轮状病毒分为 A～G 共 7 个组，A～C 组轮状病毒能引起人类和动物腹泻，D～G 组只引起动物腹泻。A 组轮状病毒在人类的感染最为常见，主要引起 6 个月至 2 岁婴幼儿严重胃肠炎，是导致婴幼儿死亡的原因之一。潜伏期为 24～48 小时，突然发病，发热、呕吐、水样腹泻，一般为自限性，严重者可因脱水酸中毒而导致死亡。B 组引起成人腹泻，可产生暴发流行，仅见我国报道。

感染后机体可产生型特异性抗体 IgM、IgG 和 sIgA，特别是肠道 sIgA，对同型病毒有中和保护作用。由于婴幼儿产生 sIgA 能力较低，可重复感染。

三、实验室检查

也可用 ELISA 或荧光免疫法检测轮状病毒的抗原或血清中的抗体。标本的直接检查用电子显微镜检查直接观察或免疫电镜检查，或者使用核酸检测。

四、防治原则

预防主要是控制传染源，切断传播途径。治疗主要是及时补液，纠正电解质紊乱等，以减少死亡率。目前尚无用于治疗轮状病毒感染的有效药物。

第三节　柯萨奇病毒与埃可病毒

PPT

柯萨奇病毒和埃可病毒的生物学性状、传播途径及致病机制与脊髓灰质炎病毒相似。肠道病毒血清型别众多，识别的受体在中枢神经系统、心、肺、胰、黏膜、皮肤等组织及细胞中均有分布，因而引起的疾病谱较为复杂。主要通过粪–口途径传播，也可经呼吸道或眼部黏膜传播。其致病特点是病毒在肠道中感染却很少引起肠道疾病；不同型别的病毒可引起相同的临床综合征，同一种病毒也可引起不同的临床疾病（表19–1）。

表19–1　肠道病毒感染的临床表现和常见的病毒型别

临床表现	脊髓灰质炎病毒	柯萨奇病毒	埃可病毒	新型肠道病毒
麻痹症	1~3	A7, 9；B2~5	2, 4, 6, 9, 11	70, 71
无菌性脑膜炎	1~3	A2, 4, 7, 9, 10；B1~6	1~11, 13~23, 25, 27, 28, 30, 31	70, 71
无菌性脑炎		B1~5	2, 6, 9, 19	70, 71
疱疹性咽峡炎		A2~6, 8, 10		
手足口病		A5, 10, 16		71
皮疹		A4, 5, 6, 9, 16, B5	2, 4, 6, 9, 11, 16, 18	
心肌炎，心包炎		A4, 16；B1~5	1, 6, 9, 19	
流行性胸痛		A9；B1~5	1, 6, 9	
急性结膜炎		A24		
急性出血性结膜炎				70
感冒		A21, 24；B4, 5	4, 9, 11, 20, 25	
肺炎		A9, 16；B4, 5		68
腹泻		A18, 20, 21, 22, 24	18, 20	
肝炎		A4, 9；B5	4, 9	
新生儿全身性感染		B1~5	3, 4, 6, 9, 17, 19	

1. 无菌性脑膜炎　几乎所有的肠道病毒都引起。常发生于夏秋季，表现为发热、头痛、全身不适和脑膜刺激症状。

2. 疱疹性咽峡炎　主要由柯萨奇A组的A2~6、A8、A10引起。夏秋季多见，典型症状为发热、咽痛、软腭及悬雍垂周围出现水泡性溃疡损伤。

3. 手足口病　主要由柯萨奇病毒的A16和新肠道病毒71型引起，常见于5岁以下小儿，夏秋季多发。特征为口舌黏膜溃疡，手掌、足底和臀部等处呈疱疹，可伴有发热。极少数患者可引起脑膜炎、心肌炎、肺水肿等严重并发症，并可引起死亡。

4. 心肌炎和心包炎　由柯萨奇B组病毒引起的，散发流行于成人及儿童。埃可病毒1、6、9等型也可引起。病毒通过直接作用和免疫病理机制造成心脏细胞损伤，新生儿感染死亡率较高。

5. 眼病　由柯萨奇病毒A24型引起的急性结膜炎和新型肠道病毒71型引起的急性出血性结膜炎。

此外，肠道病毒还可引起呼吸道感染、胃肠道疾病、胸痛等疾病，可能还与1型糖尿病相关。

目标检测

答案解析

1. 在我国常引起秋季腹泻的病原体是
   A. 新肠道病毒　　　　　　　　B. 志贺菌　　　　　　　　　　C. Norwalk 病毒
   D. 轮状病毒　　　　　　　　　E. 大肠埃希菌

2. 不属于肠道病毒共同特点的是
   A. 为裸露的小核糖核酸病毒　　B. 耐酸，耐乙醚　　　　　　　C. 核酸有感染性
   D. 引起的疾病主要在肠道内　　E. 可侵犯神经系统及其他组织

3. 脊髓灰质炎病毒多引起
   A. 隐性或轻症感染者　　　　　B. 瘫痪型感染　　　　　　　　C. 延髓麻痹型感染
   D. 慢性感染　　　　　　　　　E. 迁延性感染

4. 脊髓灰质炎病毒的感染方式是
   A. 经媒介昆虫叮咬　　　　　　B. 经口食入　　　　　　　　　C. 经呼吸道吸入
   D. 经血液输入　　　　　　　　E. 经皮肤接触

5. 脊髓灰质炎患者的传染性排泄物主要是
   A. 鼻咽分泌物　　B. 血液　　　C. 粪　　　　　D. 尿　　　　E. 唾液

6. 与口服脊髓灰质炎减毒活疫苗注意事项不符的是
   A. 注意疫苗是否失效　　　　　B. 勿用热开水和母乳送服
   C. 疫苗在运输途中要注意冷藏　D. 为避免其他肠道病毒的干扰，宜在冬季服用
   E. 需连续服三次，每次间隔一年

7. 脊髓灰质炎病毒的致病特点不包括
   A. 传播方式主要是粪-口途径　B. 可形成两次病毒血症
   C. 多表现为显性感染　　　　　D. 易侵入中枢神经系统造成肢体痉挛性瘫痪
   E. 易感者多为 5 岁以下幼儿

8. 婴幼儿腹泻最常见的病原是
   A. 柯萨奇病毒　　B. 埃可病毒　　C. 轮状病毒　　　D. 腺病毒　　　E. 呼肠病毒

9. 核酸型为双股 RNA 的病毒为
   A. 轮状病毒　　　　　　　　　B. 腺病毒　　　　　　　　　　C. 柯萨奇病毒
   D. 脊髓灰质炎病毒　　　　　　E. 埃可病毒

10. 引起小儿麻痹症的病毒是
    A. 轮状病毒　　　　　　　　　B. 腺病毒　　　　　　　　　　C. 柯萨奇病毒
    D. 脊髓灰质炎病毒　　　　　　E. 埃可病毒

书网融合……

本章小结

微课

题库

第二十章 肝 炎 病 毒

📖 学习目标 ┈┈┈

  知识目标 能够正确认识甲型肝炎病毒主要生物学性状、丙型肝炎病毒致病性与免疫性及肝炎病毒的防治原则；充分理解乙型肝炎病毒主要生物学性状、致病性与免疫性、抗原抗体检测的临床意义及甲型肝炎病毒致病性与免疫性。

  能力目标 能够熟悉肝炎病毒的生物学性状、实验室检查。

  素质目标 树立科学发展观思维，塑造护理职业规范。

  肝炎病毒（hepatitis virus）是特指一类主要侵犯肝脏并引起病毒性肝炎的病毒。目前已经证实的人类肝炎病毒有甲型肝炎病毒（hepatitis A virus，HAV）、乙型肝炎病毒（hepatitis B virus，HBV）、丙型肝炎病毒（hepatitis C virus，HCV）、丁型肝炎病毒（hepatitis D virus，HDV）和戊型肝炎病毒（hepatitis E virus，HEV）。肝炎病毒并非是病毒分类学上的名称，其在病毒分类学上分别隶属于不同的病毒科和属，它们的传播途径和致病特点也各不相同。已知其他一些病毒如 EB 病毒、巨细胞病毒、风疹病毒、黄热病毒等，也可以引起肝炎，但不列入肝炎病毒范畴。

第一节　甲型肝炎病毒

PPT

⇨ 案例引导 ┈┈

  案例 患儿，男，10 岁。20 天前曾生食毛蚶。10 天前出现发热、全身乏力。7 天前出现恶心、呕吐、腹部不适，全腹隐痛，尿黄，呈浓茶色。查体：体温37.5℃，全身皮肤、黏膜及巩膜中度黄染，肋下 2cm 可触及肝脏。实验室检查：肝功能异常（ALT 139U/L，AST 162.5U/L）。血清抗 – HAV IgM（+），HBsAg（–），抗 – HCV（–），抗 – HDV（–），抗 HEV（–）。

  讨论 1. 该患儿可能感染什么病原体？诊断依据是什么？

     2. 该病的主要传播途径是什么？

     3. 如何进行特异性预防？

  甲型肝炎病毒（hepatitis A virus，HAV）是甲型肝炎的病原体。1993 年，国际病毒分类命名委员会（ICTV）将其列为小 RNA 病毒科嗜肝病毒属（*Hepatovirus*）。

一、生物学性状

（一）形态与结构

  HAV 呈球形，直径约 27 nm，无包膜，衣壳为二十面体立体对称。电镜下，HAV 有空心和实心两种颗粒：空心颗粒为缺乏病毒核酸的空心衣壳，无感染性但有免疫原性；实心颗粒为完整成熟的病毒颗粒，有感染性。HAV 基因组为 + ssRNA，长约 7500 个核苷酸，由 5′末端非编码区、编码区和 3′末端非编码区组成。编码区只有一个开放读码框（ORF），分为 P1、P2 、P3 三个功能区。HAV 只有一个血清型，免疫原性稳定。根据基因序列的同源性，可将 HAV 分为 Ⅰ～Ⅶ等 7 个基因型。

（二）动物模型与细胞培养

HAV 的主要自然宿主是人类，黑猩猩、绒猴、猕猴及红面猴等灵长类动物亦对 HAV 易感。HAV 可在多种原代及传代细胞中增殖。HAV 在培养细胞中增殖非常缓慢且不引起细胞病变，只有用免疫荧光或放射免疫法才能检测出细胞培养过程中产生的 HAV。

（三）抵抗力

HAV 抵抗力较强，可耐受乙醚、三氯甲烷等有机溶剂，在 pH 为 3 的酸性环境中稳定，在 60℃条件下可存活 4 小时，在淡水、海水、泥沙和毛蚶等水生贝类中可存活数天至数月。100℃ 5 分钟可灭活HAV，对紫外线、甲醛和氯敏感。

二、致病性与免疫性

（一）传染源与传播途径

HAV 的主要传染源为急性期患者和隐性感染者，主要经粪－口途径传播。HAV 随患者粪便排出体外，通过污染水源、食物、海产品（毛蚶等）、食具等传播。甲型肝炎的潜伏期为 15～50 天，平均 30天，在潜伏期末粪便就大量排出病毒，传染性强。发病 2 周后，随着肠道中抗 HAV IgA 及血清中抗HAV IgM 和 IgG 的产生，粪便中不再排出病毒。甲型肝炎为自限性疾病，一般不转变为慢性肝炎和慢性携带者。

（二）致病机制

HAV 主要侵犯儿童和青少年，大多数为隐性感染。HAV 经粪－口途径入侵，首先在口咽部或涎腺中初步增殖，然后在肠黏膜与局部淋巴结中大量增殖，并入血流形成病毒血症，最终侵犯靶器官肝脏。由于 HAV 在细胞中增殖缓慢，并不直接造成明显的肝细胞损害，故其致病机制主要与免疫病理反应有关。

（三）免疫性

HAV 的显性感染或隐性感染均可诱导机体产生持久的免疫力。在 HAV 感染早期血清中出现抗 HAVIgM，发病后 1 周达高峰，维持 2 个月左右逐渐下降。在急性期末或恢复期早期出现抗 HAV IgG，并可维持多年，对 HAV 的再感染有免疫保护作用，是获得免疫力的标志。甲型肝炎的预后良好。

三、实验室检查

HAV 的实验室诊断以血清学检查和病原学检查为主。血清学检查常采用放射免疫（RIA）和 ELISA法，检测抗 HAV IgM 可作为 HAV 早期感染的指标，检测抗 HAV IgG 主要用于了解既往感染史或流行病学调查，检查粪便中抗 HAV sIgA 也有助于诊断。病原学检查主要采用粪便标本，包括用 RT－PCR 法检测 HAV RNA，用 ELISA 法检测 HAV 抗原，用免疫电镜法检测病毒颗粒等。

四、防治原则

加强健康教育工作，改善饮食、饮水卫生，加强粪便管理。接种甲肝疫苗是目前最有效的特异性预防措施。目前有减毒活疫苗和灭活疫苗用于特异性预防。我国免疫程序为 18 月龄接种 1 剂甲型肝炎减毒活疫苗，或者 18 月龄和 24 月龄各接种 1 剂甲型肝炎灭活疫苗。注射丙球蛋白可用于应急预防。

第二节　乙型肝炎病毒 微课

PPT

⇒ 案例引导

　　案例　患者，男，37 岁。因反复乏力、腹胀伴肝区不适、饮食欠佳、恶心呕吐，皮肤、巩膜黄染等就医。实验室检查：肝功能异常（ALT 207U/L，AST 239U/L）。血清 HBsAg（+），HBeAg（+），抗-HBc IgM（+），HBV-DNA（+）；抗 HAV IgM（-）；抗 HCV（-）；抗 HDV（-）；抗 HEV（-）。

　　讨论　1. 该患者可能感染了哪种病原体？诊断依据有哪些？其感染途径和致病机制是什么？

　　　　　　2. 如何防治该病原体的感染及判断预后？

　　乙型肝炎病毒（hepatitis B virus，HBV）是乙型肝炎的病原体，属嗜肝 DNA 病毒科（*Hepadnaviridae*）正嗜肝 DNA 病毒属（*Orthohepadnavirus*）。HBV 感染呈世界性流行，我国为高流行区。

🌐 知识链接

　　世界卫生组织估计，2019 年，有 2.96 亿人患有慢性乙肝病毒感染（定义为乙型肝炎表面抗原阳性）。2019 年，乙型肝炎导致约 82 万人死亡，主要缘于肝硬化和肝细胞癌（即原发性肝癌）。根据世界卫生组织的最新估计，五岁以下儿童感染慢性乙肝病毒的比例，从 20 世纪 80 年代至 21 世纪初疫苗问世前的约 5%，下降到 2019 年的略低于 1%。乙肝可以通过安全、能够获得且有效的疫苗进行预防，但尽管已有高效疫苗，每年仍有约 150 万人新感染乙型肝炎。在 2021年世界肝炎日，世界卫生组织利用"肝炎不能等待"这一主题，强调在 2030 年前消除肝炎的紧迫性。主要信息涉及最新发布的病毒性肝炎全球和区域负担和死亡率估计，以及确认到 2030 年消除肝炎这一公共卫生威胁的重点信息。

一、生物学性状

（一）形态与结构

　　电镜下观察，HBV 感染者血清中可见三种形态的病毒颗粒，即大球形颗粒、小球形颗粒、管形颗粒。

　　1. 大球形颗粒　又称为 Dane 颗粒，是具有感染性的完整 HBV 颗粒，呈球形，直径约 42nm，具有双层结构。外层相当于病毒的包膜，由脂质双层与蛋白质组成，含有 HBV 的表面抗原（hepatitis B surface antigen，HBsAg）、前 S1 抗原（PreS1 Ag）和前 S2 抗原（PreS2 Ag）。内层为病毒的核心，相当于病毒的核衣壳，呈二十面体立体对称，直径约 27nm，核心表面的衣壳蛋白为 HBV 核心抗原（hepatitis B core antigen，HBcAg）。HBV 核心内部含有不完全双链环状 DNA 和 DNA 多聚酶（图 20-1）。

　　2. 小球形颗粒　直径 22nm，大量存在于血液中，主要成分为 HBsAg，不含病毒 DNA 及 DNA 多聚酶，无感染性（图 20-1）。

　　3. 管形颗粒　由小球形颗粒"串联而成"，长 100~500nm，直径 22nm，亦存在于血液中（图 20-1）。

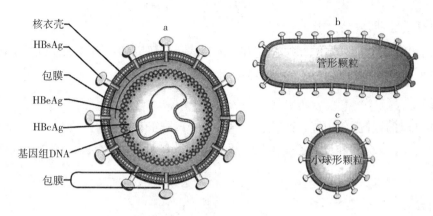

图 20-1　HBV 三种颗粒示意图

a. 大球形颗粒；b. 管形颗粒；c. 小球形颗粒

（二）基因结构

HBV 基因组为不完全双链环状 DNA，由长链 L（负链）和短链 S（正链）组成，全长约 3.2kb。负链 DNA 含有 S、C、P 和 X 4 个开放读码框（ORF）。S 区包括 *S*、*PreS2* 和 *PreS1* 基因，分别编码主蛋白（S 蛋白，即 HBsAg）、中蛋白（M 蛋白，即 HBsAg + PreS2Ag）和大蛋白（L 蛋白，即 HBsAg + PreS2Ag + PreS1Ag）。C 区包括 *C* 和 *PreC* 基因，编码 HBcAg 和 e 抗原（HBeAg）。P 区最长，编码 DNA 聚合酶，该酶具有逆转录酶和 RNA 酶 H 的活性。X 区基因编码 X 蛋白（HBxAg），可反式激活细胞内的某些癌基因，与肝癌的发生发展有关。

（三）HBV 生活周期

HBV 通过 PreS1 和 PreS2 与肝细胞表面特异性受体结合吸附到肝细胞表面，继而进入肝细胞，在细胞质中脱去衣壳，释放病毒 DNA。DNA 进入细胞核内，在 HBV 编码的 DNA 聚合酶作用下，以负链 DNA 为模板修补正链 DNA 缺口，形成超螺旋的共价闭合环状 DNA。在细胞 RNA 聚合酶的作用下，以负链 DNA 为模板转录 mRNA。病毒从而在包浆中装配成病毒核心颗粒。在核心颗粒内，逆转录成 HBV 全长负链 DNA，进而以新合成的负链 DNA 作为模板合成子代正链 DNA。核心颗粒进入内质网和高尔基体中加工成熟并获得包膜成为完整的病毒颗粒，释放到肝细胞外，再感染其他肝细胞。

（四）HBV 的抗原组成

1. HBsAg　是 HBV 感染的主要标志，其有三种形式存在，即 Dane 颗粒外衣壳、小球型颗粒和管型颗粒，HBsAg 具有免疫原性，可刺激机体产生特异保护性的抗 HBs，抗 HBs 为中和抗体，对 HBV 具有中和作用，能防御 HBV 感染，对机体有保护作用。HBsAg 是制备疫苗的最主要成分。HBsAg 有不同的亚型，亚型间有一定的交叉免疫保护作用。

PreS1 及 PreS2 免疫原性强，可刺激机体产生特异性抗体。PreS1 及 PreS2 抗原具有与肝细胞表面受体结合的表位，可介导 HBV 吸附于肝细胞表面，有利于病毒侵入，因此抗 PreS2 及抗 PreS1 能通过阻断 HBV 与肝细胞结合而起抗病毒作用。

2. HBcAg　为 HBV 的衣壳蛋白，主要存在于 HBV 核衣壳表面，外被 HBsAg 所覆盖，也可存在于肝细胞的胞核、胞质和胞膜上，一般很少游离于血液循环中，故不易在血循环中检出。HBcAg 免疫原性强，能刺激机体产生非保护性抗体抗 HBc 及细胞免疫应答，是乙型肝炎免疫学检查的重要指标之一。

3. HBeAg　是 PreC 蛋白翻译加工而成的可溶性抗原，游离存在于血循环中，也可存在于肝细胞的胞质和胞膜上，其消长与病毒颗粒及病毒 DNA 多聚酶的消长基本一致，故可作为 HBV 复制及具有强传染性的指标之一。HBeAg 可刺激机体产生抗 HBe，该抗体有一定的保护作用。

（五）动物模型与细胞培养

黑猩猩是对 HBV 最敏感的动物，常用于 HBV 的致病机制研究和疫苗效果评价。HBV 体外细胞培养尚未成功，目前采用病毒 DNA 转染的细胞培养系统。

（六）抵抗力

HBV 对外界环境的抵抗力较强，对低温、干燥、紫外线均有耐受性，不被 70% 乙醇灭活。高压蒸汽灭菌法、100℃加热 10 分钟和环氧乙烷等均可灭活 HBV，0.5% 过氧乙酸、5% 次氯酸钠等亦常用于对 HBV 的消毒。

二、致病性与免疫性

（一）传染源

主要是乙型肝炎患者或无症状 HBsAg 携带者。乙型肝炎的潜伏期较长（30～160 天），在潜伏期、急性期或慢性活动期，患者的血液和体液都具传染性。

（二）传播途径

1. 血液、血制品传播 HBV 在血液中大量存在，极少量带毒血液进入人体即可导致感染，故血液和血制品、注射、手术、针刺、共用剃刀等均可传播 HBV。

2. 母－婴传播 多发生于胎儿期和围生期，HBsAg 和 HBeAg 双阳性母亲的 HBV 传播率可达 95%，其中 10%～15% 为宫内感染，其余大部分为围生期感染，即分娩时新生儿经产道时被感染；也可通过哺乳传播。

3. 性传播及密切接触传播 HBV 感染者的唾液、乳汁、精液及阴道分泌物等体液中均含有病毒，因此可通过日常生活密切接触或性接触传播。

（三）致病与免疫机制

HBV 的致病机制复杂，除对肝细胞有直接损害作用外，主要通过宿主的免疫应答以及病毒与宿主间的相互作用引起肝细胞的病理改变所致。

1. 细胞免疫及其介导的免疫病理反应 HBV 感染时病毒抗原致敏的细胞毒性 T 淋巴细胞（Cytotoxic T lymphocyte，CTL）是彻底清除 HBV 的重要环节，也是导致肝细胞免疫损伤的主要效应细胞。活化的特异性 CTL 识别肝细胞膜上的 HLA－Ⅰ类分子和病毒抗原而与之结合，产生穿孔素（perforin）和颗粒酶（granzyme）等直接杀伤肝细胞。另外，HBV 感染的肝细胞表面可表达高水平的 Fas 抗原，CTL 通过与肝细胞表面的 Fas 抗原结合而诱导肝细胞凋亡。Th1 细胞等免疫活性细胞可产生 IFN－γ、IL－2、IL－6、TNF－α 等炎性细胞因子，导致肝细胞炎症和变性坏死，加重肝细胞受损。

细胞免疫应答的强弱与临床过程的轻重及转归有密切关系：当病毒感染的肝细胞数量较少、免疫应答处于正常范围时，特异性 CTL 可杀伤病毒感染细胞，而释放至细胞外的 HBV 则被抗体中和而清除，临床表现为急性肝炎，可恢复而痊愈；若受染的肝细胞数量多、机体的细胞免疫应答超过正常范围时，大量肝细胞坏死，表现为重症肝炎；若特异性细胞免疫功能低下，则不能有效清除病毒，病毒在体内持续存在并不断感染肝细胞而导致慢性肝炎；慢性肝炎又可促进成纤维细胞增生，引起肝硬化；如果机体对 HBsAg 免疫应答低下，产生耐受则出现无症状 HBsAg 携带状态。若血清中 HBsAg 持续阳性超过 6 个月者，称为慢性 HBsAg 携带者。

2. 体液免疫及其介导的免疫病理反应 HBV 感染可诱导机体产生抗 HBs、抗 PreS1 和抗 PreS2 等特异性抗体。这些保护性中和抗体可直接清除血液循环中游离的病毒，并可阻断病毒对肝细胞的黏附作用，在抗病毒免疫和清除病毒过程中具有重要作用。然而，HBsAg 和抗 HBs 可形成免疫复合物，并随血液循环沉积于肝外组织如肾小球基膜、关节滑液囊等处，激活补体，导致Ⅲ型超敏反应，临床上出现各种相关的肝外病变，如肾小球肾炎、多发性关节炎等。如果免疫复合物大量沉积于肝内，引起肝毛细管栓塞，并可诱导产生肿瘤坏死因子（TNF）而导致急性肝坏死，临床上表现为重症肝炎。

3. 自身免疫反应引起的病理损害 HBV 感染肝细胞后，肝细胞膜上除含有病毒特异性抗原外，还会引起肝细胞表面自身抗原发生改变，暴露出肝特异性脂蛋白（liver specific protein, LSP）和肝细胞膜抗原（LMAg）。LSP 和 LMAg 可作为自身抗原诱导机体产生自身抗体，通过 ADCC 作用、CTL 的杀伤作用或释放细胞因子等直接或间接损伤肝细胞。在慢性肝炎患者血清中常可检测到 LSP 抗体、抗核抗体或抗平滑肌抗体等自身抗体。

4. 病毒变异与免疫逃逸 HBV DNA 的 4 个 ORF 区均可发生变异，导致病毒的免疫原性和机体特异性免疫应答改变而发生免疫逃逸。病毒基因突变导致的免疫逃逸作用在 HBV 感染慢性化过程中具有重要意义。

5. HBV 与原发性肝癌 HBV 感染与原发性肝细胞癌（hepatocellular carcinoma, HCC）的发生有密切关系。流行病学研究显示，我国 90% 以上的 HCC 患者感染过 HBV，HBsAg 携带者发生原发性肝癌的危险性比正常者高 217 倍。

三、实验室检查

（一）HBV 抗原、抗体检测

目前临床上主要通过 ELISA 法检测患者血清中 HBsAg、抗 HBs、HBeAg、抗 HBe 及抗 HBc（俗称"两对半"），必要时也可检测 PreS1 和 PreS2 抗原和相应抗体（表 20 - 1）。

表 20 - 1　HBV 抗原、抗体检测结果的临床分析

HBsAg	HBeAg	抗 HBs	抗 HBe	抗 HBc		结果分析
				IgM	IgG	
+	-	-	-	-	-	HBV 感染者或无症状携带者
+	+	-	-	+	-	急性或慢性乙型肝炎（传染性强，俗称"大三阳"）
+	-	-	+	-	+	急性感染趋向恢复（俗称"小三阳"）
+	-	-	-	+	+	急性或慢性乙型肝炎或无症状携带者
-	-	+	+	-	+	既往感染
-	-	-	+	-	+	既往感染
-	-	+	-	-	-	既往感染或接种过疫苗

1. HBsAg 和抗 HBs HBsAg 阳性见于急性乙型肝炎、慢性乙型肝炎或无症状携带者，是 HBV 感染的重要指标之一，也是筛选献血员的必检指标。急性乙型肝炎恢复后，一般在 1～4 个月内 HBsAg 消失，若持续 6 个月以上则认为转为慢性乙型肝炎。抗 HBs 阳性表示机体已经获得对 HBV 的特异性免疫力，见于乙型肝炎恢复期、既往 HBV 感染者或乙肝疫苗接种者。

2. HBcAg 和抗 HBc HBcAg 存在于 HBV 核衣壳表面或位于感染的肝细胞内，血中不易检测，故不用于常规检查。抗 HBc IgM 阳性提示 HBV 处于复制状态，具有强的传染性，可出现于急性乙型肝炎和慢性乙型肝炎急性发作期。抗 HBc IgG 在血中持续时间较长，是感染过 HBV 的标志，检出低效价的抗 HBc IgG 提示既往感染，效价高提示急性感染。

3. HBeAg 和抗 HBe HBeAg 与 HBV DNA 多聚酶的消长基本一致，故可作为 HBV 复制及血液具有传染性的标志。如转为阴性，表示病毒复制减弱或停止；若持续阳性则提示有发展成慢性肝炎的可能。抗 HBe 阳性表示机体已获得一定的免疫力，HBV 复制能力减弱，传染性降低。但在 *PreC* 基因发生变异

时，虽然可出现 HBeAg 阴性及抗 HBe 阳性情况，但病毒仍可大量增殖。抗 HBe 亦见于 HBsAg 携带者及慢性乙型肝炎患者血清中。

HBV 抗原、抗体检测主要用于乙型肝炎诊断、病情监测以及判断疗效、预后，用于筛选献血员、选择疫苗接种对象、监测疫苗接种效果及流行病学调查等。

（二）血清 HBV DNA 检测

目前一般采用荧光定量 PCR 法检测 HBV DNA，可用于临床诊断和药物效果评价。

四、防治原则

（一）一般预防

预防乙型肝炎主要实行严格管理传染源和切断传播途径为主的综合性措施。对乙肝患者及携带者的血液、分泌物和用具等要严格消毒；严格筛选献血员，加强对血液和血制品的管理；防止医源性传播，提倡使用一次性注射器及输液器；对高危人群要进行特异性预防。

（二）主动免疫

接种乙型肝炎疫苗是最有效的预防方法。目前世界各国普遍使用的为基因工程疫苗，其优点是具有良好的安全性，可以大量制备且排除了血源疫苗中可能存在的未知病毒感染。我国已将乙肝疫苗接种纳入计划免疫，按 0、1、6 个月方案接种 HBV 疫苗共 3 次，可使机体获得良好的免疫保护作用。

（三）被动免疫

含高效价抗 HBs 的人血清免疫球蛋白（HBIG）可用于紧急预防，主要用于被 HBV 感染者血液污染伤口者；母亲为 HBsAg、HBeAg 阳性的新生儿；误用 HBsAg 阳性的血液或血制品者；HBsAg、HBeAg 阳性者的性伴侣。

目前，治疗乙型肝炎尚无特效药物。慢性肝炎患者可用免疫调节剂、护肝药物及抗病毒药联合治疗。常用的抗病毒药有 IFN－α、逆转录酶或 DNA 聚合酶抑制剂拉米呋啶、阿德福韦酯、恩替卡韦等。清热解毒、活血化瘀的中草药等对 HBV 感染有一定的疗效。

PPT

第三节　丙型肝炎病毒

⇒ **案例引导**

　　案例　患者，男，40 岁。因胃溃疡引起上消化道出血行胃大部切除手术，术中输血 800ml。近一个月出现恶心、食欲减退、重度乏力、腹胀伴巩膜及全身黄染等症状。实验室检查：肝功能异常（ALT 56U/L，AST 60.5U/L）。血清抗 HAV IgM（－），HBsAg（－），HCV RNA（＋），抗 HCV IgM（＋），抗 HDV（－），抗 HEV（－）。

　　讨论　1. 该患者可能感染了什么病原体？
　　　　　　2. 主要传播途径有哪些？如何防止感染？

丙型肝炎病毒（hepatitis C virus，HCV）是丙型肝炎的病原体，归属于黄病毒科（*Flaviviridae*）丙型肝炎病毒属（*Hepacivirus*）。HCV 感染呈全球性分布，主要经血或血制品传播。HCV 感染的重要特征是感染易于慢性化，急性期后易于发展成慢性肝炎，部分患者可进一步发展为肝硬化或肝癌。

一、生物学性状

（一）形态结构

HCV 呈球形，有包膜，直径 55~65nm。

（二）基因组结构

HCV 基因组为线状单正链 RNA。5′端非编码区是 HCV 基因组中最保守的序列，毒株间差异小，可用于基因诊断。编码区编码一个大分子的多聚蛋白前体，该前体蛋白在病毒蛋白酶和宿主信号肽酶的作用下，切割为病毒的结构蛋白和非结构蛋白。3′端非编码区的功能尚不清楚，可能与病毒复制有一定关系。

（三）基因分型

HCV 基因组呈现高度异质性，根据 HCV NS5 区基因序列的同源性，可将 HCV 分为 6 个基因型 11 个亚型。我国以 HCV1 和 HCV2 多见。

（四）培养特性

HCV 体外培养困难，至今尚无理想的细胞培养模型。黑猩猩对 HCV 敏感，病毒可在其体内连续传代，是目前唯一较为理想的动物模型。

（五）抵抗力

HCV 对理化因素抵抗力不强，对乙醚、三氯甲烷等有机溶剂敏感，100℃经 5 分钟、甲醛（1:6000）、20% 次氯酸及紫外线照射等均可使之灭活。血液或血制品经 60℃处理 30 小时可使 HCV 的传染性消失。

二、致病性与免疫性

（一）传染源及传播途径

人类是 HCV 的天然宿主。传染源主要为急、慢性丙型肝炎患者和慢性 HCV 携带者。传播途径主要为输血或血制品传播，亦可通过非输血途径的隐性微小创伤、性接触、家庭密切接触及母婴传播。人群对 HCV 普遍易感，同性恋者、静脉注射吸毒者及接受血液透析的患者为高危人群。

（二）致病性与致病机制

潜伏期为 2~17 周，平均 10 周，但由输血或血制品引起的丙型肝炎潜伏期较短，大多数患者不出现症状或症状较轻。HCV 感染的临床过程轻重不一，可表现为急性肝炎、慢性肝炎或无症状携带者。HCV 感染极易慢性化，40%~50% 的患者可转变成慢性肝炎，约有 20% 患者可逐渐发展为肝硬化或肝癌。

目前认为，HCV 的致病机制与病毒的直接致病作用、免疫病理反应及细胞凋亡有关。病毒在肝细胞内复制，使肝细胞结构和功能改变或干扰蛋白质合成，直接导致肝细胞损伤；HCV 诱导产生的特异性 CTL 的直接杀伤作用、免疫活性细胞释放炎症细胞因子和自身免疫反应均可造成肝细胞损伤；HCV 感染可刺激肝细胞大量表达 Fas 抗原，同时被激活的 CTL 大量表达 Fas 配体（FasL），二者结合可诱导肝细胞凋亡。

（三）免疫性

HCV 感染后不能诱导机体产生有效的免疫保护反应。HCV 感染过程中可诱生细胞免疫反应，但其主要作用可能是引起肝细胞免疫病理损伤，而不能提供有效的免疫保护。机体感染 HCV 后，虽然机体可产生特异性 IgM 和 IgG 型抗体，但由于 HCV 易变异，不断出现免疫逃逸突变株，因此，抗 HCV 抗体的免疫保护作用不强。

三、实验室检查

通常检测病毒 RNA、抗体和抗原。采用荧光定量 PCR 技术不但可以定性，还可对 HCV RNA 进行定量检测，可用于早期诊断及疗效评估。

四、防治原则

我国已规定，必须对献血员和血制品进行抗 HCV 检测。由于 HCV 免疫原性不强，且毒株易于变异，因此疫苗的研制较为困难，目前尚无有效的疫苗用于特异性预防。目前尚缺乏对丙型肝炎治疗的特效药物。已证明 IFN-α 对早期慢性 HCV 感染有效率较高，目前 HCV 感染的首选治疗方案是 IFN-α 和利巴韦林联合治疗。

第四节　其他肝炎病毒

PPT

一、丁型肝炎病毒

丁型肝炎病毒（hepatitis D virus，HDV）是一种缺陷病毒，必须在 HBV 或其他嗜肝 DNA 病毒辅助下才能复制。

HDV 为球形，直径 35~37nm，包膜为 HBsAg。病毒颗粒内部由 HDV RNA 和 HDV 抗原（HDAg）组成。HDV RNA 为单负链环状 RNA，长度约 1.7kb。HDV 敏感动物是黑猩猩、土拨鼠、北京鸭和美洲旱獭等。

HDV 的传染源为急、慢性丁型肝炎患者和 HDV 携带者，传播途径与 HBV 相同，主要是血源性传播。HDV 感染有联合感染和重叠感染。HDV 的致病机制可能与病毒对肝细胞的直接损伤作用和机体的免疫病理反应有关。HDAg 可刺激机体产生特异性 IgM 和 IgG 型抗体，但这些抗体并非中和抗体，不能清除病毒。

用 ELISA 或 RIA 检测血清中 HBsAg 或抗 HDV 是常用的诊断 HDV 感染的方法。抗 – HDV IgM 有早期诊断价值。慢性丁型肝炎时，抗 – HDV IgG 水平持续增高，可作为慢性 HDV 感染诊断的依据。检测 HDV RNA 也是诊断 HDV 感染可靠方法。

丁型肝炎预防原则与乙型肝炎相同。严格筛选献血员和血制品，可防止医源性感染。接种乙肝疫苗可预防丁型肝炎。目前治疗尚无特效药物。

二、戊型肝炎病毒

戊型肝炎病毒（hepatitis E virus，HEV）是戊型肝炎的病原体。1986 年，我国新疆南部地区发生戊型肝炎流行，约 12 万人发病，死亡 700 余人，是迄今世界上最大的一次流行。

HEV 呈球状，无包膜，直径平均为 32~34nm，表面有锯齿状刻缺和突起，形似杯状。基因组为单正链 RNA，全长约 7.5kb。目前认为 HEV 至少存在 8 个基因型，在我国流行的 HEV 为基因型 I 和基因型 IV。

HEV 不稳定，对高盐、氯化铯及三氯甲烷等敏感。HEV 体外培养困难，迄今仍不能在细胞中大量培养。HEV 可感染食蟹猴、黑猩猩及乳猪等多种动物。

HEV 的传染源主要是潜伏期末期和急性期早期的戊型肝炎患者以及亚临床感染者。主要经粪－口途径传播。潜伏期为 10～60 天，平均为 40 天。HEV 通过对肝细胞的直接损伤和免疫病理作用，引起肝细胞的炎症或坏死。人感染 HEV 后可表现为临床型和亚临床型，成人以临床型多见，儿童则多为亚临床型。临床型表现为急性戊型肝炎、重症肝炎以及胆汁淤积性肝炎。戊型肝炎为自限性疾病，多数患者于发病后 6 周左右即好转并痊愈，不发展为慢性肝炎或病毒携带者。戊型肝炎的病死率较高，一般为 1%～2%，最高达 12%。孕妇感染后病情常较重，尤其孕期为 6～9 个月的孕妇最为严重，常发生流产或死胎，病死率达 10%～20%。

HEV 感染后可获得一定免疫力，机体可产生保护性中和抗体，但免疫力持续时间较短。

目前，临床常用的检测方法是常用 ELISA 检查血清中的抗 HEV IgM 或 IgG。

HEV 的一般性预防原则与甲型肝炎相同，主要是保护水源，做好粪便管理，加强食品卫生管理，注意个人和环境卫生等。目前尚无有效疫苗和特异性抗病毒药物可供防治。

三、庚型肝炎病毒

庚型肝炎病毒（hepatitis G virus，HGV）属黄病毒科，与 HCV 相似，基因组为单正链 RNA。

HGV 传染源为病毒感染者或携带者，主要经输血传播，也存在母婴传播、家庭内传播、静脉注射吸毒和医源性传播。可单独感染或与 HBV 或 HCV 重叠感染。单独感染时临床症状不明显，重叠感染时并不加重肝细胞损害程度。随着研究的深入，越来越多的证据表明 HGV 可能对人体无害，有学者认为 HGV 是一个"旁观者"或为人体的"正常病毒群"。HGV 感染的意义亟待进一步研究。

四、细环病毒

TTV 是 1997 年日本学者从一例输血后非甲至庚型肝炎患者（T. T.）血清中发现的一种新病毒，2005 年国际病毒分类委员会将其正式命名为细环病毒（Torque Teno virus，TTV），归属于指环病毒（Anellovirus）属。TTV 为单负链环状 DNA 病毒，无包膜，呈球形，直径 30～50nm。基因组长约 3.8kb，由编码区和非编码区组成，编码区至少含有 4 个 ORF。TTV 感染呈全球性分布，人群中感染率很高。TTV 感染也普遍存在于猪、牛、羊、猫、狗等家畜和其他动物中。TTV 可通过血液、粪－口途径、唾液飞沫、精液和乳汁等多种途径传播。TTV 的致病性尚不清楚，迄今尚不能证明其能引起肝脏炎症，也不能证明其与任何一种人类疾病有必然的病因学关系。有学者提出：TTV 可能为人体的"正常病毒群"，在一定的条件下对人有益无害。

目标检测

答案解析

1. HBsAg 在血清中最主要的存在形式是
  A. 小球形颗粒　　　　　　　B. 管形颗粒　　　　　　　C. 大球形颗粒
  D. 实心颗粒　　　　　　　　E. 空心颗粒
2. 乙型肝炎病毒的核酸类型是
  A. 单链 RNA　　　　　　　　B. 双链 RNA　　　　　　　C. 双链线状 DNA
  D. 双链环状 DNA　　　　　　E. 单链 DNA
3. 可致慢性肝炎或肝硬化的病毒为
  A. HAV，HBV 和 HCV　　　　B. HBV，HCV 和 HDV　　　C. HCV，HDV 和 HEV
  D. HDV，HEV 和 HAV　　　　E. HEV，HAV 和 HBV

4. 可传播乙型肝炎病毒的途径有
   A. 分娩和哺乳　　　　　　　　　B. 共用牙刷，剃须刀等
   C. 输血，血浆及血液制品　　　　D. 性接触
   E. 以上均可

5. 下面病毒是缺陷病毒的是
   A. HAV　　　　B. HBV　　　　C. HCV　　　　D. HDV　　　　E. HEV

6. 血液中不易查到的 HBV 抗原是
   A. HBsAg　　　　B. HBcAg　　　　C. HBeAg　　　　D. pre－S1　　　　E. pre－S2

7. 可高度传染乙型肝炎的血液中含有
   A. HBsAg、HBcAg、HBeAg　　　　B. HBsAg、抗 HBe、抗 HBc
   C. HBsAg、HBcAg、抗 HBc　　　　D. 抗 HBe、抗 HBs、抗 HBc
   E. HBsAg、抗 HBc、HBeAg

8. 孕妇感染后病死率高的病毒是
   A. HAV　　　　B. HBV　　　　C. HCV　　　　D. HDV　　　　E. HEV

9. 甲型肝炎病毒属于
   A. 嗜肝 DNA 病毒属　　　　B. 嗜肝 RNA 病毒属　　　　C. 肠道病毒属72 型
   D. 嵌杯病毒科　　　　E. 黄病毒科

10. HBV 在血液中以 "Dane" 颗粒的形态存在，该颗粒又被称为
    A. 小球性颗粒　　　　B. 管形颗粒　　　　C. 大球形颗粒
    D. 实心颗粒　　　　E. 空心颗粒

书网融合……

本章小结　　　　　　　微课　　　　　　　题库

第二十一章 虫媒病毒

📖 **学习目标**

知识目标 能够正确认识虫媒病毒的感染特点；区分不同虫媒病毒的致病性。

能力目标 能够运用虫媒病毒的相同点及异同点，分析并鉴定常见虫媒病毒感染。

素质目标 培养生物安全观念，加强护理职业素养。

虫媒病毒（arbovirus）是指通过吸血节肢动物（蚊、蜱等）叮咬易感脊椎动物而传播疾病的病毒。由于节肢动物的分布、活动与季节、自然环境密切相关，因此，虫媒病毒所致疾病具有明显的季节性和地方性特征。虫媒病毒种类繁多，目前在国际虫媒病毒中心登记的虫媒病毒至少有 557 种，其中对人具有致病性的至少有 130 种。目前，我国流行的虫媒病毒有流行性乙型脑炎病毒、登革病毒和森林脑炎病毒等。大多数虫媒病毒病既是自然疫源性疾病，也是人畜共患病。虫媒病毒的共同特征如下。

（1）病毒的形态结构　病毒呈小球形，直径多数为 40~70nm，有包膜，包膜内为 20 面体立体对称的衣壳蛋白。病毒基因组为单股正链 RNA。

（2）传播媒介　吸血节肢动物（蚊、蜱、白蛉等）既是病毒的传播媒介，又是病毒的储存宿主，人、家畜、野生动物及鸟类受其叮咬后引起感染。

（3）抵抗力　病毒对热、去氧胆酸钠和脂溶剂敏感，于 pH3~5 条件下不稳定。

第一节　流行性乙型脑炎病毒

PPT

⇒ **案例引导**

案例　患者，女，12 岁。于 7 月下旬出现剧烈头痛，高热，伴有喷射性呕吐。其居住地区蚊虫较多，未接种过疫苗。查体：体温 39.1℃，昏迷状态，面色潮红，呼吸急促，双瞳孔等大，对光反射迟钝，颈抵抗阳性，四肢肌张力较高，脑脊液微混。实验室检查：新型隐球菌（−），流行性乙型脑炎病毒特异性抗体 IgM（＋）。

讨论　1. 可能为何种病原体感染？诊断依据是什么？

　　　2. 说出该病原体的传染源、传播途径、易感人群以及流行特征。

流行性乙型脑炎病毒（epidemic type B encephalitic virus）是流行性乙型脑炎的病原体，简称乙脑病毒，亦称为日本脑炎病毒（Japanese encephalitis virus）。流行性乙型脑炎是一种通过蚊子叮咬传播的急性传染病，多发生于夏秋季，10 岁以下儿童多发。该病临床表现轻重不一，病死率高，幸存者中 10%~15% 留有后遗症。

一、生物学性状

病毒呈球形，直径为 35~50 nm；衣壳为 20 面体立体对称，外有包膜。包膜表面有糖蛋白 E 和膜蛋白 M。糖蛋白 E 与病毒的吸附、穿入、致病等作用密切相关，并具有血凝活性，在 pH 6.0~6.5 范围能凝集雏鸡、鸽、鹅和绵羊的红细胞。该病毒最易感的动物为乳鼠，经脑内接种病毒后，多于 3~5 天发病，出现神经系统兴奋性增高、肢体痉挛等症状，不久转入麻痹期而死亡。

乙脑病毒抗原性稳定，很少变异，不同地区不同时期分离的病毒株之间差异小，因此应用疫苗预防效果好。

二、致病性与免疫性

乙脑病毒的主要传染源是带毒的猪、牛、羊、马等家畜、家禽和鸟类，主要传播媒介是三带喙库蚊、致乏库蚊和白纹伊蚊。蚊子吸取带毒动物血液后，病毒先在其肠上皮细胞中增殖，而后进入血腔并移行至唾液腺，通过再次叮咬人或动物从而引起病毒的传播。动物感染后一般出现短暂病毒血症，并不出现明显症状。幼猪是乙脑病毒传播环节中最重要的中间宿主或扩增宿主。蚊可携带乙脑病毒越冬，并可经卵传代，故蚊不仅是传播媒介，还是病毒的长期储存宿主。我国是乙脑的主要流行区，除新疆、青海和西藏外均有流行。我国华北地区流行高峰为 7~8 月，东北地区为 8~9 月，南方则在 6~7 月，与各地蚊密度的高峰相一致。

乙脑病毒侵入人体后，先在皮下毛细血管壁内皮细胞和局部淋巴结增殖，经毛细血管和淋巴管进入血流，引起第一次病毒血症，病毒随血流播散到肝、脾的单核巨噬细胞中继续大量增殖后再次侵入血流，导致第二次病毒血症，引起发热、头痛、寒战及全身不适等症状。若不再发展，则形成顿挫感染。少数患者由于血脑屏障发育不完善，或其免疫力低下，病毒可通过血脑屏障侵入中枢神经系统，在脑组织内增殖，造成脑膜及脑实质病变，表现为高热、头痛、颈项强直、呕吐、惊厥、抽搐或昏迷等症状，病死率可达 10%，幸存者可出现痴呆、偏瘫、失语、智力减退等后遗症。抗乙脑病毒感染免疫，以体液免疫为主，乙脑病后免疫力稳定而持久，隐性感染同样可获得免疫力。

三、实验室检查

1. 病原学检查　取患者发病初期的血液、脑脊液或尸检脑组织，接种于 BHK-21、C6/36 等传代细胞，可分离到乙脑病毒。

2. 免疫学检查　ELISA 和免疫荧光法均可检测到发病初期患者血液及脑脊液中的病毒抗原，阳性结果具有早期诊断意义。ELISA 法检测患者血清或脑脊液中的特异性 IgM 抗体，阳性率可达 90% 以上，可用于早期快速诊断。病毒特异性 IgG 抗体检测需采取患者急性期和恢复期双份血清（两次间隔时间 1~2 周）做血凝抑制试验，若抗体效价增高 4 倍或 4 倍以上有诊断价值。

四、防治原则

目前对乙脑尚无特效疗法，只能对症治疗。防蚊和灭蚊、疫苗接种是预防乙型脑炎的关键。乙脑疫苗有灭活疫苗和减毒活疫苗两种，1988 年我国自行研制的 SA14-14-2 减毒活疫苗株具有安全、价廉和免疫效果好的特点，已大量用于人群预防接种，并收到良好效果。猪是乙脑病毒主要传染源，因此，给流行区的幼猪接种疫苗，对控制乙脑病毒在猪及人群中的传播与流行有重要作用。

第二节　登革病毒和森林脑炎病毒

PPT

登革病毒（dengue virus）是登革热（dengue fever，DF）、登革出血热/登革休克综合征（dengue hemorrhagic fever/dengue shock syndrome，DHF/DSS）的病原体，埃及伊蚊和白蚊伊蚊是病毒的主要传播媒介，登革病毒感染在热带、亚热带，特别在东南亚、西太平洋、中南美洲地区是比较严重的地方流行病之一。近年，在我国广东、海南及广西等地均有流行。

森林脑炎病毒亦称俄罗斯春夏型脑炎病毒（Russian spring-summer encephalitis virus），是森林脑炎的病原体。该病毒首先在俄罗斯远东地区发现，中欧与德国亦有病例报道，在我国东北和西北的一些林区曾有流行。🅔微课

⊕ 知识链接

寨卡病毒

寨卡病毒属黄病毒科、黄病毒属，最早于 1947 年在乌干达寨卡丛林的恒河猴中发现。该病毒活动比较隐匿，仅在非洲和南亚部分国家发现少量散在病例。2013 年以来，出现暴发疫情的国家呈增加趋势，尤其是 2015 年以来始于智利、巴西等国家的疫情在美洲地区迅速传播、蔓延，近 30 个国家和地区报告发现这种病毒。

寨卡病毒主要通过伊蚊叮咬传播，人感染后症状与登革热相似，包括发热、红疹、头痛等。孕妇感染后可能导致新生儿小头畸形或死亡。寨卡病毒可能造成的胎儿发育异常病症还包括胎儿脑钙化、胎儿发育迟缓、先天失明等。目前尚无疫苗和特异性治疗方法，减少蚊虫与人的接触可减少感染发生。

登革病毒、森林脑炎病毒的主要特性见表 21-1。

表 21-1　登革病毒、森林脑炎病毒的主要特性

主要特性	登革病毒	森林脑炎病毒
核酸	单股正链 RNA	单股正链 RNA
血清型	4 个	1 个
主要传染源	患者和隐性感染者、灵长类动物	野生动物及家畜
传播媒介	埃及伊蚊、白纹伊蚊	蜱
主要传播途径	蚊虫叮咬	主要经蜱类叮咬传播，也可经消化道传播
储存宿主	人和灵长类动物	野生动物、野鸟、蜱
流行季节	夏秋季	春夏季
我国主要流行区	广东、海南、广西等地	东北和西北林区
所致疾病	登革热、登革出血热/登革休克综合征	森林脑炎
临床表现	登革热病情较轻，以高热、头痛、皮疹、全身肌肉和关节酸痛、淋巴结肿大为典型特征；登革出血热病情较重，表现为皮肤、鼻、消化道及泌尿生殖道等严重出血现象，进一步发展为出血性休克，病死率高	高热、头痛、昏睡肢体弛缓性麻痹等
免疫性	感染所产生的特异性抗体可对该血清型提供终生保护，但其他型别病毒再感染时，可形成病毒-抗体复合物，使病毒进入细胞引起感染，同时刺激细胞释放促炎细胞因子，引起 DIC 等（抗体依赖增强作用）	感染后可获持久免疫力
防治原则	防蚊、灭蚊 疫苗研制尚未成功	防蜱、灭蜱 给有关人员接种灭活疫苗

目标检测

答案解析

1. 森林脑炎病毒的传播媒介是
　　A. 伊蚊　　　　　B. 蜱　　　　　C. 库蚊　　　　　D. 虱　　　　　E. 蚤

2. 引起流行性乙型脑炎的病原体属于
　　A. 支原体　　　B. 真菌　　　　C. 细菌　　　　D. 病毒　　　　E. 衣原体

3. 目前不能应用疫苗进行特异性预防的疾病是
　　A. 流行性乙型脑炎　　　　　　　B. 流感　　　　　　　　　C. 森林脑炎
　　D. 乙型肝炎　　　　　　　　　　E. 登革热

4. 流行性乙型脑炎病毒的传播媒介是
　　A. 蚤　　　　　B. 蜱　　　　　C. 虱　　　　　D. 螨　　　　　E. 蚊

5. 机体对流行性乙型脑炎病毒的免疫主要依赖
　　A. IFN　　　　　　　　　　　　B. 完整的血脑屏障　　　　C. T 细胞
　　D. sIgA　　　　　　　　　　　E. IgM、IgG

6. 不属于虫媒病毒共同特点的是
　　A. 核酸类型为单股正链 RNA
　　B. 无包膜，结构多为 20 面体立体对称
　　C. 通过吸血节肢动物叮咬易感脊椎动物而传播疾病
　　D. 所致疾病有明显的季节性和地域性
　　E. 大多数虫媒病毒病是自然疫源性疾病

7. 病后能获得持久免疫力的病毒性疾病是
　　A. 森林脑炎　　　B. 流感　　　　C. 胃肠炎　　　D. 咽喉炎　　　E. 普通感冒

8. 患者，男，去林区度假后出现头痛、全身肌肉痛及关节疼痛等症状，全身多处被蚊子叮咬。查体发现患者皮肤有出血点且伴有淋巴结肿大，经检测为一种单正链 RNA 病毒感染，该患者可能患有
　　A. 出血热　　　B. 波浪热　　　C. 鹦鹉热　　　D. 登革热　　　E. 回归热

9. 流行性乙型脑炎的早期诊断方法是
　　A. 动物实验　　　　　　　　　　B. 特异性 IgG 抗体检查　　　C. 病毒的分离
　　D. 补体结合试验　　　　　　　　E. 特异性 IgM 抗体检查

10. 登革病毒的传播途径是
　　A. 呼吸道　　　B. 消化道　　　C. 血液　　　D. 性接触　　　E. 吸血昆虫叮咬

书网融合……

本章小结

微课

题库

第二十二章 疱疹病毒

疱疹病毒科（*Herpesviridae*）是一群中等大小、结构相似，有包膜的双链 DNA 病毒。现已发现超过 100 种，分属 α、β、γ 三个亚科。与人感染相关的疱疹病毒称为人疱疹病毒（human herpes virus，HHV），目前有 8 种，分别为单纯疱疹病毒 1 型、单纯疱疹病毒 2 型、水痘－带状疱疹病毒、人巨细胞病毒、EB 病毒以及人疱疹病毒 6 型（HHV－6）、人疱疹病毒 7 型（HHV－7）和人疱疹病毒 8 型（HHV－8）。疱疹病毒具有以下共同特点：①病毒体呈球形、核衣壳为 20 面体立体对称，衣壳由 162 个壳微粒组成。基因组为双股线形 DNA。核衣壳外有一层脂蛋白膜，最外层是包膜。②除 EB 病毒、HHV－6 和 HHV－7 外，均能在人二倍体细胞内复制，产生明显的 CPE，在核内形成嗜酸性包涵体。病毒可通过细胞间桥直接扩散，感染细胞和未感染细胞发生融合形成多核巨细胞。③感染类型包括显性感染、潜伏感染、整合感染和先天性感染。📱 微课

第一节 单纯疱疹病毒

PPT

单纯疱疹病毒（herpes simplex virus，HSV）因在感染急性期发生水疱性皮疹而得名，是疱疹病毒科的典型代表。

一、生物学性状

HSV 呈球形，有包膜，直径 120～150mm。基因组为双股线状 DNA，编码超过 70 种蛋白。HSV 有两种血清型，即 HSV－1 和 HSV－2，二者基因组有 50% 同源性。HSV 至少有 11 种包膜糖蛋白，在病毒复制和致病过程中发挥重要作用。

二、致病性与免疫性

传染源为患者和健康携带者。传播途径为密切接触和性接触。病毒经口腔、呼吸道、生殖器黏膜及破损皮肤、眼结膜侵入人体；胎儿可通过生殖道感染。HSV 导致的人类感染有 80%～90% 为隐性感染，只有少数为显性感染。HSV-1 原发感染多发生于 6 个月～2 岁婴幼儿，可引起龈口炎、角膜炎、湿疹和脑炎等。HSV-2 原发感染多发生于成人，主要引起生殖器疱疹，少部分 HSV-2 可引起新生儿疱疹。原发感染后，如果机体不能彻底清除病毒，病毒可长期潜伏于神经细胞中。HSV-1 潜伏于三叉神经节和颈上神经节；HSV-2 潜伏于骶神经节。当机体受到非特异性刺激如发热、寒冷、日晒、月经期、情绪紧张，或其他细菌、病毒感染，或短暂抑制细胞免疫时，潜伏病毒被激活，沿感觉神经纤维轴索下行到末梢，在其支配的上皮细胞中复制，引起复发性局部疱疹。另外，HSV-2 的感染可促进高危型 HPV 所致宫颈癌的概率。

在 HSV 感染中，免疫系统通过干扰素、NK 细胞、迟发型超敏反应和 CTL 细胞发挥作用，控制和清除病毒感染。

三、实验室检查

主要包括病毒的分离培养与鉴定、病毒核酸检测、病毒抗原与抗体检测。

四、防治原则

目前尚无特异性预防措施。新生儿等易感人群应注意避免接触患者；注意性生活安全，防范 HSV 的传播。抗病毒药物阿昔洛韦、更昔洛韦等对生殖器疱疹、疱疹性脑炎和疱疹性角膜炎等具有较好疗效。

第二节　水痘-带状疱疹病毒

PPT

水痘-带状疱疹病毒（varicella-zoster virus，VZV）在儿童初次感染时引起水痘，痊愈后病毒潜伏于体内，少数人在青春期或成年后病毒再发引起带状疱疹，故称为水痘-带状疱疹病毒。

一、生物学性状

VZV 只有一个血清型，生物学性状与 HSV 相似。常见的实验动物及鸡胚对本病毒均不敏感，只在人或猴成纤维细胞中增殖，形成局灶性 CPE，病毒不易向外扩散。

二、致病性与免疫性

人是 VZV 的唯一自然宿主，皮肤是其主要靶细胞。传染源主要为急性期患者，其水疱内容物和上呼吸道分泌物内含大量病毒。

水痘一般在 3～9 岁的儿童中发病，多在冬春季节流行。传播途径为飞沫传播和接触传播。入侵病毒先在局部淋巴结增殖，然后进入血流到达单核巨噬细胞大量增殖，病毒再次入血形成二次病毒血症，随之全身播散。约经 14 天潜伏期后，全身皮肤出现丘疹、水疱，并可形成脓疱疹。水痘一般病情较轻，偶有并发症如病毒性脑炎或肺炎，但在白血病或长期使用免疫抑制剂的患儿中可表现为重症。成人患水痘时，20%～30% 并发肺炎，一般病情较重，具有较高的死亡率。带状疱疹仅发生于过去有水痘病史的人。

儿童患水痘后，机体能产生持久性细胞和体液免疫，极少再患水痘；但抗体并不能有效清除神经节中的病毒，因此不能阻止带状疱疹的发生。

三、实验室检查

一般可根据临床表现作出诊断。必要时可刮取病损皮肤基底部的细胞涂片，检测核内嗜酸性包涵体和多核巨细胞，或用单克隆抗体免疫荧光法检测抗原。水痘液中的病毒颗粒可直接用电镜观察。

四、防治原则

减毒活疫苗有一定的预防作用。给免疫抑制患者注射含特异性抗病毒抗体的人免疫球蛋白，对预防或减轻感染有一定效果。尤坏鸟苷、阿昔洛韦及大剂量干扰素能限制水痘和带状疱疹的发展和缓解局部症状。

PPT

第三节　EB　病　毒

EB 病毒（Epstein – Barr virus，EBV）属于 γ 亚科的疱疹病毒，是 Epstein 和 Barr 二人于 1964 年于非洲儿童恶性淋巴瘤组织中发现。

一、生物学性状

EBV 形态结构与其他疱疹病毒相似。完整的病毒体呈圆形，直径 150～180mm，核衣壳为 20 面体对称，基因组为线性 dsDNA。

EBV 的靶细胞主要为 B 淋巴细胞，但在人体内也可感染口咽部、腮腺和宫颈上皮细胞。EBV 的感染可分为潜伏感染和增殖感染。潜伏性感染期表达的抗原包括 EBV 核抗原（EBNA）和潜伏膜蛋白（LMP）；增殖性感染期表达的抗原包括 EBV 早期抗原（EA）和 EBV 晚期抗原，晚期抗原又包括 EBV 衣壳蛋白（VCA）和 EBV 膜抗原（MA）。

二、致病性与免疫性

人群对 EBV 普遍易感，我国 3～5 岁儿童的 EBV 抗体阳性率高达 90％ 以上。EBV 传染源为患者和隐性感染者，经唾液或性接触传播。儿童初次感染多无明显临床症状。青少年和成人初次感染，可引起传染性单核细胞增多症，临床表现包括发热、肝脾肿大、咽炎或颈淋巴节炎、外周血单核细胞增多，并出现异形淋巴细胞。病程持续数周，一般预后良好，病死率较低；但在免疫缺陷患者或移植患者中病死率较高。EBV 还与非洲儿童恶性淋巴瘤和鼻咽癌有关。

EBV 感染后首先出现 VCA 和 MA 抗体，然后是 EA 抗体；在疾病恢复期出现 EBNA 抗体。中和抗体可防止外源性 EBV 再感染，但不能完全清除细胞内潜伏的 EBV。细胞免疫在限制原发感染和慢性感染中发挥重要作用。

三、实验室检查

EBV 分离培养困难，一般检测异嗜性抗体及 EBV 特异性抗体，也可用免疫荧光法检测细胞中 EBV 抗原，EB 病毒抗体检测对鼻咽癌的辅助诊断有重要意义，采用 PCR 法检测 EBV DNA，可证明是否存在 EBV 感染。

四、防治原则

目前尚无 EBV 疫苗大规模应用于临床，对 EBV 感染所致疾病主要采取对症治疗。

第四节　人巨细胞病毒

PPT

一、生物学性状

人巨细胞病毒（human cytomegalovirus，HCMV）形态结构与 HSV 相似，病毒颗粒直径180～250nm。HCMV 只能感染人，体外培养时也仅在人的成纤维细胞中增殖。病毒复制周期为 36～48 小时，初次分离时需 1 个月才能出现局部病变，其特点是细胞变圆、膨胀，核变大，形成巨大细胞，核内出现周围绕有一轮晕的大型嗜酸性包涵体，宛如"猫头鹰眼"状。HCMV 不稳定，易被脂溶剂、酸、热、紫外线灭活。毒种保存困难，4℃只能保存数日，−190℃和真空冷冻干燥可长期保存。

二、致病性与免疫性

人群普遍对 HCMV 易感，初次感染多在 2 岁以下，通常呈隐性感染，仅少数出现临床症状。我国成人 HCMV 抗体的阳性率达 60%～90%，感染后，多数人可长期携带病毒，病毒的潜伏部位为唾液腺、乳腺、肾脏、外周血单核细胞和淋巴细胞。传染源为患者或隐性感染者，传播途径包括母婴传播、接触传播、性传播和医源性传播。感染病毒后，一般可潜伏 4～8 周。

（一）感染类型

1. 先天性感染　孕妇发生原发性 HCMV 感染或潜伏感染的 HCMV 被激活时，病毒可通过胎盘侵袭胎儿，引起子宫内感染。先天性感染的发生率为 0.5%～2.5%，其中 5%～10% 引起临床症状，表现为黄疸、肝脾大、血小板减少性紫癜、溶血性贫血和不同程度的神经系统损伤，包括畸形、智力低下、耳聋、脉络膜视网膜炎等，重者可致流产或死产。

2. 围生期感染　新生儿可经产道、母乳或护理人员感染病毒。临床症状一般不明显，少数可表现为间质性肺炎、肝脾轻度肿大、黄疸，但时间较短，多数患儿预后良好。

3. 免疫功能低下者感染　艾滋病、肿瘤和器官移植等患者，由于机体免疫功能低下或长期应用免疫抑制剂治疗，潜伏的病毒被激活，而发生肺炎、脑膜炎、结肠炎等。

4. 输血感染　如果患者输入含有活病毒的新鲜血液后，可发生输血后的单核细胞增多症和肝炎等。

（二）免疫性

HCMV 感染可诱导机体产生特异性抗体 IgG、IgM 和 IgA，母体抗体可减轻新生儿感染症状，但不能完全阻断母婴传播和围生期感染，也不能阻止潜伏病毒的激活。细胞免疫在限制 HCMV 播散和防止潜伏病毒激活中起主要作用。

三、实验室检查

可进行细胞学检查、病毒分离、PCR 法检测 HCMV DNA 及 ELISA 法检测 HCMV IgM 抗体。

四、防治原则

目前尚无安全有效的 HCMV 疫苗，严重感染者可选用更昔洛韦等抗病毒药物和高效价的抗 HCMV

免疫球蛋白进行治疗。

🌐 知识链接

人疱疹病毒 6、7、8 型

　　人疱疹病毒 6 型（HHV-6）是 1968 年分离出的有包膜的新型疱疹病毒，是从淋巴增生性疾病和艾滋病患者的外周血单个核细胞中分离出的。其基因组结构与 HCMV 相似，可引起 CD4$^+$T 细胞的病变。HHV-6 在人群的感染十分普遍，主要通过唾液途径传播。感染后可潜伏于唾液腺，故可采集患儿唾液或外周血单核细胞分离病毒。

　　人疱疹病毒 7 型（HHV-7）是 1990 年从健康成人外周血活化的 CD4$^+$T 细胞分离到的新型疱疹病毒，感染后主要潜伏于外周血单核细胞和唾液腺，致病性不明。

　　人疱疹病毒 8 型（HHV-8）是 1994 年从艾滋病患者的卡波西肉瘤活检组织中发现的，传播途径尚不清楚。

目标检测

答案解析

1. 易发生潜伏感染的病毒是
   A. 轮状病毒　　　　　　　　　B. 流感病毒　　　　　　　　　C. 疱疹病毒
   D. 脊髓灰质炎病毒　　　　　　E. 乙型肝炎病毒

2. 以下病毒与人类肿瘤不相关的是
   A. 水痘-带状疱疹病毒　　　　 B. 乙型肝炎病毒　　　　　　　C. EB 病毒
   D. HPV　　　　　　　　　　　 E. 逆转录病毒

3. HSV-1 型主要引起
   A. 生殖器疱疹　　　　　　　　B. 口唇疱疹　　　　　　　　　C. 水痘
   D. 获得性免疫缺陷综合征　　　E. 水痘

4. 水痘-带状疱疹病毒侵犯的主要靶细胞是
   A. 上皮细胞　　 B. 中性粒细胞　　 C. 红细胞　　 D. 巨噬细胞　　 E. T 淋巴细胞

5. 下列病毒，可引起传染性单核细胞增多症是
   A. HSV-1　　 B. EBV　　 C. HSV-2　　 D. HCMV　　 E. HPV

6. 下列病毒中能引起生殖器疱疹是
   A. HSV-1　　 B. HSV-2　　 C. EBV　　 D. HPV　　 E. HCMV

7. 以下不属于疱疹病毒特点的是
   A. 病毒有包膜　　　　　　　　B. 细胞培养时出现 CPE　　　　C. 基因组为 DNA
   D. 可出现潜伏感染　　　　　　E. 病毒核酸分节段

8. 以下不属于 HCMV 传播途径的是
   A. 先天性传播　　　　　　　　B. 产道途径传播　　　　　　　C. 呼吸道传播
   D. 性接触传播　　　　　　　　E. 血液传播

9. 以下病毒中潜伏于三叉神经节的是
   A. HSV-1　　 B. VZV　　 C. EBV　　 D. HPV　　 E. HCMV

10. EBV 主要侵犯的细胞是

A. 白细胞　　　　　　　　B. 红细胞　　　　　　　　C. CD4$^+$T 细胞

D. 巨噬细胞　　　　　　　E. B 淋巴细胞

书网融合……

本章小结　　　　　　　　微课　　　　　　　　题库

第二十三章　逆转录病毒

📖 学习目标

知识目标　能够充分理解人类免疫缺陷病毒的致病性和防治原则。

能力目标　熟悉艾滋病的危害，并能够运用所学知识点知道如何预防艾滋病。

素质目标　培养人文素质，能够尊重、关心、关爱艾滋病患者，积极参与预防艾滋病的宣传教育。

逆转录病毒是含有逆转录酶（reverse transcriptase，RT）的单正链 RNA 病毒，为逆转录病毒科（*Retroviridae*）成员。逆转录病毒科中对人致病的主要是正逆转录病毒亚科（*Orthoretroviridae*）慢病毒属（lentivirus）的人类免疫缺陷病毒（human immunodeficiency virus，HIV）和 δ 逆转录病毒属（*Deltaretrovirus*）中的人类嗜 T 淋巴细胞病毒（human T lymphotropic virus，HTLV）。

逆转录病毒的主要特征：病毒颗粒呈球形，有包膜，表面有糖蛋白刺突；病毒基因组由两条相同的单正链 RNA 组成，具有 *gag*、*pol* 和 *env* 三个结构基因和多个调节基因；病毒复制需要经过一个独特的逆转录过程，即以病毒基因组 RNA 为模板，在逆转录酶的作用下，逆转录为 DNA；新形成的 DNA 可整合到宿主细胞的染色体中，构成前病毒。

第一节　人类免疫缺陷病毒

PPT

⇒ 案例引导

案例　患者，男，28 岁。曾有不洁性生活史。近半年出现乏力、全身不适，低热、盗汗、腹泻，体重明显下降。全身散在皮疹，颌下及颈部淋巴结肿大。用 ELISA 检测 HIV 抗体结果为阳性。

讨论　1. 该病初步诊断可能是什么疾病？其诊断有何依据？

2. 进一步确诊，需做哪些检查？

3. 如何预防该疾病的传播？

人类免疫缺陷病毒是获得性免疫缺陷综合征（acquired immunodeficiency syndrome，AIDS，简称艾滋病）的病原体。根据 HIV 基因的差异，可将 HIV 分为 HIV - 1 型和 HIV - 2 型两个型别。

一、生物学性状

（一）形态与结构

HIV 呈球形，直径为 100 ~ 120nm。由核心和包膜两部分组成。核心中含有 2 条相同的正链 RNA、逆转录酶、整合酶、蛋白酶和 RNA 酶 H（图 23 - 1）。包膜上嵌有包膜糖蛋白 gp120 和跨膜糖蛋白 gp41，包膜和核心之间为基质蛋白 p17。HIV 基因组两端为长末端重复序列（long terminal repeat，LTR），

中间有 *gag*、*pol* 和 *env* 3 个结构基因和 6 个调节基因，*gag* 基因编码多聚前体蛋白 p55，经蛋白酶切割后形成 p7、p17 和 p24 等结构蛋白；*pol* 基因编码逆转录酶、RNA 酶 H、整合酶和蛋白酶；*env* 基因编码gp120 和 gp41 两种糖蛋白。

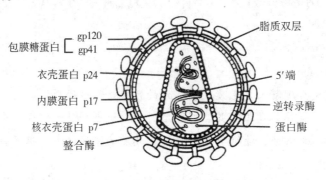

包膜糖蛋白 [gp120 / gp41
脂质双层
衣壳蛋白 p24
5′端
内膜蛋白 p17
逆转录酶
核衣壳蛋白 p7
蛋白酶
整合酶

图 23 – 1　HIV 结构示意图

（二）病毒的感染与复制

HIV 的包膜蛋白 gp120 首先与靶细胞表面的受体 CD4 分子结合，随后再与辅助受体（趋化因子受体CXCR4 或 CCR5）结合，导致 gp120 构象改变与 gp41 分离，激活 gp41 触发病毒包膜与靶细胞膜发生融合。核衣壳进入细胞质内脱壳，释放病毒基因组 RNA。在逆转录酶的作用下，以病毒 RNA 为模板逆转录合成负链 DNA，形成 RNA：DNA 中间体。随后中间体中亲代 RNA 被 RNA 酶 H 水解，再由负链 DNA合成互补正链 DNA，形成双链 DNA。在整合酶的作用下，病毒双链 DNA 基因组整合入靶细胞染色体中，成为前病毒（provirus），病毒进入潜伏状态。前病毒被活化后，在宿主细胞 RNA 聚合酶的催化下，病毒 DNA 转录形成 RNA。一些 RNA 经过拼接成为病毒 mRNA，翻译成病毒的结构蛋白和非结构蛋白；另一些 RNA 经过加帽和加尾形成病毒的子代基因组 RNA，与病毒蛋白装配成为核心颗粒，通过出芽释放的方式获得包膜，组成完整的、有感染性的子代病毒。

（三）培养特性

HIV 感染的宿主范围和细胞范围较窄，仅感染表面有 CD4 分子的细胞。黑猩猩和恒河猴可作为HIV 感染的动物模型，但其感染过程及产生症状与人类不同，且感染后不发生疾病。

（四）抵抗力

HIV 对理化因素的抵抗力较弱。对热敏感，56℃经 30 分钟可使其失去体外感染人 T 淋巴细胞的活性，但冷冻血制品必须加热 68℃经 72 小时才可确保彻底灭活 HIV。对消毒剂和去污剂敏感，对紫外线有较强抵抗力。

二、致病性与免疫性 ⓔ微课

（一）传染源和传播途径

艾滋病的传染源为 HIV 感染者和艾滋病患者。病毒主要存在于血液、精液、阴道分泌物、乳汁等体液中。其传播途径主要有三种。

1. 性传播　包括异性及同性间的性行为，是 HIV 的主要传播方式。

2. 血液传播　输入含有 HIV 的血液或血制品，器官移植，使用被污染的注射器、手术器械、针头等均可导致感染。

3. 垂直传播　HIV 可经胎盘、产道和哺乳等方式传播。

（二）致病机制

HIV 可侵袭 $CD4^+T$ 淋巴细胞、单核巨噬细胞、树突状细胞、自然杀伤细胞、B 细胞等，引起机体免疫系统的进行性损伤。$CD4^+T$ 淋巴细胞表达 CD4 分子和辅助受体 CXCR4，是 HIV 攻击的主要靶细胞。HIV 通过直接损伤、抑制蛋白合成、免疫损伤、形成多核巨细胞、促进细胞凋亡等破坏 $CD4^+T$ 细胞，侵犯骨髓造血干细胞减少 $CD4^+T$ 细胞合成，损伤 $CD4^+T$ 细胞功能，导致免疫功能紊乱和缺陷，继发机会致病性感染和肿瘤发生。

单核巨噬细胞表达 CD4 分子和辅助受体 CCR5，感染 HIV 后可抵抗 HIV 的裂解细胞作用，使病毒可长期潜伏于细胞内，而且使病毒随细胞向其他组织播散。

HIV 还可导致神经细胞损伤。HIV 感染后期许多艾滋病患者会出现不同程度的神经异常，包括病毒性脑膜炎、脑神经或周围神经炎和艾滋病痴呆综合征等。

（三）临床表现

HIV 的感染病程主要分为 4 个时期。

1. 急性感染期 HIV 感染人体后，病毒进入血液引起病毒血症，临床表现为发热、头痛、乏力、腹泻、淋巴结肿大、全身不适等类似感冒的症状，2~3 周症状缓解消失，进入无症状的潜伏期。

2. 无症状潜伏期 此期可长达数年至数十年，其时间长短与感染病毒的数量、感染途径、个体免疫状况等因素有关。一般无临床症状或临床症状轻微，有些患者可出现无痛性淋巴结肿大。

3. 艾滋病相关综合征 随着 HIV 大量增殖，造成机体免疫系统进行性损伤，各种症状开始出现，如低热、盗汗、体重下降、全身倦怠、慢性腹泻等，还可出现持续性淋巴结肿大。

4. 典型艾滋病期 患者血中 $CD4^+T$ 细胞数明显下降，引起严重免疫缺陷，伴有各种机会致病性细菌、病毒、真菌和原虫感染，并合并常见的艾滋病相关恶性肿瘤（如卡波西肉瘤等）。40%~90% 的患者会出现中枢神经系统疾患，如外周神经疾病和艾滋病痴呆综合征等。未经治疗的患者，大多数在临床症状出现后 2 年内死亡。

（四）免疫性

HIV 感染过程中，可产生细胞免疫和体液免疫应答，但均不能完全清除病毒。其原因与病毒抗原易变异、病毒损伤免疫细胞、病毒基因整合于宿主染色体等导致的免疫逃逸作用有关。

三、实验室检查

HIV 的实验室检测可用于确定艾滋病的诊断、指导用药、筛查和确认 HIV 感染者，以阻断 HIV 的传播途径。

1. 抗体检测 ELISA 进行初筛，Western blot 进行确证。

2. 检测病毒抗原 常用 ELISA 法检测 p24 抗原，用于感染早期辅助诊断。当 HIV 抗体出现后，p24 抗原常转为阴性，但在感染的后期，p24 抗原又可重新出现。

3. 检测病毒核酸 RT – PCR 法检测病毒载量，具有快速、高效、敏感的优点。

4. 病毒分离 HIV 培养应在生物安全三级实验室进行。临床不常用。

四、防治原则

临床上治疗 HIV 感染的药物常见有 5 类：核苷类逆转录酶抑制剂（NRTI）、非核苷类逆转录酶抑制剂（NNRTI）、蛋白酶抑制剂（PI）、整合酶抑制剂（INSTI）及病毒入胞抑制剂。

为防止产生耐药性，目前采用多种抗 HIV 药物联用的方案，称为高效抗逆转录病毒治疗（highly

active antiretrovial therapy，HAART），俗称"鸡尾酒"疗法。HAART 能有效抑制 HIV 复制，延缓病情发展，延长艾滋病患者寿命，但目前尚不能治愈艾滋病。

目前，尚无有效预防艾滋病的疫苗。防治措施包括开展预防艾滋病的宣传教育（首要措施）；建立 HIV 感染的监测系统，及时掌握疫情；对献血、献器官、献精液者必须进行严格的 HIV 抗体检测并辅助以抗原检测及核酸检测；禁止共用注射器、注射针、剃须刀和牙刷等；提倡安全性生活；HIV 抗体阳性妇女，应避免怀孕或避免哺乳。

第二节　人类嗜 T 细胞病毒

PPT

人类嗜 T 细胞病毒（HTLV）是引起人类恶性肿瘤的逆转录病毒。HTLV 分为 HTLV－1 和 HTLV－2 两型，HTLV－1 可引起成人 T 淋巴细胞白血病（adult T cell leukemia，ATL），HTLV－2 与毛细胞白血病等疾病相关。

HTLV 颗粒呈球形，有包膜，包膜表面有刺突，能与靶细胞表面的 CD4 分子结合。核心为两条相同的单正链 RNA 和逆转录酶等。两型间基因组同源性为 60%～70%。

HTLV－1 主要通过输血、注射、性接触传播，也可通过胎盘、产道和哺乳等途径传播。HTLV 主要感染 $CD4^+$ T 细胞。感染潜伏期长，多无临床症状，约有 1/20 感染者发展为成人 T 淋巴细胞白血病，多为 40 岁以上的成人发病。主要临床症状为淋巴结、肝脾肿大和皮肤损害等，有些患者还可并发高钙血症、出现异形淋巴细胞等。HTLV 的致病机制尚未完全阐明。感染后机体可出现特异性抗体和细胞免疫，但抗体出现后，病毒抗原表达量减少，影响细胞免疫清除感染的靶细胞。

HTLV 病毒的分离和检测方法与 HIV 相似。目前对 HTLV 感染尚无特效的防治措施，治疗可以采用 IFN－α 和逆转录酶抑制剂等药物。

目标检测

答案解析

1. 引起 AIDS 的病毒是
    A．HTLV－1　　B．HTLV－2　　C．HHV　　　　D．HSV　　　　　E．HIV

2. 目前，引起大多数 AIDS 的病原体是
    A．HIV－1　　B．HIV－2　　C．HSV　　　　　D．HTLV　　　　E．HHV

3. AIDS 的传染源是
    A．HIV 感染者和艾滋病患者　　　B．同性恋者　　　　　　　C．HIV 实验室工作人员
    D．静脉吸毒者　　　　　　　　　E．性病患者

4. 用于筛查 AIDS 常用的血清学检查方法是
    A．Western blot 测定 HIV p24 抗体
    B．RT－PCR 检测 HIV RNA
    C．ELISA 测定 HIV 抗体
    D．ELISA 检测血浆中 HIV p24 抗原
    E．PCR 检测 HIV 前病毒

5. HIV 的主要靶细胞是
    A．$CD4^+$ T 淋巴细胞　　　　　　B．$CD8^+$ T 淋巴细胞　　　　C．单核巨噬细胞

D. 树突状细胞   E. 朗格汉斯细胞

6. HIV 的核酸类型是

    A. 双链 DNA   B. 单链 DNA   C. 双正链 RNA   D. 单正链 RNA   E. 双负链 RNA

7. HIV 的主要传播途径是

    A. 性传播   B. 血液传播   C. 垂直传播   D. 呼吸道传播   E. 螨虫传播

8. 引起成人 T 淋巴细胞白血病的是

    A. HTLV – 1   B. HTLV – 2   C. HHV   D. HSV   E. HSV

9. 成年男性，体检发现血液中 HIV 抗体、抗原阳性，其最具传染性的物质是

    A. 汗液   B. 唾液   C. 粪便   D. 尿液   E. 血液

10. HIV 的主要受体是

    A. CD4 分子   B. CCR5   C. CXCR4

    D. CXCR4 和 CCR5   E. ACE2

书网融合……

      本章小结   微课   题库

第二十四章 其他病毒及朊粒

📖 学习目标

　　知识目标　能够正确认识汉坦病毒、狂犬病病毒、人乳头瘤病毒和朊粒的生物学性状和致病性，分析其有效预防途径。

　　能力目标　能够设计鉴定病原体的策略和方法，全面分析几种病原体的防治方法。

　　素质目标　建立生物安全观念，塑造科学素养和职业素养。

PPT

第一节　出血热病毒 ⓔ微课

→ 案例引导

　　案例　患者，男，32岁，近日农忙后突然出现高热38.5℃，有恶心、呕吐症状，主诉头痛、腰痛、眼眶痛。查体后发现患者眼结膜充血，脸、颈和上胸部发红，口腔黏膜有出血点。入院后相关检查结果为血常规：白细胞总数 $18 \times 10^9/L$，血小板数 $60 \times 10^9/L$；尿常规：尿蛋白 +++；凝血功能检查：PT 25 秒，APTT 46 秒，FIB 0.9g/L，3P 试验阳性；血清汉坦病毒 IgM 抗体阳性。

　　讨论　1. 该患者可能患何种疾病？诊断依据是什么？

　　　　　2. 该疾病的主要防治原则有哪些？

　　出血热病毒经由啮齿类或节肢动物传播，临床症状主要表现为出血、低血压和发热。出血热病毒种类繁多（表24-1）。我国流行的主要有汉坦病毒、登革病毒和克里米亚-刚果出血热病毒。

表 24-1　人类出血热病毒及其所致疾病

病毒分类	病毒类型	传播媒介	所致疾病	地域分布
披膜病毒科	基孔肯雅病毒	蚊	基孔肯雅热	亚洲、非洲
黄病毒科	黄热病病毒	蚊	黄热病	非洲、南美洲
	登革病毒	蚊	登革热	亚洲、加勒比海地区
	Kyasanur 森林病病毒	蜱	Kyasanur 森林病	印度
	鄂木斯克出血热病毒	蜱	鄂木斯科出血热	俄罗斯
汉坦病毒科	汉坦病毒	啮齿动物	肾综合征出血热 汉坦病毒肺综合征	亚洲、欧洲、非洲、美洲
白细胞病毒科	Rift 山谷热病毒	蚊	Rift 山谷热	非洲
内罗病毒科	克里米亚-刚果出血热病毒	蜱	克里米亚-刚果出血热	非洲、中亚、中国新疆
沙粒病毒科	Junin 病毒	啮齿动物	阿根廷出血热	阿根廷
	马丘波病毒	啮齿动物	玻利维亚出血热	玻利维亚
	Lassa 病毒	啮齿动物	Lassa 热	非洲

续表

病毒分类	病毒类型	传播媒介	所致疾病	地域分布
丝状病毒科	马堡病毒	未确定	马堡出血热	非洲、欧洲
	埃博拉病毒	未确定	埃博拉出血热	非洲、美洲

一、汉坦病毒

汉坦病毒是肾综合征出血热（hemorrhagic fever with renal syndrome，HFRS）的病原体。

（一）生物学性状

汉坦病毒的直径为 120nm，病毒颗粒具有多形性，大多为圆形或卵圆形。其基因组由单负链 RNA 组成，可分为 L、M、S 三个片段。L 片段编码聚合酶；M 片段主要编码 G1 和 G2 两种糖蛋白，具有血凝活性；S 片段编码核衣壳蛋白。G1 糖蛋白与细胞表面的 β - 整合素相互作用，通过胞饮作用进入细胞，核衣壳被释放到细胞质中，完成脱壳和生物合成，装配成核衣壳以出芽方式释放出来。

病毒能在人胚肺细胞、非洲绿猴肾细胞、地鼠肾细胞等中缓慢增殖，产生的细胞病变不明显，通常需要采用免疫荧光染色的方法来证实。

该病毒对紫外线、酸和脂溶剂均较敏感，60℃ 1 小时可灭活。

（二）致病性和免疫性

啮齿类动物如黑线姬鼠、大林姬鼠和家鼠等为主要宿主动物和传染源，其传播是通过这些动物的尿液、粪便和唾液等排出物污染环境，然后经呼吸道、消化道和接触等途径感染人。发病有明显季节性，以 10~12 月为常见；在我国地域分布广泛，累及 20 多个省、市和自治区。

HFRS 潜伏期一般为 14 天左右，起病急，进展快。典型的临床分期为发热期、低血压休克期、少尿期、多尿期和恢复期。其发病机制复杂，细节尚未完全清楚，但一般认为与病毒的直接损伤作用和免疫病理损伤作用有关。

⊕ 知识链接

汉坦病毒肺综合征

1993 年，美国暴发了一场由一种新型汉坦病毒（辛诺柏病毒）引起的严重的呼吸系统疾病，现在被命名为汉坦病毒肺综合征（hantavirus pulmonary syndrome，HPS）。鹿鼠是该病毒的主要宿主。HPS 通常很严重，死亡率为 30% 或更高。主要表现为发热、头痛和肌痛，随后迅速进展为肺水肿，引起严重呼吸衰竭，没有出血的迹象。发病机制涉及血管内皮功能的损伤。实验室诊断依赖于 RT - PCR 检测病毒核酸，免疫组化检测固定组织中的病毒抗原，或用重组蛋白检测特异性抗体。目前对 HPS 的治疗包括维持充分供氧和支持血流动力学功能。抗病毒药物利巴韦林对治疗 HPS 有一定的疗效。预防措施以控制鼠患、避免接触老鼠及其排泄物为基础。

由病毒包膜糖蛋白刺激机体产生的中和抗体在免疫保护中起主要作用，细胞免疫也参与其中。HFRS 病后可获得持久而稳定的免疫力。

（三）实验室检查

病毒分离较少使用，一般使用血清学检查法。特异性 IgM 抗体在发病后 1~2 天即可检出，早期阳性率达 95% 以上，一般采用 ELISA 捕捉法。病后特异性 IgG 抗体维持时间较长，需检测双份血清，第二份血清与第一份至少间隔 1 周以上，且抗体效价高于 4 倍以上方能确诊。应用核酸杂交技术及 PCR 扩增技术检测测病毒 RNA，具有更高的特异性和灵敏度。

（四）防治原则

在我国应用的 HFRS 疫苗为灭活疫苗，接种后可产生较好的保护效果。对于早期患者的治疗一般采用卧床休息和调节水与电解质平衡的综合对症治疗措施，抗病毒可采用利巴韦林。

二、克里米亚 - 刚果出血热病毒

克里米亚 - 刚果出血热是欧、亚、非三大洲都有分布的自然疫源性疾病，传播媒介是硬蜱。人群普遍易感，感染发病以青壮年为多。临床表现与其他型出血热相似，但患者一般无明显肾功能损伤。患者入院时多呈重症，出血现象明显。本病因在克里米亚和刚果相继出现而得名；在国内首先发现于新疆，故我国又称新疆出血热。

PPT

第二节　狂犬病病毒

狂犬病病毒属于弹状病毒科（*Rhabdoviridae*）狂犬病病毒属（*Lyssavirus*），是人和动物狂犬病的病原体。

一、生物学性状

病毒外形似子弹，平均大小（130~300）nm×（60~85）nm。中心为由核蛋白、多聚酶蛋白和基质蛋白组成的螺旋对称的衣壳，包裹单负链 RNA 基因组。病毒基因组中有 5 种结构基因，分别编码核蛋白（N 蛋白）、磷蛋白（P 蛋白）、基质蛋白（M 蛋白）、包膜糖蛋白（G 蛋白）和 RNA 依赖的 RNA 聚合酶（L 蛋白）。G 蛋白与毒力和抗原性相关。

狂犬病病毒对神经组织有较强亲嗜性。在易感动物或人的中枢神经细胞中增殖时，可在胞质内形成具有诊断价值的嗜酸性、圆形或椭圆形包涵体，称为内基小体。

狂犬病病毒对外界的抵抗力不强，对强酸、强碱、甲醛、碘和乙醇等均敏感。

二、致病性与免疫性

狂犬病是一种人畜共患传染病，在家畜和野生动物中广泛传播。人患狂犬病主要是被患病动物尤其是犬咬伤所致，病毒也可通过黏膜感染人类。潜伏期长短不一，一般为 1~3 个月，其长短取决于被咬伤部位与头部的远近及伤口内感染的病毒量。病毒进入人体后，首先在肌纤维细胞中增殖，然后由神经末梢沿神经轴索上行至中枢神经系统，在神经细胞内增殖并引起神经系统损伤，最后又经传出神经扩散至唾液腺和其他组织器官。患者发病时的典型临床表现为神经兴奋性增高，吞咽或饮水使喉头肌肉发生痉挛，水声或其他刺激也可引起痉挛发作，因此狂犬病又俗称"恐水病"。患者在经历了 3~5 天的兴奋期后转入麻痹期，最后因昏迷、呼吸及循环衰竭而亡。病死率几乎 100%。

机体感染狂犬病病毒后可产生细胞免疫和中和抗体，主要由 N 蛋白和 G 蛋白介导。

三、实验室检查

人被可疑患狂犬病的动物咬伤后，应将可疑动物捕获并隔离观察。若动物经 7~10 天不发病，一般可认为该动物不患狂犬病或咬人时唾液中尚无病毒。若动物在观察期间发病，可在处死后制取脑组织（海马回部）切片，用免疫荧光抗体法检查病毒抗原，同时在组织切片中检测内基小体。

对狂犬病患者的诊断可取唾液角膜印片和颈后皮肤活检材料，用免疫荧光抗体法检查病毒抗原或直接采用 PCR 检测病毒核酸。

四、防治原则

家犬应注射犬用狂犬病疫苗以预防狂犬病，相关部门应妥善处置野狗。若人被动物咬伤，可采取下列措施。

1. 伤口处理　立即用肥皂水或清水冲洗伤口，较深伤口应灌注清洗，再用碘酒或 70% 乙醇消毒伤口。

2. 人工主动免疫　人被可疑动物咬伤后应尽早接种狂犬病疫苗，某些危险人群如动物管理者、野外工作者和兽医也应做好疫苗接种。

3. 人工被动免疫　伤口严重等情况联合应用与抗狂犬病血清等。

第三节　人乳头瘤病毒

PPT

人乳头瘤病毒（human papillomavirus，HPV）属于乳头瘤病毒科（*Papovaviridae*）乳头瘤病毒属（*Papillomavirus*），主要侵犯人的皮肤和黏膜，可引起皮肤疣和尖锐湿疣，但某些高危型别与宫颈癌等恶性肿瘤密切相关。

一、生物学性状

HPV 呈球形，直径为 52~55nm，20 面立体对称，无包膜。病毒基因组由双链环状 DNA 组成，长约 8.0kb，可分为早期区（early region，ER）、晚期区（late region，LR）和非编码区（non coding region，NCR）。ER 主要编码与病毒复制、转录调控有关的蛋白和细胞转化蛋白，LR 编码两种衣壳蛋白组成病毒的衣壳。

根据 DNA 测序的结果，已发现的 HPV 型别超过 100 型，每一型别与体内特定感染部位和病变有关。

HPV 对皮肤和黏膜上皮细胞具有高亲嗜性。病毒核酸可在基底层细胞中发现，维持低拷贝数量 DNA。病毒 DNA 复制和早期基因表达发生在棘细胞层和颗粒层，但晚期基因表达（衣壳蛋白）及病毒颗粒的组装局限于分化的角化细胞最上层。病毒复制对宿主细胞分化状态的依赖性是 HPV 在体外不能进行常规组织细胞培养的原因。

二、致病性与免疫性

人类是 HPV 的唯一自然宿主。HPV 的传播主要通过直接接触患者的病损部位或间接接触被病毒污染的物品而传播，HPV 型别与人类疾病的关系见表 24-2。

表 24-2　HPV 型别与人类疾病的关系

HPV 型别	相关疾病
1、2、4	寻常疣
1、4	跖疣
3、10	扁平疣
7	屠夫扁平疣
5、8、9、12、14、15、17、19~25、36	疣状表皮增生异常
6、11	喉乳头瘤、口腔乳头瘤、尖锐湿疣
16、18、31、33	宫颈上皮内瘤与宫颈癌

三、实验室检查

可采用免疫组化法检测病变组织中的 HPV 抗原，也可采用核酸杂交法和 PCR 法检测 HPV 的 DNA。

四、防治原则

HPV 感染引起的尖锐湿疣主要通过性传播，因此加强性安全教育，严厉打击卖淫嫖娼，对尖锐湿疣和宫颈癌的预防具有重要意义。对于寻常疣和尖锐湿疣，可采用局部药物涂抹或冷冻、激光、电灼和手术等方法进行治疗。目前已有二价（16、18 型）、四价（6、11、16、18 型）和九价（6、11、16、18、31、33、45、52、58 型）疫苗应用于临床。

第四节 朊 粒

PPT

朊粒（prion）又称朊蛋白（prion protein，PrP），是一种由宿主细胞基因编码的、构象异常的蛋白质，不含核酸，具有自我复制能力和传染性。

一、生物学性状

朊粒的本质是一种异常折叠的 PrP，分子大小为 27～30kD。人类和多种哺乳动物的染色体中均存在编码 PrP 的基因，人类和小鼠的 PrP 基因分别定位于 20 号和 2 号染色体，二者具有 90% 同源性。正常情况下，PrP 基因编码的细胞朊蛋白（cellular prion protein，PrP^C）是一种正常的糖基化膜蛋白。某些情况下，PrP^C 发生错误折叠，空间构象发生异常改变，形成具有致病作用的羊瘙痒病朊蛋白（scrapie prion protein，PrP^{Sc}），即朊粒。

朊粒对理化因素有很强的抵抗力。121℃ 20 分钟不能破坏朊粒，134℃ 作用超过 2 小时才能使其失去传染性。朊粒能抵抗蛋白酶 K 的消化作用，对辐射、紫外线和常用消毒剂均具有很强的抗性。目前，灭活朊粒的方法为 1mol/L NaOH 溶液在 20℃ 处理 1 小时，然后 134℃ 高压蒸汽灭菌超过 2 小时。

二、致病性

朊粒病即传染性海绵状脑病（transmissible spongiform encephalopathy，TSE），该病是一种发生于人和动物的慢性退行性、致死性中枢神经系统疾病。其具有如下特点。

1. 潜伏期 潜伏期长，可达数年或数十年。

2. 致病 一旦发病，呈亚急性、进行性发展，直至死亡。

3. 临床表现 主要为痴呆、共济失调、震颤等中枢神经系统症状。

4. 病理特征 脑皮质神经元空泡变性、死亡，星形胶质细胞增生，脑皮质疏松呈海绵状，并有淀粉样斑块形成，脑组织中无炎症反应。

5. 免疫性 朊粒不能诱导宿主产生特异性免疫应答。

朊粒病根据其来源不同可分为传染性、遗传性和散发性三种类型，主要的动物朊粒病包括羊瘙痒病，人类朊粒病包括牛海绵状脑病、库鲁病、克 - 雅病、变异克 - 雅病、格斯特曼综合征和致死性家族失眠症等。

三、实验室检查

免疫组化和免疫印迹分别是目前确诊朊粒病最可靠和最常用的方法，其他方法还包括 ELISA、基因分析、蛋白质错误折叠循环扩增等。

四、防治原则

目前，尚无针对朊粒病的疫苗，也缺乏有效治疗药物，能采用的预防措施为阻断该病的传播途径。

1. 医源性朊粒病的预防　对患者的手术器械、血液、体液等污染物必须彻底消毒灭菌，严禁朊粒病患者及任何退行性中枢神经系统疾病患者的组织器官被用于器官移植。医护人员和相关研究人员应严格遵守操作规程，加强防范意识。

2. 动物相关朊粒病的预防　对从有牛海绵状脑病的国家进口的活牛或牛制品要严格检疫，防范输入性感染。禁止将牛、羊等动物的骨肉粉作为饲料添加剂喂养牛、羊等反刍动物，防止朊粒进入食物链而感染人。

目标检测

答案解析

1. 关于汉坦病毒的特性，错误的是

    A. 为有包膜的 DNA 病毒

    B. 黑线姬鼠为主要传染源

    C. 经呼吸道、消化道和接触等途径传播

    D. 病后可获得持久而稳定的免疫力

    E. 可用灭活疫苗进行预防

2. 克里米亚 – 刚果出血热病毒的传播媒介是

    A. 蚊　　　　　B. 虱　　　　　C. 蜱　　　　　D. 蚤　　　　　E. 螨

3. 汉坦病毒可引起的疾病是

    A. 回归热　　　　　　　B. 肾综合征出血热　　　　　C. 波浪热

    D. 肠热症　　　　　　　E. 新疆出血热

4. 关于狂犬病病毒叙述，错误的是

    A. 核酸为单负链 RNA　　　　　B. 在中枢神经细胞内形成内基小体

    C. 抵抗力不强　　　　　　　　　D. 引起恐水病

    E. 潜伏期短

5. 人被可疑动物咬伤后，预防发病的最主要措施是

    A. 捕犬观察　　　　　　　　　B. 杀犬制备脑组织切片查包涵体

    C. 立即清洗伤口　　　　　　　D. 免疫血清局部浸润注射

    E. 注射狂犬病疫苗

6. 内基小体对于（　　）感染具有诊断价值

    A. 巨细胞病毒　　　　　　B. EB 病毒　　　　　　C. 狂犬病病毒

    D. 流感病毒　　　　　　　E. 麻疹病毒

7. 与 HPV 感染无关的疾病是

    A. 扁平疣　　　　　　　　B. 尖锐湿疣　　　　　　C. 口腔乳头瘤

    D. 亚急性硬化性全脑炎　　E. 宫颈癌

8. 与宫颈癌发生最相关的 HPV 型别是

    A. 1 和 4 型　　　B. 3 和 10 型　　　C. 12 和 15 型　　　D. 16 和 18 型　　　E. 6 和 11 型

9. 关于朊粒的叙述，错误的是
   A. 不含有核酸成分　　　　　B. 对理化因素有很强的抵抗力
   C. 能抵抗蛋白酶的消化作用　D. 引起传染性海绵状脑病
   E. 可以应用疫苗进行疾病预防

10. 朊粒引起的疾病不包括
   A. 库鲁病　　　　　B. 牛海绵状脑病　　　　　C. 羊瘙痒病
   D. 肠热症　　　　　E. 克－雅病

书网融合……

本章小结

微课

题库

第二篇
人体寄生虫学

第二十五章　人体寄生虫学总论

📖 **学习目标**

知识目标　正确区分寄生、宿主、生活史概念及其类型；充分理解寄生虫与宿主的相互作用及寄生虫感染的特点；灵活把握寄生虫病流行及防治原则。

能力目标　能区别多种概念，并掌握寄生虫病防控的技能和方法。

素质目标　树立全局观念，提升自主学习能力，培养护理职业素养。

人体寄生虫学（human parasitology）又称医学寄生虫学（medical parasitology），是研究感染人体寄生虫和寄生虫病的科学。主要研究与人体健康有关的寄生虫形态结构、生态规律及其与宿主以及外界环境因素的相互关系。人体寄生虫学是预防医学和临床医学的基础课程，包括医学蠕虫学、医学原虫学和医学节肢动物学三部分。

第一节　寄生现象、寄生虫、宿主及生活史

PPT

一、寄生现象

在漫长的生物进化过程中，生物与生物之间形成了各种复杂的关系。凡是两种不同生物在一起生活的现象，统称共生（symbiosis）。在共生现象中根据两种生物之间的利害关系可分为共栖、互利共生、寄生三种类型。

（一）共栖

两种生物在一起生活，其中一方受益，另一方既不受益，也不受害，称为共栖（commensalism），又称片利共生。例如在人的结肠内寄生的结肠内阿米巴，以肠道内细菌为食，不侵入肠黏膜，对宿主既无益也无害。

（二）互利共生

两种生物在一起生活，双方互相依靠，彼此受益，称为互利共生（mutualism）。例如纤毛虫寄生于牛、马等食草动物的胃内，牛、马等动物为纤毛虫提供生长、发育和繁殖所需的条件；而纤毛虫则分解植物纤维素，有助于牛、马等动物的消化，而且死亡的纤毛虫还能成为牛、马等动物的营养物质。

（三）寄生

两种生物在一起生活，其中一方受益，另一方受害，受害者给受益者提供营养物质和居住场所，这种关系称为寄生（parasitism）。受益的一方称为寄生物（parasite），受损害的一方称为宿主（host）。而寄生生活的多细胞无脊椎动物和单细胞原生动物则称寄生虫。例如蛔虫寄生于人体小肠，以人体消化、半消化的食物为营养，获得生长、发育和繁殖的条件，同时对人体造成损害，受益的蛔虫为寄生虫，受害的人为宿主。

二、寄生虫的类型

寄生虫的种类繁多，和宿主之间的相互关系复杂，根据寄生虫与宿主的关系分为以下几种类型。

1. 专性寄生虫（obligatory parasite） 指寄生虫生活史各个时期或某个阶段必须营寄生生活，否则就不能生存。如钩虫虫卵在土壤中发育成幼虫阶段，幼虫可以营自生生活，但是幼虫必须侵入人体到达小肠，才能进一步发育为成虫。

2. 兼性寄生虫（facultative parasite） 指某些寄生虫主要在外界营自生生活，但在某种情况下可侵入宿主营寄生生活。如粪类圆线虫主要在土壤中营自生生活，但也可侵入人体寄生于小肠营寄生生活。

3. 偶然寄生虫（accidental parasite） 指由于偶然机会进入非适宜宿主体内，但不能在此宿主体内长期寄生的寄生虫。

4. 机会性致病寄生虫（opportunistic parasite） 有些寄生虫在宿主免疫功能正常时处于隐性感染状态，当宿主免疫功能低下时，虫体大量繁殖、致病力增强，致宿主出现临床症状，此类寄生虫称机会性致病寄生虫，如刚地弓形虫。

5. 体内寄生虫（endoparasite） 指寄生于宿主体内器官、组织或细胞内的寄生虫，如蛔虫寄生于人体小肠内。

6. 体外寄生虫（ectoparasite） 主要指一些节肢动物，如蚊、白蛉、虱、蚤、蜱等，当他们刺吸血液时与宿主体表接触，吸血后便离开。

7. 永久性寄生虫 寄生在宿主体内或体表，成虫期必须营寄生生活的寄生虫，称永久性寄生虫。

8. 暂时性寄生虫 只在吸食宿主体液时才接触宿主，其余阶段营自由生活的寄生虫，称为暂时性寄生虫。

三、宿主的类型

（一）终宿主

寄生虫成虫或有性生殖阶段所寄生的宿主称为终宿主（definitive host）。如华支睾吸虫成虫寄生于人体的肝胆管，人是华支睾吸虫的终宿主。

（二）中间宿主

寄生虫的幼虫或无性生殖阶段所寄生的宿主称为中间宿主（intermediate host）。有两个以上中间宿主的，则以离开终宿主后按顺序称为第一、第二中间宿主。如华支睾吸虫幼虫寄生于豆螺、淡水鱼虾体内，豆螺为第一中间宿主，淡水鱼虾为第二中间宿主。

（三）保虫宿主

保虫宿主（reservoir host）亦称储存宿主，有些寄生虫既可以寄生于人，又可以寄生于某些脊椎动物，后者在一定条件下可将其体内的寄生虫传播给人。在流行病学上，这些脊椎动物起到保存寄生虫的作用，故称为保虫宿主。如华支睾吸虫成虫既可以寄生于人，也可以寄生于犬和猫，犬和猫即为保虫宿主。

（四）转续宿主

某些蠕虫的幼虫侵入非适宜宿主后不能发育至成虫，但能存活并长期维持幼虫状态，只有当该幼虫有机会侵入其适宜宿主体内时，才能发育为成虫，此种宿主称为转续宿主（paratenic host 或 transport host）。如卫氏并殖吸虫的正常宿主是人和犬等动物，野猪和猪等是其非适宜宿主，幼虫侵入野猪体内后不能发育为成虫，长期保持幼虫状态，当人或犬等生食或半生食含有此种幼虫的野猪肉时，幼虫即可在人或犬体内发育为成虫，野猪为卫氏并殖吸虫的转续宿主。

四、寄生虫生活史

寄生虫完成一代生长、发育和繁殖的整个过程称为寄生虫的生活史（life cycle）。包括寄生虫侵入宿主的途径、在宿主体内移行、定居及离开宿主的方式，以及所需要的宿主（包括传播媒介）种类和内外环境条件等。寄生虫种类繁多，其生活史多种多样，繁简不一，生活史越复杂，寄生虫存活的机会就越小，但其高度发达的生殖器官和旺盛的生殖机能可弥补这一不足。根据是否需要中间宿主，把寄生虫生活史分为直接型生活史和间接型生活史。①直接型生活史：又称为简单型生活史，寄生虫完成生活史全部过程不需要中间宿主。②间接型生活史：又称为复杂型生活史，有些寄生虫完成生活史需要中间宿主，在中间宿主或媒介节肢动物体内发育至感染阶段后，才能感染人体。

第二节　寄生虫与宿主的相互关系及寄生虫感染的特点

PPT

寄生虫与宿主的关系，包括寄生虫对宿主的损害及宿主对寄生虫的抵御两个方面。寄生虫在宿主体内的移行、定居、发育和繁殖，对宿主均可造成损害；寄生虫进入宿主后，宿主会依靠自身免疫系统攻击杀灭寄生虫，同时很多寄生虫可以逃避宿主的免疫攻击而继续生存，另一方面宿主对寄生虫的免疫应答也可产生不利于宿主的免疫病理损害。鉴于寄生虫与宿主复杂的相互关系，寄生虫感染具有一定的特点。

一、寄生虫与宿主的相互关系

（一）寄生虫对宿主的损害

1. 夺取营养　寄生虫在宿主体内生长、发育和繁殖均以宿主消化或半消化的食物、体液或细胞为营养来源。如猪带绦虫和蛔虫在小肠内寄生，夺取大量的营养，并影响肠道吸收功能；钩虫附于宿主肠壁吸血导致贫血。

2. 机械性损伤　寄生虫在入侵、移行和定居过程中，对所寄生的部位及其邻近组织或器官产生损害或压迫作用。有些寄生虫尤其个体较大或数量较多时，这种危害则相当严重。例如棘球蚴寄生在肝内，可破坏肝脏，并压迫肝组织及腹腔内其他器官，发生明显的压迫症状。

3. 毒性和免疫损伤　寄生虫的分泌物、排泄物和虫体死亡的崩解产物对宿主均有毒性作用。例如溶组织内阿米巴侵入肠黏膜和肝脏时，分泌溶组织酶，溶解组织，引起宿主肠壁溃疡和肝脓肿；阔节裂头绦虫的分泌排泄物可能影响宿主的造血功能而引起贫血；血吸虫卵内毛蚴分泌物引起周围组织发生免疫病理损害形成虫卵肉芽肿。

（二）宿主对寄生虫的影响

寄生虫及其分泌物和代谢产物均为抗原物质，能引起宿主发生一系列防御反应。包括固有免疫和适应性免疫，其主要为免疫系统识别和清除寄生虫的反应。宿主对寄生虫的这种影响决定了寄生虫在宿主体内的存亡和演化。另外，宿主的全身状况对于寄生虫感染所致临床症状的出现及其严重程度也具有重要的影响。全身营养状况欠佳则容易出现症状，反之可不出现临床症状，呈带虫状态。

寄生虫与宿主之间相互作用一般可有三种结果：①宿主清除体内全部寄生虫，并可完全抵御再感染；②宿主清除部分寄生虫，并对再感染具有一定的抵抗力。大多数寄生虫与宿主关系属于此类；③寄生虫在宿主体内生长、繁殖，而引起寄生虫病，严重者可以致死。

⊕ 知识链接

寄生虫感染免疫

寄生虫感染免疫的结果有两种，消除性免疫和非消除性免疫。消除性免疫在寄生虫感染中少见，指宿主能清除体内寄生虫，并对再感染产生完全的抵抗力。非消除性免疫指寄生虫感染可引起宿主对再感染产生一定程度的免疫力，但对体内寄生虫未完全消除，维持在低水平，此类型最多。①带虫免疫：寄生虫感染后虽然可诱导宿主对再感染产生一定的免疫力，但对体内已有寄生虫不能完全消除，维持低虫荷水平。②伴随免疫：活成虫感染时，可使宿主产生获得性免疫，但对体内原有成虫无影响，对再感染时侵入的童虫有抵抗力。③免疫逃避：有些寄生虫侵入免疫功能正常的宿主体内，能逃避宿主的免疫攻击而继续生存，这种现象称为免疫逃避。

二、寄生虫感染的特点

寄生虫侵入人体并能生活或长或短的时间，这种现象称为寄生虫感染。有明显临床症状的寄生虫感染称为寄生虫病。

1. 慢性感染（chronic infection） 是寄生虫感染的重要特点之一。是指人体感染寄生虫后没有明显的临床症状和体征，未经治疗，或在临床上出现一些症状后，治疗不彻底，未能清除体内所有寄生虫，而逐渐转入慢性持续感染。

2. 隐性感染（latent infection） 是指人体感染寄生虫后，既没有明显的临床表现，又不易用常规方法检出寄生虫的一种寄生现象。当机体免疫力下降或免疫功能不全时，体内隐性感染的寄生虫的增殖力和致病力大大增强，则患者出现明显的临床症状和体征，严重者可导致死亡。

3. 带虫者（carrier） 人体感染寄生虫后不出现明显的临床症状和体征，但能传播病原体，成为寄生虫病流行的重要传染源，这些感染者称带虫者。带虫者在寄生虫的流行病学方面具有重要意义。

4. 多寄生现象（polyparasitism） 人体同时感染两种或两种以上寄生虫的现象，称多寄生现象，亦称多重感染。该现象在消化道寄生虫感染中最常见，可发生在人体内同一环境，亦或寄生在人体的不同部位。不同虫种生活在同一宿主体内可能会相互促进或相互抑制，增强或减弱它们的致病作用。例如，当蓝氏贾第鞭毛虫与短膜壳绦虫寄生于同一宿主时，有利于蓝氏贾第鞭毛虫的生存；而与蛔虫或钩虫同时存在时，对蓝氏贾第鞭毛虫起抑制作用。

5. 异位寄生（ectopic parasitism） 指寄生虫在常见的寄生部位以外的组织或器官内寄生的现象，常可引起异位损害。如日本血吸虫虫卵通常沉积在肝和结肠壁，但也可出现在脑组织或肺部；卫氏并殖吸虫正常寄生于肺部，但有时也可侵入脑、腹腔、眼部等器官或组织，均为异位寄生。

6. 嗜酸性粒细胞增多 有些寄生虫特别是蠕虫感染，如卫氏并殖吸虫、日本血吸虫、丝虫、旋毛虫、钩虫等，常伴有外周血及局部组织内嗜酸性粒细胞增多，可作为蠕虫感染诊断的重要依据之一。

第三节　寄生虫病的流行与防治原则

PPT

寄生虫病在一个地区流行必须具备传染源、传播途径和易感人群三个基本条件，通常称为寄生虫病流行的三个环节。在某一地区当这三个环节同时存在并相互联系时，就会构成寄生虫病的流行。

一、寄生虫病流行的基本环节

（一）传染源

人体寄生虫病的传染源包括感染了寄生虫的人（患者和带虫者）和动物（保虫宿主）。作为传染源，其体内的寄生虫在生活史的某一阶段可以直接或间接进入另一宿主体内继续发育。例如能排出华支睾吸虫虫卵的感染者及保虫宿主都是华支睾吸虫病的传染源。

（二）传播途径

寄生虫从传染源排出，借助于一些传播因素，侵入另一宿主的整个过程，称为寄生虫病的传播途径。寄生虫病的传播途径比较复杂，常见的有以下几种。

1. 经食物传播 生食或半生食含感染期幼虫的肉类或鱼肉可感染寄生虫，如华支睾吸虫、卫氏并殖吸虫、旋毛虫等是通过食物感染的。在我国农村用人粪作为肥料，粪便中的感染期虫卵污染蔬菜，生食未洗净的蔬菜常成为某些寄生虫病传播的重要方式，如蛔虫、鞭虫。

2. 经水传播 水源如被某些寄生虫的感染阶段污染，人可因饮水和（或）接触疫水而感染。如饮用被蛔虫感染期卵污染的水可感染蛔虫；皮肤接触含血吸虫尾蚴的疫水可感染血吸虫。

3. 经土壤传播 有些直接发育型的线虫，如钩虫卵在土壤中发育为感染期幼虫，人体通过赤手裸足接触含有丝状蚴的土壤而感染。

4. 经节肢动物传播 一些节肢动物在寄生虫病传播中起着重要的作用，如白蛉传播黑热病、按蚊传播疟疾等。

5. 经空气（飞沫）传播 一些寄生虫的感染期可在空气中漂浮，随呼吸进入体内，如蛲虫感染期虫卵可在空气中漂浮，通过呼吸进入人体而感染。

6. 经接触传播 有些寄生虫可通过人际之间的直接接触或间接接触而传播，如阴道毛滴虫可通过性生活而传播。

7. 输血传播 疟疾、黑热病可以通过输血而传播。

寄生虫进入人体的途径称为感染途径，常见感染途径有经口、经皮肤、经胎盘、经呼吸道、经输血感染等。此外，有的寄生虫，如微小膜壳绦虫和猪带绦虫还可在宿主体内发生自体内重复感染。

（三）易感人群

易感人群是指对某种寄生虫缺乏免疫力或免疫力低下而处于易感状态的人群。人体对寄生虫感染的免疫力多属带虫免疫，未经感染的人因缺乏特异性免疫而成为易感者。具有免疫力的人，当寄生虫从人体清除后，这种免疫力也会逐渐消失，重新处于易感状态。

二、影响寄生虫病流行的因素

（一）自然因素

自然因素包括温度、湿度、雨量、光照等气候因素和地理环境。通过对流行过程三个环节的影响而发挥作用。地理环境会影响中间宿主的滋生与分布，如卫氏并殖吸虫的中间宿主溪蟹和蝲蛄只适于生长在山区小溪，因此肺吸虫病大多只在丘陵、山区流行；气候条件会影响寄生虫在外界的生长发育及其中间宿主（包括媒介昆虫）体内的生存和发育，如血吸虫毛蚴的孵化和尾蚴的逸出除需要水外，还与温度、光照、pH 等条件有关。

（二）生物因素

有些寄生虫在生活史过程中需要中间宿主、节肢动物体内的发育，这些中间宿主或节肢动物的存在与否，决定了这些寄生虫病能否流行。

（三）社会因素

社会因素包括社会制度、经济状况、科学水平、文化教育、卫生保健、医疗条件、人口素质、生产方式、生活及饮食习惯、风俗习惯、宗教信仰等。

三、寄生虫病流行的特点

寄生虫病流行的特点主要包括地方性、季节性和自然疫源性。

（一）地方性

某种寄生虫病在某一地区持续或经常发生，无需自外地输入，这种特征称地方性。主要和以下因素有关。

（1）中间宿主或媒介节肢动物的地理分布　如黑热病在我国主要流行于长江以北地区，与其媒介白蛉的分布在长江以北地区有密切关系，日本血吸虫病在我国主要流行于长江流域以南，与其中间宿主钉螺的地理分布一致。

（2）气候条件　如钩虫病在我国淮河及黄河以南地区广泛流行，但在气候干寒的西北地带，则很少流行，具有明显的地方性。

（3）当地居民的饮食习惯　如华支睾吸虫病流行与人生食或半生食鱼类有关；旋毛虫病流行主要与生食或半生食动物肉类有关。

（4）生产环境和生产方式　如包虫病主要在我国西北牧区流行，钩虫病主要流行于用新鲜人粪便施肥的旱地农作物地区。

（二）季节性

温度、湿度、雨量、光照等气候条件会对寄生虫的体外生活阶段或自由生活阶段的发育具有明显的影响，也会对中间宿主和媒介节肢动物种群数量的消长产生影响。如温暖、隐蔽、潮湿的土壤有利于钩虫卵及钩蚴的发育，因此钩虫感染多见于春、夏季节；疟疾和黑热病的传播需要媒介按蚊和白蛉，因此黑热病和疟疾的传播和感染季节与其媒介节肢动物出现的季节一致。人群的生产和生活也会影响寄生虫病流行的季节性，如急性血吸虫病往往发生在夏季，与人们在农田生产或下水活动接触含有血吸虫尾蚴的疫水有关。

（三）自然疫源性

有些寄生虫病可在脊椎动物和人之间自然传播，这些寄生虫病称为人畜（兽）共患寄生虫病，亦称动物源性寄生虫病。在人迹罕见的原始森林或荒漠地区，这些人畜（兽）共患寄生虫病可在脊椎动物之间相互传播，当人进入该地区后，这些寄生虫病则可从脊椎动物传播给人，这种地区称为自然疫源地。这类不需要人的参与而存在于自然界的人畜（兽）共患寄生虫病则具有明显的自然疫源性，该类地区称为自然疫源地。

四、寄生虫病的防治原则

寄生虫病防治的基本原则是针对流行的三个基本环节，即控制传染源、切断传播途径和保护易感人群。

1. 控制传染源　寄生虫病的传播过程中，传染源是主要环节。在流行区普查、普治患者和带虫者，查治保虫宿主是控制传染源的重要措施。在非流行区，监测和控制来自流行区的流动人口以防止传染源输入和扩散。

2. 切断传播途径　不同的寄生虫病其传播途径不尽相同。加强粪便和水源管理，注意环境卫生、个人卫生及健康教育，控制和杀灭媒介节肢动物和中间宿主是切断寄生虫病传播途径的重要手段。

3. 保护易感人群　人类对各种人体寄生虫的感染大多缺乏先天性免疫力，儿童及非疫区居民对寄生虫更加敏感，因此对人群采取必要的保护措施是防止寄生虫病流行最直接和有效的方法。

（1）加强健康教育　改变不良的饮食习惯和生产生活方式，提高群众的自我保护意识。

（2）药物预防　必要时可服药进行预防或在暴露区域皮肤涂抹驱避剂。

（3）疫情监测　加强流行区的疫情监测，一旦发现寄生虫病的疫情回升，应立即采取措施，及时控制寄生虫病的传播和流行。

由于影响寄生虫病流行的因素较多，而大多数寄生虫的生活史比较复杂，因此采取单一的防治措施往往难以奏效。目前我国对寄生虫病采取的是综合防治措施，即根据流行区的实际情况和流行规律，将控制传染源、切断传播途径和保护易感人群有机地结合起来。

第四节　我国寄生虫病防治成就和现状

PPT

寄生虫可作为病原体引起寄生虫病，也可作为媒介传播疾病。在世界范围内，寄生虫所引起的疾病一直是普遍存在的公共卫生问题。由于社会和经济的原因，我国寄生虫病曾经严重流行。1949 年后，政府制定了防控寄生虫病的多种措施，使得寄生虫病防控取得了世界瞩目的成绩。

一、寄生虫对人类的危害

寄生虫对人类的危害，主要是对人类健康的影响和对社会经济发展的影响。在世界范围内，寄生虫所引起的疾病一直是普遍存在的公共卫生问题。联合国开发计划署/世界银行/世界卫生组织联合倡议的热带病特别规划（UNDP/World bank/WHO Special Program for Research and Training in Tropical Diseases, TDR）2000 年要求重点防治的热带病有疟疾（malaria）、血吸虫病（schistosomiasis）、丝虫病（filariasis，包括淋巴丝虫病和盘尾丝虫病）、利什曼病（leishmaniasis）、非洲锥虫病（African trypanosomiasis）、美洲锥虫病（American trypanosomiasis）、麻风病（leprosy）、结核病（tuberculosis）和登革热（dengue）。在这 10 种主要热带病中，除麻风病、结核病和登革热外，其余 7 种均是寄生虫病。

我国大部分地区处于温带和亚热带地区，由于社会和经济的问题，我国曾是寄生虫病严重流行的国家之一。解放初期，严重危害我国人民身体健康的有疟疾、血吸虫病、黑热病、丝虫病、钩虫病"五大寄生虫病"。当时，疟疾年发病人数 3000 万，血吸虫病患者 1000 万、黑热病患者 53 万、丝虫病患者 3000 万、钩虫感染者估计超过 2 亿。

二、我国寄生虫病防治成就和现状

寄生虫病是我国的常见病和多发病，中国政府长期以来高度重视寄生虫病的防治工作，各地因地制宜地开展重点寄生虫病的综合防治工作，并取得了显著成效。黑热病在 1958 年已基本消灭。丝虫病于 1994 年达到基本消灭标准，并于 2000 年在全国范围内实现了阻断丝虫病传播的目标。2006 年血吸虫病患者数降至 67.12 万。疟疾的流行范围已经大幅度缩小，1999 年全国疟疾年发病人数已降至 2.9 万，但 2004 年、2005 年、2006 年每年全国疟疾发病人数则分别上升到 3.9 万、4.2 万、6.4 万，2011 年，全国共报告疟疾病例 4479 例，2013 年 4128 例，2014 年共报告疟疾病例 3078 例，境外输入病例 3021 例，占总发病人数的 98.1%。2020 年在中国连续三年保持零本土疟疾病例后，向世界卫生组织（WHO）申请了无疟疾认证，2021 年 6 月 29 日，WHO 正式宣布中国彻底消灭疟疾，成为全世界第 40 个消灭疟疾的国家。2014～2015 年国家卫生和计划生育委员会组织开展了全国人体重点寄生虫现状调查。报告显示：我国重点寄生虫病人群感染率显著下降，重点寄生虫加权感染率 5.96%，蛔虫标化感染率（3.41%），与第二次寄调（21.38%）相比下降了 84.05%；肠道原虫感染率（0.79%）与第一次寄调（10.32%）相比下降了 92.34%。

尽管我国寄生虫病的防治取得了巨大的成绩，但形势不容乐观，今后的寄生虫病防治任务仍然十分艰巨。另外，一些地区猪囊尾蚴病、卫氏并殖吸虫病、旋毛虫病和弓形虫病的血清学检测阳性率也比较高。黑热病在新疆、甘肃和四川的部分地区仍有流行。

由于免疫抑制剂的应用范围和数量越来越多，加之艾滋病的蔓延，使一些机会致病性寄生虫如弓形虫、隐孢子虫、粪类圆线虫等的感染率升高；由于饲养动物宠物的增多，感染犬弓首线虫、猫弓首线虫等寄生虫病的机会增多。

总之，我国重要寄生虫病疫情仍然不稳定；蛔虫感染虽呈现下降趋势，但仍较严重；食源性寄生虫病在部分省区呈上升趋势；机会致病性寄生虫病或少见寄生虫感染人数逐渐增多。

目标检测

答案解析

1. 宿主是指
   A. 两种共栖生物中的任何一方
   B. 两种共栖生物中受害的一方
   C. 营寄生生活的两种生物中受害一方
   D. 两种互利共生生物中的任何一方
   E. 两种互补共生生物中受害的一方

2. 寄生虫是指
   A. 两种共栖生物中的任何一方
   B. 两种共栖生物中受益的一方
   C. 寄生关系中受益的一方
   D. 两种互利共生生物中的任何一方
   E. 两种互利共生生物中受益的一方

3. 寄生虫的生活史是指
   A. 寄生虫完成一代生长、发育、繁殖的全过程
   B. 繁衍方式
   C. 取食来源
   D. 宿主种类
   E. 寄生部位

4. 中间宿主指
   A. 动物是中间宿主
   B. 寄生虫的成虫期或无性生殖阶段寄生的宿主
   C. 寄生虫的幼虫期或有性生殖阶段寄生的宿主
   D. 寄生虫的成虫期或有性生殖阶段寄生的宿主
   E. 寄生虫的幼虫期或无性生殖阶段寄生的宿主

5. 终宿主是指
   A. 幼虫寄生的宿主
   B. 童虫寄生的宿主
   C. 脊椎动物及人
   D. 有寄生虫卵排出的宿主
   E. 成虫或有性生殖阶段所寄生的宿主

6. 机会致病性寄生虫是指寄生虫
   A. 在取食时与宿主接触，食后离去，取食传病
   B. 营自生生活，如遇机会可侵入宿主体内

    C. 常致宿主体内隐性感染，偶然致病

    D. 宿主免疫力正常时表现为隐性感染，于宿主免疫功能低下时致病

    E. 自然存在于宿主体表，偶然机会侵入体内致病

7. 保虫宿主是指

    A. 寄生虫寄生的动物   B. 寄生虫寄生的脊椎动物

    C. 人体寄生虫寄生的脊椎动物   D. 人体寄生虫寄生的节肢动物

    E. 人体寄生虫寄生的所有动物

8. 专性寄生虫是指寄生虫的

    A. 整个生活史中均需过寄生生活

    B. 整个生活史中均需选择特殊宿主

    C. 整个生活史中必须寄生在宿主的特殊部位

    D. 至少一个生活史期必须严格选择宿主

    E. 全部生活史或至少一个生活史期必须过寄生生活

9. 下列不属于寄生虫对宿主作用的是

    A. 夺取营养   B. 机械性损伤

    C. 化学毒性作用   D. 免疫损伤

    E. 皮肤、黏膜、胎盘、体液等生理屏障作用

10. 转续宿主是指

    A. 寄生虫的适宜终宿主   B. 寄生虫的适宜中间宿主

    C. 寄生虫的适宜保虫宿主   D. 寄生虫幼虫寄生的非适宜宿主

    E. 寄生虫成虫寄生的非适宜宿主

书网融合……

    本章小结   题库

第二十六章　线　　虫

📖 学习目标

　　知识目标　能够准确区分7种线虫形态特征；充分理解其生活史及致病特点；灵活把握各种线虫病的诊疗原则。

　　能力目标　能够运用所学进行虫种鉴别及相关线虫病的护理。

　　素质目标　树立医学人文思想。

　　线虫属于线形动物门线虫纲。种类多，分布广泛。多数营自生生活，少数营寄生生活，还有少部分两种生活方式兼有，寄生于人体的常见线虫有10余种。绝大多数线虫成虫线状或圆柱状。两侧对称，不分节。雌雄异体，雌虫大于雄虫。各种线虫大小差异很大，小的不足1cm，如旋毛形线虫；大的可达1m以上，如麦地那龙线虫。线虫的基本发育过程有卵、幼虫、成虫3个阶段。幼虫发育的主要特征是蜕皮，一般经过4次蜕皮后发育为成虫。常见寄生人体的线虫的生活史可分为两大类。①直接发育型：虫体在发育过程中不需要中间宿主，虫卵在外界发育为感染阶段后，直接感染人体，具直接发育型生活史的线虫属于土源性线虫。②间接发育型：虫体在发育过程中需要中间宿主，幼虫需先在中间宿主体内发育为感染期幼虫后再感染人，具有间接发育型生活史的线虫属生物源性线虫。

PPT

第一节　似蚓蛔线虫

　　似蚓蛔线虫（*Ascaris lumbricoides* Linnaeus，1758），简称蛔虫（round worm），我国古代医书中称其为"蚘"，是人体最常见的寄生虫之一。成虫寄生于人体小肠内，可引起蛔虫病（ascariasis）。

一、形态

（一）成虫

　　成虫形似蚯蚓，长圆柱形，头端钝圆，尾端较尖。活体淡红色或微黄色，死亡或固定后呈灰白色。雄虫长15～31cm，尾端向腹面卷曲，有交合刺一对，生殖系统为单管型。雌虫长20～35cm，生殖系统为双管型。成虫口孔位于虫体顶端，有三个唇瓣呈"品"字形排列，唇瓣内缘有锯齿形的细齿，侧缘有感觉乳突（图26-1）。

（二）虫卵

　　蛔虫虫卵有受精卵和未受精卵两种（图26-1）。受精卵呈宽椭圆形，大小为（45～75）μm×（35～50）μm。卵壳厚而透明，由内向外为蛔甙层、壳质层、受精膜，光镜下难以区别。卵壳外常有一层凹凸不平的蛋白质膜，因被宿主胆汁染色，呈棕黄色。卵内含一个大而圆的卵细胞，卵细胞与卵壳之间有2个新月形间隙。未受精卵呈长椭圆形，大小为（88～94）μm×（39～44）μm，卵壳与蛋白质膜均较薄，缺少蛔甙层，卵内含有许多大小不等的屈光颗粒。蛋白质膜可以脱落，成为脱蛋白质膜卵，此时虫卵无色，应注意与钩虫卵鉴别。

二、生活史

成虫寄生于人体小肠，以宿主半消化食物为营养。雌、雄虫交配后雌虫产卵，卵随宿主粪便排出体外，排出的受精卵污染土壤，在隐蔽、潮湿、氧气充足和适宜的温度（21～30℃）下发育，约经2周，卵内细胞发育成第一期幼虫，再经1周，卵内的幼虫第一次蜕皮发育为感染期卵。人误食感染期卵后，在小肠内孵出幼虫，幼虫侵入小肠黏膜和黏膜下层，进入静脉或淋巴管，经血液循环到右心再到肺，穿破肺泡毛细血管进入肺泡，并进行第二、三次蜕皮，然后，幼虫沿支气管、气管逆行至咽，被宿主吞咽，经胃到小肠，在小肠内进行第四次蜕皮后经数周发育为成虫（图26-1）。

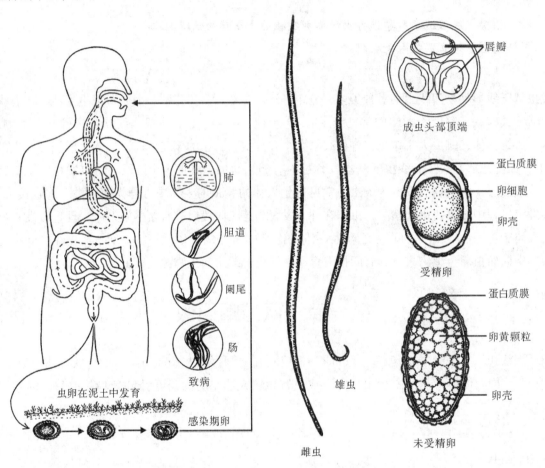

图26-1 蛔虫生活史及成虫和虫卵示意图

自人体感染含蚴卵到雌虫产卵需60～75天。宿主体内的成虫数目一般为一至数十条，个别可达上千条，每条雌虫每24小时排卵约24万个。成虫寿命一般为一年。

三、致病性

（一）幼虫致病

蛔虫幼虫经肠、肝、肺等组织移行过程中均对组织造成机械性损害，尤其是肺脏，可引起肺部点状出血、炎性渗出和嗜酸性粒细胞浸润为主的炎症反应。大量感染可导致蛔蚴性肺炎，患者可出现发热、咳嗽、哮喘、痰中带血及血嗜酸性粒细胞增多等。肺部X线检查可显示典型的浸润性改变。另外，幼虫分泌物、代谢产物以及死亡虫体的分解产物还可引起宿主局部或全身的超敏反应，多在发病后4～14天自愈。幼虫还可侵入甲状腺、脾、脑、肾等器官引起异位损害。

（二）成虫致病

1. 掠夺营养　蛔虫成虫寄生于人体的小肠内，以半消化的食物为食，并损伤肠黏膜，造成小肠消化和吸收功能障碍。患者常表现为腹部不适、阵发性脐周疼痛、恶心、呕吐、食欲不振、消化不良、腹泻或便秘等。重度感染的儿童可出现营养不良。

2. 超敏反应　蛔虫变应原可使患者出现皮肤瘙痒、荨麻疹、结膜炎、血管神经性水肿等症状，为 IgE 介导的超敏反应。

3. 并发症　蛔虫有窜扰、钻孔习性，当宿主体温升高、食入刺激性食物或驱虫不适当时，可引起蛔虫窜扰钻孔。进入胆总管、胰腺管、阑尾等处，引起胆道蛔虫症、蛔虫性胰腺炎、蛔虫性阑尾炎等。大量虫体感染时，虫体扭结成团阻塞肠管而产生肠梗阻。严重者可因肠道病变致肠穿孔，引起局限性或弥漫性腹膜炎。

胆道蛔虫症是临床上最为常见的并发症。主要症状是虫体钻入胆道刺激胆总管痉挛而突发性右上腹剧烈绞痛，并向右肩背部放射，虫体退出胆道则疼痛缓解。故疼痛呈间歇性，伴有恶心、呕吐，患者可以呕吐蛔虫。虫体反复进入胆道并携带细菌进入胆管造成严重感染，可导致化脓性胆管炎、胆囊炎等。

四、实验室检查

病原学诊断主要是在粪便中查到虫卵或虫体。由于蛔虫产卵量大，生理氯化钠溶液直接涂片法可查到蛔虫卵。一张涂片的检出率为 80%，连续涂三张检出率可达 95%。生理氯化钠溶液直接涂片阴性而临床高度可疑患者，可用饱和氯化钠溶液浮聚法提高检出率。粪便中查不到虫卵的疑似患者，可进行试验性驱虫以确诊。改良加藤法（定量透明法）既可定性，也可定量，且操作简单。

五、流行与防治

蛔虫呈世界性分布，具有农村高于城市、儿童高于成人的感染特点。在温暖潮湿和卫生条件差的地区，人群感染较多。

蛔虫流行广泛的因素：蛔虫产卵量大；生活史简单，发育过程不需要中间宿主；虫卵对外界环境抵抗力强，受精的蛔虫卵在隐蔽、潮湿的土壤中可存活数月至一年，酱油、食用醋、腌菜和泡菜均不能杀死虫卵；人们不良的生活习惯如饭前便后不洗手、生吃未洗净的瓜果蔬菜、饮生水、随地排便等，都是容易感染蛔虫的因素。

防治蛔虫感染需要采取综合措施：加强粪便管理，改善环境卫生，使用无害化处理的粪便施肥；开展卫生宣传，加强健康教育，纠正人们不良的生活习惯，消灭苍蝇，减少感染机会；对患者和带虫者进行药物驱虫治疗，驱虫时间宜选择秋、冬季节和次年春季，常用药物有阿苯达唑、甲苯咪唑等。

第二节　十二指肠钩口线虫和美洲板口线虫

PPT

钩虫是钩口科线虫的总称，寄生于人体的钩虫主要有两种，十二指肠钩口线虫（*Ancylostoma duodenale* Dubini，1843）简称十二指肠钩虫，美洲板口线虫（*Necator americanus* Stiles，1902）简称美洲钩虫。成虫寄生于人体小肠内，引起钩虫病，是我国严重危害人体健康的寄生虫病之一。锡兰钩口线虫、犬钩口线虫和马来钩口线虫等偶尔可以寄生于人体并能发育为成虫，巴西钩口线虫的幼虫可以侵入人体，但不能发育为成虫。

⇒ **案例引导**

　　案例　患者，女，因间歇性黑便 10 个月余，加重 10 天就诊。查体：T 36.5℃，P 60 次/分，BP 95/60mmHg。神清，全身皮肤未见黄染，重度贫血貌。心肺无异常体征。腹部平软，脐周轻压痛，肝脾未触及，肠鸣音 4 次/分。入院后血常规：白细胞 5.7×10^9/L，血红蛋白 47g/L；分类：N 60%，L 20%，E 20%；粪便常规：潜血试验（＋），检获钩虫卵；肝炎标志物全阴性；凝血象正常，B 超肝胆脾胰双肾未见异常；双气囊小肠镜检查，见空肠中上段大量活体钩虫，部分叮咬在肠壁，叮咬处少量渗血。

　　讨论　1. 患者出现严重贫血的原因及其特征是什么？
　　　　　　2. 应如何防治钩虫病？

一、形态

（一）成虫

　　体长 1cm 左右，两种成虫外形相似，体壁半透明，活时为肉红色，死后灰白色。雌虫大于雄虫。虫体前端均向背侧仰曲，有发达的角质口囊。十二指肠钩虫前端和后端都向背侧弯曲，呈"C"形，口囊腹侧前缘有 2 对钩齿，美洲钩虫后端向腹侧弯曲，呈"s"形，口囊腹侧前缘有 1 对板齿（图 26-2）。虫体前端有 3 对单细胞腺体，可分泌抗凝素、乙酰胆碱酯酶、蛋白酶、胶原酶，能阻止宿主肠壁上伤口的血液凝固和降低宿主肠壁的蠕动功能。钩虫咽管为体长的 1/6，其后端略膨大，咽管壁肌肉发达，肌细胞交替收缩，有利于吸取血液。钩虫雌虫生殖系统为双管型，尾端呈圆锥状，阴门位于虫体腹面中部，十二指肠钩虫雌虫具尾刺。雄虫生殖系统为单管型，尾端角皮膨大，形成膜质交合伞，由肌肉性辐肋支撑，分为背辐肋、侧辐肋和腹辐肋，并有两根细长可收缩的交合刺。背辐肋的分支特点是鉴定虫种的重要依据之一。两种钩虫成虫形态鉴别要点见表 26-1。

表 26-1　两种钩虫成虫的形态比较

	十二指肠钩虫	美洲钩虫
大小（mm）	雌虫（10～13）×0.6 雄虫（8～11）×（0.4～0.5）	雌虫（9～11）×0.4 雄虫（7～9）×0.3
体形	头端与尾端均向背侧弯曲呈"C"形	头端向背侧弯曲，尾端向腹侧弯曲呈"s"形
口囊	腹侧前缘有 2 对钩齿	腹侧前缘有 1 对板齿
交合伞	略呈圆形	扁圆形
背辐肋	远端分 2 支，每支再分 3 小支	基部分 2 支，每支再分 2 小支
交合刺	两刺呈长鬃状，末端分开	一刺末端呈钩状，包于另一刺的凹槽中
雌虫尾部	有尾刺	无尾刺

（二）虫卵

　　两种钩虫虫卵相似，椭圆形，大小为（56～76）μm×（35～40）μm。卵壳薄而透明，卵内含卵细胞，新鲜粪便中的虫卵可见 2～4 个卵细胞，卵壳与细胞间有明显的空隙。如患者便秘或粪便放置较久，卵内细胞可分裂为多细胞期（图 26-3）。

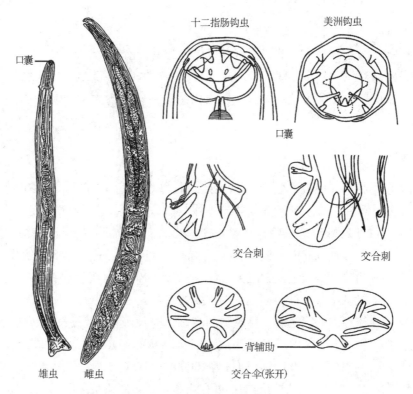

十二指肠钩虫　　　美洲钩虫

口囊

雄虫　雌虫　　　交合伞(张开)

图 26-2　两种钩虫成虫形态示意图

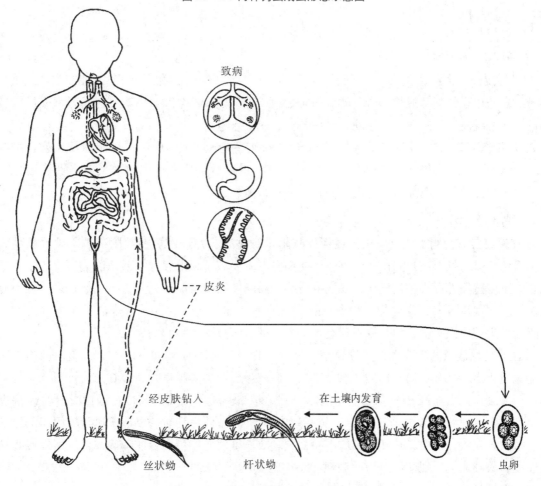

致病

皮炎

经皮肤钻入　　　在土壤内发育

丝状蚴　　　杆状蚴　　　虫卵

图 26-3　钩虫生活史及虫卵形态示意图

（三）幼虫

钩虫幼虫简称钩蚴，分杆状蚴和丝状蚴。杆状蚴体壁透明，前端钝圆，后端尖细，口腔细长，有口孔。第一期杆状蚴（0.23～0.4）mm×0.017mm，蜕皮一次发育为第二期杆状蚴，第二期杆状蚴约0.4mm×0.029mm，蜕皮一次发育为丝状蚴，丝状蚴为感染期幼虫，大小（0.5～0.7）mm×0.025mm，具有感染人体的能力。

二、生活史

两种钩虫生活史基本相同。成虫寄生于人体小肠上段，以血液、组织液、肠黏膜及脱落的上皮细胞为食。雌、雄虫交配后，雌虫产卵，卵随粪便排出体外，在隐蔽、潮湿、氧气充足、肥沃的土壤中，卵内细胞很快分裂，24～48小时孵出第一期杆状蚴，杆状蚴以土壤中的有机物或者细菌为食，48小时内幼虫第1次蜕皮，发育为第二期杆状蚴，经5～6天，虫体停止摄食，进行第2次蜕皮，发育为丝状蚴，即感染期幼虫。丝状蚴具有向温、向湿、向上、向植物茎叶的特性，当接触到人体皮肤时，活动力增强，多从足趾或手指内侧缘的毛囊、汗腺或组织的破损处侵入，也可经口腔、食管黏膜进入人体。幼虫经小静脉或淋巴管，随血流经右心到达肺，穿过肺的微血管进入肺泡，经支气管、气管上行至咽，随宿主吞咽经食管、胃到达小肠，2次蜕皮后发育为成虫。自丝状蚴经皮肤感染至成虫能产卵，一般需要5～7周（图26-5）。十二指肠钩虫日平均产卵量为10000～30000个，美洲钩虫为5000～10000个。成虫寿命一般为3～5年。也有报道，十二指肠钩虫可存活7年，美洲钩虫可存活13年。

三、致病性

（一）幼虫致病作用

1. 钩蚴性皮炎 俗称"粪毒"或"地痒疹"等，多见于与泥土接触的手指、足趾间等皮肤较薄处，表现为局部皮肤出现针刺、烧灼和奇痒感，继而出现充血斑点或丘疹。1～2天内成为水疱，抓破后可流出黄色液体，继发细菌感染形成脓疱，最后结痂、脱皮自愈。

2. 呼吸系统病变 钩蚴移行至肺时，穿破肺泡微血管进入肺泡，引起局部出血及炎症。患者出现咳嗽、痰中带血，可伴有畏寒、发热等全身症状。重者或过敏体质者可因超敏反应出现持续干咳和哮喘。外周血嗜酸性粒细胞明显增多。多数患者经数日自愈。

（二）成虫致病作用

1. 消化系统症状 钩虫成虫以钩齿或板齿咬附于肠黏膜，并经常更换咬附部位，导致肠黏膜点状出血及小溃疡，有时可形成片状出血性瘀斑。初期患者主要表现为上腹部不适及隐痛、恶心、呕吐、腹泻等症状。重度感染者可排柏油样便，如病变侵袭达黏膜下层或者肌层，或寄生虫数过多，可引起消化道大出血，临床误诊较多，应注意。少数患者出现喜食生米、生豆、瓦片、煤渣、泥土等，称为异嗜症。异嗜症发生的原因不明，似与铁损耗有关，服铁剂后多数患者症状消失。

2. 贫血 钩虫成虫的主要危害是导致宿主慢性失血。失血的原因如下。①成虫摄血：钩虫吸血后很快从消化道排出，具有唧筒样作用。②黏膜伤口血液渗出：虫体吸血时，头腺分泌抗凝素，使咬附处黏膜伤口不易凝血渗出血液，其渗出量和虫体吸血量相当。③更换咬附部位：钩虫吸血时经常更换咬附、吸血部位，造成新的损伤，而原伤口仍在渗血。此外，虫体活动时可以造成血管或组织的损伤，引起出血。宿主长期慢性失血，铁和蛋白质不断丢失。缺铁可使血红蛋白合成障碍，合成速度慢于红细胞新生的速度，故临床上出现的贫血为缺铁性、小细胞低色素型贫血。患者出现头晕、乏力，皮肤蜡黄，黏膜苍白，严重者可有心悸、气促、面部及下肢水肿等症状。

3. 婴儿钩虫病 多由十二指肠钩虫引起。孕妇或哺乳期妇女感染钩虫，幼虫可以通过胎盘感染胎儿或经乳汁感染婴儿，另外，婴儿使用被钩蚴污染的尿布或睡袋也可以感染。突出表现为急性便血性腹泻，黑便或柏油样便，面色苍白，消化功能紊乱，贫血多较严重。感染严重的儿童，可出现严重并发症，预后差，死亡率高。

四、实验室检查

粪便中查出虫卵或孵出钩蚴为确诊依据，主要有以下几种方法。

1. 生理氯化钠溶液直接涂片法　方法简单，但检出率低。

2. 饱和氯化钠溶液浮聚法　此法可提高检出率。根据钩虫卵比重（1.045~1.060）较饱和氯化钠溶液比重（1.20）轻，虫卵易浮聚于饱和氯化钠溶液表面。此法能提高检出率，可作为首选检查方法。

3. 钩蚴培养法　此法检出率和饱和氯化钠溶液浮聚法检出率相似，可根据幼虫的形态特点确定虫种，也可用于流行病学调查。但粪便标本需培养5~6天才能孵出幼虫，比较费时。

五、流行与防治

钩虫的流行呈世界性分布，热带和亚热带地区较普遍。在我国，钩虫病仍是严重危害人民健康的寄生虫病之一。一般南方感染高于北方，南方以美洲钩虫为主，北方则以十二指肠钩虫为主，大部分地区为两种钩虫混合感染。

钩虫病患者和带虫者是钩虫病的传染源，虫卵随粪便排出体外，通过施肥或随地排便等方式污染土壤。钩虫病流行主要和以下因素有关：土壤及自然环境适于钩虫卵和幼虫的发育、人们接触疫土的生活习惯及生产方式、个体的免疫力等。防治主要包括以下几个方面。

（1）控制传染源　普查普治患者和带虫者，控制和消除传染源是预防钩虫病的重要环节。常用驱虫药物有甲苯咪唑（100mg，一日2次，连服3天）、阿苯达唑（400mg，一日1次，连服3天）等。对钩虫病患者适当补充铁剂和维生素。

（2）加强粪便管理　不用新鲜粪便施肥，提倡粪便无害化处理后使用。

（3）加强个人防护　改良农田耕作方法，尽量避免手、足直接与泥土接触，提倡穿鞋下地，必要时可涂用防护剂（1.5%左旋咪唑硼酸乙醇、15%噻苯咪唑软膏）等预防感染。

第三节　蠕形住肠线虫

蠕形住肠线虫［*Enterobius vermicularis*（Linn，1758）Leach，1853］又称蛲虫，成虫寄生于人体的回盲部，可引起蛲虫病（enterobiasis）。感染率儿童高于成人，城市多于农村，尤以幼儿园等儿童聚集场所感染率高。

一、形态

（一）成虫

蛲虫成虫乳白色，细小似线头状。虫体前端角皮膨大形成头翼，体两侧角皮突出如脊形成侧翼，虫体角皮有横纹。咽管末端膨大呈球形，称咽管球。雌虫大小为（8~13）mm×（0.3~0.5）mm，虫体中部膨大，尾端长而尖细，尖细部分约占虫体长的1/3，生殖器官为双管型。雄虫大小为（2~5）mm×（0.1~0.2）mm，尾端向腹面卷曲，具有交合刺一根。生殖器官为单管型（图26-4）。

（二）虫卵

蛲虫卵为不对称椭圆形，一侧扁平，一侧稍凸，大小为（50~60）μm×（20~30）μm。卵壳厚，无色透明，卵内含蝌蚪期胚胎（图 26 - 4）。

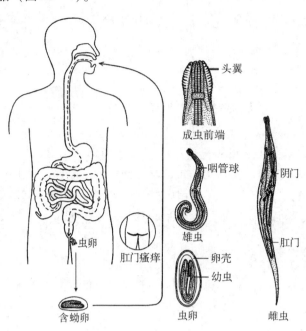

图 26 - 4　蛲虫生活史及成虫和虫卵形态示意图

二、生活史

蛲虫成虫寄生于人体的盲肠，以及结肠、直肠和回肠下段等。虫体以肠内容物、组织液或血液为食。雌、雄虫交配后，雄虫很快死亡。在肠内温度及低氧的环境，雌虫不排卵或少量排卵，当患儿入睡后，肛门括约肌松弛，部分雌虫移行至肛门外，由于温度、湿度的改变及冷空气刺激，在肛门外皮肤皱褶处产卵。雌虫产卵后多干枯死亡，少数可逆行经肛门返回肠腔，偶可移行进入女性阴道、尿道等致异位寄生。虫卵黏附在肛门周围皮肤上，在温度为 34～36℃、湿度为 90%～100% 及氧气充足的条件下，虫卵很快发育，约经 6 小时卵内幼虫蜕皮一次发育为感染期虫卵。当患儿用手搔抓肛门附近皮肤，虫卵污染手指，再经口感染。虫卵也可通过污染食物、用具或散落于床单等，经口或随空气吸入使人感染。虫卵在小肠内孵出幼虫，并沿小肠下行，途中蜕皮两次，至结肠再蜕皮一次发育为成虫（图 26 - 4）。自食入感染期虫卵至发育为成虫产卵需 2～6 周。雌虫寿命为 2～4 周。

三、致病性

雌虫在肛周爬行产卵引起肛门及会阴部皮肤瘙痒，抓破皮肤时常引起继发感染，出现湿疹样皮炎。患者常有烦躁不安、失眠、食欲减退、消瘦、夜间磨牙及夜惊等症状。长期反复感染，会影响儿童的身心健康。蛲虫在肠道寄生可引起局部刺激，附着处肠黏膜轻度损伤，出现慢性炎症及消化功能紊乱。蛲虫可寄生阑尾，引起阑尾炎。此外，还可以异位寄生引起异位损害，如侵入女性阴道，引起阴道炎，继而导致子宫内膜炎、输卵管炎；侵入尿道，可出现尿道炎、膀胱炎，腹腔、腹膜、盆腔、肠壁、肝、肺等处异位寄生亦屡见报道。

四、实验室检查

蛲虫是体内寄生体外产卵，因此粪便检查虫卵的阳性率极低。

病原学检查常采用棉签拭子法或透明胶纸法。在肛周取材查虫卵是最好的实验诊断方法，注意要在清晨排便前进行检查。

如在粪便内检获成虫或在患儿睡后在肛周查看发现成虫也可确诊。

五、流行与防治

蛲虫病感染较普遍，尤其在托幼机构，儿童感染率更高。有蛲虫感染的人是唯一的传染源，传播的主要方式是肛门—手—口的自体外重复感染。其次还可以通过间接接触和呼吸道吸入感染。还有少数发生逆行感染，主要是在肛门周围孵化出幼虫，经肛门进入肠道内发育为成虫。

防治原则：综合防制，做好宣传教育，讲究公共卫生、家庭卫生及个人卫生；教育儿童养成不吸吮手指、勤剪指甲、饭前、便后洗手的习惯；对幼儿园儿童应定期普查普治。常用的治疗药物有阿苯达唑（400mg，儿童减半，顿服）、甲苯咪唑（200mg，顿服）等。

第四节　毛首鞭形线虫

PPT

毛首鞭形线虫（*Trichuris trichiura* Linnaeus，1758）简称鞭虫。呈世界性分布，是一种常见的人体肠道寄生虫。成虫寄生于人体盲肠，引起鞭虫病（trichuriasis）。

一、形态

（一）成虫

成虫形似马鞭，前部细长约占虫体长的3/5，内含细长的咽管，有杆状细胞组成的杆状体所包绕。后部较粗占虫体长的2/5，内含肠管和生殖器官，雌雄生殖器官均为单管型，肛门开口于虫体末端。雌虫长35～55mm，尾端钝圆而直。雄虫长30～45mm，尾端向腹面卷曲，具交合刺1根（图26－5）。

（二）虫卵

虫卵呈纺锤形，大小为（50～54）μm×（22～23）μm，黄褐色。卵壳较厚，两端各具一透明的塞状突起，内含1个未分裂的卵细胞（图26－5）。

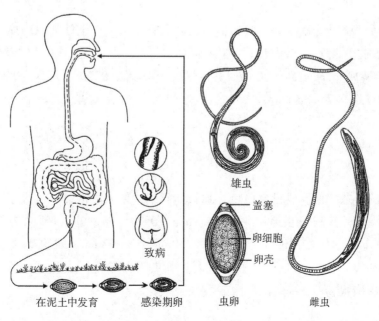

图26－5　鞭虫生活史及成虫和虫卵形态示意图

二、生活史

成虫寄生于人体盲肠。以宿主组织液和血液为食。雌、雄虫交配后，雌虫产出的虫卵随粪便排出体外，在适宜的温度（26~30℃）和湿度下，经3~5周发育为感染期卵。人食用被感染期卵污染的食物或水而感染。进入人体后在小肠内孵出幼虫，钻入肠黏膜，摄取营养，经10天左右，幼虫回到肠腔，移行至盲肠发育为成虫（图26-5）。自感染期卵经口感染至雌虫产卵需1~3个月。成虫寿命一般3~5年，雌虫每日产卵5000~7000个。

三、致病性

鞭虫成虫以其细长的前段插入肠黏膜乃至肠黏膜下层，引起机械性损伤，加之虫体代谢产物的刺激，导致肠黏膜充血、水肿、出血等，少数形成肉芽肿。轻度感染一般无明显症状，重度感染时可有食欲不振、消瘦、贫血、腹痛、慢性腹泻。儿童重度感染可导致贫血、直肠脱垂等。

四、实验室检查

粪便中检获虫卵为确诊依据。常用生理氯化钠溶液直接涂片，也可用饱和氯化钠溶液浮聚法、水洗自然沉淀法提高检出率。借助乙状结肠镜或纤维结肠镜检查时，可见虫体附着于肠黏膜上而确诊。

五、流行与防治

鞭虫的分布及流行基本与蛔虫相似，常与蛔虫感染并存。人是唯一的传染源。虫卵在适宜的环境中可保持感染力数月至数年。

防治原则同蛔虫。如加强粪便管理，注意个人卫生，患者和带虫者应定期驱虫，常用驱虫药有阿苯达唑、甲苯咪唑等。

第五节　班氏吴策线虫和马来布鲁线虫

丝虫（filaria）属于丝虫总科，是由吸血节肢动物传播的一类寄生性线虫，成虫寄生于人及其他脊椎动物的淋巴系统、皮下组织、结缔组织及体腔等处。目前已知可寄生于人体的丝虫有8种，我国仅有班氏吴策线虫［*Wuchereria bancrofti*（Cobbold，1877）Seurat，1921］（班氏丝虫）和马来布鲁线虫［*Brugia malayi*（Brug，1927）Buckley，1958］（马来丝虫），严重危害流行区居民的健康和经济发展。

一、形态

（一）成虫

两种丝虫成虫的形态相似。成虫乳白色，细长如丝线，体表光滑，雌虫大于雄虫，尾端钝圆。班氏丝虫比马来丝虫稍大。班氏丝虫雌虫平均86.1mm×0.245mm，雄虫平均37.6mm×0.126mm；马来丝虫雌虫平均56.1mm×0.191mm，雄虫平均24.0mm×0.092mm。雌虫生殖系统为双管型，阴门靠近头端的腹面，卵巢位于虫体后部，子宫粗大。雌虫为卵胎生，直接产幼虫，此幼虫称微丝蚴。雄虫尾端向腹面呈螺旋状卷曲2~3圈，生殖系统为单管型。

（二）微丝蚴

微丝蚴活时呈蛇样运动，细长，头端钝圆，尾端尖细，外披鞘膜。染色后在光学显微镜下可见体内有很多圆形或椭圆形的细胞核，称体核。前端无体核处称头间隙。虫体前端 1/5 处的无核区为神经环，其后可见排泄孔。尾部有核或无核（图 26 - 6）。两种微丝蚴的鉴别要点见表 26 - 2。

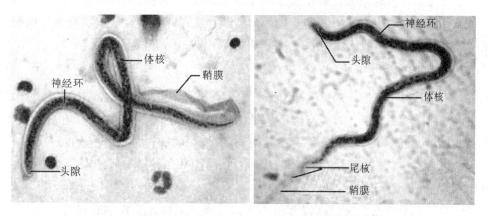

图 26 - 6　班氏微丝蚴和马来微丝蚴形态

表 26 - 2　班氏微丝蚴与马来微丝蚴鉴别点

	班氏微丝蚴	马来微丝蚴
大小（μm）	（254～296）×（5.3～7.0）	（177～230）×（5～6）
体态	柔和，弯曲自然	弯曲僵硬，大弯上有小弯
头间隙（长：宽）	较短（1:1 或 1:2）	较长（2:1）
体核	圆形或椭圆形，各核分开，排列整齐，清晰可数	椭圆形，大小不等，排列紧密，互相重叠，不易分清
尾核	无	有 2 个，前后排列

二、生活史

班氏丝虫和马来丝虫的生活史基本相似，完成生活史都需经过两个发育阶段，即幼虫在中间宿主蚊体内和成虫在终宿主人体内的发育过程（图 26 - 7）。

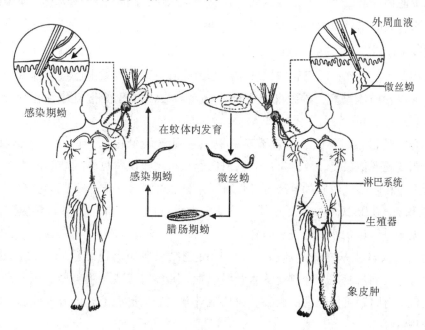

图 26 - 7　丝虫生活史示意图

（一）在蚊体内的发育

当蚊虫叮咬丝虫感染者时，微丝蚴被吸入蚊胃，在蚊胃内，经 1~7 小时，脱去鞘膜，穿过胃壁经血腔侵入胸肌。在胸肌内幼虫蜕皮 2 次，发育为感染期幼虫，即丝状蚴。丝状蚴离开胸肌，进入血腔，多数到达蚊下唇。当蚊再次叮吸人血时，丝状蚴自蚊的下唇逸出，经皮肤进入人体。

（二）在人体内的发育

丝状蚴进入人体后可迅速进入附近的小淋巴管，再移至大淋巴管或淋巴结内寄生，经 2 次蜕皮发育为成虫。成虫以淋巴液为食。雌、雄虫交配后，雌虫产出微丝蚴，微丝蚴可停留在淋巴液中，但多数随淋巴液进入血液循环。自感染丝状蚴至外周血液中查见微丝蚴的时间，班氏丝虫 3~5 个月，马来丝虫大多为 2~3 个月。成虫寿命一般为 4~10 年，个别可长达 40 年。微丝蚴的寿命一般为 1~3 个月，最长可存活两年以上。

两种丝虫成虫寄生于淋巴系统的部位有所不同，马来丝虫多寄生在四肢浅部淋巴系统，以下肢为多；班氏丝虫除寄生在浅部淋巴系统外，还可寄生在深部淋巴系统。微丝蚴白天滞留于肺微血管，夜间出现在外周血液，微丝蚴在外周血液中夜多昼少的现象称为夜现周期性。两种微丝蚴出现于外周血液中的高峰时间略有不同，班氏微丝蚴为晚上 10 时到次晨 2 时，马来微丝蚴为晚上 8 时至次晨 4 时。

三、致病性

（一）潜伏期

丝虫病的潜伏期多为 4~5 个月，也有 1 年甚至更长者。

（二）急性期过敏和炎症反应

患者在感染早期，淋巴管可出现内皮细胞增生、炎症细胞浸润，导致淋巴管壁增厚、瓣膜功能损害、管内形成淋巴栓。临床表现为周期性发作的淋巴管炎、淋巴结炎和丝虫热等。发作时见一条红线自上而下离心性发展，以下肢为多见，俗称"流火"。当炎症波及小腿皮肤浅表淋巴管时，局部出现丹毒样皮炎。淋巴结炎时局部淋巴结肿大，有压痛。在班氏丝虫病，除有上述症状外，还可因成虫寄生在精索、附睾和睾丸附近的淋巴管引起精索炎、附睾炎和睾丸炎。

（三）慢性期阻塞性病变

随着急性炎症的反复发作，淋巴管内出现增生性肉芽肿，最后导致淋巴管的部分或完全阻塞。由于阻塞部位以下的淋巴管内压增高，导致淋巴管曲张甚至破裂，淋巴液进入周围组织。由于阻塞部位不同，患者的临床表现也不同。

1. 象皮肿　淋巴管破裂，淋巴液积聚于皮下组织，刺激纤维组织增生，使局部皮肤明显增厚，弹性减弱，皮肤变粗变硬形似象皮，故称象皮肿。班氏丝虫病象皮肿常见于四肢和阴囊，股、小腿和足部均可波及，尚可发生在阴茎、阴唇和乳房等部位。马来丝虫病则多局限于下肢和膝以下。

2. 睾丸鞘膜积液　为班氏丝虫病常见体征。精索淋巴管阻塞，淋巴液渗入鞘膜腔内，引起鞘膜积液。鞘膜积液多见于一侧，积液中可查见微丝蚴。

3. 乳糜尿　为班氏丝虫病常见症状。主动脉前淋巴结或肠干淋巴结阻塞，致腰干淋巴压力增高，使从小肠吸收的乳糜液回流受阻，经侧支流入肾淋巴管，并经肾乳头黏膜破损处流入肾盂，混于尿中排出，尿液呈乳白色。有时肾毛细血管的破裂，可出现乳糜血尿。淋巴液亦可流入肠腔、腹腔，出现乳糜腹泻、乳糜腹腔积液。

4. 其他　女性乳房丝虫结节在流行区不少见。偶可见眼丝虫病，脾、胸、背、颈、臀等的丝虫性肉芽肿，丝虫性心包炎，乳糜胸腔积液等。

四、实验室检查

（一）病原学检查

查到微丝蚴或成虫即可诊断本病。

1. 血液微丝蚴检查 由于微丝蚴具有夜现周期性，采血时间应以夜间9时至次晨2时为宜。

（1）厚血膜法 取末梢血3大滴（约60μl）涂成厚血膜，干后溶血染色镜检。此法检出率高，也是最常用的方法。

（2）新鲜血滴法 取末梢血1大滴置于载玻片上的生理氯化钠溶液中，加盖片镜检，观察活动的微丝蚴。

（3）浓集法 取静脉血1~2ml，经溶血后离心沉淀，取沉渣镜检。

（4）枸橼酸乙胺嗪白天诱出法 对夜间采血不方便者，白天口服枸橼酸乙胺嗪2~6mg/kg体重，于30~90分钟内采血检查，白天可查到微丝蚴。

2. 体液和尿液查微丝蚴 可取鞘膜积液、淋巴液、乳糜尿、乳糜腹腔积液、乳糜胸腔积液及心包积液或尿液离心沉淀做直接涂片、染色镜检，或用薄膜过滤浓集法检查。

3. 组织内活检成虫 对淋巴结肿大或乳房等部位有可疑结节的患者可用注射器从可疑淋巴结中抽取成虫镜检。

（二）免疫学检查

对感染早期，轻度感染及晚期丝虫病患者，血液及体液中不易查到微丝蚴，可用免疫学方法做辅助诊断。

五、流行与防治

丝虫病是我国五大寄生虫病之一。班氏丝虫病呈世界性分布，主要流行于热带和亚热带；马来丝虫病仅限于亚洲，主要流行于东南亚。我国的山东、安徽、江苏、上海、浙江、江西、福建、广东、广西、海南等地曾有丝虫病流行。目前我国丝虫病已经基本消除。

血中带有微丝蚴的患者和带虫者都是本病的传染源。我国传播班氏丝虫病的媒介主要是淡色库蚊和致倦库蚊，其次为中华按蚊；传播马来丝虫病的媒介主要是中华按蚊和嗜人按蚊。人体对丝虫普遍易感。

普查普治和防蚊灭蚊是防制丝虫病的两项重要措施。治疗药物有枸橼酸乙胺嗪（乙胺嗪）、呋喃嘧酮和伊维菌素等。

⊕ **知识链接**

河盲症

旋盘尾线虫简称盘尾丝虫，寄生于人体皮肤内，引起盘尾丝虫病。盘尾丝虫病的中间宿主为蚋，当雌蚋叮人（感染者）吸血时，微丝蚴即随组织液进入蚋的体内，经过两次蜕皮发育为感染期幼虫，当蚋再次叮咬健康人体时，感染期幼虫侵入皮肤而感染，幼虫在皮下组织蜕皮发育为成虫。

盘尾丝虫的成种和幼虫对人体均有致病作用，但以幼虫为主。尤其幼虫可进入人体眼部，造成严重的眼部损害甚至失明，是世界上第二大由感染致盲的疾病。而中间宿主蚋喜欢生活在流速很快，氧气充足的河边，因而得名河盲症。

河盲症主要流行于非洲、拉丁美洲及西亚的也门和苏丹等30多个国家。盘尾丝虫病被世界卫生组织列为重点防控的热带病之一。

PPT

第六节　旋毛形线虫

→ 案例引导

　　案例　患者，男，患者主因肌肉酸痛三周，加重伴眼睑及面部水肿一周就诊。患者三周前开始出现全身疼痛，以四肢肌肉疼痛为重，且疼痛逐渐加重，伴有咀嚼、吞咽困难，查体：T 37.3℃，P 110 次/分，R 24 次/分，BP 125/85mmHg，痛苦面容，眼睑和面部微肿，眼睑无黄染，腓肠肌、肱二头肌、肱三头肌有压痛。血常规检查：白细胞总数 12×10^9/L；分类：中性粒细胞55%，淋巴细胞20%，嗜酸性粒细胞30%。追问病史，患者一个月前曾经外出吃过烤猪肉，之后出现轻度恶心、呕吐及腹痛，自行服药后缓解。医生经过多项检查后怀疑可能有旋毛虫感染，进行旋毛虫抗体检测阳性，腓肠肌检测出旋毛虫幼虫，确诊为旋毛虫病。

　　讨论　1. 该病的诊断依据是什么？

　　　　　　2. 患者感染旋毛虫病的可能原因是什么？如何预防？

　　旋毛形线虫 [*Trichinella sprialis*（Owen，1835）Railliet，1895] 简称旋毛虫。旋毛虫的成虫和囊包幼虫分别寄生于同一宿主（人或多种哺乳动物）的小肠和骨骼肌细胞内，可引起旋毛虫病（trichinellosis）。主因生食或半生食含有旋毛虫囊包幼虫的肉类或肉制品所致。主要临床症状为胃肠道症状、发热、眼睑水肿和全身性肌肉疼痛。幼虫侵入心、肺、脑等其他脏器时，可引起急性炎症和间质水肿，如心肌炎、肺炎或脑炎。旋毛虫病呈全球性分布，重度感染可致人死亡，是一种危害严重的人兽共患寄生虫病。

一、形态

（一）成虫

　　细小，乳白色，头端较尾端稍细，雌雄异体。雄虫尾端向腹侧卷曲，雌虫尾端钝直。雄虫大小为（1.4~1.6）mm×（0.04~0.05）mm，雌虫长（3.0~4.0）mm×（0.05~0.06）mm。成虫的消化道由口、咽、肠管、肛门组成。口为圆形，咽管长，占体长的1/3~1/2。在咽管后段的背侧有45~55个单层串珠状排列的杆细胞构成的杆状体。

（二）幼虫

　　刚产出的新生幼虫大小为124μm×6μm。成熟幼虫寄生在宿主横纹肌细胞内，长约1mm，头端较细，尾端钝圆，咽管结构与成虫相似，卷曲于梭形囊包中，称为囊包幼虫。囊包大小为（0.25~0.5）mm×（0.21~0.42）mm，多呈纺锤形，其纵轴与肌纤维平行，囊壁较厚，分内、外两层，由成肌细胞退变以及结缔组织增生形成，一个囊包内通常含有1~2条幼虫（图26-8）。

二、生活史

　　旋毛虫成虫寄生于宿主小肠，主要在十二指肠和空肠上段；幼虫则寄生在同一宿主的骨骼肌细胞内。在旋毛虫发育过程中，无外界发育阶段，但完成生活史必须要转换宿主。

　　当人或动物食入了含活囊包幼虫的肉类或肉制品后，在胃液的作用下，幼虫自囊包中逸出，侵入十二指肠及空肠上段的肠黏膜内，24小时后返回肠腔。在感染后的48小时内，幼虫经4次蜕皮发育为成虫（图26-8）。雌、雄虫交配后，多数雄虫1周后死亡，雌虫则重新侵入肠黏膜内继续发育，一般在感染后 5 ~ 7 天开始产出新生幼虫。每一条雌虫可产幼虫 1500 ~ 2000 条，产幼期可持续 4 ~ 16 周或更长。雌虫寿命一般为 1 ~ 2 个月，个别可达 3 ~ 4 个月。

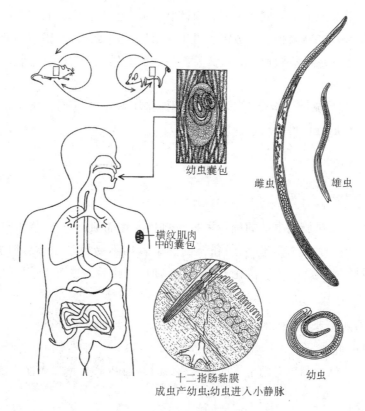

幼虫囊包

横纹肌肉中的囊包

雌虫　雄虫

幼虫

十二指肠黏膜
成虫产幼虫;幼虫进入小静脉

图 26 - 8　旋毛虫生活史及虫体形态示意图

新生幼虫侵入局部淋巴管或小静脉，随淋巴和血液循环到达宿主全身各处，但只有到达骨骼肌内的幼虫才能进一步发育。幼虫穿破微血管，进入肌细胞内，约在感染后 1 个月，幼虫周围形成梭形囊包。幼虫定居的部位多是活动较多、血液丰富的肌肉，如膈肌、舌肌、咬肌、咽喉肌、胸肌、肋间肌及腓肠肌等处。此期幼虫对新宿主具有感染力，但如无进入新宿主的机会，多在感染后 6 个月自囊包两端开始钙化，囊包内幼虫逐渐失去感染能力并死亡。但有时钙化囊包内的幼虫也可继续存活数年之久，在人体内幼虫最长可存活 30 年之久。

三、致病性

旋毛虫对人体致病的程度与诸多因素有关，如食入囊包幼虫的数量及其感染力；幼虫侵犯的部位及机体的功能状态，特别是与人体对旋毛虫有无免疫力等因素关系密切。轻度感染者可无明显症状，重者临床表现复杂多样，如未及时诊治，患者可在发病后 3 ~ 7 周内死亡。临床表现如下。

1. 潜伏期　2 ~ 45 天，多为 10 ~ 15 天，潜伏期长短与病情轻重呈负相关，而临床症状轻重则与感染虫量呈正相关。

2. 侵入期　也称肠型期，是幼虫在小肠内脱囊到发育为成虫的阶段。患者可有恶心、呕吐、腹痛、腹泻等胃肠症状，同时伴有厌食、乏力、畏寒、低热等全身症状。除严重感染者外，胃肠道症状一般较轻，易被忽视。

3. 幼虫移行期　也称肌型期，是新生幼虫随淋巴、血液循环移行至全身各器官及侵入骨骼肌内的发育阶段。表现为持续性高热、水肿、过敏性皮疹和肌肉疼痛等症状。多在发病后第 2 周出现。发热多伴畏寒，以弛张热或不规则热为常见，多在 38 ~ 40℃，持续 2 ~ 8 周。同时，约 80% 患者出现水肿，以眼睑、眼眶周围及面部最为常见，重者可有下肢或全身水肿。进展迅速为其特点，多持续 1 周左右。约 20% 患者出现猩红热样皮疹或荨麻疹。肌肉疼痛多与发热同时或继发热、水肿之后出现。全身性肌痛是该病最突出的症状，患者常有肌肉肿胀，压痛，有硬结感，以肱二头肌、肱三头肌及腓肠肌明显。多为强迫屈曲状态，不敢活动而呈瘫痪样。部分患者可出现咀嚼、吞咽和说话困难、动眼及深呼吸障碍。严重感染者可因心肌炎、心力衰竭、败血症，或并发肺炎、脑炎死亡，其中，心肌炎是急性旋毛虫病最常见的致死原因。

4. 恢复期 也称囊包形成期，指囊包形成及受损肌细胞修复的过程。全身性症状如发热、水肿和肌痛逐渐减轻或消失，但肌痛仍可持续数月。

四、实验室检查

（一）病原学检查

肌肉活检发现囊包幼虫是旋毛虫病的确诊依据。自患者疼痛肌肉（多为腓肠肌、肱二头肌或三角肌）摘取样，肌肉压片或切片镜检，但早期和轻度感染者均不易检获虫体，肌肉活检的阳性率仅为 50% 左右。对患者吃剩的肉类，用人工消化分离法，将肌肉消化后，去沉渣镜检幼虫，可提高检出率。

（二）免疫学检查

应用免疫学方法检测患者血清中的特异性抗原和抗体，是目前诊断该病的主要辅助手段。发病早期 IgM 抗体阳性，后期 IgG 抗体阳性，其可存在较长时间。ELISA 检测患者血清循环抗原，可作为早期诊断及疗效考核的指标。核酸检测也有助于早期监测和诊断，如 PCR 扩增患者血中旋毛虫 DNA。

五、流行与防治

（一）流行

旋毛虫病呈世界性分布，但以欧洲、北美洲发病率较高。我国自 1964 年在西藏首次发现人体旋毛虫病以后，相继在云南、贵州、甘肃、四川、河南、福建、江西、湖北、广东、广西、内蒙古、吉林、辽宁、黑龙江、天津等地都有人体感染的报道，或造成局部流行和暴发流行的报道，其中河南、云南、东北地区是旋毛虫病的高发地区。

1. 传染源 旋毛虫宿主广泛，除人以外，可感染 150 多种哺乳动物，如猪、犬、鼠、猫及野猪、熊、狼、狐等野生动物都是旋毛虫的保虫宿主。旋毛虫病的流行与猪的关系最为密切，所以猪是主要的传染源，犬、鼠次之。

2. 传播途径 旋毛虫病主要是因为生食或半生食含有旋毛虫囊包幼虫的肉类或肉制品所致。在我国云南一些地区，居民有食"杀片""生皮""剁生"的习俗，极易引起本病的暴发流行。我国北方虽没有吃生肉的习惯，感染多因吃未煮熟的肉馅饺子或吃涮羊肉、涮猪肉、爆炒猪肉片等。此外，切生肉的刀或砧板因污染了旋毛虫幼虫囊包，也可能成为传播因素。

3. 易感人群 普遍易感。感染后会有一定的免疫力，再感染时可无或仅有轻度症状。

（二）防治

1. 加强卫生宣教 不生食或半生食猪肉或其他动物肉类及其制成品，提倡生、熟食品刀砧分开，防止生肉屑污染餐具。旋毛虫囊包内的幼虫对低温的抵抗力较强。

2. 控制和管理传染源 改善养猪方法，提倡圈养，保持猪舍清洁卫生。饲料应加热处理，以防猪吃到含有旋毛虫囊包幼虫的肉屑。消灭本病保虫宿主鼠类以减少传染源。

3. 加强肉类检疫 未经检疫的猪肉不准上市和销售，感染旋毛虫的猪肉要坚决销毁。库存猪肉经低温冷冻处理，在 −15℃冷藏 20 天以上，或 −20℃冷藏至少 24 小时，可杀死幼虫。

4. 治疗　阿苯达唑对旋毛虫各期均有良好的效果，为目前国内治疗本病的首选药物。成人剂量为每天 20 ~ 30mg/kg，一天 2 次；儿童剂量为 20mg/kg，一天 2 次，连服 5 ~ 7 天为一疗程。多数患者于治疗开始后 2 天退热，3 ~ 5 天内体温恢复正常，水肿消退，肌痛明显减轻并逐渐消失。对重症患者，肾上腺皮质激素可与阿苯达唑同时应用，具有降低高热、减轻肌痛及缓解中毒症状的效果。一般可选用氢化可的松 100mg 静脉滴注或泼尼松 10mg，一天 3 次口服，疗程不宜长，一般用药 3 ~ 10 天。

PPT

第七节　广州管圆线虫

广州管圆线虫 ［*Angiostrongylus cantonensis*（Chen，1935）Dougherty，1946］寄生于鼠类肺部血管。最早是我国学者陈心陶在广东家鼠及褐家鼠体内发现。主要为动物寄生虫，但也可偶然侵入人体，引起嗜酸性粒细胞增多性脑膜脑炎和脑膜炎。1945 年首例广州管圆线虫病在中国台湾地区发现。

一、形态

（一）成虫

成虫线状，角皮透明光滑，具微细环状横纹。头端钝圆，头顶中央有一小圆口，口周有环状唇，外有两圈感觉乳突。食管棍棒状，肛孔开口于虫体末端。雄虫（11 ~ 26）mm × （0.21 ~ 0.53）mm，尾端略向腹面弯曲，交合伞对称，肾形，内有辐肋支撑。具两根交合刺雌虫（17 ~ 45）mm × （0.3 ~ 0.66）mm，尾端呈斜锥形，阴门开口于肛孔之前。子宫双管型，白色，与充满血液的肠管缠绕成红（或黑褐）、白相间的螺旋纹（图 26 − 9）。

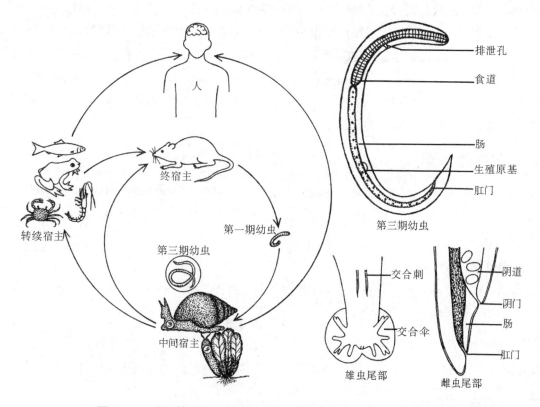

图 26 − 9　广州管圆线虫生活史、第三期幼虫和成虫尾部形态示意图

（二）虫卵

无色透明，椭圆形，大小为（64.2～82.1）μm×（33.8～48.3）μm，从鼠肺血液中收集的虫卵，可见卵内从单细胞至幼虫的各个发育阶段。

二、生活史

成虫寄生于多种鼠类肺动脉内，偶见于右心。虫卵产出后在肺毛细血管内发育成熟，并孵出第一期幼虫，幼虫穿破毛细血管进入肺泡，沿呼吸道上行至咽部，再吞入消化道，然后随宿主粪便排出体外。第一期幼虫在体外潮湿或有水的环境中可活3周，但不耐干燥。当它被吞入或主动侵入中间宿主螺蛳或蛞蝓体内后，幼虫即可进入宿主肺及其他内脏、肌肉等处，在适宜温度（25～26℃），约经1周蜕皮为第二期幼虫，2周后经第2次蜕皮，发育成第三期（感染期）幼虫。鼠类等终宿主因吞入含有感染期幼虫的中间宿主、转续宿主以及被幼虫污染的食物而感染。第三期幼虫在终宿主的胃内脱鞘进入肠壁小血管，随血液循环，经肝、肺、左心至身体各部器官，但多数幼虫沿颈总动脉到达脑部，在脑部经2次蜕皮后从脑静脉系统经右心回到肺动脉定居。从感染期幼虫感染终宿主到粪便中出现幼虫需6～7周。

人是广州管圆线虫的非正常宿主，幼虫侵入后主要停留在中枢神经系统，如自患者的大脑髓质、脑桥、小脑和软脑膜曾发现幼虫。但如幼虫进入肺部，似也可在肺血管内完成发育。中国台湾地区曾报道从人肺检获成虫，而且雌虫子宫内含虫卵。人的感染是由于食入生的或半生的中间宿主螺类、蛞蝓或转续宿主蛙类、鱼、虾、蟹等所致。

三、致病性

广州管圆线虫幼虫在人体移行，侵犯中枢神经系统引起嗜酸性粒细胞增多性脑膜脑炎或脑膜炎，以脑脊液中嗜酸性粒细胞数显著升高为特征。病变集中在脑组织，除大脑及脑膜外，还包括小脑、脑干及脊髓等处。主要病变为充血、出血、脑组织损伤及引起巨噬细胞、淋巴细胞、浆细胞和嗜酸性粒细胞所组成的肉芽肿性炎症反应。临床症状主要为急性剧烈头痛，头痛一般为胀裂性乃至不能忍受；其次患者可表现为颈项强直，出现肌痛、颈部运动疼痛、皮肤刺痛等，也可出现恶心、呕吐、低或中度发热及精神异常。少数患者可出现面瘫及感觉异常，如麻木、烧灼感等。严重病例可有瘫痪、嗜睡、昏迷，甚至死亡。本虫偶可累及鼻、眼、肺或腹部。

四、实验室检查

询问病史，患者有无接触或食用本虫中间宿主或转续宿主史；典型的神经系统症状与体征；脑脊液压力升高，外观浑浊或乳白色；白细胞计数可多达（0.5～2）×10⁹/L，其中嗜酸性粒细胞超过10%，多数在20%～70%。

（一）病原学检查

从脑脊液、眼或其他部位检获幼虫或发育期成虫即可确诊，但一般检出率不高。也可从所食用的螺肉、蛙肉、鱼肉中检查幼虫。

（二）免疫学检查

常用的有皮内试验、ELISA等。后者检测患者血清中特异性抗体是目前诊断本病最常用方法。

五、流行与防治

广州管圆线虫分布于热带、亚热带地区，从南纬23°到北纬23°。已有确诊病例报道的国家及地区有泰国、马来西亚、越南、中国、日本、夏威夷、新赫布里底群岛等。

我国主要在台湾、香港、广东、浙江、福建、海南、天津、黑龙江、辽宁、湖南等地，多呈散在分布。北京市和温州市曾出现小规模暴发流行。

预防措施主要为不生食或半生食含感染期寄生虫的中间宿主，不吃生菜，不喝生水。灭鼠以消灭传染源对预防本病有重要意义。

阿苯达唑对本病有良好疗效。缓解头痛可服用阿司匹林，也可腰椎穿刺适量排放脑脊液，以减轻颅内压。治疗时应注意虫体在脑和脊髓内死亡引起的不良反应，可配合地塞米松及甘露醇等对症治疗。眼部广州管圆线虫病首选外科手术摘除或激光治疗。

目标检测

答案解析

1. 似蚓蛔线虫的感染阶段为
   - A. 蛔虫受精卵
   - B. 蛔虫未受精卵
   - C. 感染期蛔虫卵
   - D. 丝状蚴
   - E. 蛔虫受精卵、未受精卵

2. 蛔虫病最常见的并发症为
   - A. 肠梗阻
   - B. 胆道蛔虫症
   - C. 胰腺炎
   - D. 阑尾炎
   - E. 肠穿孔

3. 蛲虫病最常用的实验诊断方法是
   - A. 饱和氯化钠溶液浮聚法
   - B. 直接涂片法
   - C. 厚涂片法
   - D. 透明胶纸粘贴法
   - E. 离心沉淀法

4. 下列不属于鉴别十二指肠钩虫和美州钩虫的形态学依据的是
   - A. 成虫的体形
   - B. 成虫的口囊
   - C. 雄虫的交合伞
   - D. 雄虫的交合刺
   - E. 虫卵的形态

5. 钩虫所致贫血为
   - A. 巨幼细胞贫血
   - B. 溶血性贫血
   - C. 小细胞低色素性贫血
   - D. 正常细胞性贫血
   - E. 镰状细胞贫血

6. 钩虫病实验诊断最常用、阳性率高的方法是
   - A. 饱和氯化钠溶液浮聚法
   - B. 直接涂片法
   - C. 自然沉淀法
   - D. 肛门拭子法
   - E. 肠黏膜活组织检查

7. 丝虫致病的最主要阶段是
   - A. 微丝蚴
   - B. 成虫
   - C. 感染期幼虫
   - D. 杆状蚴
   - E. 腊肠期幼虫

8. 旋毛形线虫的感染方式为
   - A. 经口
   - B. 经皮肤
   - C. 输血
   - D. 媒介昆虫叮咬
   - E. 直接接触感染

9. 主要以幼虫期对人致病的线虫是
   - A. 蛔虫
   - B. 鞭虫
   - C. 蛲虫
   - D. 钩虫
   - E. 旋毛虫

10. 下列可以导致内脏幼虫移行症的虫体是

    A. 蛔虫　　　　　　　　　B. 钩虫　　　　　　　　　C. 丝虫

    D. 广州管圆线虫　　　　　E. 旋毛虫

书网融合……

本章小结　　　　　　　　微课　　　　　　　　题库

第二十七章　吸　虫

📖 **学习目标**

　　知识目标　能正确区分4种线虫的形态；掌握其生活史及致病特点；了解4种吸虫病的防治原则。

　　能力目标　能够运用所学知识进行虫种鉴别及相关吸虫病的护理。

　　素质目标　具备求真、严谨、务实的工作态度。

　　寄生人体的吸虫属于扁形动物门的吸虫纲复殖目，因有口、腹两个吸盘而得名。除裂体吸虫外，均为雌雄同体。虫体呈叶状或椭圆形。消化道不完整，生殖器官发达。吸虫的生活史均需经历有性世代与无性世代的交替。无性世代一般寄生在软体动物（中间宿主）体内，如螺蛳；有性世代大多寄生在脊椎动物（终宿主）体内。寄生人体的吸虫生活史过程较复杂，能较广泛适应人和动物体内的各种理化条件。这种广泛的适应性和迅速应变能力，是吸虫的重要生理特征之一。

第一节　华支睾吸虫

PPT

⇒ **案例引导**

　　案例　患者，女，23岁。因发热、腹痛3天入院。患者3天前开始出现发热，体温波动在38.1~38.7℃，右上腹部持续性闷痛，患病以来，食欲不佳。体格检查，肝脏肿大，肝区疼痛，余无异常。实验室检查：嗜酸性粒细胞71%，B超示肝光点稍粗，胆囊壁厚、毛糙。华支睾吸虫抗体（+），粪便检查见华支睾吸虫卵，1月前曾经去广西旅游，有2次食用生鱼片史。

　　讨论　1. 该患者是如何感染华支睾吸虫的？

　　　　　　2. 预防该疾病的方法有哪些？

　　华支睾吸虫［*Clonorchis sinensis*（Cabbold，1875）Looss，1907］，成虫主要寄生在终宿主的肝胆管内，故又称肝吸虫（liver fluke），可引起华支睾吸虫病，又称肝吸虫病。肝吸虫病因生食或半生食含囊蚴的淡水鱼虾而感染，属于食源性寄生虫病。

一、形态

（一）成虫

　　虫体狭长，背腹扁平，前端稍窄，后端钝圆，形状似葵花子仁。虫体大小（10~25）mm×（3~5）mm，口吸盘略大于腹吸盘，虫体半透明。雌雄同体，子宫盘曲于卵巢与腹吸盘之间呈管状，有一个分叶状的卵巢，受精囊椭圆形，睾丸2个，位于虫体的后1/3处，呈分支状，前后排列，因本虫首次在印度加尔各答一华侨的胆管内发现，故名华支睾吸虫。

（二）虫卵

　　黄褐色，大小为（27~35）μm×（12~20）μm，一端较窄具有卵盖，卵盖周围的卵壳增厚形成肩峰，另一端有小疣，从粪便排出时，卵内含成熟的毛蚴（图27-1）。

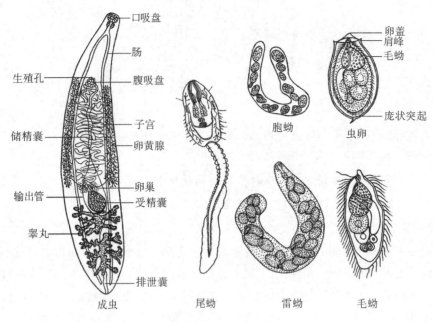

图27-1　华支睾吸虫成虫与虫卵形态

二、生活史

华支睾吸虫生活史包括成虫、虫卵、毛蚴、胞蚴、雷蚴、尾蚴、囊蚴及后尾蚴等发育阶段。成虫寄生于人或猫、犬等哺乳动物肝胆管内。成虫产卵，虫卵随胆汁进入肠腔，并随宿主粪便排出体外。

虫卵入水后，被第一中间宿主豆螺或沼螺、涵螺等淡水螺类所吞食，在螺体内孵出毛蚴。经胞蚴、雷蚴等无性生殖阶段，发育形成许多尾蚴。成熟尾蚴陆续自螺体逸出，入水后遇到第二中间宿主，包括淡水鱼、虾。尾蚴进入其体内发育为囊蚴。囊蚴是感染阶段。囊蚴被终宿主吞食后，在消化液作用后，在十二指肠内脱囊而出。脱囊后的幼虫进入胆总管循胆汁逆流而行，几小时进入肝胆管发育为成虫。

从食入活的囊蚴到粪便中检出虫卵约需1个月。成虫寿命通常为20~30年（图27-2）。

三、致病性

（一）致病机制

病变程度与感染虫体数量有关，成虫寄生在人体肝胆管中。成虫的分泌物、代谢产物及虫体机械性刺激，可引起胆管上皮细胞脱落、胆管内膜及胆管周围炎症反应，进而引起管壁变厚，管腔变窄，胆管周围纤维组织增生，引起胆囊炎、胆管炎、胆结石、肝胆管梗阻和胆管肝炎，偶可引起胰管炎和胰腺炎。此外华支睾吸虫的感染还可引起胆管癌，主要为腺癌。这一提法已得到WHO关于生物致癌因素评定工作的认可。

（二）临床表现

华支睾吸虫病的临床表现与寄生的虫数及患者的机体反应有关，潜伏期1~2个月。轻度感染时不出现临床症状或临床症状轻微。重度感来时，急性期主要表现为过敏反应和消化道不适，发热、胃痛、腹胀、食欲减退、四肢无力、肝区痛，血液检查嗜酸性粒细胞明显增多，但大部分患者急性期症状不很明显。临床上见到的病例多为慢性期，患者的症状往往经过几年才逐渐出现，一般以消化系统的症状为主，疲乏、上腹不适、食欲减退、厌油腻、消化不良、腹痛、腹泻、肝区隐痛、头晕等较常见。常见的体征有肝大，多在左叶，质软，有轻度压痛，脾大较少见。严重感染时伴有头晕、消瘦、水肿和贫血等，在晚期可出现肝硬化、腹腔积液、胆管癌，甚至死亡。儿童和青少年感染华支睾吸虫后，临床表现往往较重，死亡率较高。除消化道症状外，常有营养不良、贫血、低蛋白血症、水肿、肝大和发育障碍，甚至发展为肝硬化，极少数患者可致侏儒症。

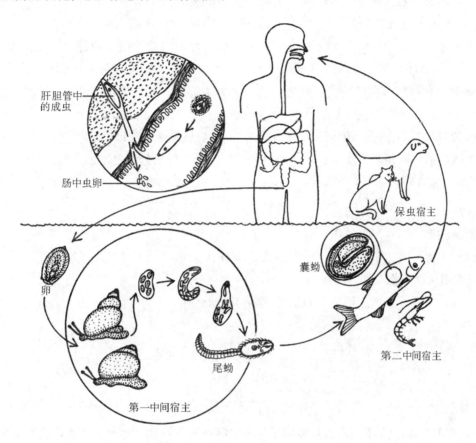

图 27 - 2　华支睾吸虫生活史示意图

四、实验室检查

（一）病原学检查

由于华支睾吸虫卵小，使用生理氯化钠溶液涂片法容易漏检。常用沉淀法和改良加藤厚膜涂片法，可提高检出率。必要时可做十二指肠引流技术查虫卵，还可检出成虫。

（二）免疫学检查

间接血凝试验（IHA）、酶联免疫吸附试验（ELISA）等方法可用于辅助诊断，已有学者研究出具有免疫诊断意义的重组抗原。

（三）影像学检查

B 超检查华支睾吸虫病患者时，在超声图像上可见多种异常改变，CT 检查可见胆管扩张，少数病例胆囊内可见不规则组织块影，因此 CT 是较好的影像学检查方法。

五、流行与防治

（一）流行情况

华支睾吸虫病主要分布于亚洲的东亚和东南亚。在我国，27 个省、市、自治区有不同程度的流行，感染率较高的省是广东、广西、黑龙江等。

（二）流行因素

华支睾吸虫病属人畜共患病，造成流行的因素如下。

1. 传染源广 猫、犬、鼠类等多种哺乳动物可作为该虫的保虫宿主。并且保虫宿主的感染率高于人体，对人群具有极大的威胁。人及保虫宿主的粪便可以多种方式污染水源。

2. 中间宿主多 在我国，华支睾吸虫的第一中间宿主种类广泛，以纹沼螺、长角涵螺和赤豆螺为常见，它们与第二中间宿主广泛的共分布于同一水体。本虫对第二中间宿主的选择性不强，国内已证实的淡水鱼有 68 种，包括鲤鱼科的种类和野生小型鱼类如麦穗鱼，且感染度亦较重。此外，细足米虾和沼虾等淡水虾也是常见的第二中间宿主。

3. 不良饮食习惯 如食用"鱼生"或"鱼生粥"、未烧烤熟透的鱼虾。

4. 不良生活习惯 抓鱼后不洗手，生、熟刀和砧板及器皿等未分开也增加了感染机会。

（三）防治原则

防治原则为应采取综合性措施。

1. 加强健康教育 不食用生的鱼、虾，注意生熟案板和餐具分开防止误食活的囊蚴。

2. 加强粪管水管 防止未经无害化处理的人畜粪便污染水源，不在鱼塘上建厕所，结合农业生产实际治理鱼塘或用化学药物灭螺。

3. 治疗患者、病畜 目前应用最多的是吡喹酮和阿苯达唑。

PPT

第二节　布氏姜片吸虫

⇒ 案例引导

> **案例** 患者，男，18 岁，因上腹部不适 2 年，疼痛 1 年入院。患者于两年前在饱餐和食油腻后感腹部闷胀不适，粪便稀软，每天 1～2 次。1 年前开始出现上腹中部钝痛，与饮食无关。近半年来反复出现便秘现象。2 年半前吃过生荸荠 2～3 斤，去年亦曾进食生红菱二次。血常规检查：血红蛋白 90g/L，粪便检查发现姜片虫卵，诊断为姜片虫病。
>
> **讨论** 1. 布氏姜片吸虫病的感染方式及主要临床表现有哪些？
>
> 　　　2. 诊断该病的标准及防治原则是什么？

布氏姜片吸虫 [*Fasciolopsis buski*（Lankester，1857）Odhner，1902] 简称姜片虫，是一种寄生于人、猪小肠内的大型吸虫，可引起姜片虫病（fasciolopsiasis），中医称其为"肉虫""赤虫"。

一、形态

（一）成虫

长椭圆形，背腹扁平，虫体肥厚，肉红色，形似姜片，故称姜片吸虫。体表有皮棘。大小为（20～75）mm×（8～20）mm×（0.5～3）mm，是寄生于人体最大的吸虫。口吸盘小，腹吸盘漏斗状，较口吸盘大 4～5 倍，肉眼可见，肌肉发达，两个吸盘距离很近。睾丸 2 个，前后排列于虫体后半部，高度分支如珊瑚状。卵巢位于睾丸前，呈分支状。子宫盘曲在卵巢与腹吸盘之间（图 27－3）。

（二）虫卵

长椭圆形，大小为（130~140）μm×（80~85）μm，是寄生虫中最大的蠕虫卵。淡黄色，卵壳薄，卵盖不明显。卵内含有1个卵细胞和20~40个卵黄细胞。

二、生活史

布氏姜片吸虫需要中间宿主和终宿主才能完成其生活史。终宿主为人及猪，中间宿主是扁卷螺（segmentina），传播媒介为红菱、荸荠和茭白等水生植物。

成虫寄生于人或猪的小肠上段，成虫产卵后，虫卵随粪便排入水中，在适宜的温度下26~32℃，经3~7周发育，孵出毛蚴。毛蚴侵入扁卷螺体内，在中间宿主螺体内经1~2个月，先后发育为胞蚴、母雷蚴、子雷蚴及尾蚴。尾蚴自螺体逸出，在水生植物或其他物体的表面附着发育成囊蚴，囊蚴为姜片虫的感染阶段。囊蚴随水生植物经口进入人或猪的小肠内，囊内幼虫在肠内消化液和胆汁作用下，脱囊而出，幼虫经1~3个月发育为成虫。成虫寿命不超过2年（图27-4）。

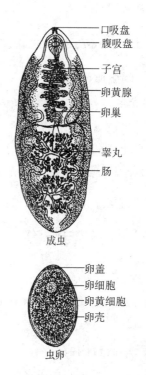

图27-3 布氏姜片吸虫成虫与虫卵形态示意图

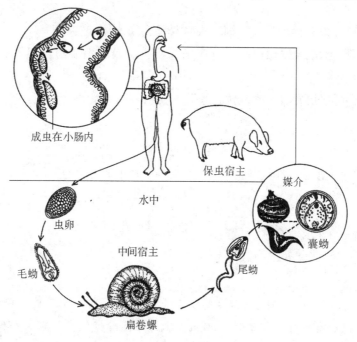

图27-4 布氏姜片吸虫生活史示意图

三、致病性

姜片虫的致病主要包括机械性损伤及虫体代谢产物引起的超敏反应。姜片虫的吸盘，吸附力强，吸附在肠黏膜易发生炎症反应，肠壁呈点状出血、水肿，甚至可形成溃疡和脓肿。轻度感染时症状不明显。感染虫数较多时，可由于虫体覆盖肠黏膜和虫体夺取营养，影响宿主的消化与吸收，导致消化功能紊乱和营养不良。临床表现为腹痛、腹泻、上腹部肠鸣音亢进，多伴有精神萎靡、倦怠无力，严重者出现贫血、水肿等症状。多数儿童在反复感染和营养不良时可出现程度不等的生长发育障碍、智力减退等。虫数多时还可引起肠梗阻。

四、实验室检查

（一）病原学检查

诊断布氏姜片吸虫感染的依据是检获粪便中的虫卵。因虫体积大，容易识别，常用方法为直接涂片法，但轻度感染的病例易漏检，沉淀法可显著提高检出率。改良加藤法即可定性检查，又可计算虫卵数。少数患者的粪便或呕吐物中偶可发现成虫，即可确诊。

（二）免疫学检查

用于感染早期或大面积普查，常用方法有 IHA、间接荧光抗体试验（IFA）、ELISA 等。

五、流行与防治

（一）流行情况

姜片虫病主要流行于东南亚地区。我国有 18 个省、市、自治区流行本病，多分布在密布水生植物的湖沼地区。

（二）流行因素

姜片虫病是人畜共患寄生虫病。猪的姜片虫感染率很高，因而是重要的保虫宿主。造成人和猪感染的原因如下。

1. 传染源　人、猪（以青饲料喂猪等饲料法）粪便污染水体。

2. 传播媒介　池塘、沟渠及水田内广泛分布扁卷螺，与人群生活密切相关的水生植物可成为其传播媒介。

3. 传染方式　流行区居民常有生食菱角、荸荠、茭白等的不良饮食习惯。

（三）防治原则

加强粪便管理，防止人、猪的新鲜粪便下水以降低中间宿主的感染机会。提倡科学养猪，开展健康教育，不生吃未经洗净的水生植物。在流行区开展人和猪的姜片虫普查普治工作，治疗药物首选吡喹酮。

第三节　卫氏并殖吸虫

PPT

⇒ 案例引导

　　案例　患者，男，24 岁，因"咳嗽、胸痛 5 天"入院。患者 5 天前出现刺激性咳嗽，夜间较剧，初为干咳，以后有咳痰，每日 $30 \sim 60ml$，痰为白色黏稠状且带腥味，伴轻度胸痛；发热，体温在 $37.5 \sim 38.0℃$。体格检查：神清，体温 $37.6℃$，唇微绀，指甲发绀，右下肺呼吸音略低，左下肺可闻及少量湿啰音。腹平软，右上腹压痛，无压痛和反跳痛，余无异常。实验室检查：白细胞 $11.3 \times 10^9/L$，嗜酸性细胞占 11%，肺吸虫皮内反应阳性，肺吸虫循环抗体阳性，痰抗酸杆菌（-）。胸片显示"右侧中下肺野见密度不均匀、边界模糊的圆形浸润阴影，双侧胸腔少量积液"。患者在 3 个月内有多次进食醉蟹、醉虾史，同桌共同进餐人员临床表现及体征与其类似。

　　讨论　1. 该患者考虑感染哪种疾病？病原学诊断方法有哪些？

　　　　　2. 防治该疾病有哪些方法？

卫氏并殖吸虫 [*paragonimuswestermani*（Kerbert，1878）Brau，1899] 是人体并殖吸虫病的主要病原体，也是最早发现的并殖吸虫。卫氏并殖吸虫成虫主要寄生于终宿主的肺部，故又称肺吸虫。此病因生食或半生食含囊蚴的蝲蛄或溪蟹感染，属于食源性寄生虫病。

一、形态

（一）成虫

虫体肥厚，活时呈红褐色。大小为（7.5~12）mm×（3.5~5）mm×（2~4）mm，背面稍隆起，腹面扁平，似半粒黄豆。口、腹吸盘大小相似，口吸盘位于虫体前端，腹吸盘位于虫体中横线之前。睾丸2个，呈指状分支，左右并列分布于虫体后1/3处。卵巢1个，分5~6叶，与子宫左右并列于腹吸盘之后。雌、雄生殖器官并列分布为本虫的显著特征（图27-5）。

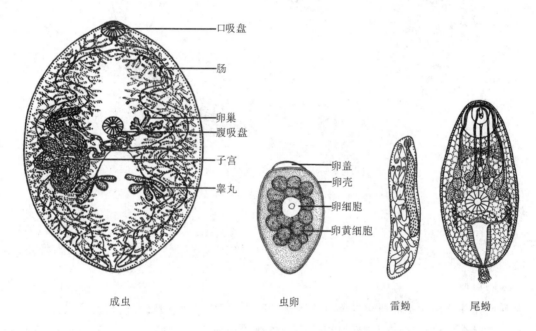

成虫   虫卵   雷蚴   尾蚴

口吸盘
肠
卵巢
腹吸盘
子宫
睾丸

卵盖
卵壳
卵细胞
卵黄细胞

图27-5 卫氏并殖吸虫成虫与虫卵形态示意图

（二）虫卵

金黄色，椭圆形，大小为（80~118）μm×（48~60）μm，卵壳厚薄不均，有卵盖，卵壳厚薄不均，在无卵盖一端增厚，卵盖大而明显，呈稍微倾斜状，内含1个卵细胞和10多个卵黄细胞（图27-5）。

二、生活史

生活史包括卵、毛蚴、胞蚴、母雷蚴、子雷蚴、尾蚴、囊蚴、后尾蚴、童虫和成虫阶段。

卫氏并殖吸虫的终宿主为人和多种肉食类哺乳动物。成虫主要寄生在终宿主肺内，形成的虫囊与支气管相通，虫卵经支气管随痰液或与痰吞咽后随粪便排出体外。虫卵入淡水后，温度适宜时，约经3周孵出毛蚴，毛蚴主动侵入第一中间宿主川卷螺体内，经胞蚴、母雷蚴、子雷蚴的发育和增殖，形成大量尾蚴。成熟尾蚴从螺体逸出，侵入或被食入溪蟹或蝲蛄体内发育为囊蚴。人或其他终宿主因食入含有活囊蚴的溪蟹、蝲蛄而感染。囊蚴在终宿主小肠内脱囊，钻过肠壁发育为童虫，童虫在各器官及腹腔间徘徊1~3周后，穿过膈肌经胸腔进入肺内发育为成虫并产卵。自囊蚴进入终宿主体内到成虫产卵，需2~3个月。成虫寿命一般为5~6年。

本虫亦可寄生在皮下、肝、脑、脊髓、心包及眼眶等处，一般不能发育成熟（图27-6）。

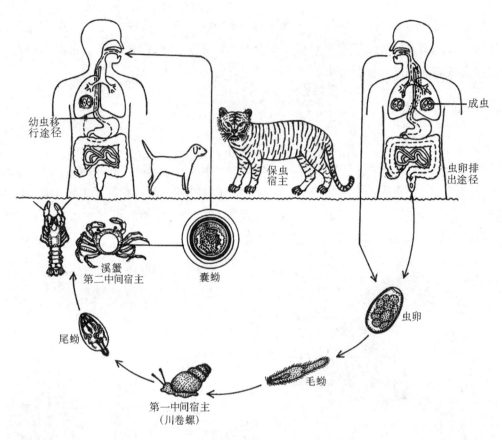

图 27 - 6　卫氏并殖吸虫生活史示意图

三、致病性

（一）致病机制

卫氏并殖吸虫主要由童虫和成虫的移行、窜扰和寄生，对宿主组织器官造成的机械性损伤，代谢产物还可引起宿主的免疫病理损伤。病变过程可分为急性期和慢性期。急性期：由于童虫移行窜扰引起所经部位的出血和炎症。慢性期：由于虫体进入肺内所致，大可分为脓肿期、囊肿期、纤维瘢痕期。

（二）临床表现

临床表现与感染的部位、时间、数量及宿主免疫力密切相关。

1. 急性期　多出现在食入囊蚴后数天至 1 个月左右。临床表现轻重不一，轻者出现食欲不振、乏力、腹痛、腹泻、发热。重者可有全身过敏反应、高热、腹痛、胸痛、咳嗽、气促、肝大伴荨麻疹血中白细胞和嗜酸性粒细胞增高。

2. 慢性期分型　由虫体的移行与窜扰造成多器官受损，受损程度不一，按器官损害不同可分为以下几种。

（1）胸肺型　最常见，主要表现为胸痛、咳嗽，痰液为果酱样或铁锈色等。

（2）腹肝型　约占 30%，可有腹痛、腹泻及便血等。腹痛部位不固定，多为隐痛。

（3）皮下型　约占 10%，可出现游走性皮下包块或结节，呈一过性出现，多发生于腹壁、胸壁和头颈等。

（4）脑脊髓型　占 10%～20%，多发于青少年，可出现剧烈头痛、头晕、偏瘫、视力障碍及癫痫等。

四、实验室检查

（一）病原学检查

痰或粪便中找到虫卵，或摘除的皮下包块中找到虫体可确诊。检查痰液时，宜取清晨咳出的新鲜痰，轻症患者留 24 小时痰液，以 10% 氢氧化钠消化后离心沉淀，后取沉渣做涂片检查。

（二）免疫学检查

可用 ELISA、IHA 等免疫诊断方法，ELISA 的敏感性较高，是目前普遍使用的方法。

（三）影像学检查

适用于胸肺型及脑脊髓型患者，可用 X 线、CT 扫描与磁共振（MR）等影像学方法进行检查。

五、流行与防治

（一）流行情况

卫氏并殖吸虫病在世界分布广泛，以亚洲地区多见，我国为主要流行区，目前已有 30 多个国家和地区有病例报道。据调查，我国 27 个省、市、自治区有本病报道。

（二）流行因素

卫氏并殖吸虫病为人畜共患寄生虫病。除可感染终宿主人外，还有多种肉食动物如虎、豹、犬等可感染此虫，是重要的保虫宿主。第一中间宿主为川卷螺类，第二中间宿主的溪蟹、石蟹及东北的蝲蛄等，野猪、家猪、山羊、家兔等至少 15 种动物可作为转续宿主。在流行区，人们生吃或半生吃腌或醉溪蟹、石蟹及蝲蛄或食入蝲蛄酱等，均可食入活囊蚴而感染。不良的饮食习惯是本病传播和流行的关键因素。

（三）防治原则

控制该病的重要措施是健康教育。流行区群众改变不良的饮食习惯，不生食或半生食溪蟹、蝲蛄，不饮生水是预防本病最有效的方法。常用治疗药物为吡喹酮，具有疗效好、毒性小、疗程短等优点。病情较重者，可需要两个或两个以上疗程。

第四节 斯氏狸殖吸虫

PPT

斯氏狸殖吸虫［*Pagumogonimus skrjabini*（Chen，1959）Chen，1963］1959 年首次被报道，可引起皮下型并殖吸虫病。

一、形态

（一）成虫

虫体窄长，前宽后窄，两端较尖，大小为（3.5 ~ 6.0）mm×（11.0 ~ 18.5）mm。腹吸盘位于体前约 1/3 处，略大于口吸盘。最宽处在腹吸盘稍下水平。在童虫期已显示出虫体长明显大于体宽的特征。卵巢位于腹吸盘的后侧方，形如珊瑚，其大小及分支情况视虫体成熟程度而定，虫龄低者，分支数较少。虫龄高者，分支数多。睾丸 2 个，左右并列，为长形且有分枝。

（二）虫卵

虫卵椭圆形，大多数形状不对称，其大小（64 ~ 87）μm×（40 ~ 55）μm，金黄色卵壳，厚薄不均匀，后端增厚，卵内含 1 个卵细胞和 10 个左右卵黄细胞，但各地区差异较大。

二、生活史

生活史与卫氏并殖吸虫相似，第一中间宿主有泥泞拟钉螺、微小拟钉螺、中国小豆螺、建国小豆螺等。第一中间宿主，大多栖息于溪流较小、流速较缓的山沟中，附着于枯枝、落叶的下面和石块周围、苔藓之中。

第二中间宿主有锯齿华溪蟹、雅安华溪蟹、河南华溪蟹及福建马来溪蟹等。红娘华（一种水生节肢动物）体内亦发现此虫的囊蚴。多种动物，如蛙、鸟、鸭、鼠等可作为本虫转续宿主。终末宿主为果子狸、猫、犬、豹猫等多种哺乳动物，人可能是本虫的非适宜宿主。从人体检获的虫体绝大部分为童虫，少见发育成熟并产卵者（图 27 – 7）。

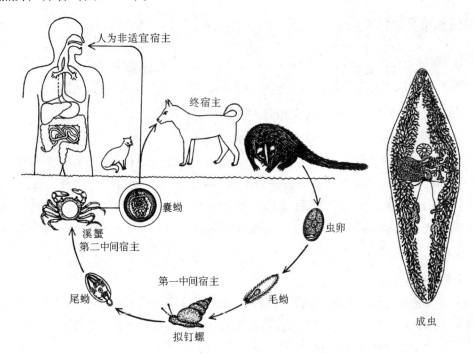

图 27 – 7　斯氏狸殖吸虫生活史及形态示意图

三、致病性

（一）致病机制

斯氏狸殖吸虫是人畜共患以兽为主的致病虫种，引起与卫氏并殖吸虫相似的病变。在动物体内，虫体在肺、胸腔等处结囊、成熟产卵。如侵入肝，在肝浅表部位形成急性嗜酸性粒细胞脓肿，中心为坏死腔，内含坏死组织。有时也能在肝中成囊并产卵。人可能是本虫的非正常宿主，在人体内，侵入的虫体大多数停留在童虫状态，到处游窜，难于定居，造成局部或全身性病变，引起幼虫移行症。

（二）临床表现

本从引起的幼虫移行症可分为皮肤型和内脏型。

1. 皮肤型　最常见，占 50% ～ 80%，主要表现为游走性皮下包块或结节，常见于腹部、胸部、腰背部，也可见于四肢、臀部等处。大小一般为 1 ～ 3cm，形状为球形或长条形，边界不清，有时可扪及条索状纤维块，表面皮肤正常。摘除切开包块可见隧道样虫穴，有时能查见童虫，镜检可见嗜酸性粒细胞肉芽肿、坏死渗出物及夏科 – 莱登结晶等。

2. 内脏型 因侵犯不同器官呈现不同损害及表现。侵犯肺时有咳嗽、偶痰中带血，痰中无虫卵。胸腔积液较多见，胸水量较多，可见大量嗜酸性粒细胞。如侵犯肝，则出现肝痛、肝大、氨基转移酶升高等表现；如侵犯其他部位，可出现相应的症状和体征；全身症状有低热、乏力、食欲下降等。血象检查嗜酸性粒细胞明显增高，可达80%以上。本病临床上误诊率相当高，应特别注意与肺结核、肺炎、肝炎等鉴别。

四、实验室检查

本病为幼虫移行症，患者的粪便或者痰液中几乎查不到虫卵。免疫学检查、影像学检查或皮下包块活体组织检查是本病的主要检查方法。

五、流行与防治

（一）分布

斯氏狸殖吸虫在国外尚未见报道。国内已发现于甘肃、山西、陕西、河南、四川、云南、贵州、湖北、湖南、浙江、江西、福建、广西、广东14个省、自治区。

（二）流行因素

本病的传染源是家猫、犬、豹猫、果子狸、狐等野生动物。野猪、鼠、鸟、鸡、鸭和蛙等动物可作为该虫的转续宿主。人因生食或半生食含有囊蚴的淡水蟹或含有童虫的转续宿主的肉而感染。

（三）防治原则

防治措施与卫氏并殖吸虫基本相同。

第五节　日本血吸虫 ⓔ微课

PPT

⇒ 案例引导

　　案例 患者，男，23岁。因发热3周入院。患者3周前开始出现发热，体温以下午及晚上明显，高时达39.7℃，病程早期还出现荨麻疹和咳嗽。今年7月到过洞庭湖区游泳。查体：T 38.1℃，P 88次/分，R 20次/分，BP 120/76mmHg，未见皮疹及浅表淋巴结肿大，腹平软，无压痛，肝肋下2cm，轻触痛，脾肋下1.5cm。实验室检查：WBC 12×10^9/L，嗜酸性粒细胞占28%；肝功能：ALT 120U/L。

　　讨论 1. 患者最可能的诊断是什么？感染途径是什么？

　　　　　2. 可以进行哪些检查以明确诊断？

寄生于人体的血吸虫主要包括日本血吸虫（*Schistosoma japonicum* Katsurada，1904）、埃及血吸虫、曼氏血吸虫、间插血吸虫、湄公血吸虫和马来血吸虫6种。我国流行的是日本血吸虫，血吸虫成虫主要寄生于人体肠系膜下静脉内，引起日本血吸虫病。在20世纪70年代我国的第一次考古活动已证实，2100多年前我国已有该病的流行。

一、形态

（一）成虫

日本血吸虫又称日本裂体吸虫雌雄异体，呈长圆柱状，外观似线虫，常呈雌雄合抱状态。雄虫略粗短，口、腹吸盘位于虫体前端，大小为（10～20）mm×（0.5～0.55）mm，乳白色，虫体两侧自腹吸盘以下向腹面卷曲，形成抱雌沟，睾丸呈串珠状排列，数量多为 7 个。雌虫较细长，呈灰褐色，常居于雄虫的抱雌沟内，大小为（12～28）mm×（0.1～0.3）mm，卵巢 1 个，位于虫体中部，肠管在腹吸盘后分为两支。

（二）虫卵

成熟虫卵，椭圆形，淡黄色，大小为（74～106）μm×（55～80）μm。卵壳薄厚均匀，无卵盖，表面常附有许多的宿主组织残留物，卵壳一侧有一小棘。内含一成熟毛蚴，毛蚴与卵壳之间有油滴状大小不等的毛蚴分泌物。

（三）毛蚴

静止时梨形，平均大小约 99 μm×35 μm，周身披有纤毛。

（四）尾蚴

属叉尾型，长 280～360 μm，分体部和尾部两部分，尾部又分为尾干和尾叉。体部前端为头器，内有一单细胞头腺。腹吸盘位于体部后 1/3 处，周围有钻腺 5 对（图 27 - 8）。

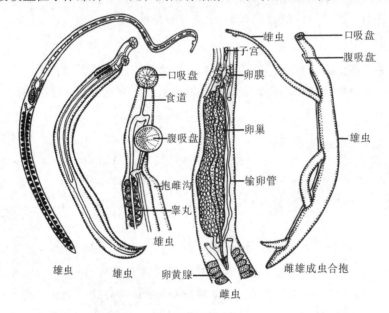

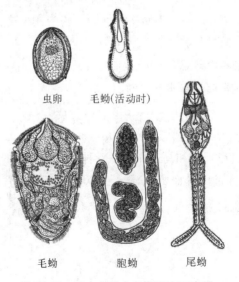

图 27 - 8　日本血吸虫各期形态示意图

二、生活史

日本血吸虫的生活史包括虫卵、毛蚴、母胞蚴、子胞蚴、尾蚴、童虫和成虫阶段。终宿主是人或其他多种哺乳动物，钉螺是唯一的中间宿主。

成虫寄生于人及多种哺乳动物的门脉 – 肠系膜静脉系统。雌虫产卵于肠黏膜下层静脉末梢内，一部分虫卵沉积于肠壁小静脉中，另一部分虫卵随门静脉系统流至肝门静脉并沉积在肝组织内。沉着在组织内的虫卵，约经 11 天发育为含毛蚴的成熟卵，卵内毛蚴分泌的可溶性虫卵抗原穿透卵壳，引起虫卵周围组织和血管壁炎症、坏死。虫卵在血流的压力、肠蠕动和腹内压增加的情况下，沉积在肠黏膜组织内的虫卵可随溃破的组织落入肠腔，并随粪便排出体外。沉着在肝、肠等部位不能排出的虫卵可引发局部病变后，逐渐死亡、钙化。

虫卵在外界必须入水才能进一步发育。随粪便排出的虫卵入水后，在适宜条件（20～30℃）下，孵出毛蚴。毛蚴在水中做直线运动，当遇到中间宿主钉螺，立即主动钻入钉螺体内，经母胞蚴、子胞蚴的无性增殖阶段，发育成大量尾蚴。成熟尾蚴自螺体内逸出，常在水的表层自主游动，此时含有尾蚴的水称疫水。当人或其他哺乳动物与疫水接触时，尾蚴即迅速钻入宿主皮肤，短暂停留后脱去尾部，转化为童虫。

童虫进入终宿主的淋巴管或小血管，随血流汇集于肝门静脉，最后在肠系膜静脉定居，性器官逐步成熟发育为成虫。成虫在人体内的寿命一般为 4.5～5 年。从尾蚴钻入人体至发育为成虫产卵，约需 24 天（图 27 – 9）。

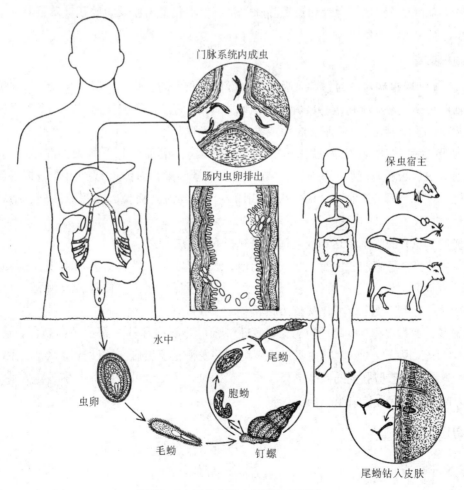

图 27 – 9　日本血吸虫生活史示意图

三、致病性

（一）致病机制

血吸虫感染过程中，尾蚴、童虫、成虫及虫卵均可对宿主造成损害。损害的主要原因是各虫期释放的抗原均能诱发宿主出现一系列免疫病理变化。

1. 尾蚴所致损害　尾蚴钻入宿主皮肤后可引起尾蚴性皮炎，临床表现为侵入部位瘙痒，出现小丘疹。发生机制是 I 型与 IV 型超敏反应。

2. 童虫所致损害　童虫在宿主体内移行时，经过的组织器官因机械性损伤出现血管炎、局部细胞浸润和点状出血。童虫发育为成虫前，患者有潮热、背痛、咳嗽、食欲不振等症状，嗜酸性粒细胞可增多，与童虫机械性损害和代谢产物引起的超敏反应有关。童虫的代谢产物可引起机体的超敏反应。

3. 成虫所致损害　成虫利用口、腹吸盘交替吸附在静脉血管内，引起静脉内膜炎及静脉周围炎等。成虫的代谢产物、分泌物、排泄物等，在宿主体内形成抗原抗体免疫复合物，导致 III 型超敏反应（如血吸虫肾病）。

4. 虫卵所致损害　虫卵是血吸虫的主要致病阶段。沉积在肝脏和肠壁中的虫卵成熟后，卵内毛蚴分泌的可溶性抗原从卵壳上的微孔渗到组织中，引起机体的淋巴细胞、巨噬细胞、嗜酸性粒细胞、浆细胞等聚集于虫卵周围，形成虫卵肉芽肿。肉芽肿又可不断破坏肝、肠的组织结构，引起慢性血吸虫病。随着卵内毛蚴的死亡和组织的修复，虫卵肉芽肿直径变小，坏死物质逐渐被机体吸收，引起纤维化。重度感染者，晚期门脉周围可出现广泛的干线型纤维化为特征性病变。由于窦前静脉的广泛阻塞，导致门脉高压，表现肝脾肿大及腹壁、食管和胃底静脉曲张、上消化道出血及腹腔积液等症状。肠壁肉芽肿纤维化还可导致肠腔狭窄、肠息肉等。

（二）临床表现

临床上，日本血吸虫病可分为急性血吸虫病、慢性血吸虫病、晚期血吸虫病及异位血吸虫病。

1. 急性血吸虫病　常见于初次感染者，潜伏期为 5～8 周。临床表现为畏寒、发热，同时伴有肝脾肿大、肝区压痛、恶心、呕吐、腹胀、腹泻或黏液血便等症状。

2. 慢性血吸虫病　主要表现为轻度的间歇性慢性腹泻、黏液血便，肝大较为常见。

3. 晚期血吸虫病　晚期血吸虫病的发生与反复或大量感染，虫卵肉芽肿可严重损害肝脏，临床上出现肝脾肿大、门脉高压和其他综合征。根据临床表现可分为巨脾型、腹腔积液型、结肠增值型和侏儒型。

（1）巨脾型　患者的脾下缘达到或超过脐平线，有脾功能亢进。

（2）腹腔积液型　患者腹腔内有大量的漏出液，表现为腹胀、腹痛、食后饱胀、呼吸困难等症状。

（3）结肠增殖型　患者主要表现为结肠病变，可有腹痛、腹泻、便秘，或便秘与腹泻交替进行，严重者可出现不完全性肠梗阻，可并发结肠癌。

（4）侏儒型　因儿童和青少年严重感染，使垂体前叶生长素和性激素受到抑制，表现为身材矮小，性器官发育不良等，现已少见。晚期血吸虫患者尚可并发消化道出血、肝性昏迷等严重症状而致死。

血吸虫病患者并发乙型肝炎的概率更高。重度感染时，童虫也可异位寄生在门静脉系统以外组织器官，并发育为成虫，引起异位血吸虫病。

四、实验室检查

（一）病原学检查

粪便直接涂片法主要包括改良加藤法和尼龙袋集卵法，适用于急性感染者，而对于轻度感染者和晚期患者的检出率很低达不到预期效果。因而常用毛蚴孵化法，以提高检出率。慢性期和晚期血吸虫病患者主要采用直肠镜活组织检查。

（二）免疫学检查

可用于流行病学调查及疫情监测，是目前综合查病的主要方法。主要包括 IHA、环卵沉淀试验（COPT）和 ELISA 试验。

⊕ 知识链接

血吸虫疫苗研究进展

血吸虫抗原成分复杂，不同虫期和虫株具有各自的阶段性或特异性抗原。其中特异性抗原在诱导宿主的保护性免疫方面具有重要作用。与其他蠕虫病一样，血吸虫感染主要引起显著的 Th2 型免疫应答，呈慢性感染状态。

血吸虫疫苗的研究已有半个世纪之久，自 20 世纪 90 年代以来，我国开始用基因工程技术研究编码候选疫苗的基因。目前被国际认可的具有发展前途的疫苗候选抗原为 6 种，它们是血吸虫 97kD 的副肌球蛋白、谷胱甘肽 S 转移酶、磷酸丙糖异构酶、照射疫苗 5、Sm37 甘油磷酸脱氢酶和 Sm14 脂肪酸结合蛋白。这些疫苗仍处在试验研究阶段，离实际应用尚有一定距离。

五、流行与防治

（一）流行情况

日本血吸虫病在世界上亚热带和热带 76 个国家流行，在亚洲主要流行于中国、日本、菲律宾、印度尼西亚。日本已消除本病，我国的日本血吸虫病曾流行于湖北、湖南、江西、安徽、江苏、云南、四川、浙江、广东、广西、上海、福建 12 个省、市、自治区。经过 60 多年的努力，到 2010 年已有 5 个省（市、自治区）达到传播阻断血吸虫病标准。目前全国血吸虫总体发病率呈下降趋势，在流行区还应加强疫情监控，防治形势任重道远。

（二）流行因素

日本血吸虫病的流行受自然因素、生物因素和社会因素的影响。日本血吸虫病的传染源为人和多种哺乳动物，常以患者和病牛为主；中间宿主钉螺，多滋生在水流缓慢、杂草丛生、腐植质多的洲滩、湖汊、河畔、水田、小溪、沟渠边等，由于人畜接触疫水而感染。

（三）防治原则

目前我国血吸虫防治的基本方针是"科学防制、综合治理、因时因地制宜"。综合性防治措施如下。

1. 控制传染源 同步治疗患者、病畜以有效控制传染源。

2. 切断传播途径 消灭中间宿主钉螺、加强人和家畜粪便管理，确保流行区安全供水是切断传播途径的有效手段。

3. 保护易感人群 健康教育，加强卫生宣传，做好流行区人民个人防护，以保护易感人群。目前治疗各期血吸虫病的首选药物是吡喹酮。

目标检测

答案解析

1. 华支睾吸虫的第一和第二中间宿主是
   A. 拟钉螺/石蟹　　　　　　　B. 钉螺/淡水鱼　　　　　　　C. 豆螺/蝲蛄
   D. 椎实螺/淡水虾　　　　　　E. 沼螺/淡水鱼

2. 华支睾吸虫对人的危害主要是
   A. 腹部多脏器受损　　　　　　B. 肝脏受损　　　　　　　　C. 胰腺坏死
   D. 胃溃疡　　　　　　　　　　E. 肠炎

3. 确诊布氏姜片吸虫病的依据是
   A. 腹痛、腹泻　　　　　　　　B. 外周血嗜酸性粒细胞增高
   C. 消瘦、水肿、全身无力　　　D. 有生食水生植物的习惯
   E. 粪便检查发现虫卵

4. 在人体小肠寄生的吸虫是
   A. 日本血吸虫　　　　　　　　B. 肝吸虫　　　　　　　　　C. 姜片虫
   D. 肺吸虫　　　　　　　　　　E. 斯氏狸殖吸虫

5. 茭白、菱角和荸荠可传播的寄生虫病是
   A. 卫氏并殖吸虫　　　　　　　B. 布氏姜片吸虫　　　　　　C. 华支睾吸虫
   D. 蛔虫　　　　　　　　　　　E. 旋毛虫

6. 取（　）标本可进行卫氏并殖吸虫病的病原学诊断
   A. 粪检成虫　　　　　　　　　B. 痰检成虫　　　　　　　　C. 痰液和粪便查虫卵
   D. 尿液查虫卵　　　　　　　　E. 十二指肠液查虫卵

7. 卫氏并殖吸虫的主要形态特征为
   A. 呈葵花籽状　　　　　　　　B. 睾丸与子宫并列　　　　　C. 卵巢与卵黄腺并列
   D. 口、腹吸盘并列　　　　　　E. 两个睾丸并列，卵巢与子宫并列

8. 以尾蚴为感染阶段的吸虫是
   A. 华支睾吸虫　　　　　　　　B. 布氏姜片虫　　　　　　　C. 卫氏并殖吸虫
   D. 斯氏狸殖吸虫　　　　　　　E. 日本血吸虫

9. 日本血吸虫在宿主体内主要的致病阶段是
   A. 尾蚴　　　B. 童虫　　　C. 虫卵　　　D. 成虫　　　E. 毛蚴

10. 日本血吸虫虫卵主要沉积于人体的
    A. 肝脏　　　B. 小肠肠壁　　　C. 膀胱组织　　　D. 结肠肠壁　　　E. 肝脏和结肠肠壁

书网融合……

　　本章小结　　　　　　　微课　　　　　　　题库

第二十八章　绦　虫

📖 学习目标

　　知识目标　能够准确区分三种绦虫、充分理解其生活史及致病特点，灵活把握诊疗原则。

　　能力目标　能够运用所学进行相关绦虫病的诊疗。

　　素质目标　树立医学人文思想。

　　绦虫（tapeworm）属于扁形动物门绦虫纲，寄生人体的绦虫有 30 余种，分属于多节绦虫亚纲的圆叶目和假叶目。该纲成虫除极少数外，均为雌雄同体。绦虫全部营寄生生活，成虫绝大多数寄生在脊椎动物的消化道，生活史中需 1～2 个中间宿主，在中间宿主体内发育的阶段称为中绦期（metacestode），各种绦虫的中绦期幼虫的形态结构和名称不同。囊尾蚴（cysticercus）是链状带绦虫或肥胖带绦虫的幼虫，俗称囊虫；棘球蚴（hydatid cyst）为细粒棘球绦虫的幼虫，又称包虫；似囊尾蚴（cysticercid）是膜壳绦虫的幼虫，体型较小；泡球蚴（alveolar hydatid cyst），又称多房棘球蚴，是多房棘球绦虫的幼虫；原尾蚴（procercoid）是假叶目绦虫在第一中间宿主甲壳类或桡足类节肢动物体内发育的幼虫；裂头蚴（plerocercoid）为假叶目绦虫幼虫，系原尾蚴被第二中间宿主吞食后发育而成。我国常见寄生人体的绦虫有链状带绦虫、肥胖带绦虫、细粒棘球绦虫、微小膜壳绦虫和曼氏迭宫绦虫等。 微课

第一节　链状带绦虫

PPT

⇒ 案例引导

　　案例　患者，男，27 岁，主因剧烈头痛 10 日，突发意识丧失，倒地，四肢抽搐入院。询问病史：患者经常在街头小吃店吃肉包子；粪便中曾发现有白色宽面条样可蠕动异物 1 次；否认有高血压、糖尿病及药物过敏等既往史。查体：臂及背部可触及多个直径 1cm 左右结节，中等硬度，无压痛，其他正常。粪便检查未见虫卵和孕节；头颅 CT 示脑实质内散在多个圆形或卵圆形局限性小囊状低密度影，大小不等，在低密度影内可见小结节状致密影，周围有水肿，CT 提示为脑囊虫病；眼底镜检查未见异常。用 ELISA 方法检测患者血清及脑脊液均提示囊虫抗体阳性。

　　讨论　1. 粪便中出现"宽面条"样物，最有可能是什么虫体？

　　　　　2. 综合患者病史、症状及查体的阳性体征，请说出初步诊断、依据和防治原则。

　　链状带绦虫（*Taenia solium* Linnaeus，1758）属圆叶目绦虫，又称猪带绦虫、猪肉绦虫、有钩绦虫，是我国主要人体寄生绦虫之一。早在公元 217 年，《金匮要略》中即有关于"白虫"的记载。公元 610 年巢元方在《诸病源候论》中将该虫体描述为"长一寸而色白、形小扁"，并指出是因"炙食肉类而传染"。

　　猪带绦虫成虫和幼虫均可寄生人体，故人既是猪带绦虫的终宿主又是中间宿主。成虫寄生于人体小肠，引起的疾病称为猪带绦虫病（taeniasis lolium）；幼虫可寄生于人体皮下、肌肉或脑、眼等组织器

官，引起猪囊尾蚴病（cystiercosis），俗称囊虫病。

一、形态

（一）成虫

乳白色、背腹扁平，带状，长 2~4m，较薄，略透明。虫体由头节（scolex）、颈节（neck）和链体（strobile）组成。猪带绦虫的头节近似球形，直径 0.6~1.0mm，头节上除 4 个吸盘外，顶端还有可伸缩的顶突，顶突上有 25~50 个小钩，排列成内外两圈，内圈的小钩较大。颈节纤细、不分节，直径约为头节一半，具有生发细胞（germinal cell），有很强的生发功能，由此长出链体。链体由数目不等的节片前后相连形成。根据生殖器官的发育程度将链体的节片分为 3 种：靠近颈部的节片内的生殖器官尚未发育成熟，称未成熟节片（immature proglottid），即幼节；幼节逐渐发育，其内的雌雄生殖器官也逐渐发育成熟，称为成熟节片（mature proglottid），简称成节；圆叶目绦虫链体后部的节片雌雄生殖器官逐渐退化，节片内仅剩下充满虫卵的子宫，称妊娠节片（gravid proglottid），即孕节，假叶目绦虫孕节与成节结构相似。猪带绦虫的链体由 700~1000 个节片组成，靠近颈部及链体前段的幼节细小，外形短而宽，生殖器官尚未发育成熟；中段的成节较大，近方形，内含发育成熟的雌雄生殖器官各一套。睾丸 150~200 个，呈滤泡状散布在节片的背面两侧，输精管由节片中部向一侧横，行经阴茎囊开口于虫体侧面的生殖腔。卵巢位于节片后 1/3 的中央，分为 3 叶，除左右两叶外，在子宫与阴道之间还有一中央小叶。卵黄腺呈块状，位于卵巢之后；子宫长袋状，纵行于节片中央；阴道在输精管的下方并与其平行，也开口于节片侧面的生殖腔。链体末端的孕节最大，呈竖长方形，充满虫卵的子宫向两侧发出分支，每侧 7~13 支，每支末端可继续分支而呈树枝状，每个孕节内含虫卵 3 万~5 万个。

（二）虫卵

由卵壳、胚膜及六钩蚴构成。卵壳薄而透明，在虫卵自孕节散出后多数已脱落破碎，称不完整虫卵。光镜下呈球形或近似球形，棕黄色，直径 31~43μm，胚膜较厚。镜下可见放射状条纹。胚膜内为球形的六钩蚴，直径 14~20μm，有 3 对小钩。搁置时间久的虫卵标本，小钩难以辨认。

（三）幼虫

猪囊尾蚴（cysticercus cellulosae），俗称囊虫，大小为（8~10）mm×5mm，卵圆形、乳白色、半透明囊状体，囊内充满透明的囊液。囊壁分两层，外为皮层，内为间质层，间质层有一处向囊内增厚形成米粒大小的白点，是向内翻卷收缩的头节，其形态结构和成虫头节相同，受胆汁刺激后头节可翻出。

二、生活史

链状带绦虫的发育过程需要两个宿主。人是其最主要的终宿主，据报道用猪囊尾蚴感染长臂猿和大狒狒的实验也获得了成功，提示某些灵长类动物也可成为链状带绦虫的宿主。猪和野猪是其中间宿主，人亦可作为中间宿主，但对虫体完成生活史无意义。

成虫寄生于人体小肠上段，以头节上的吸盘和小钩固着于肠壁。孕节常单个或 5~6 节相连从链体脱落，随粪便排出体外。脱落的孕节，仍具有一定的活动力，可因受挤压破裂而使虫卵散出。当虫卵或孕节被猪或野猪等中间宿主吞食后，虫卵在其小肠内经消化液作用，24~72 小时后胚膜破裂，六钩蚴逸出，并借其小钩和分泌物的作用钻入肠壁，随血液循环或淋巴系统到达宿主身体部位，中间细胞溶解形成空腔，充满液体，约经 10 周，发育为猪囊尾蚴。感染囊尾蚴的猪叫"痘猪"，称其肉为"米猪肉"或"豆猪肉"。囊尾蚴在猪体内寄生的部位主要是运动较多的肌肉，股内侧肌最多见，其次为深腰肌、肩胛肌、咬肌、腹内斜肌、膈肌、心肌、舌肌等；还可以寄生于脑、眼等处。囊尾蚴在猪体内可活数年，随着寄生时间的延长，囊尾蚴会逐渐死亡并钙化。

　　人误食生的或未煮熟的含囊尾蚴的猪肉后，囊尾蚴在人小肠内受胆汁刺激而翻出头节，以吸盘和小钩附着于肠壁，经 2～3 个月发育为成虫并开始排出孕节，孕节受挤压破裂后可使虫卵散出。成虫在人体内寿命可达 25 年以上。人若误食猪带绦虫的虫卵或孕节后，虫卵也可在人体发育成囊尾蚴，但不能继续发育为成虫，因此在流行病学上无传播意义（图 28 - 1）。

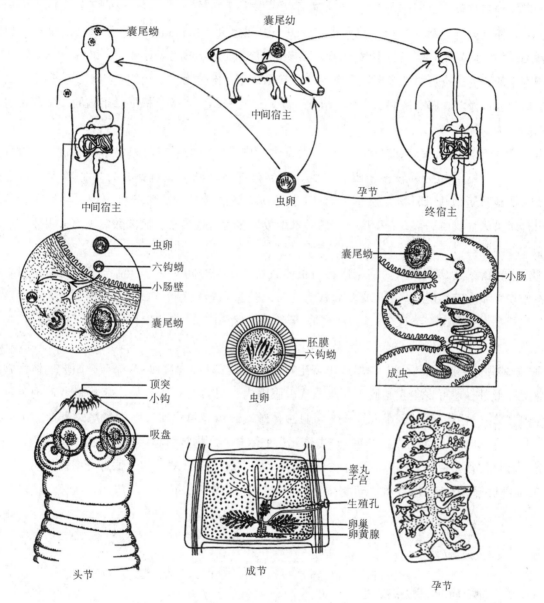

图 28 - 1　链状带绦虫生活史及形态示意图

三、致病性

　　链状带绦虫成虫和幼虫均可寄生人体，分别引起猪带绦虫病及猪囊尾蚴病。

（一）成虫致病

　　寄生在人体小肠的成虫一般为 1 条，重者可有数条，猪带绦虫病的临床症状一般比较轻微，粪便中发现节片是最常见的患者就诊原因。少数患者可出现腹部不适或隐痛、消化不良、乏力、体重减轻等症状。

偶可因猪带绦虫头节上的顶突和小钩以及体壁上的微毛对肠黏膜损伤较重，引起肠梗阻、肠穿孔、腹膜炎。

（二）幼虫致病

猪囊尾蚴对人体的危害远较成虫大。所致疾病称囊尾蚴病，俗称囊虫病，其危害程度因猪囊尾蚴寄生的部位和数量不同而异。人体感染虫卵的方式有三种。①自体内重复感染：如绦虫病患者恶心、呕吐时，肠道逆蠕动将孕节或虫卵返入胃内引起感染。②自体外重复感染：患者误食自己排出的虫卵而引起再感染。③异体（外来）感染：误食他人排出的虫卵引起感染。据报道有 $16\% \sim 25\%$ 的猪带绦虫病患者伴有囊尾蚴病，而囊尾蚴病患者中约 55.6% 伴有猪带绦虫成虫的寄生。

人体寄生的猪囊尾蚴可由 1 个至数千个不等，常见寄生；部位为皮下组织、肌肉、脑和眼，其次为心、舌、口腔，以及肝、肺、腹膜、上唇、乳房、子宫、神经鞘、骨等。根据囊尾蚴的寄生部位可将人体囊尾蚴病分为 3 类。

1. 皮下及肌肉囊尾蚴病 最为常见。囊尾蚴寄生于皮下、黏膜下或肌肉中，形成结节。数目可由 1 个至数千个，以躯干和头部较多，四肢较少。结节在皮下呈圆形或椭圆形，黄豆粒大小，直径为 $0.5 \sim 1.5\,cm$，硬度近似软骨，稍有弹性，与皮下组织无粘连，无压痛。常分批出现，并可自行逐渐消失。感染轻时可无症状或局部有轻微麻、痛感。寄生数量多时，患者常有肌肉酸痛无力、发胀、麻木或假性肌肥大等症状。

2. 脑囊尾蚴病 危害最严重。临床症状与虫体数目、寄生时间、虫体存活与否，尤其是患者的免疫功能有密切关系。脑囊尾蚴病的临床症状极为复杂，轻者可全无症状，重者可引起猝死。一般病程缓慢，脑囊尾蚴病潜伏期以 1 个月至 1 年为最多，最长者可达 30 年。癫痫发作、颅内压增高和精神症状是脑囊尾蚴病的三大主要症状，其中以癫痫发作最为多见。

3. 眼囊尾蚴病 多单眼受累。囊尾蚴可寄生在眼的任何部位，但以眼球深部，如玻璃体和视网膜下最为常见。此外，还可寄生在结膜下、眼前房、眼眶内、眼睑及眼肌等处。症状轻者表现为视力障碍、自觉有黑影在视野内飘动，眼底镜检查可见虫体蠕动，重者可失明。眼内囊尾蚴寿命为 $1 \sim 2$ 年，当眼内囊尾蚴存活时患者尚可忍受，而一旦虫体死亡虫体分解产物常引起强烈的刺激，造成眼内组织变性，导致玻璃体混浊、视网膜剥离、视神经萎缩，并发白内障、青光眼，终至眼球萎缩而失明。

4. 其他部位囊尾蚴病 囊尾蚴还可寄生如心肌等脏器或组织，可出现相应的症状或无症状，但较少见。

四、实验室检查

（一）猪带绦虫病的实验室检查

询问患者有无吃生猪肉及排节片史有重要的诊断价值。粪便检查可能查获虫卵或孕节，对可疑患者应连续数天进行粪便检查，必要时还可试验性驱虫。收集患者的全部粪便，用水淘洗检查头节和孕节可以考核疗效和鉴定虫种。将检获的头节或孕节夹在两张载玻片之间轻压后，观察头节上的吸盘和顶突小钩或孕节的子宫分支情况及数目即可确诊。

（二）囊尾蚴的实验室检查

检查方法视囊尾蚴寄生部位不同而异，皮下或浅表部位的囊尾蚴结节可采用手术摘除活检查幼虫；眼部的囊尾蚴可用眼底镜检查以确诊，眼睑处的结节也可做活检；对于脑和深部组织的囊尾蚴诊断较为困难，可用 X 线、B 超、CT 和 MRI 等影像设备检查，发现典型囊虫影像改变，有重要临床诊断价值。

（三）免疫学检查

具有辅助诊断价值，尤其是对无法获得病原学依据的脑型囊虫病患者的诊断具重要意义。目前经实验证明有效的免疫学检测方法有 IHA、ELISA、斑点 – 酶联免疫吸附试验（Dot – ELISA）。此外，还有酶标记抗原对流免疫电泳（ELACIE）和单克隆抗体检测患者循环抗原等方法。

五、流行与防治

（一）流行因素

除因宗教信仰而禁食猪肉的国家和民族外，链状带绦虫病呈世界性分布，但感染率不高。本病在我国分布也很广泛，但各地的感染率差异较大。感染链状带绦虫的患者和带虫者是本病的传染源。链状带绦虫病和猪囊尾蚴病的流行主要与猪的饲养方式、人粪便的处理方法以及居民的生活习惯有关。人群普遍易感，但以男性青壮年为多见。

（二）防治原则

注意食品及个人卫生，不吃生的或未煮熟的猪肉；猪实行圈养，加强肉类检疫。链状带绦虫病诊断明确后应及时为患者驱虫治疗。槟榔 – 南瓜子有良好的驱虫效果，具有疗效高、不良反应小的优点。用南瓜子、槟榔各 80～100g，清晨空腹时先服南瓜子，1 小时后服槟榔煎剂，半小时后再服 20～30g 硫酸镁或甘露醇导泻。多数患者在 5～6 小时内即可排出完整的虫体，若只有部分虫体排出时，可用温水坐浴，让虫体慢慢排出，切勿用力拉扯，以免虫体前段和头节留在消化道内。服药后应留取 24 小时粪便，仔细淘洗检查有无头节。如未见头节，应加强随访，若 3～4 个月内未再发现节片和虫卵则可视为治愈。此外，吡喹酮、甲苯达唑、阿苯达唑等都有很好驱虫效果。眼囊尾蚴病宜行手术摘除，对浅表少量皮下囊尾蚴亦可手术摘除虫体。吡喹酮、阿苯达唑和甲苯咪唑可使囊尾蚴变性和死亡，特别是前者具有疗效高、药量小、给药方便等优点，但也有不同程度的头痛、呕吐、发热、头晕、皮疹等不良反应。脑囊尾蚴病例治疗期间可出现急性颅压增高及超敏反应，因此必须住院治疗，以免发生意外。脑室囊尾蚴病宜手术摘除。

PPT

第二节　肥胖带绦虫

肥胖带绦虫（*Taenia saginata* Goeze，1782）又称牛带绦虫、牛肉绦虫或无钩绦虫。牛带绦虫与猪带绦虫同属带科、带属，其形态与生活史亦相似。在中医古籍中也被称作"白虫"或"寸白虫"。仅成虫寄生于人体小肠引起牛带绦虫病（taeniasis bovis），牛囊尾蚴（cysticercus bovis）不寄生人体。

一、形态

肥胖带绦虫成乳白色，虫体长 4～8m 或更长，节片肥厚，不透明，整个虫体由 1000～2000 个节片构成。头节略呈方形，直径 1.5～2.0mm，有 4 个吸盘，无顶突和小钩。成节睾丸 300～400 个，卵巢分为左右两叶。孕节中也仅见充满虫卵子宫，子宫主干每侧分支 15～30 支，且比较整齐，每一孕节含虫卵 8 万～10 万个。肥胖带绦虫卵形态与链状带绦虫卵极相似，难以区分，统称带绦虫卵。幼虫称牛囊尾蚴，略小于猪囊尾蚴，头节与成虫头节相似，无顶突和小钩。链状带绦虫与肥胖带绦虫形态的主要区别见表 28 – 1。

表 28 – 1　链状带绦虫与肥胖带绦虫的形态区别

区别要点	链状带绦虫	肥胖带绦虫
体长（m）	2 ~ 4	4 ~ 8
节片	700 ~ 1000 节，较薄，略透明	1000 ~ 2000 节，较厚，不透明
头节	球形，直径为 0.6 ~ 1.0mm，有顶突及 25 ~ 50 个小钩，排列成 2 圈	略呈方形，直径为 1.5 ~ 2.0mm，无顶突和小钩
成节	卵巢分左右两叶及中央小叶；睾丸 150 ~ 200 个	卵巢只有两叶；睾丸 300 ~ 400 个
孕节	子宫分支整齐，每侧 7 ~ 13 支	子宫分支较整齐，每侧 15 ~ 30 支
囊尾蚴	头节有顶突和小钩，可寄生人体	头节无顶突和小钩，不寄生人体

二、生活史

　　人是牛带绦虫唯一的终宿主，牛科动物为其主要中间宿主，牛囊尾蚴一般不寄生人体，故人不能作为其中间宿主。成虫寄生于人体小肠上段，孕节多单节脱离链体，随宿主粪便排出或主动逸出肛门。通常每天排出 6 ~ 12 节，最多达 40 节。每一孕节含虫卵 8 万 ~ 10 万个。从链体脱落下的孕节仍具有显著的活动力，当孕节蠕动时可将虫卵从子宫排出，或由于孕节的破裂，虫卵得以播散，污染环境。当中间宿主牛吞食虫卵或孕节后，虫卵内的六钩蚴即在其小肠内孵出，钻入肠壁，随血液循环到牛周身各处，尤其是运动较多的股、肩、心、舌和颈部等肌肉内，经 60 ~ 75 天发育为牛囊尾蚴。除了牛之外，羊、美洲驼、长颈鹿、羚羊等也可作为其中间宿主。人因生食和半生食含有牛囊尾蚴的牛肉而感染，经消化液的作用，囊尾蚴的头节即可翻出并吸附于小肠壁，经 8 ~ 10 周发育为成虫。成虫寿命可达20 ~ 30 年，甚至更长（图 28 – 2）。

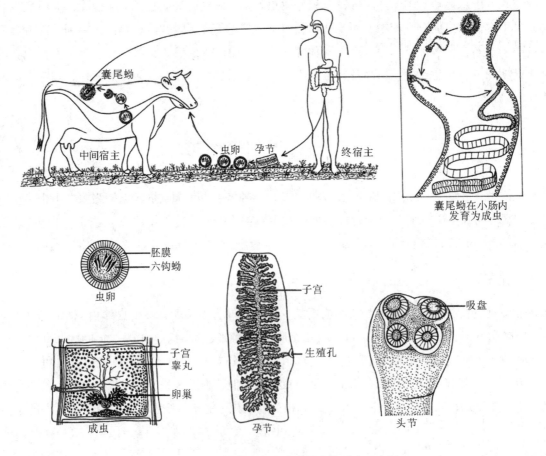

图 28 – 2　肥胖带绦虫生活史及虫体形态示意图

三、致病性

成虫寄生于人体小肠引起牛带绦虫病。其头节上的吸盘及体壁微毛可引起肠黏膜机械性损伤、炎症反应、吸收功能障碍等。患者一般无明显症状，或仅有腹部不适、饥饿痛、消化不良、腹泻或体重减轻等症状。由于牛带绦虫孕节活动力较强，孕节可自动从肛门逸出造成肛门瘙痒。脱落的孕节在肠内移动可引起回盲部剧痛，此外，偶然还可致阑尾炎、肠梗阻等并发症。人对牛带绦虫六钩蚴具有天然免疫力，在牛带绦虫病患者指甲中常发现虫卵，但迄今全世界仅有数例人体牛囊尾蚴病的报道。

四、实验室检查

询问是否有孕节自动逸出肛门病史尤其重要。根据子宫分支的数目及特征可与猪带绦虫鉴别。粪检可查到虫卵，采用肛门拭子法查到虫卵的机会更多。也可进行试验性驱虫，驱虫后收集淘洗粪便，查找孕节和头节，即可确诊，并可观察疗效。

五、流行与防治

肥胖带绦虫呈世界性分布，尤其在牧区或在喜食生的或半生牛肉习惯的地区和民族中形成流行。我国20多个省、市、自治区都有牛带绦虫病例报道。引起牛带绦虫病地方性流行的主要因素是患者和带虫者粪便污染牧草和水源以及居民食用牛肉的方法不当。驱虫方法同猪带绦虫。常用槟榔、南瓜子合剂疗法，也可服用吡喹酮、阿苯达唑、甲苯咪唑等药物治疗。

⊕ **知识链接**

亚洲带绦虫

亚洲带绦虫（*Taenia asiatica*），又称亚洲肥胖带绦虫，20世纪70～80年代在东亚和东南亚地区新发现的第三种可寄生人体的带绦虫。成虫寄生于人体小肠，引起亚洲带绦虫病，主要与嗜食生的动物内脏有关。

亚洲带绦虫成虫与肥胖带绦虫形态相似，幼虫却又像链状带绦虫幼虫。人是其终宿主，但是否是唯一终宿主有待进一步证实。中间宿主包括猪、牛、羊等，囊尾蚴主要寄生在中间宿主的肝脏，其次是视网膜、浆膜及肺脏等部位。

亚洲带绦虫病临床症状与肥胖带绦虫病相似。至今尚未见亚洲带绦虫引起囊尾蚴病的报道。粪检可查到虫卵但无法鉴定虫种，需通过患者排出的孕节或驱虫后的虫体来确定虫种。

PPT

第三节　细粒棘球绦虫

细粒棘球绦虫（*Echinococcus granulosus* Batsch，1786）属带科、棘球属，又称包生绦虫。成虫寄生于犬科食肉动物体内，幼虫（棘球蚴）寄生于人和多种偶蹄类食草动物体内，引起棘球蚴病（echinococcosis），又称包虫病（hydatidosis），是一种人畜共患寄生虫病。棘球蚴病分布地域广泛，随着世界畜牧业的发展而不断扩散，现已成为全球性重要的公共卫生和经济问题。

⇨ 案例引导 ·······

　　案例　患者，男，32 岁。因肝区隐痛 1 年，近 1 个月加重而就诊。患者自一年前出现肝区隐痛、上腹饱满、坠胀不适、食欲不振等症状，曾到当地医院就诊，B 超检查发现肝右叶占位性病变，大小 35mm×33mm，考虑肝囊肿，未行任何治疗。于发现囊肿 1 年运动后突发右上腹剧痛就医。既往史：早年曾放牧并有养犬史。查体：腹软，有触痛。ELISA 检测细粒棘球蚴 IgG 抗体阳性。B 超提示肝右叶有 39mm×36mm 占位病变。临床诊断为肝包虫病。

　　讨论　1. 该病的高发地区、人群、临床诊断和辅助诊断的依据是什么？

　　　　　　2. 外科手术治疗的注意事项是什么？

一、形态

（一）成虫

　　体长 2～11mm，平均 3.6mm，是绦虫中最小的虫种之一。除头节和颈节外，整个链体只有幼节、成节和孕节各一节，偶或多一节，所有节片均长大于宽。头节略呈梨形，直径 0.3mm，具有顶突和 4 个吸盘。顶突富含肌肉组织，伸缩力很强，其上有两圈大小相间的小钩 28～48 个，呈放射状排列。顶突顶端有一群梭形细胞组成的顶突腺（rostellar gland），其分泌物具有抗原性。颈节内含生发细胞，生发能力强。成节的结构与带绦虫相似，生殖孔位于节片一侧的中部偏后。睾丸 45～65 个，均匀地分布在生殖孔水平线前后方。孕节最长，子宫向两侧突出形成不规则的侧囊，内含虫卵 200～800 个。

（二）虫卵

　　与链状带绦虫和肥胖带绦虫虫卵相似，在光镜下难以区别。

（三）幼虫

　　即棘球蚴或包虫，为圆形或近似圆形囊状体，大小因寄生时间长短、寄生部位和宿主不同而异，直径可由不足 1cm 到数十厘米不等。棘球蚴为单房性囊，由囊壁和内含物（原头蚴、生发囊、子囊、孙囊及囊液）组成。囊壁分两层，外层为角皮层，厚约 1mm，乳白色、半透明，似粉皮状，较松脆，易破裂。光镜下无细胞结构而呈多层纹理状，具渗透性，参与虫体与宿主之间的物质交换，并起到保护虫体作用。内层为生发层，亦称胚层，较薄，厚 20～80μm，具细胞结构，由此层向囊内长出原头蚴、生发囊和子囊。囊内充满囊液，称为棘球蚴液（hydatid fluid），囊液无色透明或微带黄色，比重 1.01～1.02，pH 6.7～7.8，内含多种蛋白质、肌醇、卵磷脂、尿素及少量糖、无机盐和酶等成分，具较强抗原性。

　　原头蚴（protoscolex）椭圆形或圆形，大小为 170μm×122μm，为向内翻卷的头节，其顶突和 4 个吸盘内陷，保护着数十个小钩。此外，还可见石灰小体等。原头蚴与成虫头节的区别在于其体积小和缺顶突腺。

　　生发囊（brood capsule）亦称育囊，为仅有一层生发层的小囊，直径约 1mm，由生发层的有核细胞发育而来。据观察，最初由生发层向囊内芽生成群的细胞，这些细胞空腔化后，形成小囊并长出小蒂与胚层连接。在小囊壁上生成 5～40 个的原头蚴。原头蚴可向生发囊内生长，也可向囊外生长为外生性原头蚴。

　　子囊（daughter cyst）可由母囊的生发层直接长出，也可由原头蚴或生发囊进一步发育而成。子囊结构与母囊相似，囊内亦可生长原头蚴、生发囊以及与子囊结构相似的小囊，称为孙囊（grand daughter cyst）。

原头蚴、生发囊和子囊可从胚层上脱落，悬浮在囊液中，称为棘球蚴砂（hydatid sand）或囊砂。

一个棘球蚴中可有无数个原头蚴，一旦破裂、播散，即可在中间宿主体内形成许多新生的棘球蚴，有的棘球蚴无原头蚴、生发囊和子囊等，称为不育囊（infertile cyst）。

细粒棘球绦虫形态如图 28 - 3 所示。

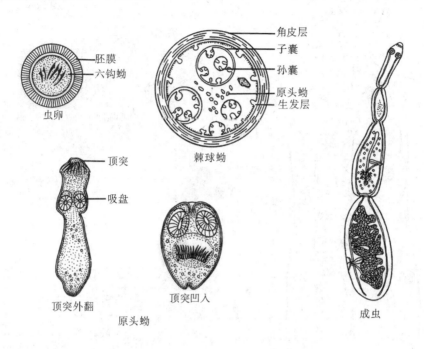

图 28 - 3　细粒棘球绦虫形态示意图

二、生活史

细粒棘球绦虫的终宿主是犬、豺和狼等犬科食肉动物，中间宿主是羊、牛、骆驼、鹿等多种偶蹄类动物及杂食家畜动物（猪等），也可见于啮齿类、灵长类和人。

成虫寄生在终宿主小肠上段，以头节上的小钩和吸盘固着在肠黏膜上，孕节或虫卵随宿主粪便排出。孕节有较强的活动能力，可沿草地或植物蠕动爬行，可污染动物皮毛和牧场、畜舍、蔬菜、土壤及水源等环境。中间宿主吞食虫卵或孕节后，六钩蚴在其肠腔内孵出，钻入肠壁，经血液循环至肝、肺等器官，经 3 ~ 5 个月，可发育为直径 1 ~ 3cm 的棘球蚴。一般每年增长 1 ~ 5cm，最大可长到 30 ~ 40cm。棘球蚴在人体内可存活 40 年甚至更久。随棘球蚴囊的大小和发育程度不同，囊内原头蚴可由数千至数万，甚至数百万个。原头蚴在中间宿主体内播散可形成新的棘球蚴，在终宿主体内可发育为成虫。

当犬、狼等终宿主吞食棘球蚴后，原头蚴在消化液刺激下头节翻出，附着于肠壁，逐渐发育为成虫。由于棘球蚴中含有大量的原头蚴，故犬、狼肠内寄生的成虫也可达数千至上万条。从犬感染至发育成熟排出虫卵和孕节约需 8 周。成虫寿命一般为 5 ~ 6 个月。

人可作为细粒棘球绦虫的中间宿主。当人误食虫卵后，六钩蚴即经肠壁随血液循环侵入组织，引起急性炎症反应，若幼虫未被杀死，则逐渐形成一个纤维性外囊，在内缓慢地发育成棘球蚴，故棘球蚴与宿主间有纤维被膜分隔。但如遇继发感染或外伤时，可发生变性衰亡，囊液浑浊而终被吸收和钙化。棘球蚴在人体内可发现于几乎所有部位，最多见的部位是肝，多在右叶，肺次之，此外是腹腔以及原发在肝再向其他器官转移。在肺和脾内棘球蚴生长较快；在骨组织内则生长极慢。巨大的棘球蚴囊多见于腹腔，挤压膈肌，甚至使一侧肺叶萎缩。棘球蚴在人体内一般为单个寄生，但也存在多个寄生情况，占患者的20%以上（图28 - 4）。

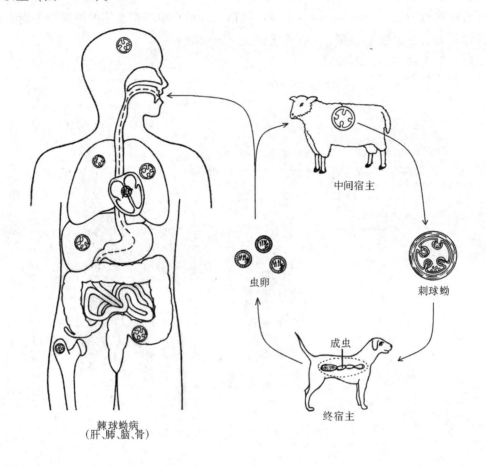

中间宿主

虫卵

棘球蚴

成虫

终宿主

棘球蚴病
（肝、肺、脑、骨）

图28 - 4　细粒棘球绦虫生活史

三、致病性

棘球蚴对人体的危害以机械性损害为主，严重程度取决于棘球蚴寄生部位、时间、大小及数量。若棘球蚴破裂，其囊液可引起宿主超敏反应，其原头蚴又可形成棘球蚴。原发的棘球蚴感染多为单个，继发感染常为多个，可同时累及多个器官。棘球蚴病的主要临床症状有以下三方面。

（一）局部压迫和刺激症状

由于棘球蚴不断生长，挤压寄生部位及邻近器官，受累部位有轻微疼痛和坠胀感。如累及肝脏可有肝区疼痛、坠胀不适、上腹饱满、食欲减退等症状；若压迫门静脉可致腹腔积液；压迫胆管可致阻塞性黄疸；在肺部可出现呼吸急促、胸痛、咳嗽、咯血等呼吸道刺激症状，严重者导致呼吸困难；寄生在颅脑则引起头痛、呕吐，甚至癫痫等与脑瘤相似的中枢神经系统症状；骨棘球蚴常发生于骨盆、椎体的中心和长骨的干骺端，可破坏骨质，易造成病理性骨折。位置表浅的棘球蚴可在体表形成包块，触之坚韧，压之有弹性，叩诊时有震颤感。

（二）毒性和超敏反应

棘球蚴液溢出可引起毒性和超敏反应，常见荨麻疹、血管神经性水肿和哮喘等。如大量囊液进入血液循环，可引起过敏性休克，甚至猝死。

（三）并发症

外伤或穿刺使棘球蚴破裂是常见而严重的并发症。一旦棘球蚴破裂，可造成宿主其他部位继发性感染。如肝棘球蚴破裂进入胆道，引起急性胆囊炎或胆道梗阻，出现胆绞痛、寒战、高热及黄疸等症状。若破入腹腔可致急性弥漫性腹膜炎或继发性腹腔棘球蚴病。肺棘球蚴如破裂至支气管，可咳出大量囊液、小的生发囊、子囊和角皮碎片等。肝脏和肺脏棘球蚴常继发细菌感染，出现类似肝脓肿和肺脓肿的症状。

四、实验室检查

（一）病原学检查

病原学检查较困难，尤其在无明显症状的感染早期。从痰液、胸腔积液、腹腔积液等体液或从手术摘除的组织中检出棘球蚴碎片、小的育囊或原头蚴即可确诊。也可取病变组织做切片进行病理学诊断。在 B 超引导下准确定位进行诊断性穿刺检查时，严防囊液外溢，以免造成继发性棘球蚴感染和过敏性休克。

（二）免疫学检查

免疫学检查是棘球蚴病常用辅助诊断方法。常用方法有皮内试验、ELISA、IHA、亲和素 – 生物素 – 酶复合物酶联免疫吸附试验及 Dot – ELISA、IFA 等方法。同时采用 2～3 项血清学试验相互弥补不足，可提高诊断准确率。

（三）影像学检查

棘球蚴病诊断困难，主要依靠影像学检查和定位，如 B 超、X 线、CT、MRI 及放射性核素扫描等检查。

五、流行与防治

细粒棘球绦虫分布几乎遍及世界各地。我国的棘球蚴病主要流行在西北广大农牧区，即新疆、青海、甘肃、宁夏、西藏和内蒙等省、自治区，其次是陕西、河北、山西和四川，另外在东北三省、河南、山东、安徽、湖北、贵州和云南等地有散发病例报道。主要动物中间宿主绵羊的棘球蚴感染率为3.3%～90%，家犬的成虫感染率为7%～71%，人群中最易感染者是学龄前儿童。

（一）流行因素

1. 传染源　虫卵对环境的污染，牧区犬感染通常较重，犬粪中虫卵量多，随动物的活动以及尘土、风、水等播散，导致虫卵严重污染环境。虫卵对外界低温、干燥及化学药品有很强抵抗力。在 2℃ 水中能活 2.5 年，在冰中可活 4 个月，经过严冬（ –14～ –12℃）仍保持感染力。一般化学消毒剂不能杀死虫卵。

2. 易感人群　人、畜与环境的密切接触，流行区牧民多养犬以协助放牧。牧区儿童喜欢与家犬亲昵，很易受到感染，成人感染可因从事剪羊毛、挤奶、加工皮毛等工作引起；此外，通过食入被虫卵污染的水、蔬菜或其他食物也可受染。家犬和野生动物的感染则常因以病畜内脏喂犬，或将其随地乱抛致使野犬、狼、豺等受到感染，从而又加重羊、牛感染，使流行愈趋严重。在非流行区，人因偶尔接触受感染的犬，或接触来自流行区的动物皮毛而受染。

（二）防治原则

1. 控制传染源　定期为家犬、牧犬驱虫，以减少传染源。治疗患者和感染者。棘球蚴病的治疗以外科手术为主，术中应注意一定要将虫囊取尽并避免囊液外溢造成过敏性休克或继发腹腔感染。对早期的小棘球蚴，可使用药物治疗，目前以阿苯达唑疗效最佳，亦可使用吡喹酮、甲苯达唑等。

2. 切断传播途径　加强卫生法规建设和卫生检疫，强化群众的卫生行为规范，根除以病畜内脏喂犬和乱抛的陋习。加强对屠宰场和个体屠宰户的检疫，及时处理病畜内脏。

3. 保护易感人群 加强卫生宣传教育，普及棘球蚴病防治知识，提高全民的防病意识，养成良好的饮食卫生习惯，避免感染。

目标检测

答案解析

1. 链状带绦虫和肥胖带绦虫在形态上的区别要点错误的是

    A. 头节形状   B. 有无小钩   C. 有无顶突   D. 有无吸盘   E. 孕节子宫侧支数

2. 人患囊虫病主要由于

    A. 误食米猪肉   B. 生食含绦虫幼虫的牛羊肉

    C. 误食甲虫   D. 生食蛇肉

    E. 食入猪肉绦虫虫卵污染的食物或饮水

3. 带绦虫驱虫治疗后，淘粪检查（   ）最适于确定疗效

    A. 虫卵   B. 链体   C. 头节   D. 成节   E. 孕节

4. 猪带绦虫病的感染阶段是

    A. 虫卵   B. 囊尾蚴   C. 孕节   D. 似囊尾蚴   E. 棘球蚴

5. 猪带绦虫对人的主要危害是

    A. 吸取大量营养   B. 小钩和吸盘对肠壁的刺激破坏

    C. 代谢产物的毒素作用   D. 囊尾蚴寄生组织所造成的损害

    E. 六钩蚴穿过组织时的破坏作用

6. 在治疗前确诊为牛带绦虫病的依据是找到牛带绦虫的

    A. 孕节   B. 六钩蚴   C. 头节   D. 囊尾蚴   E. 虫卵

7. 下列不属于棘球蚴组成部分的是

    A. 生发囊   B. 包囊   C. 子囊   D. 胚层   E. 原头蚴

8. 棘球蚴在人体内最常见的寄生部位是

    A. 肠   B. 肝脏   C. 肺脏   D. 脑   E. 骨

9. 棘球蚴病的感染阶段是

    A. 囊尾蚴   B. 泡球蚴   C. 虫卵   D. 似囊尾蚴   E. 棘球蚴

10. 链状带绦虫的感染阶段为

    A. 仅虫卵   B. 仅囊尾蚴   C. 仅似囊尾蚴

    D. 虫卵与囊尾蚴   E. 虫卵与似囊尾蚴

书网融合……

     本章小结   微课   题库

第二十九章 原 虫

📖 学习目标

知识目标 能复述溶组织内阿米巴、蓝氏贾第鞭毛虫、阴道毛滴虫、疟原虫（红内期）、杜氏利什曼原虫的主要形态、生活史和致病特点；能列举溶组织内阿米巴、蓝氏贾第鞭毛虫、阴道毛滴虫、疟原虫、杜氏利什曼原虫所致疾病和标本采集检查方法。

能力目标 能根据溶组织内阿米巴、蓝氏贾第鞭毛虫、阴道毛滴虫、疟原虫（红内期）、杜氏利什曼原虫的生活史，解释它们的致病机制、所致疾病和防治原则。

素质目标 具备预防感染的意识。

原虫为单细胞真核动物，其中大部分营自由生活，分布在海洋、土壤、水体或腐败物内。医学原虫约 40 余种，寄生在人体管腔、体液、组织或细胞内，其致病性因虫种而异。

第一节 溶组织内阿米巴

PPT

⇨ 案例引导

案例 患者，男，45 岁，右上腹疼痛 2 周并向右肩放射。实验室检查肝功能正常，白细胞数 $7.0 \times 10^9/L$；B 超肝内有 $11.2cm \times 9.6cm$ 的液性暗区，肝穿刺抽出巧克力酱样脓液，并检出活动的阿米巴滋养体而确诊为阿米巴肝脓肿。经甲硝唑静脉滴注治愈。

讨论 1. 肠外阿米巴病是怎样引起的？

2. 确诊溶组织内阿米巴感染，常用的检查方法有哪些？有哪些注意事项？

溶组织内阿米巴（*Entamoeba histolytica* Schaudinn，1903）简称痢疾阿米巴，主要寄生于人体的结肠，引起阿米巴痢疾，也可引起各种肠外阿米巴病。与肠道内非致病性迪斯帕内阿米巴形态相似。

一、形态

（一）滋养体

滋养体大小为 $10 \sim 60\mu m$，借助单一定向的伪足而运动，形态多变而不规则，有透明的外质和富含颗粒的内质，具一个球形的泡状核，直径 $4 \sim 7\mu m$。纤薄的核膜内缘有一层均匀分布、大小一致的核周染色质粒，核仁小，大小为 $0.5\mu m$，常居中，周围围以纤细无色的丝状结构。从有症状患者组织中分离的滋养体内常含有吞噬的红细胞，有时也可见白细胞和细菌（图 29 – 1）。

（二）包囊

包囊圆球形，直径 $10 \sim 20\mu m$。核的结构与滋养体的相似但稍小，未成熟包囊胞质内有一特殊的营养储存结构即拟染色体，呈短棒状，两端钝圆，对虫种鉴别有意义，未成熟包囊中尚有糖原泡。成熟包囊有 4 个核，糖原泡和拟染色体常消失（图 29 – 1）。

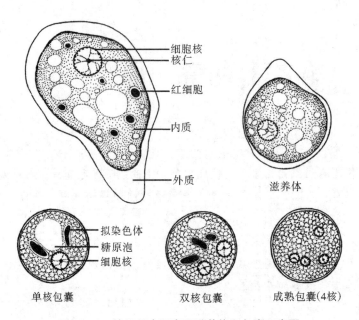

图 29 – 1　溶组织内阿米巴滋养体和包囊示意图

二、生活史

　　人为溶组织内阿米巴的适宜宿主，猫、狗和鼠等也可作为偶然的宿主。溶组织内阿米巴生活史包括包囊期和滋养体期，成熟包囊为感染期。被粪便污染的食品、饮水中的成熟包囊经口摄入通过胃和小肠，在回肠末端或结肠中性或碱性环境中，由于包囊中的虫体活动和肠道内酶的作用，虫体脱囊而出。4 核的虫体经三次胞质分裂和一次核分裂形成 8 个滋养体，随即在结肠上端以细菌等为营养，并进行二分裂增殖。虫体在肠腔内下移的过程中，随着肠内容物的脱水和环境变化等因素的刺激，而形成圆形的包囊前期，分泌出厚的囊壁形成单核包囊，再经 2 次核分裂形成 4 核包囊。包囊随粪便排出，在外界潮湿环境中可存活并保持感染性数日至 1 个月，但在干燥环境中易死亡（图 29 – 2）。

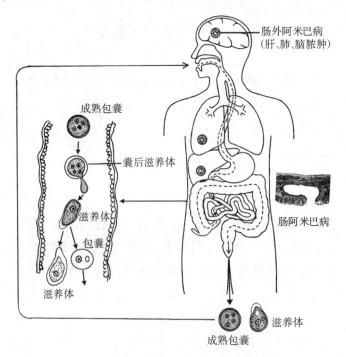

图 29 – 2　溶组织内阿米巴生活史示意图

　　滋养体可侵入肠黏膜，吞噬红细胞，破坏肠壁，引起肠壁溃疡，也可随血流进入其他组织或器官，引起肠外阿米巴病。随坏死组织脱落进入肠腔的滋养体，可通过肠蠕动随粪便排出体外，它在外界自然环境中只能短时间存活，即使被吞食也会在通过上消化道时被消化液所杀灭。

三、致病性

（一）致病机制

　　溶组织内阿米巴滋养体具有适应宿主的免疫反应、表达致病因子和侵入宿主组织或器官的能力，表达 3 种致病因子：半乳糖/乙酰氨基半乳糖凝集素可介导吸附于宿主细胞；阿米巴穿孔素在宿主细胞形成孔状破坏；半胱氨酸蛋白酶可使靶细胞溶解或降解补体 C_3 为 C_{3a}，从而抵抗补休介导的抗炎反应，并可降解血清型和分泌型 IgA。滋养体首先通过凝集素吸附在肠黏膜上，接着分泌穿孔素和蛋白酶以杀伤破坏宿主肠细胞和免疫细胞，引起溃疡。

（二）病理变化

　　肠阿米巴病多发于盲肠或阑尾，可累及乙状结肠和升结肠，偶及回肠。典型的病理变化是口小底大的烧瓶样溃疡，溃疡间的黏膜正常或稍有充血水肿，这与细菌引起的弥漫性炎性病灶不同。除重症外，原发病灶仅局限于黏膜层。镜下可见组织坏死伴少量的炎症细胞，以淋巴细胞和浆细胞浸润为主，由于滋养体可溶解中性粒细胞，故中性粒细胞极少见。急性病例滋养体可突破黏膜肌层，引起液化坏死灶，形成的溃疡可深及肌层，并可与邻近的溃疡融合，引起大片黏膜脱落。阿米巴肿是结肠黏膜对阿米巴刺激的增生反应，主要是组织肉芽肿伴慢性炎症和纤维化，需与肿瘤进行鉴别诊断。肠外阿米巴病往往呈无菌性、液化性坏死，周围以淋巴细胞浸润为主，滋养体多在脓肿的边缘。

（三）临床表现

　　阿米巴病的潜伏期为 2～26 天，以 2 周多见。起病突然或隐匿，呈暴发性或迁延性，可分为肠阿米巴病和肠外阿米巴病。

　　1. 肠阿米巴病　溶组织内阿米巴滋养体侵袭肠壁引起肠阿米巴病。临床过程可分急性或慢性。急性期的临床症状从轻度、间歇性腹泻到暴发性、致死性的痢疾不等。典型的阿米巴痢疾常有腹泻，一日数次或数十次，粪便果酱色，伴奇臭并带血和黏液，80% 患者有局限性腹痛、胃肠胀气、里急后重、厌食、恶心、呕吐等。从急性型可突然发展成急性暴发型，患者有大量的黏液血便、发烧、低血压、广泛性腹痛、强烈而持续的里急后重、恶心、呕吐和出现腹腔积液，60% 患者可发展成肠穿孔，亦可发展成肠外阿米巴病。有些轻症患者仅有间歇性腹泻。慢性阿米巴病则长期表现为间歇性腹泻、腹痛、胃肠胀气和体重下降，可持续 1 年以上，甚至 5 年之久。有些患者出现阿米巴肿，呈团块状损害而无症状。

　　2. 肠外阿米巴病　是肠黏膜下层或肌层的滋养体进入静脉，经血行播散至其他脏器引起的阿米巴病，以阿米巴性肝脓肿最常见。患者以青年男性为多见，脓肿多见于右叶，且以右叶顶部为主。临床症状有右上腹痛并可向右肩放射，发热、肝肿大伴触痛，也可表现为寒战、盗汗、厌食和体重下降，少部分患者甚至出现黄疸。肝脓肿穿刺可见"巧克力酱"样脓液，且可检出滋养体。肝脓肿可破裂入胸腔或腹腔，少数情况下破入心包可致死亡。肺阿米巴病常发于右下叶，多因肝脓肿穿破膈肌而致，主要有胸痛、发热、咳嗽和咳"巧克力酱"样痰。少数患者可出现脑脓肿，多为皮质内的单一脓肿，临床症状有头痛、呕吐、眩晕、精神异常等。阿米巴性脑脓肿的病程进展迅速，如不及时治疗，死亡率高。皮肤阿米巴病少见，常由直肠病灶播散到会阴部引起，会阴部损害则会侵蚀到阴茎、阴道甚至子宫；亦可因肝脓肿破溃而发生于胸腹部瘘管周围皮肤。

四、实验室检查

（一）病原学检查

1. 生理氯化钠溶液涂片法   这种方法用于检测活动的滋养体，一般用于稀便、脓血便或脓肿穿刺液。应注意快速检测、保持 25～30℃ 以上的温度和防止尿液等污染，某些抗生素、致泻药或收敛药、灌肠液等均可影响虫体的生存和活动。对脓肿穿刺液等亦可行涂片检查，但应注意虫体多在脓肿壁上。

2. 碘液染色法   对慢性腹泻患者以检查包囊为主，可做碘液染色。用甲醛乙醚法沉淀包囊可以提高检出率。粪检应持续 1～3 周，多次检查，以防漏诊。

3. 体外培养   培养法比涂片法敏感，培养物常为粪便或脓肿抽出物，对亚急性或慢性病例检出率比较高。

（二）免疫学检查

可用间接血凝试验（IHA）、酶联免疫吸附试验（ELISA）或琼脂扩散法（AGD）从血清检查到相应的特异性抗体，可作为辅助诊断。

（三）影像学检查

对肠外阿米巴病，例如肝脓肿可应用 B 型超声波检查、计算机断层扫描（CT），肺部病变则以 X 线检测为主。

五、流行与防治

溶组织内阿米巴病呈世界性分布，但常见于热带和亚热带地区。国内主要在西北、西南和华北地区，其中云南、贵州、新疆、甘肃等地感染率较高。

1. 传染源   阿米巴病的传染源主要是慢性患者及包囊携带者。包囊的抵抗力较强，在适当温、湿度下可生存数周，通过蝇或蟑螂消化道的包囊仍具感染性。

2. 传播途径   食用含有成熟包囊的粪便污染的食品、饮水或使用污染的餐具均可导致感染；口 - 肛性行为的人群，包囊可直接经口侵入；蝇及蟑螂等昆虫也起一定的传播作用。

3. 易感人群   人群对溶组织内阿米巴普遍易感。患阿米巴病的高危人群包括旅游者、流动人群、弱智低能人群、同性恋者、新生儿、孕妇、哺乳期妇女、免疫力低下的患者、营养不良者、恶性肿瘤患者及长期应用肾上腺皮质激素的患者等。感染的高峰年龄为 14 岁以下的儿童和 40 岁以上的成人。

甲硝唑为目前治疗阿米巴病的首选药物，对于急性或慢性侵入性肠阿米巴病患者均适用。此外，替硝唑、奥硝唑和塞克硝唑似有相同作用。对于带包囊者的治疗应选择肠壁不易吸收且不良反应少的巴龙霉素、喹碘方、二氯尼特等。

预防措施主要包括对粪便进行无害化处理，以杀灭包囊；保护水源、食物免受污染；加强环境卫生管理和驱除有害昆虫；注重健康教育，以提高自我保护能力。

PPT

第二节 蓝氏贾第鞭毛虫

⇒ 案例引导

　　案例 患者，男，20岁，主诉反复腹胀、腹痛、乏力、间歇性腹泻2个月余。曾在某医院诊断为功能性消化不良，一般治疗未见好转；2个月前曾到过某卫生条件比较差的旅游地。最近患者症状加重，实验室检查：Hb 107g/L，WBC $9.2×10^9$/L，N 0.70，L 0.30。新鲜粪便呈粥样，恶臭味，将粪便直接涂片检查发现有大量活动的蓝氏贾第鞭毛虫滋养体，诊断为蓝氏贾第鞭毛虫病。经甲硝唑治疗而痊愈。

　　讨论 1. 蓝氏贾第鞭毛虫感染会引起哪些临床表现？如何进行诊断？
　　　　　 2. 蓝氏贾第鞭毛虫的感染方式、寄生部位、传播途径及防治原则有哪些？

　　蓝氏贾第鞭毛虫（*Giardia lamblia* Stile，1915）简称贾第虫，引起以腹泻和消化不良为主要症状的蓝氏贾第鞭毛虫病（giardiasis），简称贾第虫病。贾第虫易在旅游者中引起感染并造成腹泻，也称"旅游者腹泻"。目前，贾第虫病已被列为全世界危害人类健康的主要寄生虫病之一。

一、形态

（一）滋养体

　　呈纵切为半的倒置梨形，长8～16μm，宽5～12μm，厚2～4μm。两侧对称，前端宽钝，后端尖细，腹面扁平，背部隆起。一对细胞核位于虫体前端1/2的吸盘部位。有前侧、后侧、腹和尾鞭毛4对，均由位于两核间靠前端的基体发出。虫体借助鞭毛摆动可做活泼的翻滚运动。有1对平行的"轴柱"沿中线由前向后连接尾鞭毛，1对呈爪锤状的中体与"轴柱"的1/2处相交。

（二）包囊

　　呈椭圆形，大小（8～14）μm×（7～10）μm。囊壁较厚，与虫体间有明显的间隙。未成熟包囊内含2个细胞核，成熟的含4个核。胞质内可见中体和鞭毛的早期结构（图29-3）。

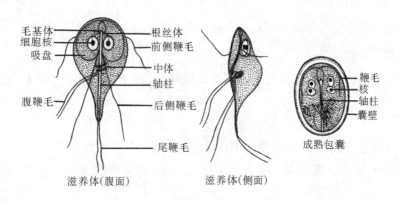

图 29-3 蓝氏贾第鞭毛虫滋养体和包囊形态示意图

二、生活史

　　蓝氏贾第鞭毛虫生活史简单，包括滋养体和包囊两个阶段。成熟包囊为感染阶段，人或动物摄入被成熟包囊污染的饮水或食物而被感染。包囊在十二指肠脱囊形成 2 个滋养体，后者主要寄生于十二指肠或小肠上段。滋养体借助吸盘吸附于小肠绒毛表面，以二分裂方式进行繁殖。落入肠腔的滋养体随肠内容物进入回肠下段或结肠内分泌成囊物质形成包囊，并随粪便排出体外。包囊在水中和适宜环境中可存活数天至 1 个月之久。

三、致病性

（一）致病机制

蓝氏贾第鞭毛虫的致病机制可能与虫株致病力、血内丙球蛋白缺乏、二糖酶缺乏以及虫群对小肠黏膜表面的覆盖、吸盘对黏膜的机械性损伤、虫体与宿主竞争基础营养等因素相关。

（二）临床表现

感染包囊后多为无症状带虫者。有临床症状者主要表现为急、慢性腹泻。潜伏期平均为 1~2 周，最长者可达 45 天。急性期症状有恶心、厌食、上腹及全身不适，或伴低烧、寒战，突发性恶臭腹泻，胃肠胀气，呃逆和上中腹部痉挛性疼痛。幼儿病程可持续数月，出现吸收不良、脂肪泻、衰弱和体重减轻等。部分未得到及时治疗的急性期患者可转为亚急性或慢性期。亚急性期表现为间歇性排恶臭味软便（或呈粥样），伴腹胀、痉挛性腹痛，或有恶心、厌食、嗳气、头痛、便秘等。慢性期患者比较多见，表现为周期性排稀便，恶臭，病程可达数年而不愈。蓝氏贾第鞭毛虫偶可侵入胆道系统，引起胆囊炎或胆管炎。

四、实验室检查

（一）病原学检查

1. 粪便检查　急性期取新鲜标本用生理氯化钠溶液涂片镜检滋养体。亚急性期或慢性期，用直接涂片碘液染色、硫酸锌浮聚或醛－醚浓集等方法查包囊。由于包囊排出具有间断性，隔日查 1 次，连查 3 次，可显著提高检出率。

2. 小肠液检查　用十二指肠引流或肠内试验法采集标本。后者的具体做法：禁食后，嘱患者吞下一个装有尼龙线的胶囊。3~4 小时后，缓缓拉出尼龙线，取线上的黏附物镜检滋养体。

（二）免疫学检查

ELISA、IFA 和对流免疫电泳试验（CIE）均有较高的敏感性和特异性。

（三）分子生物学方法

目前多采用 PCR 方法扩增贾第虫的某个基因片段进行诊断，已有市售的相关诊断试剂盒。

五、流行与防治

蓝氏贾第鞭毛虫病呈全球性分布，据 WHO 估计全世界感染率为 1%~20% 。国内分布广泛，感染率不等。农村高于城市。近年来，蓝氏贾第鞭毛虫合并艾滋病及其在同性恋者中流行的报道不断增多。

本病的传染源为从粪便排出包囊的人和动物。动物储存宿主有牛、羊、猪、兔、猫、狗和河狸等。包囊对外界抵抗力强，可通过污染的水源或食物使机体发生感染。同性恋者肛交常导致包囊的粪－口传播。人群对本虫普遍易感，免疫力低下者尤其易感。

预防措施主要有积极治疗患者和带虫者以消除传染源；加强人和动物宿主粪便管理，防止水源污染；注意环境卫生、饮食卫生和个人卫生；托儿所和幼儿园儿童共用的玩具须定期消毒；艾滋病患者和其他免疫功能缺陷者，均应接受防止蓝氏贾第鞭毛虫感染的预防和治疗措施。常用治疗药物有甲硝唑、呋喃唑酮、替硝唑、巴龙霉素等。

第三节　阴道毛滴虫

PPT

⇒ **案例引导**

　　案例　患者，女，27 岁，已婚。自诉阴部瘙痒、白带增多半年余，严重时阴部烧灼感，并有赤白带。阴道内镜检查见分泌物增多，呈灰黄色、泡沫状，有臭味。取阴道后穹隆分泌物直接涂片镜检，查见活动的阴道毛滴虫，确诊为滴虫性阴道炎。经抗滴虫治疗后症状消失。

　　讨论　1. 请问何为阴道的自净作用？

　　　　　　2. 阴道毛滴虫的感染方式、致病虫期、诊断虫期及防治原则是什么？

　　阴道毛滴虫（*Trichomonas vaginalis* Donne，1837）是寄生在人体阴道和泌尿道的鞭毛虫，主要引起滴虫性阴道炎和尿道炎，是以性传播为主的一种传染病。

一、形态和生活史

　　阴道毛滴虫的生活史仅有滋养体期。活体无色透明，有折光性，体态柔软多变，活动力强。固定染色后呈梨形，体长 7～23μm，前端 1/3 处有一个泡状核，核上缘有 5 颗排列成环状的毛基体，由此发出 4 根前鞭毛和 1 根后鞭毛。体外侧前 1/2 处，有一波动膜，其外缘与向后延伸的后鞭毛相连。虫体借助鞭毛摆动前进，以波动膜的波动做旋转式运动。1 根轴柱纤细透明，纵贯虫体，自后端伸出体外（图 29 - 4）。

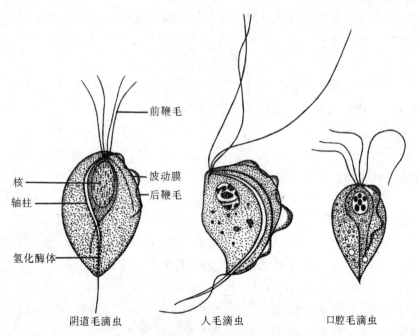

　　　　　　前鞭毛

核　　　　　　　　波动膜

轴柱　　　　　　　后鞭毛

氢化酶体

阴道毛滴虫　　　　人毛滴虫　　　　口腔毛滴虫

图 29 - 4　阴道毛滴虫滋养体形态示意图

　　阴道毛滴虫生活史简单。滋养体主要寄生于女性阴道，尤以后穹隆多见，偶可侵入尿道或子宫等部位。男性感染者一般寄生于尿道、前列腺，也可侵及睾丸、附睾及包皮下组织。虫体以纵二分裂法繁殖。滋养体为感染、致病和传播阶段。

二、致病性

阴道毛滴虫的致病力随宿主生理状态及虫株毒力而变化。

正常情况下，健康妇女阴道的内环境因乳酸杆菌的糖酵解作用而保持酸性（pH 3.8 ~ 4.4），可抑制滴虫及细菌生长繁殖，称为阴道的"自净作用"。如果泌尿生殖系统功能失调，如妊娠或月经后，阴道pH 值接近中性，有利于滴虫和细菌生长繁殖。而滴虫寄生阴道时，消耗糖原，妨碍了乳酸杆菌的酵解作用，降低了乳酸浓度，从而使阴道的 pH 值变为中性或碱性，滴虫得以大量繁殖，并促进继发性的细菌感染，加重炎症反应。

阴道毛滴虫具有接触依赖性细胞病变效应，黏附于泌尿生殖道的上皮细胞是滴虫致病作用的关键，虫体表面至少有 4 种蛋白参与细胞的黏附过程；阴道毛滴虫具有吞噬乳酸杆菌和阴道上皮细胞的作用；虫体的鞭毛还能分泌细胞分离因子，该因子可促进靶细胞解离。另有实验表明，滴虫性阴道炎的临床症状还与阴道内的雌激素浓度有关，雌激素浓度越高，症状越轻，反之亦然，这种现象可能与 β – 雌二醇降低细胞离散因子的活性有关。

许多女性虽有阴道毛滴虫感染，但无临床症状或症状不明显。有些感染者则有明显的阴道炎症状。患者最常见的主诉为阴部瘙痒或烧灼感，白带增多。检查可见分泌物增多，呈灰黄色，泡状，臭味，也有呈乳白色的液状分泌物，当伴有细菌感染时，白带呈脓液状或粉红状。当滴虫侵及尿道时，可有尿频、尿急和尿痛等症状。男性感染还可引起尿痛、夜尿、前列腺肿大及触痛和附睾炎等症状。

资料表明滴虫性阴道炎与新生儿呼吸道及眼结膜的感染、宫颈癌有关，阴道毛滴虫可吞噬精子，感染后分泌物增多影响精子活力，可导致男性不育症。

三、实验室检查

1. 病原体检查　直接涂片法取阴道后穹隆分泌物、尿液沉淀物或前列腺分泌物，直接涂片或涂片染色镜检，若检得滋养体即可确诊；培养法将分泌物加入肝浸液培养基，37℃孵育 48 小时后镜检滋养体。

2. 免疫学检查　ELISA、直接荧光抗体试验（DFA）和乳胶凝集试验（LAT）对分泌物中抗原进行检测。分子生物学方法如 DNA 探针可用于滴虫的基因检测。

四、流行与防治

阴道毛滴虫呈世界性分布，在我国的流行也很广泛。各地感染率不一，16 ~ 35 岁的女性感染率最高。传染源为滴虫性阴道炎患者、带虫者和男性感染者。滋养体在外界环境中可保持较长时间的活力，在半干燥环境下可存活 14 ~ 20 小时，– 10℃至少存活 7 小时，2 ~ 3℃水中可存活 65 小时，潮湿的毛巾、衣裤中可存活 23 小时，40℃水中可存活 102 小时，普通肥皂水中可存活 45 ~ 150 分钟。传播途径包括直接和间接传播两种方式。前者主要通过性传播，为主要的传播方式；后者主要通过使用公共浴池、浴具、共用游泳衣裤、坐式马桶等传播。

预防的关键是注意个人卫生和经期卫生，不共用游泳衣裤和浴具，在公共浴室提倡使用淋浴，慎用公共坐式马桶。及时治疗带虫者和患者是控制传染源的主要措施，夫妻或性伴侣双方应同时治疗。局部治疗可用乙酰胂胺或 1∶5000 高锰酸钾溶液冲洗阴道，也可用甲硝唑和扁桃酸栓。常用的口服药物为甲硝唑、替硝唑等。

PPT

第四节 疟 原 虫

⇒ **案例引导**

　　案例　患者，男，42岁。因发热、头痛、乏力9天入院。1个月前在西双版纳留住半个月。查体：体温40.2℃，脉搏130/分，血压100/60mmHg，腹略膨隆，肝肋下1cm，脾肋下1cm，质软。血涂片查到恶性疟原虫，确诊为恶性疟。给予抗疟治疗而痊愈。

　　讨论　1. 请问人是如何感染疟疾的？该病的发病机制是什么？

　　　　　　2. 疟疾的诊断依据是什么？

　　疟原虫是疟疾的病原体。寄生于人体的疟原虫有4种，即间日疟原虫［*Plasmodium vivax*（Grassi and Felletti, 1890）Labbe, 1899］、恶性疟原虫［*Plasmodium falciparum*（Welch, 1897）Schaudinn, 1902］、三日疟原虫［*Plasmodium malariae*（Laveran, 1881）Grassi and Felletti, 1890］和卵形疟原虫（*Plasmodium ovale* Stephens, 1922），分别引起同名疟疾。在我国流行的主要是间日疟原虫和恶性疟原虫，三日疟原虫少见，卵形疟原虫罕见。

　　疟疾是一种古老的疾病，国外古籍中称疟疾为"bad air"，后来意大利学者称疟疾为"malaria"，"mala"是不良，"aira"是空气之意，与我国古代称疟疾为"瘴气"之意相近。从19世纪末，人们才发现了引起疟疾的病原体——疟原虫，并历经百年才逐步搞清了它在人体和蚊体内的发育和传播过程。

一、形态 📱微课

　　疟原虫的基本结构包括细胞核、细胞质和细胞膜，在红细胞内发育消化分解血红蛋白后形成疟色素。血涂片经吉姆萨或瑞特染液染色后，核呈紫红色，胞质为天蓝至深蓝色，疟色素呈棕黄色、棕褐色或黑褐色。4种人体疟原虫的基本结构相同，但发育各期的形态又各有不同。除了疟原虫本身的形态不同外，被寄生红细胞的形态亦有不同的变化。

　　疟原虫的形态包括人体肝细胞内的形态和红细胞内的形态以及按蚊体内的形态。其中红细胞内的形态最为重要，包括以下阶段（图29-5，彩图21）。

（一）滋养体

　　滋养体为疟原虫在红细胞内摄食和生长发育的阶段。按发育先后，滋养体有早、晚期之分。早期滋养体胞核小，胞质少，中间有空泡，虫体多呈环状，故又称为环状体或小滋养体。虫体长大，胞核亦增大，胞质增多，有时伸出伪足，胞质中开始出现疟色素，此时称为晚期滋养体或大滋养体。间日疟原虫和卵形疟原虫寄生的红细胞可以变大、变形，颜色变浅，常有明显的红色薛氏小点；被恶性疟原虫寄生的红细胞有粗大的紫褐色茂氏点；被三日疟原虫寄生的红细胞可有淡紫色齐氏小点。

（二）裂殖体

　　滋养体胞质增多变圆，其内空泡消失，核开始分裂即称为裂殖体。核经反复分裂，最后胞质随之分裂，每一个核都被部分胞质包裹，成为裂殖子。早期的裂殖体细胞核分裂而细胞质尚未分裂，称为未成熟裂殖体，晚期含有一定数量的裂殖子且疟色素已经集中成团的裂殖体称为成熟裂殖体。

（三）配子体

疟原虫经过数次裂体增殖后，部分裂殖子侵入红细胞中发育长大，核增大而不再分裂，胞质增多而无伪足，最后发育成为圆形、卵圆形或新月形的个体，称为配子体。配子体有雌、雄（或大、小）之分：雌（大）配子体虫体较大，胞质致密，疟色素多而粗大，胞核致密、较小、偏于虫体一侧或居中；雄（小）配子体虫体较小，胞质稀薄，疟色素少而细小，核质疏松、较大位于虫体中央。

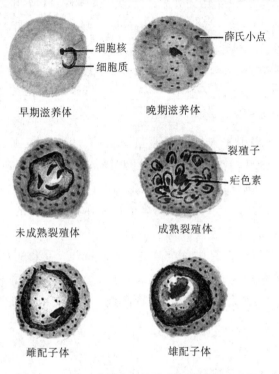

图 29 - 5　间日疟原虫红细胞内各期形态示意图

薄血膜中 4 种疟原虫的形态比较见表 29 - 1。

表 29 - 1　薄血膜中 4 种疟原虫的主要形态比较

	间日疟原虫	恶性疟原虫	三日疟原虫	卵形疟原虫
被寄生红细胞的变化	除环状体外，其余各期均胀大，色淡；滋养体期开始出现较多鲜红色、细小的薛氏小点	正常或略小，可有数颗粗大紫红色的茂氏点	正常或略小；偶见少量、淡紫色、微细的齐氏小点	略胀大、色淡、多数卵圆形，边缘不整齐；常见较多红色、粗大的薛氏小点，且环状体期已出现
环状体（早期滋养体）	胞质淡蓝色，环较大，约为红细胞直径的 1/3；核 1 个，偶有 2 个；红细胞内只含 1 个原虫，偶有 2 个	环纤细，约为红细胞直径的 1/5；核 1～2 个；红细胞内可含 2 个以上原虫；虫体常位于红细胞边缘	胞质深蓝色，环较粗壮，约为红细胞直径的 1/3；核 1 个；红细胞内很少含有 2 个原虫	似三日疟原虫
大滋养体（晚期滋养体）	核 1 个；胞质增多，形状不规则，有伪足伸出，空泡明显；疟色素棕黄色，细小杆状，分散在胞质内	一般不出现在外周血中，主要集中在内脏毛细血管。体小，圆形，胞质深蓝色；疟色素黑褐色，集中	体小，圆形或带状，空泡小或无，亦可呈大环状；核 1 个；疟色素深褐色、粗大、颗粒状，常分布于虫体边缘	体较三日疟原虫大，圆形，空泡不显著；核 1 个；疟色素似间日疟原虫，但较少、粗大
未成熟裂殖体	核开始分裂，胞质随着核的分裂渐呈圆形，空泡消失；疟色素开始集中	外周血不易见到。虫体仍似大滋养体，但核开始分裂；疟色素集中	体小，圆形，空泡消失；核开始分裂；疟色素集中较迟	体小，圆形或卵圆形，空泡消失；核开始分裂；疟色素集中较迟

续表

	间日疟原虫	恶性疟原虫	三日疟原虫	卵形疟原虫
成熟裂殖体	虫体充满胀大的红细胞，裂殖子12～24个，排列不规则；疟色素集中成团	外周血不易见到。裂殖子8～36个，排列不规则；疟色素集中	裂殖子6～12个，常为8个，环状排列；疟色素常集中在中央	裂殖子6～12个，通常8个，常排成一环；疟色素集中在中央或一侧
雌配子体	虫体圆形或卵圆形，占满胀大的红细胞，胞质蓝色；核小致密，深红色，偏向一侧；疟色素分散	新月形，两端较尖，胞质蓝色；核结实，深红色，位于中央；疟色素黑褐色，分布于核周围	如正常红细胞大，圆形，胞质深蓝色；核较小致密，深红色，偏于一侧；疟色素多而分散	虫体似三日疟原虫；疟色素似间日疟原虫
雄配子体	虫体圆形，胞质蓝而略带红色；核大，疏松，淡红色，位于中央；疟色素分散	腊肠形，两端钝圆，胞质蓝而略带红色；核疏松，淡红色，位于中央；疟色素分布核周围	略小于正常红细胞，圆形；胞质浅蓝色；核较大，疏松，淡红色，位于中央；疟色素分散	虫体似三日疟原虫，疟色素似间日疟原虫

二、生活史

　　寄生于人体的 4 种疟原虫生活史基本相同，需要人和按蚊 2 个宿主。在人体内先后寄生于肝细胞和红细胞内，进行裂体增殖和配子体的形成。在蚊体内完成配子生殖和孢子增殖（图 29 - 6）。以间日疟原虫为例叙述如下。

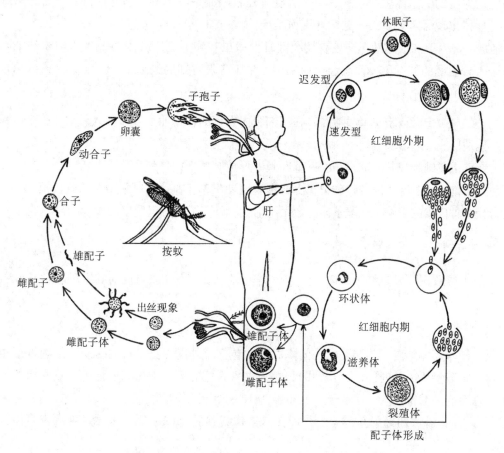

图 29 - 6　间日疟原虫生活史示意图

（一）在人体内的发育

1. 红细胞外期　简称红外期，当涎腺中带有成熟子孢子的雌性按蚊刺吸人血时，子孢子随唾液进入人体，约经 30 分钟后随血流侵入肝细胞，摄取肝细胞内营养进行发育并裂体增殖，形成红外期裂殖体。成熟的红外期裂殖体内含数以万计的裂殖子。裂殖子胀破肝细胞后释出，一部分裂殖子被巨噬细胞吞噬，其余部分侵入红细胞，开始红细胞内期的发育。间日疟原虫完成红细胞外期的时间约 8 天，恶性疟原虫约 6 天，三日疟原虫为 11～12 天，卵形疟原虫为 9 天。

间日疟原虫和卵形疟原虫的子孢子具有遗传学上两种不同的类型，即速发型子孢子和迟发型子孢子。当子孢子进入肝细胞后，速发型子孢子继续发育完成红细胞外期的裂体增殖，而迟发型子孢子视虫株的不同，需经过一段或长或短（数月至年余）的休眠期后，才完成红细胞外期的裂体增殖。经休眠期的子孢子称为休眠子。恶性疟原虫和三日疟原虫无休眠子。

2. 红细胞内期　简称红内期，红细胞外期的裂殖子从肝细胞释放出来，进入血流后很快侵入红细胞，先形成环状体，摄取营养，生长发育，经大滋养体、未成熟裂殖体，最后形成含有一定数量裂殖子的成熟裂殖体。红细胞破裂后，裂殖子释出，其中一部分被巨噬细胞吞噬，其余再侵入其他正常红细胞，重复其红内期的裂体增殖过程。完成一代红内期裂体增殖，间日疟原虫约需 48 小时，恶性疟原虫需 36～48 小时，三日疟原虫约需 72 小时，卵形疟原虫约需 48 小时。恶性疟原虫的早期滋养体在外周血液中经十几小时的发育后，逐渐隐匿于内脏毛细血管、血窦和其他血流缓慢处，继续发育成晚期滋养体及裂殖体，这 2 个时期在外周血液中一般不易见到。

疟原虫经几代红内期裂体增殖后，部分裂殖子侵入红细胞后不再进行裂体增殖而是发育成雌、雄配子体。恶性疟原虫的配子体主要在肝、脾、骨髓等器官的血窦或微血管里发育，成熟后始出现于外周血液中，在无性体出现后 7～10 天才见于外周血液中。

4 种疟原虫寄生于红细胞的不同发育期，间日疟原虫和卵形疟原虫主要寄生于网织红细胞，三日疟原虫多寄生于较衰老的红细胞，而恶性疟原虫可寄生于各发育期的红细胞。

（二）疟原虫在按蚊体内的发育

当雌性按蚊刺吸患者或带虫者血液时，在红细胞内发育的各期原虫随血液入蚊胃，仅雌、雄配子体继续发育，并分别形成雌配子和雄配子。雄、雌配子结合，受精形成合子。合子变长，能动，成为动合子。动合子穿过胃壁上皮细胞或其间隙，在蚊胃基底膜下形成圆球形的卵囊。卵囊长大，并进行孢子增殖，形成数以万计的子孢子。子孢子随卵囊破裂释出或由囊壁钻出，经血、淋巴集中于按蚊的涎腺。疟原虫在按蚊体内发育受多种因素的影响，如配子体的数量与活性，外界温度、湿度以及蚊媒的易感性等。

三、致病性

疟原虫的主要致病阶段是红细胞内期的裂体增殖期。致病力强弱与侵入的虫种、数量和人体免疫状态有关。

（一）潜伏期

指疟原虫侵入人体到出现临床症状的间隔时间，包括红外期原虫发育的时间和红内期原虫经几代裂体增殖达到一定数量所需的时间。潜伏期的长短与进入人体的原虫种株、子孢子数量和机体的免疫力有密切关系。恶性疟的潜伏期为 7～27 天；三日疟为 18～35 天；卵形疟为 11～16 天；间日疟的短潜伏期株为 11～25 天，长潜伏期株为 6～12 个月或更长。由输血感染的疟疾，因无红外期发育阶段，潜伏期一般较短。

（二）疟疾发作

疟疾的一次典型发作表现为寒战、高热和出汗退热 3 个连续阶段。发作是由红内期的裂体增殖所致，当经过几代红内期裂体增殖后，血中原虫的密度达到发热阈值（threshold），如间日疟原虫为 10～500 个/微升血液，恶性疟原虫为 500～1300 个/微升血液。红内期成熟裂殖体胀破红细胞后，大量的裂殖子、原虫代谢产物及红细胞碎片进入血流，其中一部分被巨噬细胞、中性粒细胞吞噬，刺激这些细胞产生内源性热原质，它们和疟原虫的代谢产物共同作用于宿主下丘脑的体温调节中枢，引起发热。随着血内刺激物被吞噬和降解，对宿主下丘脑的体温调节中枢的刺激减弱或消失，机体通过大量出汗，体温逐渐恢复正常，机体进入发作间歇阶段。由于红内期裂体增殖是发作的基础，因此发作具有周期性，此周期与红内期裂体增殖周期一致。典型的间日疟和卵形疟隔日发作 1 次；三日疟为隔 2 天发作 1 次；恶性疟隔 36 ~ 48 小时发作 1 次。若寄生的疟原虫增殖不同步时，发作间隔则无规律。

（三）疟疾的再燃和复发

疟疾初发停止后，患者若无再感染，仅由于体内残存的少量红内期疟原虫在一定条件下重新大量繁殖又引起的疟疾发作，称为疟疾的再燃（recrudescence）。再燃与宿主抵抗力和特异性免疫力的下降及疟原虫的抗原变异有关。疟疾复发（relapse）是指疟疾初发患者红内期疟原虫已被消灭，未经蚊媒传播感染，经过一段时间后，又出现疟疾发作，称复发。复发与肝细胞内的休眠子复苏有密切关系，恶性疟原虫和三日疟原虫只有再燃而无复发，间日疟原虫和卵形疟原虫既有再燃，又有复发。

（四）贫血

疟疾发作数次后，可出现贫血，尤以恶性疟为甚。怀孕妇女和儿童最常见，流行区的高死亡率与严重贫血有关。贫血的原因除了疟原虫直接破坏红细胞外，还与下列因素有关。①脾功能亢进：吞噬大量正常的红细胞。②免疫病理的损害：疟原虫刺激机体产生自身抗体，导致红细胞的破坏；宿主产生特异抗体与附着在红细胞上的抗原结合，形成免疫复合物，引起红细胞溶解或被巨噬细胞吞噬。③抑制骨髓造血功能。发作次数愈多，病程愈长，则贫血愈严重。

（五）脾大

初发患者多在发作 3 ~ 4 天后，脾开始肿大，长期不愈或反复感染者，脾大十分明显，可达脐下。主要原因是脾充血和单核巨噬细胞增生。早期经抗疟治疗，脾可恢复正常大小。慢性患者，由于脾包膜增厚，组织高度纤维化，质地变硬，虽经抗疟根治，也不能恢复到正常。

（六）凶险型疟疾

凶险型疟疾绝大多数由恶性疟原虫所致，但间日疟原虫引起的国内也有报道。常见于幼儿和免疫力低下的成人。临床表现复杂，常见的有脑型和超高热型，多表现为持续高热、全身器官衰竭、意识障碍、呼吸窘迫、多发性惊厥、昏迷、肺水肿、异常出血、黄疸、血红蛋白尿和恶性贫血等。凶险型疟疾来势凶猛，若不能及时治疗，死亡率很高。

四、实验室检查

（一）病原学检查

从受检者外周血液中检出疟原虫是确诊的最可靠依据，最好在服药以前取血检查。取外周血制作厚、薄血膜，经吉姆萨或瑞特染液染色后镜检查找疟原虫。对恶性疟患者选择发作时采血，可查见环状体，10 天后采血可查见配子体；而间日疟在发作后数小时至 10 余小时采血可查见红内期各期原虫。

（二）免疫学检查

主要是利用血清学方法检测疟原虫的循环抗原。常用方法有放射免疫试验、抑制法酶联免疫吸附试验、夹心法酶联免疫吸附试验和快速免疫色谱测试卡等。

（三）分子生物学技术

PCR 和核酸探针已用于疟疾的检查，分子生物学检测技术的最突出的优点是对低原虫血症检出率较高。

五、流行与防治

疟疾呈世界性分布，是严重危害人类健康的疾病之一，据世界卫生组织（WHO）2021 年 12 月《世界疟疾报告》报道，2020 年世界上近一半的人口面临疟疾风险，大多数病例和死亡发生在撒哈拉以南非洲。5 岁以下儿童是受疟疾影响的最脆弱群体。疟疾也是严重危害我国人民群众健康的重要传染病，60 多年来，我国疟疾防治工作取得了显著成效。2021 年 6 月 30 日，WHO 宣布中国通过消除疟疾认证，称中国从 20 世纪 40 年代每年报告约 3000 万疟疾病例，经过 70 年不懈努力到如今完全消除疟疾，是一项了不起的壮举。这是我国继天花、脊髓灰质炎、丝虫病、新生儿破伤风之后消除的又一个重大传染病，结束了疟疾在中国肆虐数千年的历史，在中国公共卫生史和全球消除疟疾史上具有重要的里程碑意义。

（一）流行环节与因素

1. 传染源 外周血中有配子体的患者和带虫者是疟疾的传染源，血中带红内期疟原虫的献血者也可通过供血传播疟疾。

2. 传疟媒介 我国主要的传疟按蚊是中华按蚊、嗜人按蚊、微小按蚊和大劣按蚊。

3. 易感人群 除了因某些遗传因素对某种疟原虫表现出不易感的人群及高疟区婴儿可从母体获得一定的抵抗力外，其他人群对疟原虫普遍易感。

4. 流行因素 疟疾传播强度还受自然因素和社会因素的影响。自然因素中温度和雨量最为重要。社会因素包括政治、经济、文化、卫生水平及人类的社会活动等。

（二）防治原则

1. 控制传染源 治疗现症患者、复发者和带虫者，应选择不同的药物进行治疗，如氯喹、伯氨喹、咯萘啶、乙胺嘧啶、奎宁和青蒿脂及其衍生物等。

2. 消灭传播媒介 结合农业生产的结构调整和环境卫生综合治理，采取多种措施灭蚊。

3. 保护易感人群 采取预防服药，涂搽防护剂，使用蚊帐、纱窗、纱门等，防止健康人感染疟疾。

⊕ **知识链接**

疟原虫与诺贝尔奖

疟疾在全世界广泛流行，严重危害人类健康。1907 年，法国学者 Laveran 因在恶性疟患者血液中发现引起疟疾的病原体——疟原虫，而获得诺贝尔生理或医学奖；1902 年，在印度工作的英国军医 Ross 因阐明了疟原虫在按蚊体内的生活周期及通过按蚊叮咬进行传播而获得诺贝尔生理或医学奖；2015 年，中国中医科学院终身研究员屠呦呦因发现青蒿素并将其用于疟疾的治疗而获得诺贝尔生理或医学奖，是中国科学家在中国本土进行的科学研究首次获诺贝尔科学奖，是中国医学界迄今为止获得的最高奖项，也是中医药成果获得的最高奖项。目前，对于疟疾的治疗和预防仍有待于进一步研究。

第五节 杜氏利什曼原虫

PPT

杜氏利什曼原虫［*Leishmania donovani*（Laveran and Mesnil, 1903）Ross, 1903］为利什曼病的病原体。其生活史有无鞭毛体和前鞭毛体两个时期，前者寄生于白蛉体内，后者主要寄生于人和哺乳动物的巨噬细胞内。在我国，杜氏利什曼原虫是主要的致病虫种，引起内脏利什曼病（visceral leishmaniasis），因患者皮肤常有暗的色素沉着，并有发热，又称黑热病（kala - azar）。内脏利什曼病的主要表现有长期不规则发热，肝、脾、淋巴结肿大和全血细胞减少。

一、形态

（一）无鞭毛体

无鞭毛体，又称利杜体，虫体卵圆形，大小为（2.9~5.7）μm×（1.8~4.0）μm，常见于巨噬细胞内。瑞氏染色可见，细胞质呈淡蓝色或深蓝色，内有一个较大的圆形核，呈红色或淡紫色。动基体位于核旁，着色较深，细小，杆状。在高倍镜下有时可见虫体从前端颗粒状的基体发出一条根丝体。基体靠近动基体，在光镜下不易区分开。

（二）前鞭毛体

成熟的虫体呈梭形，大小（14.3~20.0）μm×（1.5~1.8）μm，核位于虫体中部，动基体在前部。基体在动基体之前，由此发出一根鞭毛游离于虫体外（图29-7）。鞭毛不停地摆动，前鞭毛体运动活泼，在培养基内常以虫体前端聚集成团，排列成菊花状。

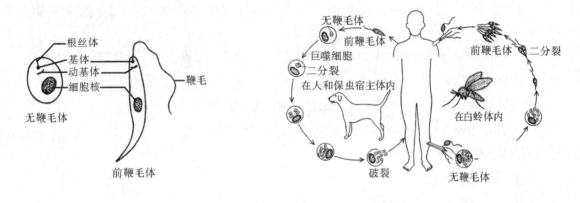

图29-7　杜氏利什曼原虫形态及生活史示意图

二、生活史

（一）在白蛉体内发育

当雌性白蛉吸血叮刺患者或被感染的动物时，血液或皮肤内含无鞭毛体的巨噬细胞被吸入白蛉胃内，经48小时，发育为短粗的前鞭毛体或梭形的前鞭毛体。至第3~4天出现大量成熟前鞭毛体，以纵二分裂法繁殖，并向白蛉前胃、食道和咽部移动。第7天具感染性的前鞭毛体大量聚集在口腔及喙。当白蛉叮刺健康人时，前鞭毛体即随白蛉唾液进入人体。

（二）在人体内发育

进入人体或哺乳动物体内的前鞭毛体部分被多形核白细胞吞噬消灭，另一部分被巨噬细胞吞噬。前鞭毛体进入巨噬细胞后逐渐变圆，失去其鞭毛的体外部分，向无鞭毛体期转化。此时巨噬细胞内形成纳虫空泡，虫体在纳虫空泡内不但可以存活，而且还能进行分裂繁殖，最终导致巨噬细胞破裂。释出的无鞭毛体又可被其他巨噬细胞吞噬，重复上述增殖过程。

三、致病性

（一）内脏利什曼病

人体感染利什曼原虫后，经 3~5 个月或更长的潜伏期，即可表现下列病症。

1. 发热　表现为长期不规则发热，体温 1 天内 2~3 次升降，双峰热型在早期患者较常见，伴有头痛、畏寒、盗汗等。

2. 肝、脾、淋巴结肿大　无鞭毛体在巨噬细胞内繁殖，使巨噬细胞大量破坏和增生。巨噬细胞增生主要见于肝、脾、淋巴结、骨髓等器官。浆细胞也大量增生。细胞增生是导致肝、脾、淋巴结肿大的基本原因，其中脾大最为常见，出现率在 95% 以上。后期则因网状纤维组织增生而变硬。

3. 贫血　是黑热病重要症状之一，血液中红细胞、白细胞及血小板都减少，即全血细胞减少，这是由于脾功能亢进，血细胞在脾内遭到大量破坏所致。此外，免疫溶血也是产生贫血的重要原因。由于白细胞减少，免疫受损，易并发各种感染性疾病，常见的并发症有肺炎、坏疽性口炎（走马疳）和急性粒细胞缺乏症。由于血小板减少，患者常发生鼻出血、牙龈出血等症状。

4. 清蛋白/球蛋白的比例倒置　患者血浆内清蛋白明显减少，球蛋白增加，导致清蛋白与球蛋白的比例倒置。清蛋白减少可能与肝受损合成减少以及肾受损排出清蛋白增加有关，同时，浆细胞大量增生导致球蛋白增加。

5. 尿蛋白和血尿　可能与患者发生肾小球淀粉样变性及肾小球内有免疫复合物的沉积有关。

（二）皮肤型黑热病

部分黑热病患者在治疗过程中或治愈后数年甚至十余年后发生皮肤型黑热病，患者在面部、颈部、四肢或躯干等部位出现许多皮肤结节，结节呈大小不等的肉芽肿，或呈暗色丘疹状，在结节内可查到无鞭毛体。有的皮肤型黑热病易与瘤型麻风混淆。

（三）淋巴结型黑热病

此型患者无黑热病病史，局部淋巴结肿大，其大小不一，较表浅，无压痛，无红肿，以腹股沟和股部最多见，淋巴结活检可在类上皮细胞内查见无鞭毛体。患者的一般情况大多良好，多数患者可自愈。少数可有低热和乏力，肝脾很少触及，嗜酸性粒细胞常增多。

（四）常见并发症

黑热病患者发病过程中，由于原虫的寄居破坏，导致宿主出现继发性免疫缺陷，易引发肺炎、走马疳、急性粒细胞缺乏症和脑膜炎等多种并发症，常是导致患者死亡的主要原因。

（五）利什曼原虫与 HIV 合并感染

由于艾滋病和内脏利什曼病的流行，二者合并感染的病例在临床上越来越常见。合并感染 HIV 的内脏利什曼病患者，由于机体免疫系统的全面崩溃和内脏利什曼原虫在体内的广泛寄生，预后非常差，常因并发其他疾病而死亡。

四、实验室检查

（一）病原学检查

根据病程的不同及检测的方法不同，可采取骨髓穿刺、淋巴结穿刺、脾脏穿刺、皮肤结节活组织以及血液等进行检查。

1. 穿刺检查　包括涂片法和培养法等。

（1）涂片法 可进行骨髓、淋巴结或脾脏穿刺，以穿刺物涂片，染色、镜检。骨髓穿刺最为常用，以髂骨穿刺简便安全，检出率为 80% ~ 90%。

（2）培养法 将上述穿刺物接种于 NNN 培养基中，置 22 ~ 25℃温箱内，经 7 天后若培养物中查见运动活泼的前鞭毛体，则判为阳性结果。此法较涂片法更为敏感，但需时较长。

（3）动物接种法 把穿刺物接种于易感动物（如金黄地鼠、BALB/c 小鼠等），1 ~ 2 个月后取肝、脾做印片或涂片，瑞特染色镜检。

2. 皮肤活组织检查 取皮肤结节或肿大淋巴结做活组织涂片，染色镜检。

（二）免疫学检查

1. 检测循环抗原 可用单克隆抗体抗原斑点试验（McAb - AST）检测血内循环抗原诊断黑热病，阳性率高，敏感性、特异性、重复性均较好，需血清量少（2μl）。也可用于尿液内循环抗原检查，还可用于疗效评价。

2. 检测血清抗体 可采用 ELISA、间接血凝试验（IHA）、对流免疫电泳（CIE）等，检出率高，但假阳性时有发生。因抗体短期内不易消失，不宜用于疗效考核。

（三）分子生物学检查

用 PCR 及 DNA 探针诊断黑热病，与传统的病原学方法相比具有敏感性高、特异性强的特点，并有确定虫种的优点。近年来用分子生物学方法获得重组抗原 rk39 制备成 dipstick 试纸条，检测血清中抗体，用于内脏利什曼病的诊断，阳性率可高达 100%。

五、流行与防治

（一）分布

黑热病在世界上分布广泛。在亚洲、欧洲、非洲、拉丁美洲均有此病流行。目前，我国黑热病主要发生在新疆、内蒙古、甘肃、四川、陕西、山西 6 个省、自治区。新疆、内蒙古存在黑热病的自然疫源地。近年来我国黑热病疫情有所回升，每年新发生的病例数为 408 例左右，其以甘肃、新疆和四川三地的患者最多。

（二）流行环节

黑热病属于人畜共患病，在人与人、动物与人、动物与动物之间均可传播。

1. 传染源 根据传染来源不同，黑热病在流行病学上可大致分为 3 种不同的类型，即人源型、犬源型和自然疫源型。

（1）人源型 又称为平原型，多见于平原地区，黑热病患者以青少年为主，婴儿少见，犬很少感染，患者为主要传染源。这类地区黑热病已被控制，近年未再发现新病例，但偶可发现皮肤型黑热病。

（2）犬源型 又称为山丘型，多见于山丘地区，人的感染主要来自病犬。绝大多数患者为儿童，婴儿感染率较高。这类地区为我国目前黑热病主要流行区。

（3）自然疫源型 又称为荒漠型，多分布新疆和内蒙古的某些未开发的荒漠地区。患者主要为婴幼儿，进入这类地区的成人常患淋巴结型黑热病，病例散发。传染源可能是野生动物。

2. 传播途径 主要通过白蛉叮刺传播，偶可经口腔黏膜、破损皮肤、胎盘或输血传播。

3. 易感人群 人群普遍易感，但易感性随年龄增长而降低，婴幼儿及从外地新进入疫区的成年人均易受到感染。病后免疫力持久。

（三）防治措施

1. 治疗患者 常用药物有五价锑剂葡萄糖酸锑钠和国产制剂斯锑黑克。灭特复星为新开发口服药，有良好疗效。对药物治疗无效、脾高度肿大、伴脾功能亢进者，可考虑脾切除治疗。

2. 控制传染源 早发现、早捕杀病犬，是犬源型流行区防制的关键。

3. 切断传播途径 消灭传播媒介白蛉是防治黑热病的重要措施。白蛉活动季节短（5~9月），用灭蛉药物喷洒，采取防蛉、驱蛉措施，并应加强个人防护，避免白蛉的叮刺。

目标检测

答案解析

1. 溶组织内阿米巴的感染阶段是
　　A. 滋养体　　　B. 单核包囊　　　C. 双核包囊　　　D. 四核包囊　　　E. 子孢子

2. 溶组织内阿米巴的致病阶段是
　　A. 滋养体　　　B. 单核包囊　　　C. 双核包囊　　　D. 四核包囊　　　E. 子孢子

3. 蓝氏贾第鞭毛虫主要寄生于人体的
　　A. 肝胆管　　　　　　　　B. 门静脉　　　　　　　　C. 结肠
　　D. 肺脏　　　　　　　　　E. 十二指肠或小肠上段

4. 蓝氏贾第鞭毛虫的主要感染方式是
　　A. 经口感染　　　　　　　B. 吸入感染　　　　　　　C. 经皮肤感染
　　D. 经蚊虫叮咬感染　　　　E. 输血感染

5. 滴虫性阴道炎最常见的症状是
　　A. 外阴水肿　　　　　　　B. 尿中带血　　　　　　　C. 月经不调
　　D. 外阴瘙痒和白带增多　　E. 尿频、尿急和尿痛

6. 阴道毛滴虫的致病阶段是
　　A. 滋养体　　　B. 裂殖体　　　C. 无鞭毛体　　　D. 前鞭毛体　　　E. 子孢子

7. 间日疟原虫主要寄生于人体的
　　A. 肝细胞　　　B. 红细胞　　　C. 巨噬细胞　　　D. 淋巴细胞　　　E. 脾细胞

8. 确诊间日疟原虫感染最常用的方法是
　　A. 残存的红内期原虫　　　　　　B. 肝细胞内迟发型子孢子
　　C. 蚊虫再次叮咬传播　　　　　　D. 脾肿大
　　E. 慢性感染

9. 间日疟疾再燃的主要原因是
　　A. 迟发型子孢子　　　　　　　B. 速发型子孢子　　　　　　　C. 新近再感染
　　D. 残存的红内期原虫　　　　　E. 血液中游离的裂殖子

10. 确诊黑热病最常用的方法是
　　A. 根据患者的临床表现　　　　B. 取血涂片检查　　　　　　C. 取血清做免疫学试验
　　D. 骨髓穿刺涂片镜检　　　　　E. 脾脏穿刺涂片镜检

书网融合……

　　本章小结

　　微课

　　题库

第三十章　常见机会致病性寄生虫

　　机会致病性寄生虫是指某些寄生虫在免疫功能正常的机体内通常处于隐性感染状态，当宿主免疫功能受损时则大量增殖并引起疾病的寄生虫。较为常见的有原虫中的刚地弓形虫、隐孢子虫以及蠕虫中的粪类圆线虫等。

第一节　刚地弓形虫

PPT

➡ **案例引导**

　　案例　患者，女，52岁，因不规则发热、咳嗽、咳痰、胸闷、气促2周入院。既往无结核病史，无盗汗发热，30年前不明原因流产一次，有长期与猫密切接触史。查体：双肺可闻及湿啰音，其他未见异常。检查未见结核分枝杆菌、衣原体及并殖吸虫等。X线胸片显示两肺纹理增强肋膈角变钝，双侧少量积液。检测刚地弓形虫抗体IgM、IgG均为阳性。3日后B超定位行胸腔穿刺，抽取胸腔积液30ml，涂片检获刚地弓形虫病原体，诊断为获得性弓形虫病肺炎。

　　讨论　1. 获得性弓形虫病肺炎诊断依据是什么？

　　　　　　2. 如何对弓形虫病患者进行治疗及护理？

　　刚地弓形虫（*Toxoplasma gondii* Nicolle & Manceaux，1908）简称弓形虫，寄生在人和多种动物的有核细胞内，呈世界性分布。弓形虫感染可引起人畜共患的弓形虫病（toxoplasmosis），尤其在宿主免疫功能低下时，可致严重后果，对人体健康和畜牧业生产造成危害。

一、形态　📱微课

　　弓形虫的发育包括滋养体、包囊、裂殖体、配子体和卵囊5个时期，其中滋养体、包囊、卵囊这3个时期与致病及疾病传播密切相关。

（一）滋养体

　　根据在中间宿主体内生长发育的速度，分为速殖子（tachyzoite）和缓殖子（bradyzoite）。速殖子呈香蕉形或新月形，一端钝圆，另一端较尖；一边平直，另一边较膨隆。长4~7μm，最宽处2~4μm。经姬氏或瑞氏染色后，胞质呈蓝色，有少量颗粒，胞核呈紫红色，位于虫体中央近钝圆端（图30-1）。

在急性期，速殖子寄生在中间宿主有核细胞内，以内二芽殖法不断繁殖，一般可达数个或 20 余个，虫体呈纺锤形或椭圆形，这个被宿主细胞膜包绕的虫体集合体称假包囊（pseudocyste）。

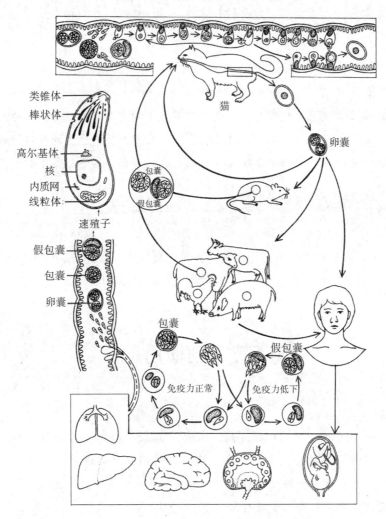

图 30 - 1　刚地弓形虫虫体形态及生活史示意图

（二）包囊

为慢性或隐性感染时虫体在宿主组织内的存在形式。呈圆形或椭圆形，直径为 5 ~ 100μm，具有一层富有弹性的坚韧囊，内含数个至数千个缓殖子（bradyzoite）。其形态与速殖子相似，但虫体稍小。

（三）裂殖体

在猫科动物小肠绒毛上皮细胞内发育增殖，成熟的裂殖体为长椭圆形，经姬氏染色后胞质着色较浅，内含 4 ~ 29 个裂殖子，呈扇状排列，裂殖子形如新月，前尖后钝，较滋养体小。

（四）配子体

由游离的裂殖子侵入其他肠上皮细胞发育形成配子母细胞，进而发育为雌雄配子体。雌配子体呈圆形，直径为 15 ~ 20μm，成熟后发育为雌配子。雄配子体两端尖细，形似新月，长约 3μm，电镜下可见前端部有 2 根鞭毛，成熟后发育为雄配子，雌雄配子结合受精发育为合子（zygote），而后发育成卵囊。

（五）卵囊

又称囊合子，圆形或椭圆形，大小为 10 ~ 12μm，有两层光滑透明的囊壁，其内充满均匀小颗粒。成熟卵囊，内含 2 个孢子囊，每个孢子囊分别含有 4 个新月形的子孢子。

二、生活史

刚地弓形虫生活史发育需要两个宿主，经历无性生殖和有性生殖世代交替。在猫科动物体内完成有性生殖，同时也进行无性生殖。在人或其他动物体内只完成无性生殖。

（一）在中间宿主体内的发育

当猫科动物粪便内的卵囊或动物肉类中的包囊、假包囊被中间宿主如人、羊、猪、牛等吞食后，在小肠内逸出子孢子、缓殖子或速殖子，随即侵入肠壁经血液或淋巴进入单核-吞噬细胞系统内寄生，并扩散至全身各器官组织，如脑、淋巴结、肝、心、肺、肌肉等的细胞内寄生、增殖，形成假包囊，当速殖子增殖到一定数量后，细胞膜破裂释出速殖子侵入新的组织细胞。在免疫功能正常的机体，部分速殖子侵入细胞后增殖速度变慢，转化为缓殖子，并分泌成囊物质，形成包囊。

（二）在终宿主体内的发育

猫科动物吞食卵囊、包囊或假包囊而感染。缓殖子、速殖子或子孢子在小肠内逸出，侵入小肠上皮细胞发育繁殖，经3~7天发育为裂殖体，释放出的裂殖子再侵入新的肠上皮细胞发育增殖。经数代裂体增殖后，部分裂殖子发育为雌、雄配子体，经减数分裂生成雌、雄配子，受精成为合子，进一步发育为卵囊，从肠上皮细胞逸出进入肠腔，随粪便排出体外。在适宜环境中经2~4天即发育为具有感染性的成熟卵囊。

三、致病性

（一）致病机制

弓形虫的致病作用除与虫株毒力有关外，还与宿主的免疫状态密切相关。弓形虫可分为强毒株和弱毒株。强毒株可致急性感染和死亡，弱毒株多引起隐性感染和慢性感染。速殖子期是急性感染的主要致病阶段；包囊内缓殖子是慢性感染的主要形式。

（二）临床表现

1. 先天性弓形虫病 妇女在妊娠期间感染弓形虫会经胎盘传播给胎儿。孕前感染一般不会传染给胎儿。若在妊娠早期3个月内受染，可导致流产、早产、死产、胎儿脑积水、小脑畸形、小眼畸形等严重后果。受染而存活的婴儿常因脑部先天性损害而出现癫痫或智力发育不全，有的成年后才出现视网膜脉络膜炎。而在妊娠终晚期受染的胎儿多为隐性感染状态，有的出生数月或数年，甚至到成年后才出现症状。因此，我国已将弓形虫感染的免疫检测作为产前感染性疾病（TORCH）筛查内容之一。

⊕ **知识链接**

优生优育——TORCH 检测

TORCH 是一组病原体的简写，其中 T 为弓形虫，R 为风疹病毒，C 为巨细胞病毒，H 为单纯疱疹病毒。这组病原体可引起胎儿宫内感染，造成流产、早产、死胎等，严重影响胎儿发育。因此，孕前或孕期 TORCH 的检查与优生优育有重要关系。目前，常用的 TORCH 检查方法有 ELISA（酶联免疫分析法）和金标免疫层析法，检查母体血清中是否有上述病原体的抗体 IgG 和 IgM 的存在。TORCH 感染后，患者特异性抗体 IgM、IgG 可迅速升高，常把 IgG 阳性看作是既往感染，而 IgM 阳性作为初次感染的诊断指标。TORCH 筛查最好在孕前3个月检查，如 IgM 抗体阳性，则需要治疗后再怀孕，必要时孕早期再复查。

2. 获得性弓形虫病 指出生后从外界获得的感染。淋巴结肿大是获得性弓形虫病最常见的临床症状之一，多见于颌下和颈后淋巴结，并伴有长期低热、疲倦、肝脾肿大或全身中毒症状。弓形虫常累及脑、眼部，引起中枢神经系统异常表现。弓形虫眼病的主要特征以视网膜脉络膜炎为多见，也有出现斜视、虹膜睫状体炎、色素膜炎等，多见双侧性病变，病情严重，可导致失明。

四、实验室检查

（一）病原学检查

1. 涂片染色法 取急性期患者的胸腔积液、腹腔积液、脑脊液、羊水、眼房水等经离心后，取沉淀物做涂片，或采用活组织穿刺物涂片，经姬氏染色后，镜检发现弓形虫即可确诊。该法简便，但阳性率不高，易漏检。

2. 动物接种分离或细胞培养法 将可疑标本接种于健康小鼠腹腔，一周后剖杀取腹腔液染色镜检滋养体，若阴性需盲目传代至少3次；样本亦可接种于离体培养的单层有核细胞，镜检假包囊或游离的虫体。动物接种和细胞培养阳性率较高，但耗时长，临床应用较少。

（二）免疫学检查

免疫学检查是目前临床诊断广泛采用的重要参考依据和流行病学调查最常用的方法。常用方法有染色试验（dye test，DT）、间接血凝试验（IHA）、间接免疫荧光抗体试验（IFA）、酶联免疫吸附试验（ELISA）、免疫酶染色试验（IEST）等。其中IHA和ELISA应用广泛。

（三）分子生物学检查

近年来，将PCR及DNA探针技术应用于检测弓形虫感染，更具有灵敏、特异、早期诊断的意义。

此外，在妇女妊娠期间，可进行B超、羊水或胎血检查，了解弓形虫血清学变化和胎儿宫内感染情况，以便采取相应措施，预防或减少胎儿不良后果的发生。

五、流行与防治

弓形虫病是人畜共患寄生虫病，呈世界性分布，多种哺乳动物和鸟类是本病的重要传染源，人群感染也相当普遍。血清学调查资料表明，全球人群抗体阳性率为25%～50%，我国为5%～20%，低于世界水平，但呈逐年上升趋势。

受染动物是本病的主要传染源，而猫及猫科动物则为重要传染源，其次为猪、牛、羊等。孕妇为胎儿的传染源。传播途径包括垂直传播和水平传播。人类对弓形虫普遍易感，尤其是胎儿、婴幼儿及免疫功能低下或缺陷者尤其易感。

防治原则有以下几点。①监测和隔离：应加强对家畜、家禽和可疑动物的监测和隔离。②健康教育：加强饮食卫生管理和肉类食品检疫，教育群众不吃生或半生的肉制品。③检测和防治：定期对孕妇做弓形虫免疫学检查。对急性期患者应及时药物治疗，常用药物有乙胺嘧啶、磺胺类如复方新诺明。孕妇感染应首选螺旋霉素。

第二节　隐孢子虫

PPT

隐孢子虫（*Cryptosporidium* Tyzzer，1907）为体积微小的球虫类寄生虫。广泛寄生于多种脊椎动物体内，引起以腹泻为主要临床表现的人畜共患隐孢子虫病（cryptosporidiosis）。隐孢子虫是一类重要的机会致病性原虫。

一、形态

隐孢子虫的发育包括滋养体、裂殖体、配子体、合子和卵囊等 5 个时期，其中卵囊是唯一的感染阶段（图 30 - 2）。

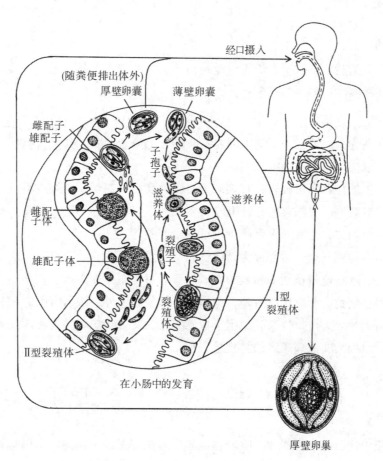

图 30 - 2　隐孢子虫形态及生活史示意图

卵囊呈圆形或椭圆形，直径 4 ~ 6μm，成熟卵囊内含 4 个裸露的子孢子和残留体。子孢子呈月牙形，残留体由颗粒状物和一空泡组成。卵囊若不染色，难以辨认。经改良抗酸染色，卵囊呈玫瑰红色，背景为蓝绿色，对比性很强，子孢子排列不规则，形态多样，残留体为暗黑或棕色颗粒。卵囊有薄壁和厚壁两种类型，薄壁卵囊约占 20%，只有一层单位膜。

二、生活史

隐孢子虫生活史简单，只需一个宿主，包括无性生殖和有性生殖两种方式。随宿主粪便排出的成熟卵囊为感染阶段。

人或易感动物吞食成熟卵囊后，在消化液的作用下，4 个子孢子在小肠脱囊而出，黏附并侵入小肠上皮细胞，在胞质微绒毛处形成纳虫空泡，虫体在空泡内进行裂体增殖，先发育为滋养体，经 3 次核分裂发育为 I 型裂殖体。成熟的 I 型裂殖体内含 8 个裂殖子。裂殖子被释出后侵入其他肠上皮细胞，发育为第二代滋养体，再经 2 次核分裂发育为 II 型裂殖体。成熟的 II 型裂殖体含 4 个裂殖子。经数次裂体增殖后，有些裂殖子侵入新的肠上皮细胞发育为雌、雄配子体。雌配子体进一步发育为雌配子，雄配子体产生 16 个雄配子，雌雄配子结合形成合子，进入孢子生殖阶段。合子发育为卵囊。薄壁卵囊内的子孢子逸出后直接侵入宿主肠上皮细胞，继续裂体增殖，导致宿主自体内重复感染；厚壁卵囊在宿主细胞或肠腔内形成子孢子。孢子化的卵囊随宿主粪便排出体外，即具感染性。隐孢子虫完成生活史需 5 ~ 11 天。

三、致病性

（一）致病机制

发病机制尚不十分清楚。多数研究认为可能是由于虫体的寄生，肠黏膜上皮细胞广泛受损及绒毛萎缩而导致消化不良和吸收功能障碍的结果。

（二）临床表现

隐孢子虫病潜伏期为 2 ~ 28 天，平均 1 周左右。80% 感染者发病，其余为隐性感染。临床症状的严重程度与病程长短亦取决于宿主的免疫功能状况。

免疫功能正常宿主的症状一般较轻，常表现为自限性腹泻，粪便呈水样或糊状，一般无脓血，日排便 2 ~ 20 余次，常伴有腹痛、腹胀、恶心、呕吐、食欲减退或厌食、发热和全身不适等症状。病程多持续 7 ~ 14 天，症状逐渐消失，但数周内粪便中仍可排出卵囊。

免疫功能缺陷宿主的症状重，常表现为持续性霍乱样水泻，每日数次至数十次，排量可达数升至数十升，常伴剧烈腹痛，水、电解质紊乱和酸中毒。严重者可出现重度脱水、营养不良，甚至因全身器官衰竭而死亡。病程可迁延数月至 1 年。另外，虫体可扩散至肠道外组织器官引起相应部位病变，如呼吸道和胆道感染，使得病情更为严重复杂。隐孢子虫感染常为艾滋病患者并发腹泻而死亡的原因之一。目前，国外已将隐孢子虫列为艾滋病患者的常规检查项目。

四、实验室检查

（一）病原学检查

采用直接涂片染色法，从患者粪便、呕吐物或痰中检出卵囊即可确诊。常用检查方法有金胺 – 酚染色法、改良抗酸染色法及金胺酚 – 改良抗酸染色法。

（二）免疫学和分子生物学检查

采用荧光标记单克隆抗体法和 ELISA，特异性及敏感度均较高。PCR 方法和 DNA 探针技术检测隐孢子虫特异 DNA，具有特异性强、敏感性高的特点。

五、流行与防治

隐孢子虫病呈世界性分布。迄今已有 74 个国家有相关报道。各地感染率高低不一，发展中国家高于发达国家。感染了隐孢子虫的人和动物都是传染源。主要经粪 – 口方式传播，痰中的卵囊可通过飞沫传播。人与动物可以相互传播，但人际间的直接或间接接触是隐孢子虫病最重要的传播途径。人群对隐孢子虫普遍易感。

防治原则：加强粪便管理和个人卫生，保护免疫功能缺陷或低下的人群。隐孢子虫病至今尚无理想药物。一般认为对免疫功能正常患者，应用对症和支持疗法，纠正水、电解质紊乱即可治愈；对免疫功能低下或缺陷者，首先恢复其免疫功能、及时停用免疫抑制剂药物，否则治疗大多无效。螺旋霉素、巴龙霉素、阿奇霉素、红霉素、大蒜素以及高效价免疫牛初乳似有一定治疗效果。

PPT

第三节　粪类圆线虫

粪类圆线虫［*Strongyloides stercoralis*（Bavay，1876）Stiles and Hassall，1902］属线虫纲，类圆线虫科，既是兼性寄生虫，又是机会致病性寄生虫。在寄生世代中，成虫在人或其他宿主（狗、猫等）小肠内寄生，幼虫可侵入肺、脑、肝、肾等组织器官，引起粪类圆线虫病（strongyloidiasis）。

一、形态

（一）成虫

寄生世代无雄虫发现。雌虫大小为 2.2mm×（0.04～0.06）mm，虫体半透明。口腔短，咽管细长，为虫体长的 1/3～2/5，肛门开口于近尾端处腹面，生殖系统双管型。自生世代雄虫大小为 0.7mm×（0.04～0.05）mm，尾端向腹面卷曲具有两根交合刺。雌虫大小为 1.0mm×（0.05～0.075）mm，尾端尖细（图 30－3）。

（二）幼虫

分杆状蚴和丝状蚴。杆状蚴大小为 0.2～0.45mm，无鞘膜，运动活跃，是寄生在肠黏膜的雌虫产卵孵出的第一期幼虫；丝状蚴即感染期幼虫，虫体细长，长为 0.6～0.7mm，咽管约为体长 1/2，通过穿刺皮肤而感染（图 30－3）。

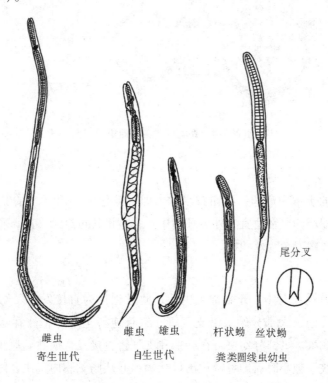

尾分叉

雌虫　　　　雌虫　雄虫　　杆状蚴　丝状蚴
寄生世代　　　自生世代　　　粪类圆线虫幼虫

图 30－3　粪类圆线虫形态示意图

（三）虫卵

椭圆形，壳薄、无色透明，大小为（50～58）μm×（30～34）μm，形态与钩虫卵相似，但部分卵内含胚蚴。

二、生活史

粪类圆线虫的生活史复杂，包括在土壤中完成自生世代和在宿主体内完成寄生世代（图30-4）。

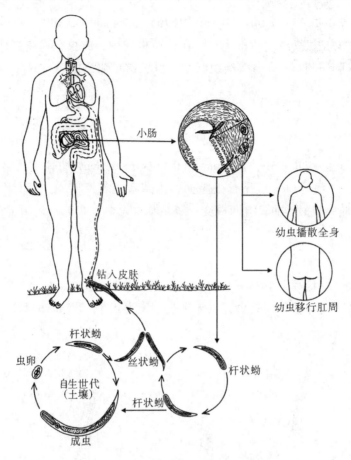

小肠

幼虫播散全身

幼虫移行肛周

钻入皮肤

杆状蚴

虫卵

丝状蚴

杆状蚴

自生世代
（土壤）

杆状蚴

成虫

图30-4 粪类圆线虫生活史示意图

（一）自生世代

成虫在温暖、潮湿的土壤中产卵，虫卵数小时内即可孵化出杆状蚴，并在36~48小时内蜕皮4次发育为成虫，雌雄虫交配产卵。在适宜的外界环境中，自生世代可继续多次，称为间接发育。当外界环境不利时，杆状蚴蜕皮2次发育为丝状蚴。

（二）寄生世代

丝状蚴经皮肤或黏膜侵入人体，开始寄生生活，此过程称为直接发育。幼虫随血液循环经右心至肺，穿破毛细血管进入肺泡。大部分幼虫沿支气管、气管逆行至咽部，被吞咽至小肠，并钻入小肠黏膜，蜕皮2次，发育为成虫。少部分幼虫可在肺部和支气管直接发育成熟。雌虫多侵于小肠黏膜内，并在此产卵。虫卵发育较快，数小时后即可孵化出杆状蚴，并从肠黏膜内逸出，随粪便排出体外。自丝状蚴感染人体至人体能排出杆状蚴，整个过程至少需要17天。被排出的杆状蚴既可经2次蜕皮直接发育为丝状蚴感染人体，也可在外界间接发育为自生世代的成虫。

在宿主发生便秘或自身免疫功能低下时，寄生于肠道的杆状蚴可在肠腔内迅速发育为丝状蚴，出现自身感染的现象。①直接体内自身感染：杆状蚴孵出后不出肠黏膜即进入血液循环发育。②间接体内自身感染：杆状蚴自肠黏膜逸出后，在肠腔内直接蜕皮发育为丝状蚴，再自小肠下段或结肠黏膜侵入血液循环。③体外自身感染：若排出的丝状蚴附着在肛周，可自肛周皮肤侵入感染人体。

三、致病性

粪类圆线虫的致病作用与其感染程度及人体健康状况，特别是免疫功能状态密切相关。轻度感染时，致病作用比较轻微，但重度感染可致人死亡。粪类圆线虫病的主要临床表现有以下几方面。

（一）皮肤损伤

丝状蚴侵入皮肤后，可引起小出血点、丘疹、水肿，并伴有刺痛和痒感，甚至可出现移行性线状荨麻疹，由于自身体外感染，病变常可反复出现在肛周、腹股沟、臀部等处皮肤。荨麻疹在肛周皮肤的出现并快速蔓延，常是粪类圆线虫幼虫在皮肤内移行的重要诊断依据。

（二）肺部症状

丝状蚴在肺部移行时，可引起出血或炎细胞浸润，重度感染者可出现咳嗽、多痰、哮喘等症状，个别患者可出现呼吸困难、发绀或嗜酸性粒细胞增多等。如虫体定居于肺、支气管时，则症状更加严重，病程更长。

（三）消化道症状

由成虫寄生在小肠黏膜内所引起的机械性刺激和毒性作用导致。轻者表现为以黏膜充血为主的卡他性肠炎；中度感染表现为水肿性肠炎或溃疡性肠炎；重度感染可引起肠壁糜烂，导致肠穿孔、腹膜炎，也可累及胃和结肠。患者可出现恶心、呕吐、腹痛、腹泻、黏液血便、麻痹性肠梗阻等，并伴有发热、贫血和全身不适等症状。

（四）弥漫性粪类圆线虫病

长期应用免疫抑制剂、细胞毒药物或患各种消耗性疾病以及先天性免疫缺陷和艾滋病患者可出现。丝状蚴移行至心、脑、肺、肝、胰、卵巢、肾等处引起广泛性损伤，形成肉芽肿病变，导致弥漫性粪类圆线虫病。由于大量幼虫在体内移行，可将肠道细菌带入血流，引起败血症，造成各器官的严重损害；有些患者可出现强烈的超敏反应，导致全身器官衰竭危及生命。

四、实验室检查

（一）病原学检查

从患者粪便、痰液、胃肠液、尿或脑积液中检获杆状蚴或培养出丝状蚴为确诊依据。在腹泻患者的粪便中也可检出虫卵。可用粪便直接涂片法、沉淀法等。由于患者有间歇性排虫现象，故应多次反复检查。

（二）免疫学检查

常用 ELISA 方法检测患者血清中特异性抗体，对轻、中度感染者，阳性率可达 94% 以上，具有较好的辅助诊断价值。

五、流行与防治

粪类圆线虫多分布在热带、亚热带及温带和寒带地区，呈散发感染。我国仅流行在南部地区，海南省感染率最高，人感染主要是与土壤中的丝状蚴接触所致。

防治原则基本与钩虫相同。治疗本病的驱虫药物以噻苯达唑效果最好，剂量 25mg/kg，每日 2 次口服。另外，阿苯达唑、噻嘧啶和左旋咪唑也有一定效果。

目标检测

答案解析

1. 急性弓形虫病的主要致病阶段是
    A. 缓殖子   B. 速殖子   C. 裂殖体   D. 子孢子   E. 配子体

2. 关于获得性弓形虫病最常侵犯的器官，以下正确的是
    A. 心、肺、脑   B. 眼   C. 淋巴结   D. 骨骼肌   E. 肝脏

3. 在诊断弓形虫病时，常需要结合的病史是
    A. 是否有与猫或家畜接触史   B. 是否有赤脚耕作史
    C. 是否有被蚊虫叮咬史   D. 旅游史
    E. 是否有吃生鱼片习惯

4. 弓形虫在人体的寄生部位是
    A. 红细胞   B. 淋巴液   C. 有核细胞   D. 胆汁   E. 脑脊液

5. 人体感染隐孢子虫的方式为
    A. 经口感染   B. 经皮肤感染   C. 经输血感染   D. 经胎盘感染   E. 以上均可

6. 隐孢子虫病患者常用的治疗药物有
    A. 青蒿素   B. 氯喹   C. 吡喹酮   D. 大蒜素   E. 阿苯达唑

7. 以下属于隐孢子虫临床症状的是
    A. 腹泻   B. 异嗜症   C. 呼吸困难   D. 早产   E. 哮喘

8. 粪类圆线虫属于
    A. 专性寄生虫   B. 兼性寄生虫   C. 偶然寄生虫   D. 体外寄生虫   E. 机会致病寄生虫

9. 粪类圆线虫感染人体的方式为
    A. 飞沫传播   B. 经皮肤   C. 输血   D. 经口   E. 媒介昆虫叮咬

10. 关于粪类圆线虫的病原学诊断，以下错误的是
    A. 主要依靠从粪便、痰、尿或脑积液中检获幼虫
    B. 在腹泻患者粪便中直接检出虫卵
    C. 培养出丝状蚴
    D. 薄厚血膜法
    E. 可用贝氏分离法分离幼虫

书网融合……

本章小结   微课   题库

第三十一章 医学节肢动物

📖 学习目标

　　知识目标　能够正确认识医学节肢动物对人类的危害；区分不同医学节肢动物的形态、生活习性及对人体的危害。

　　能力目标　全面分析常见医学节肢动物的致病性及防治原则，培养理论联系临床的综合分析能力。

　　素质目标　通过分析医学节肢动物的生活习性与环境相适应的特点，树立吃苦耐劳、爱岗敬业的职业道德观。

第一节　概　　述

PPT

　　医学节肢动物（medical arthropod）是指通过骚扰、蜇刺、吸血、毒害、寄生和传播病原体等方式危害人类健康的节肢动物。医学节肢动物学是研究医学节肢动物的形态、分类、生活史、生态、地理分布、致病或传病规律以及对这些节肢动物防治方法的科学。

一、医学节肢动物的特征和分类

　　医学节肢动物主要特征如下。

　　（1）形态　虫体两侧对称，身体及成对的附肢均分节。

　　（2）结构成分　体表骨骼化，由几丁质及醌单宁蛋白组成的表皮亦称外骨骼。

　　（3）循环系统　呈开放式，其主体称为血腔，内含血淋巴。

　　（4）生活史　大多经历蜕皮和变态。

　　节肢动物门分为 13 个纲，与医学有关的是昆虫纲、蛛形纲、甲壳纲、唇足纲及倍足纲等 5 个纲，其中最重要的是昆虫纲和蛛形纲。

二、医学节肢动物的发育与变态

　　节肢动物个体发育经胚胎发育和胚后发育 2 个阶段，前者在卵内完成，后者即从孵化为幼虫（或若虫）到成虫性成熟为止。胚后发育所经历的从外部形态、内部结构、生理功能到生态习性及行为的一系列变化，称为变态。变态分为两类。

　　1. 完全变态　生活史中包括卵、幼虫、蛹、成虫四个时期，其特点是幼虫的形态与生活习性等与成虫完全不同，如蚊、蝇、白蛉及蚤等。

　　2. 不完全变态　生活史中主要包括卵、若虫、成虫（如虱、臭虫、蜚蠊等）或者卵、幼虫、若虫、成虫（如硬蜱、疥螨等）基本时期，发育过程不需要经过蛹期，其中若虫与成虫在形态、习性上相似，仅形体较小，性器官未发育或未发育成熟。

三、医学节肢动物对人类的危害 📱微课

　　医学节肢动物对人类的危害可分为直接危害和间接危害两大类。

（一）直接危害

直接危害主要有 4 种。

1. 骚扰和吸血 蚊、白蛉、虱、臭虫、蜱、螨等都能叮刺吸血，影响工作和休息。

2. 螫刺和毒害 有些节肢动物的毒腺、毒毛或体液有毒，螫刺时将毒液注入人体而使人受害。如蜂类螫人后，毒液进入人体内，引起局部红肿疼痛，并向四周扩散。

3. 超敏反应 节肢动物的涎腺、分泌物、排泄物和脱落的表皮都是异源蛋白，可引起超敏反应。昆虫叮刺引起的超敏反应多局限于皮肤，偶可引起全身性超敏反应，如尘螨引起的哮喘、鼻炎等。

4. 寄生 某些节肢动物可直接寄生人体组织或器官而造成损害。如蝇类幼虫寄生引起蝇蛆病，疥螨寄生于皮下引起疥疮等。

（二）间接危害

医学节肢动物携带病原体，在人和动物之间传播，这种由节肢动物传播的疾病称为虫媒病（arbo - disease）。传播虫媒病的医学节肢动物称为媒介节肢动物或传播媒介。按病原体与节肢动物媒介的关系可分为机械性传播和生物性传播。

1. 机械性传播 节肢动物对病原体的传播仅起着携带、输送的作用。病原体可以附着于节肢动物的体表、口器上或通过消化道散播，但其形态和数量均不发生变化。如蝇通过接触患者的粪便、排泄物、脓血等，将病原体机械地从一个宿主传给另一个宿主。

2. 生物性传播 病原体必须在节肢动物体内经历发育和（或）繁殖至具有感染能力的阶段，才能传播到新的宿主。通常根据病原体在节肢动物体内的发育与繁殖的情况，将其传播方式分为 4 种。

（1）**发育式** 病原体在节肢动物体内只有发育而没有繁殖，即病原体在节肢动物体内仅有形态结构及生理功能的变化，在数量上没有增加。例如丝虫幼虫在蚊体内的发育。

（2）**繁殖式** 节肢动物仅为病原体繁殖的场所，病原体在节肢动物体内经过繁殖，数量增多，但无形态变化。例如黄热病毒、登革病毒在蚊虫体内的繁殖。

（3）**发育繁殖式** 病原体在节肢动物体内，不但发育而且繁殖，不仅有形态上的变化，而且在数量上增加。例如疟原虫在按蚊体内的发育和繁殖。

（4）**经卵传递式** 某些病原体不仅在节肢动物体内繁殖，而且能侵入卵巢，经卵传递到下一代，产生大量具有感染性的后代，造成病原体的广泛传播。例如乙型脑炎病毒在蚊体可经卵传递。

第二节 常见医学节肢动物

PPT

⇒ **案例引导**

> 　　**案例** 患者，女，32 岁。因皮肤瘙痒一月余就诊。发病起始时，其两手指间皮肤发红，有似针尖大小的小点，痒感明显，且瘙痒部位进一步扩展到手背、手腕、肘窝、乳房下、脐周及背部。自述服用多种维生素后无效，痒感加重，夜间尤甚，遂来就诊。查体：一般情况尚好。手背、手腕和前臂部有脱皮现象，乳房下、脐周及背部有丘疹皮损，可见发亮的水疱和红色线状病变。化验：常规化验除嗜酸性粒细胞增多外，其余均正常。
>
> 　　**讨论** 1. 根据上述内容，首先考虑的是什么疾病？诊断依据是什么？
>
> 　　　　　 2. 如何对该患者进行治疗及护理？

医学节肢动物种类繁多，本节主要介绍与医学关系最为密切的几个种类。

一、蚊

蚊（mosquito）属于昆虫纲双翅目，其种类多、分布广，是最重要的一类医学昆虫，传病蚊种多属于蚊科按蚊属、库蚊属和伊蚊属。

（一）形态

蚊是小型昆虫，成蚊体长 1.6 ~ 12.6mm，呈灰褐色、棕褐色或黑色，分头、胸、腹 3 部分。头部似半球形，有复眼、触角和触须各 1 对。蚊的口器属刺吸式口器，由上内唇、舌各 1 个，上、下颚各 1 对，共同组成细长的针状结构，包藏在鞘状下唇之内。上内唇细长，腹面凹陷构成食物管的内壁，舌位于上内唇之下，和上颚共同把上内唇开放的底面封闭起来，组成食管。舌的中央有一条唾液管。上、下颚末端宽如刀状，并具有锯齿。下唇末端裂为二片，称唇瓣。当雌蚊吸血时，针状结构刺入皮肤，而唇瓣在皮肤外挟住所有刺吸器官，下唇则向后弯曲而留在皮外，具有保护与支持刺吸器的作用。雄蚊的上、下颚退化或几乎消失，不能刺入皮肤吸血。胸部有足 3 对、翅 1 对。腹部 11 节。

（二）生活史与生态

蚊的发育属完全变态，生活史包括卵、幼虫、蛹、成虫 4 个阶段。雌蚊产卵于水中，卵夏天大部分在 2 天内孵化出幼虫，幼虫经过 4 次蜕皮变为蛹，蛹通常 2 ~ 3 天羽化为成虫（图 31 - 1）。蚊的整个生活史发育所需时间取决于外界环境温度、湿度、食物等因素，在适宜条件下需 9 ~ 15 天，一年可繁殖 7 ~ 8 代。一般雌蚊寿命 1 ~ 2 个月，雄蚊 1 ~ 3 周。

成蚊的产卵地就是幼虫的滋生地，各种蚊对其滋生的水环境具有一定的选择性，可分为 5 种类型：田塘型、缓流型、丛林型、污水型、容器型。成蚊羽化后 1 ~ 2 天便可以交配，雌蚊交配后，多需吸血，卵巢才能发育产卵。吸血对象，随蚊种而异，偏嗜人血的蚊种，传播人体疾病的机会较多，偏嗜动物血并兼吸人血的蚊种可传播人畜共患病。多数蚊种在清晨、黄昏或黑夜活动，伊蚊多在白天活动。蚊羽化后和吸血后均须寻找栖息场所，根据栖息习性把蚊分为以下 3 种类型：家栖型、半家栖型、野栖型。随着温度、湿度、雨量的变化，蚊出现季节消长。在外界温度低于 10℃ 时，蚊虫进入越冬状态，不同蚊种，越冬虫期不同，可分别以成虫、卵、幼虫进行越冬。

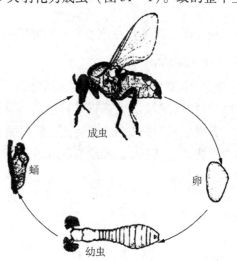

图 31 - 1　蚊的形态及生活史示意图

（三）与疾病的关系

蚊除骚扰、叮刺吸血直接危害人体外，更重要的是可传播多种疾病。

（1）疟疾　我国疟疾主要的传疟媒介是按蚊。

（2）丝虫病　我国班氏丝虫病的主要传播媒介是淡色库蚊和致倦库蚊、其次是中华按蚊；马来丝虫病的主要传播媒介是中华按蚊和嗜人按蚊。

（3）流行性乙型脑炎　主要传播媒介是三带喙库蚊，白纹伊蚊、淡色库蚊也可传播。

（4）登革热　主要由埃及伊蚊、白纹伊蚊传播。

（5）黄热病　主要由埃及伊蚊传播。

（四）防治

1. 环境治理　清除各种水体以防蚊虫的滋生，是防治蚊虫的治本之策。

2. 化学防治　即使用杀虫剂杀灭蚊虫，亦可用蚊香驱避和击倒蚊虫。

3. 物理防治　如安装纱门、纱窗，使用电子驱蚊器等。

4. 生物防治　使用生物杀虫剂如苏云金杆菌 Bti - 14 株或球形芽孢杆菌制剂毒杀幼虫，或将柳条鱼、鲤鱼、鲫鱼等放入稻田养殖，捕食蚊幼虫。

5. 法规防治　利用法律、法规防止媒介蚊虫的传入，监督对蚊的防治及强制性灭蚊。特别要加强机场和港口的检疫，防止媒介携带入境，通过运输工具扩散。

⊕ **知识链接**

群舞现象

　　雄蚊通常在黄昏或黎明时出现群舞现象，即几个甚至几百、数千个雄蚊成群地在草地上空、屋檐下或人畜上空飞舞的一种求偶行为。当少数雌蚊飞入舞群时，雄蚊借雌蚊的翅震颤频率和（或）雌蚊分泌的信息激素辨别异性，抱握雌蚊飞出舞群，完成交配。多数蚊交配是在群舞时进行的。通常雌蚊交配一次就可接受够用一生的精子，有的蚊一生要交配几次。

二、蝇

蝇（fly）属于昆虫纲双翅目，可传播多种疾病并引起蝇蛆病。

（一）形态

成虫体长 4~14mm，一类体呈暗灰、黑灰、黄褐、暗褐等色，另一类多呈蓝绿、青、紫等金属光泽，全身被有鬃毛。头部近半球形，一对复眼大，头顶有 3 个排成三角形的单眼，颜面中央有 1 对触角。非吸血蝇类的口器为舐吸式，吸血蝇类的口器为刺吸式。胸部有足 3 对，足上多毛，末端具爪及发达的爪垫各 1 对和单一的刚毛状爪间突，爪垫密布纤毛，可分泌黏液携带病原体。腹部圆筒形，末端尖圆（图 31 -2）。

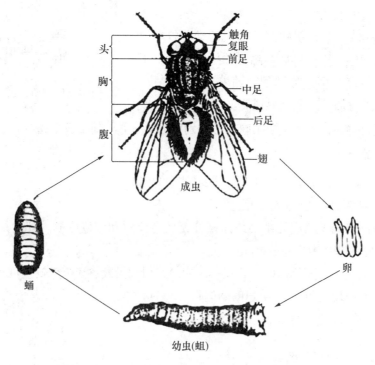

图 31 -2　蝇的形态及生活史示意图

（二）生活史与生态

蝇的发育属完全变态，生活史包括卵、幼虫、蛹和成虫 4 期（图 31 - 2）。成蝇雌、雄交配后，多数雌蝇产卵，少数雌蝇直接产生幼虫。卵孵出的幼虫在粪便、垃圾及腐败的动、植物等滋生地营自生生活，蜕皮 2 次发育为成熟的幼虫后停止摄食，钻入滋生地周围疏松的土层中化蛹。蛹不动不食，在温湿度适宜的环境中羽化为成虫。成虫进行雌、雄交配，数日后雌蝇即可产卵。

蝇类滋生于腐败的有机物中，滋生地分为粪便、垃圾、腐败植物、腐败动物 4 类。成蝇取食频繁，且边食、边吐、边排粪，根据其取食习性，可分为非吸血蝇、吸血蝇、不食蝇 3 类。蝇善于飞行，活动场所非常广泛，如垃圾堆、畜禽圈舍、食堂、住室、厨房等，并可随车、船、飞机等扩散。夜晚常栖息在天花板、悬空的绳索或杂草上等场所。按繁殖盛期，蝇可分为春秋型、夏秋型、夏型和秋型，其中夏秋型和秋型与肠道传染病关系最为密切。蝇的越冬虫期因蝇种或地区而异，可以幼虫、蛹、成虫进行越冬。

（三）与疾病的关系

蝇除骚扰人、污染食物和吸血蝇的叮刺吸血外，更重要的是传播多种疾病和引起蝇蛆病。

1. 传播疾病 蝇类传播疾病包括机械性传播和生物性传播 2 种方式。

（1）机械性传播 非吸血蝇类通过蝇类体内外携带病原体以及蝇类特有的食性，将病原体传播扩散。蝇可传播痢疾、霍乱、伤寒、副伤寒、脊髓灰质炎、肝炎、肠道原虫病、肠道蠕虫病、结核病、细菌性皮炎、沙眼和结膜炎以及炭疽等。

（2）生物性传播 舌蝇（采采蝇）能传播人体锥虫病，该病流行于非洲。此外，冈田绕眼果蝇是结膜吸吮线虫的中间宿主。

2. 蝇蛆病（myiasis） 蝇幼虫寄生于人或脊椎动物的组织或腔道内而导致的疾病。在临床上根据蝇蛆寄生部位的不同分为 5 类。

（1）眼蝇蛆病 由于雌蝇产幼虫于眼内所致，眼有异物感、痒、痛和流泪等症状为主，从眼内取出蝇蛆即愈。

（2）口腔、耳、鼻咽蝇蛆病 因病变器官有异味的分泌物招致蝇在此产卵或产幼虫而致。

（3）胃肠蝇蛆病 多由于蝇卵或幼虫随食物或饮水进入人体胃肠所致。

（4）皮肤蝇蛆病 多见于牧区，由纹皮蝇和牛皮蝇的 1 龄幼虫偶然进入人体引起，出现移行性疼痛、幼虫结节等症状。金蝇、绿蝇的幼虫可侵入皮肤伤口处引起创伤蝇蛆病。

（5）泌尿生殖道蝇蛆病 外阴部有异味诱蝇产卵或幼虫，幼虫进入泌尿生殖道而致病。

（四）防治原则

通过消除、隔离滋生物和改变滋生物性状，控制或消除滋生地以进行环境治理。在蝇的活动、栖息场所喷洒药物杀灭蝇幼虫和成虫进行化学防治。安装纱门、纱窗，食品和餐具加盖防蝇网罩，拍打成蝇等进行物理防治。利用苏云金杆菌 H - 9 可杀灭蝇幼虫以进行生物防治。

三、虱

虱（louse）属于昆虫纲虱目，寄生于人体的虱有两种，即人虱（*Pediculus humanus*）和耻阴虱（*Pthirus pubis*）。人虱又分为两个亚种，即人体虱（*P. h. humanus*）和人头虱（*P. h. capitis*）。

（一）形态

人虱背腹扁平，体狭长，灰白色，雌虫体长为 2.5 ~ 4.2mm，雄虫稍小。头部小略呈菱形，胸部 3 对足粗壮，腹部分节明显。人头虱和人体虱形态区别甚微，人头虱体略小，体色稍深，触角较粗短。耻阴虱灰白色，体形宽短似蟹，雌虱体长为 1.5～2.0mm，雄性稍小，胸部宽而短，前足较细小，中、后足明显粗壮，腹部前宽后渐窄。人虱和耻阴虱口器均为刺吸式，足末端均有强有力的攫握器，雌虱腹部末端呈"W"形，雄虱末端钝圆（图 31-3）。

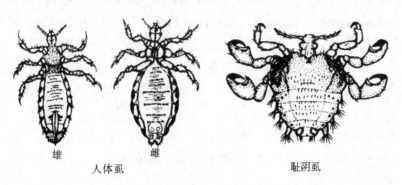

雄　　　　　雌

人体虱　　　　　　　　　耻阴虱

图 31-3　虱成虫形态

（二）生活史与习性

生活史有卵、若虫和成虫 3 期，属于不完全变态发育。在人体由卵发育到成虫需 16～25 天。成虫羽化后 12 小时即可交配，1～3 天内即可产卵。人虱一生产卵平均 230 个，耻阴虱约 30 个。人虱寿命为 20～30 天，耻阴虱寿命稍短。

人头虱寄生在人头上长有毛发的部分，产卵于发根。人体虱主要生活在贴身衣裤的衣缝、皱褶、衣领和裤腰等处。耻阴虱寄生于体毛较粗而稀疏的阴部、肛周、眼睫毛等处。虱若虫和成虫都仅嗜吸人血，不耐饥饿，每日吸血多次，常边吸血边排粪。虱怕热、怕湿又怕冷，当宿主患病或剧烈运动后体温升高、汗湿衣着，或死后尸体变冷，即爬离原来的宿主。以上习性对于虱的散布和疾病的传播都有重要意义。人虱主要是通过人与人之间的直接或间接接触而散布，耻阴虱的散布主要是通过性接触。

（三）与疾病关系

虱叮咬后，局部皮肤可出现瘙痒和丘疹，搔破后可继发感染。寄生于睫毛上的耻阴虱多见于婴幼儿，引起眼睑奇痒、睑缘充血等。WHO 已将耻阴虱感染列为性病之一。虱传播的疾病主要有 3 种。

1. 流行性斑疹伤寒　病原体为普氏立克次体。虱吸食患者血后，立克次体在虱消化道大量增殖，随虱粪便排出。人因接触虱粪或压破虱体，立克次体污染皮肤伤口或黏膜而感染，亦可经呼吸而感染。

2. 战壕热　病原体是五日热罗卡里马体，虱一旦感染病原体后可终生具感染性，感染方式与流行性斑疹伤寒相似。

3. 虱媒回归热　病原体是回归热疏螺旋体。虱吸患者血后，病原体在虱的血腔大量繁殖，虱体被压破后病原体经皮肤伤口或黏膜而感染人。

（四）防治原则

勤换洗衣服、被褥，勤洗发等。衣物可通过蒸煮、干热、水烫或冷冻等方法灭虱，也可用敌敌畏、倍硫磷、二氯苯醚菊酯等喷洒、浸泡、药笔涂抹，或用环氧乙烷熏蒸。对人头虱和耻阴虱可剃去毛发，或用二氯苯醚菊酯、百部酊等涂擦毛发灭虱。洁身自好，预防耻阴虱感染。

四、人疥螨

疥螨（scab mites）属于蛛形纲真螨目，寄生于人和哺乳动物的皮肤表皮角质层内。寄生于人体的疥螨为人疥螨（*Sarcoptes scabiei*），是疥疮的病原体。

（一）形态

成虫近圆形，乌龟状，背面隆起，乳白或浅黄色。雌螨体长为0.3～0.5mm，雄螨略小。颚体短小，螯肢钳状，尖端有小齿。体表遍布波状横纹，并有成列的圆锥形皮棘及成对的粗刺和刚毛。足4对，短圆锥形，分前后两组。前2对足末端均有具长柄的吸垫，第3对足末端均为长刚毛，而第4对足的末端雌雄不同，雌螨为长刚毛，雄螨为具长柄的吸垫（图31-4）。卵大小约80μm×180μm，呈椭圆形，淡黄色，卵壳薄，后期卵内幼虫可见。

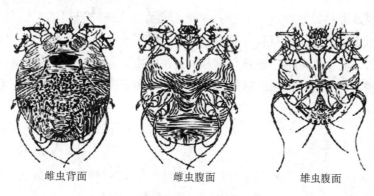

雌虫背面　　　　雌虫腹面　　　　雄虫腹面

图31-4　人疥螨成虫形态示意图

（二）生活史与习性

生活史有卵、幼虫、前若虫、后若虫和成虫5期。疥螨交配发生在雄性成虫和雌性后若虫之间，多于夜间在人体皮肤表面进行。雄螨大多在交配后不久即死亡；雌性后若虫在交配后20～30分钟内钻入宿主皮内，蜕皮为雌螨，2～3天后即在挖掘的隧道内产卵（图31-5）。生活史一般10～14天。雌螨寿命为6～8周。

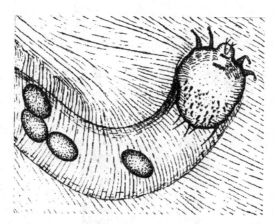

图31-5　皮肤内隧道中的雌疥螨和虫卵形态示意图

疥螨常寄生于人体皮肤较柔软嫩薄之处，常见于指间、手背、腕屈侧、肘窝、腋窝、脐周、腹股沟、阴囊、阴茎、乳房下等处；儿童全身均可被侵犯。疥螨寄生在宿主表皮角质层的深处，以角质组织和淋巴液为食，并以螯肢和前两足挖掘，形成一条蜿蜒隧道。隧道长2～16mm。

（三）致病与诊断

人疥螨引起的皮肤病，称为疥疮。对人体的损害主要是挖掘隧道时对角皮层的机械性刺激及其产生的排泄物、分泌物以及死亡虫体的崩解物引起的超敏反应。皮损的表现为局部皮肤出现丘疹、水泡、脓疱、结节、肉芽肿及隧道。雌虫常位于隧道盲端，呈针尖大小的灰白小点。突出症状为奇痒，白天较轻，夜晚加剧，睡后更甚。由于剧痒、搔抓，可引起出血或继发感染，引起脓疱、毛囊炎等并发症。

根据接触史及临床表现可作出初步诊断，检出疥螨，则可确诊。可用消毒针尖挑破隧道的尽端，取出疥螨镜检。亦可先将无菌矿物油滴加在新发的炎性丘疹上，再用消毒的刀片平刮数次，至油滴内出现细小血点为止，将刮取物置于载玻片上镜检。用刀片刮取皮屑镜检。还可用解剖镜观察皮损处，发现有隧道和其盲端的疥螨轮廓后，用手术刀尖端挑出疥螨。

（四）流行与防治

疥疮流行广泛，遍及世界各地，多发生于学龄前儿童及卫生条件较差的家庭和集体住宿的人群中。其感染方式主要是通过直接接触，如与患者握手、同床睡眠等，也可通过衣、被等间接传播。预防工作主要是加强健康教育，注意个人卫生。避免与患者接触及使用患者的衣被。及时治疗患者，其衣被应煮沸或蒸气处理，居室喷洒杀螨剂。治疗疥疮的常用药物有外用硫磺软膏、苯甲酸卞酯搽剂、复方甲硝唑软膏等及口服伊维菌素。

五、蠕形螨

蠕形螨（demodicid mites）属于蛛形纲真螨目，寄生于人和多种哺乳动物的毛囊、皮脂腺内。寄生于人体的有毛囊蠕形螨（*Demodex folliculorum*）和皮脂蠕形螨（*D. brevis*）。

（一）形态

毛囊蠕形螨和皮脂蠕形螨形态相似，成虫体细长呈蠕虫状，乳白色，半透明，毛囊蠕形螨体长0.1～0.4mm，皮脂蠕形螨体长0.1～0.2mm。颚体宽短呈梯形，躯体分足体和末体两部分。足4对，粗短呈芽突状，雄虫的生殖孔位于足体背面的第2对足之间，雌虫生殖孔在腹面第4对足之间。末体细长如指状，皮脂蠕形螨末体约占虫体全长的1/2，末端略尖；毛囊蠕形螨末体占虫体全长的2/3～3/4，末端较钝圆（图31-6）。

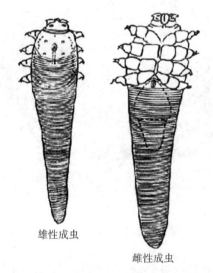

雄性成虫

雌性成虫

图31-6　蠕形螨成虫形态示意图

（二）生活史与习性

2种蠕形螨发育过程相似，包括卵、幼虫、前若虫、若虫和成虫5期。毛囊蠕形螨多群居于毛囊内，皮脂蠕形螨常单个寄生于皮脂腺或毛囊中。成虫多在夜间爬到毛囊口处交配，交配后雄螨死亡，雌螨进入毛囊或皮脂腺内产卵，2～3天后虫卵可孵出幼虫，1～2天后幼虫蜕皮为前若虫，3天后再蜕皮为若虫。若虫发育2～3天为成虫，再经4～5天性发育成熟，即可交配产卵。完成一代生活史约需半个月。雌螨寿命 4 个月以上。蠕形螨主要寄生于人体的额、鼻、鼻沟、颊部、下颌、眼睑周围和外耳道，也可寄生于头皮、颈、肩背、胸部、乳头、大阴唇、阴茎和肛门等处的毛囊和皮脂腺中。

（三）致病与诊断

蠕形螨具低度致病性。虫体的机械刺激和其分泌物、排泄物的化学刺激可引起皮肤组织的炎症反应。并发细菌感染时，引起毛囊周围细胞浸润，纤维组织增生。绝大多数感染者无自觉症状，或仅有轻微痒感或烧灼感。皮损的表现为局部皮肤弥漫性潮红、充血、散在的针尖至粟粒大小的红色丘疹、小结节、脓疱、结痂、脱屑，皮脂异常渗出、毛囊口显著扩大，表面粗糙，甚至凸凹不平。在毛囊炎、脂溢性皮炎、痤疮、酒渣鼻、眼睑缘炎和外耳道瘙痒等疾病中，蠕形螨的寄生是病因或病因之一。

常用的蠕形螨检查方法有 3 种。

（1）透明胶纸法　晚上睡前清洁面部，用透明胶纸粘贴于面部的鼻、鼻沟、额、颧及颏部等处，至次晨取下贴于载玻片上镜检。

（2）刮拭涂片法　通常采用痤疮压迫器等器具刮取受检部位皮肤，将刮出物置于载玻片上，加 1 滴甘油涂开，加盖玻片镜检。

（3）挤粘结合法　在检查部位粘贴透明胶纸后，再用拇指挤压胶纸粘贴部位，取下胶带镜检。

（四）流行与防治

蠕形螨感染较普遍。国内人群感染率一般在 20% 以上，最高达 97.86%。毛囊蠕形螨感染多于皮脂蠕形螨，部分患者存在双重感染。人体蠕形螨可通过直接或间接接触而传播。蠕形螨生活力较强，对温湿度、pH 和某些药物均有一定的抵抗力，日常用的肥皂、化妆品等不能杀死蠕形螨。75% 乙醇和 3% 来苏液 15 分钟可杀死蠕形螨及其虫卵。预防感染要尽量避免与患者及带虫者接触，不用公共盥洗器具，毛巾、枕巾、被褥等物要勤洗勤晒。治疗药物常用的有口服甲硝唑、伊维菌素、维生素 B$_6$ 及复合维生素，兼外用甲硝唑霜、苯甲酸苄酯乳剂、二氯苯醚菊酯霜剂、桉叶油以及百部、丁香和花椒煎剂等均有疗效。

目标检测

答案解析

1. 关于医学节肢动物的定义，正确的是

　　A. 寄生于人体内的节肢动物

　　B. 寄生于人体外和传播病原体的节肢动物

　　C. 寄生于人体内、外的节肢动物

　　D. 寄生于家畜和传播病原体的节肢动物

　　E. 寄生于人体和（或）传播病原体的节肢动物

2. 以下属于诊断疥疮常用方法的是

　　A. 以消毒针头挑破局部皮肤检查　　　　　　　B. 粪便直接涂片法

　　C. 薄厚血膜法　　　　　　　　　　　　　　　D. 刮取局部标本培养

　　E. ELISA 法免疫检查

3. 淡色库蚊、致倦库蚊传播的疾病有

　　A. 疟疾　　　　　　　B. 疟疾 + 马来丝虫病　　　　　C. 班氏丝虫病

　　D. 流行性乙型脑炎　　E. 血吸虫

4. 患者，女，40 岁。因阴部瘙痒 2 月余就诊。发病以来，患者采取洗澡及更换沐浴液等措施均未见症状减轻。查体：阴部皮肤发红，有丘疹；阴毛上可见灰白色虫体，宽而短，形似蟹，大小为 1.5 ~ 2.0mm；于阴毛根部可见白色的虫卵，椭圆形，大小约 0.8mm × 0.3mm；显微镜检见其游离端有盖，上有气孔和小室。该患者体表寄生的虫体及该病的传播途径是

    A. 人体虱，通过间接或直接接触传播

    B. 耻阴虱，通过性生活传播

    C. 蚤幼虫，蚤叮人吸时注入病原体

    D. 臭虫，臭虫体表鬃毛携带虫卵所致

    E. 白蛉幼虫，白蛉叮人吸血时注入病原体

5. 寄生于人体引发蝇蛆病的是

    A. 蝇的幼虫　　　B. 蝇的卵　　　C. 蝇的蛹　　　D. 蝇的若虫　　　E. 蝇的成虫

6. 以下疾病除（　　）外，均可由蚊子传播引起

    A. 丝虫病　　　B. 疟疾　　　C. 乙型脑炎　　　D. 莱姆病　　　E. 登革热

7. 虱的吸血习性特点为

    A. 只有雄虫吸血　　　　　　　　B. 只有雌虫吸血

    C. 只有若虫吸血　　　　　　　　D. 雌虫及雄虫吸血，若虫不吸血

    E. 雌虫、雄虫、若虫均吸血

8. 人体感染蠕形螨的方式有

    A. 与感染者直接或间接接触　　　B. 粪便污染而经口感染

    C. 经污染的注射器输血感染　　　D. 由动物传播给人

    E. 经蚊虫叮咬

9. 蝇对人类最重要的危害是

    A. 叮刺吸血　　　　　　　B. 骚扰　　　　　　　C. 机械性传播疾病

    D. 生物性传播疾病　　　E. 污染食物和水源

10. 防治疥疮的原则不包括

    A. 注意个人卫生，避免与患者直接或间接接触

    B. 讲究饮食卫生，防止误食疥螨卵

    C. 患者的衣物要及时消毒处理

    D. 沐浴后用硫磺软膏涂抹患处

    E. 患者所住居室喷洒杀螨剂

书网融合……

本章小结　　　　　　微课　　　　　　题库

参考文献

［1］ 李智山，杜娈英．医学微生物学与寄生虫学［M］．北京：中国医药科技出版社，2016.

［2］ 李凡，徐志凯．医学微生物学［M］．9版．北京：人民卫生出版社，2018.

［3］ 黄汉菊．医学微生物学［M］．4版．北京：高等教育出版社，2020年．

［4］ 张凤民，肖纯凌，彭宜红．医学微生物学［M］．4版．北京：北京大学医学出版社，2018.

［5］ 诸欣平，苏川．人体寄生虫学［M］．北京：人民卫生出版社，2018.

［6］ 刘佩梅，李泽民．医学寄生虫学［M］．北京：北京大学医学出版社，2019.

［7］ 张雄鹰，樊卫平．微生物学与免疫学［M］．2版，北京：中国医药科技出版社，2021.

［8］ 袁正宏．医学微生物学［M］．上海：复旦大学出版社，2016.

［9］ 张佩，卢颖．免疫与病原生物学［M］．北京：科学出版社，2015.

［10］ 龚卫娟．医学免疫学与病原生物学［M］．2版．北京：科学出版社，2018.

［11］ 焦荣华，左晓利．病原生物学与免疫学基础［M］．武汉：华中科技大学出版社，2017.

［12］ 杨朝晔，姜俊．病原生物与免疫学基础［M］．2版．北京：人民卫生出版社，2020.

［13］ 李娜，万巧凤．医学免疫学与病原生物学［M］．3版．西安：世界图书出版西安有限公司，2020.

［14］ 黄敏，吴松泉．医学微生物学与寄生虫学［M］．4版。北京：人民卫生出版社，2017.

彩 图

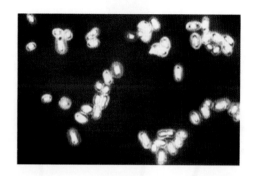

彩图 1 肺炎克雷伯菌荚膜镜下形态

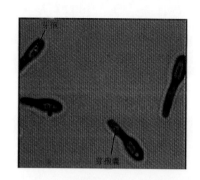

彩图 2 芽孢

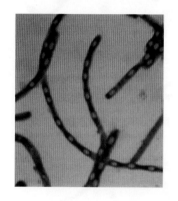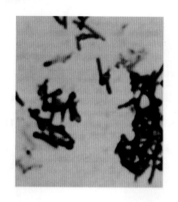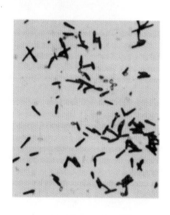

彩图 3 不同菌种芽孢形态

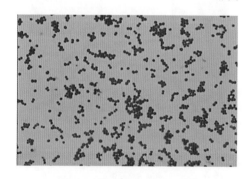

彩图 4 葡萄球菌（革兰染色）

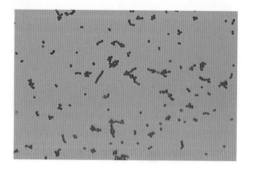

彩图 5 链球菌形态（革兰染色）

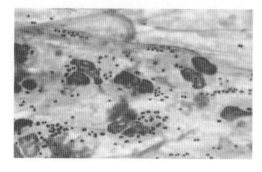

彩图 6 脑膜炎奈瑟菌（脑脊液涂片革兰染色）

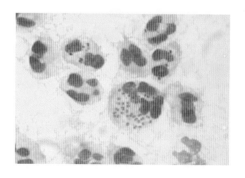

彩图 7 淋病奈瑟菌（分泌物革兰染色）

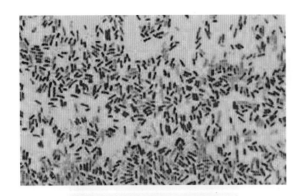

彩图 8　大肠埃希菌（革兰染色）

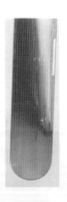

彩图 9　志贺菌 KIA（KA－－）

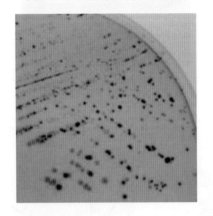

彩图 10　伤寒沙门菌菌落形态（SS）

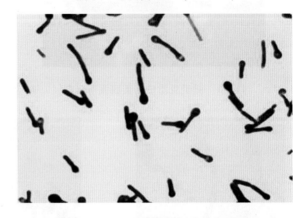

彩图 11　破伤风梭菌形态（革兰染色）

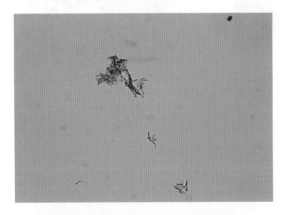

彩图 12　结核分枝杆菌形态（抗酸染色）

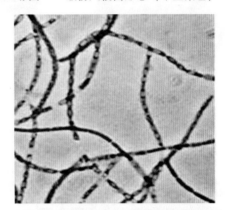

彩图 13　炭疽芽孢杆菌形态（革兰染色）

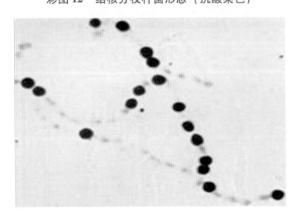

彩图 14　炭疽芽孢杆菌串珠试验

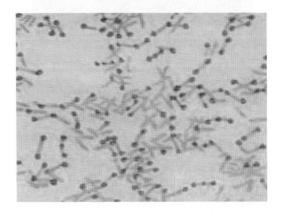

彩图 15　白喉棒状杆菌异染颗粒

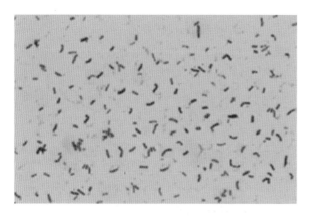

彩图 16　霍乱弧菌形态（革兰染色）

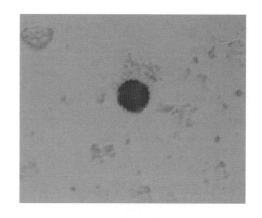

彩图 17　肺炎支原体菌落

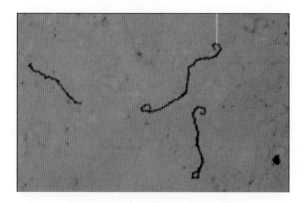

彩图 18　钩端螺旋体（镀银染色）

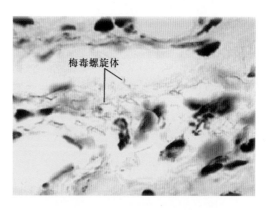

梅毒螺旋体

彩图 19　梅毒螺旋体（镀银染色）

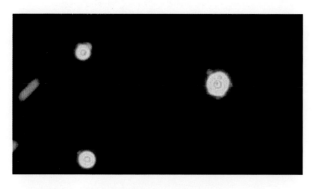

彩图 20　新型隐球菌墨汁负染（脑脊液，1000×）

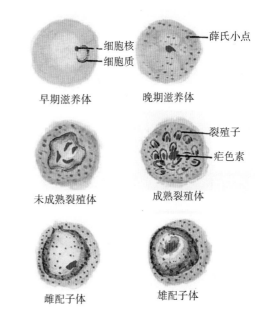

细胞核
细胞质
薛氏小点
早期滋养体　　晚期滋养体

裂殖子
疟色素
未成熟裂殖体　　成熟裂殖体

雌配子体　　雄配子体

彩图 21　间日疟原虫红细胞内各期形态示意图